Patología en Esquemas

Patología en Esquemas

Caroline J. Finlayson
MBBS, FRCPath
Departamento de Patología Celular
St George's Hospital Medical School
London, Inglaterra

Barry A. T. Newell
BSc, MBBS, MRCP, FRCPath
Departamento de Patología Celular
St George's Hospital Medical School
London, Inglaterra

Revisión y ampliación
Dr. Roberto Meiss
Instituto de Estudios Oncológicos
Academia Nacional de Medicina
Buenos Aires, Argentina

Librería AKADIA Editorial

Finlayson, Caroline

Patología en esquemas/ Caroline Finlayson, Barry A. T. Newell y Roberto Meiss - 1a. edición - AKADIA - Buenos Aires - Argentina - Librería Akadia Editorial, 2013.
240 p. ; 21 x 29 cm.

ISBN 978-987-570-194-6

1. Patología. I. Newell, Barry II. Meiss, Roberto III. Título.
CDD 611.018

Fecha de catalogación: 21/03/2013

Este libro fue traducido y ampliado de:

Pathology at a glance, first edition, 2011. Carolyne Finlayson and Barry Newell; Published by Blackwell Publishing.

Publicado en acuerdo con está editorial

ISBN: 978-987-570-194-6

Paraguay 2078 (1121) Buenos Aires, Argentina
E-mail: editorialakadia@gmail.com
ventas@editorialakadia.com.ar
http://www.editorialakadia.com

Hecho el depósito que marca la ley 11.723

Indice

Prólogo

Cada vez que los estudiantes de medicina se reúnen en la antesala de un examen una hora antes que comience el desafío, se sienten incómodos y extraños. Resulta interesante observar las diversas formas en las que manifiestan sus respectivos grados de ansiedad.

Algunos deambulan con nerviosismo, otros fijan su mirada en punto determinado, unos pocos eligen un lugar donde pueden temblar a solas, mientras que muchos tratan de resolver esos últimos puntos y conceptos que parecen negarse a permanecer en la memoria, a pesar de los sólidos conocimientos que tienen sobre el resto del material.

Otros cargan biblioratos repletos de apuntes detallados. Siempre existe un grupo de estudiantes que se sumergen fervientemente en los textos durante los últimos tensos minutos antes del examen. (Los bibliotecarios de las escuelas de medicina suelen mirarse entre sí, y asentir deliberadamente con sus cabezas al contemplar los estantes semidesocupados).

Los miembros del grupo que carece de manuales pueden interactuar con aquellos que estudiaron tomos voluminosos, con el fin de confirmar que ese concepto que ya verificaron por lo menos 10 veces durante la última semana, no haya cambiado de la noche a la mañana.

Los libros como Patología en Esquemas son muy populares durante estas reuniones martirizadoras. Son livianos, ocupan poco espacio, y, en general tienen la reputación (aunque inesperada para los autores) de cubrir, de alguna forma, todos los temas que un estudiante necesita saber en tan sólo un décimo de la cantidad de páginas de los manuales más voluminosos.

Si bien es verdad que uno de los objetivos de Patología en Esquemas consiste en proporcionar un resumen que pueda utilizarse para orientar el repaso de conceptos y destacar las características fundamentales de un tema en particular, también debe considerarse a este texto como una guía y mapa a pequeña escala de todo el proceso de aprendizaje de patología, comenzando por los primeros contactos del estudiante con la materia.

"¿Qué necesito saber para el examen?" o su variante " ¿Alcanzará si estudio sólo de este libro?" constituyen las preguntas más comunes que los estudiantes suelen formularles a sus tutores. Lo que esperamos lograr con Patología en Esquemas es resumir la información central de los temas que hemos seleccionado, y ofrecer un marco que le permita al lector comprenderla, para luego completarla con datos que pueda obtener de otras fuentes.

La patología es el estudio de las enfermedades, y es fundamental para la medicina. El tiempo que se dedica a estudiar esta especialidad puede reducir, de manera considerable, el grado de esfuerzo requerido para aprender sobre la aparición, evolución clínica y tratamiento de la amplia variedad de enfermedades que existen. Al principio, puede parecer una colección dispar de signos, síntomas y conceptos, que deben agregarse a las interminables listas que atormentan a los estudiantes de medicina. Los conocimientos sólidos sobre patología proporcionan una base fundamental que unifica muchas de estas características y establecen un patrón entre ellas.

Lista de Abreviaciones

AC corriente alterna
ACE enzima conversora de la angiotensina
ACTH hormona adrenocroticotropa
ADH hormona antidiurética
AIDS/SIDA síndrome de inmunodeficiencia adquirida
AIH hepatitis autoinmune
ALL leucemia linfoblástica aguda
ALP fosfatasa alcalina
ALT alaninaminotransferasa
AML leucemia mieloblástica aguda
ANCA anticuerpo anticitoplasma de neutrófilo
APC poliposis adenomatosa coli/células presentadoras de antígenos
APTT tiempo de tromboplastina parcial activado
ARDS síndrome de dificultad respiratoria del adulto
AST aspartato-aminotransferasa
ATN necrosis tubular aguda
ATP adenosintrifosfato
AV auriculoventricular
BCG bacilo de Calmette-Guérin
BCR receptor de célula B
BMI índice de masa corporal
cAMP adenosinmonofosfato cálcico
CBD colédoco
CCK colecisticinina
CF fibrosis quística
CFA alveolitis fibrosante criptogénica
CFTR receptor de transmembrana de CF
CFU unidad formadora de colonias
CIN neoplasia cervical intraepitelial
CJD enfermedad de Creutzfeld-Jakob
CLL leucemia linfocítica crónica
CLO esófago con epitelio columnar
CML leucemia mieloide crónica
CMV citomegalovirus
CNS sistema nervioso central
CO monóxido de carbono
COPD enfermedad pulmonar obstructiva crónica
CRC carcinoma colorectal
CRP proteína C reactiva
CSF líquido cefalorraquídeo
CT tomografía computada
CVA accidente cerebrovascular
DAD daño alveolar difuso
DAI lesión axonal difusa
DC corriente directa
DCC gen DCC (suprimido) en cáncer de colon
DCIS carcinoma ductal in situ
DIC coagulación intravascular diseminada
DIP neumonía intersticial descamativa
DM diabetes melitus
DNA/ADN ácido desoxirribonucleico
DVT trombosis venosa profunda
EATCL enteropatía asociada a linfoma de células T
EBV virus de Epstein-Barr
EnaC canal sódico epitelial
ENT oído, nariz y garganta
ER retículo endoplasmático
ERCP colangiopancreatografía retrógrada endoscópica
ET endotelina
FDB sangre oculta en materia fecal
FDC célula dendrítica folicular
FEV1 volumen espiratorio máximo en el primer segundo de espirometría forzada
FFA ácidos grasos libres
FGF factor de crecimiento fibroblástico
FNA aspiración con aguja fina
FSH hormona folículoestimulante
FVC capacidad vital forzada
G6PD glucosa-6-fosfato deshidrogenasa
GABA ácido gama-aminobutírico
GBM membrana basal glomerular
GDP difosfato de guanosina
GFR ritmo de filtrado glomerular
CGT gamma-glutamil transferasa
GH hormona de crecimiento
GI gastrointestinal
GN glomerulonefritis
GORD enfermedad por reflujo gastroesofágico
GP médico clínico
GTN trinitrato de glicerina
GTP guanosin-trifosfato
HAART terapia antiretroviral altamente activa
HAV virus de la hepatitis A
Hb hemoglobina
HBcAg antígeno del core de la hepatitis B
HBeAg antígeno e para hepatitis B
HBsAg antígeno de superficie de la hepatitis B
HBV virus de la hepatitis B
HCC carcinoma hepatocelular
HCG gonadotrofina coriónica humana
HCV virus de la hepatitis C
HDL lipoproteína de alta densidad
HDV virus de la hepatitis D
H&E hematoxilina y eosina

HEV	virus de la hepatitis E
HIAA	ácido hidroxiindolacético
HIV	virus de inmunodeficiencia humana
HLA	antígeno leucocitario humano
HNPCC	carcinoma colorectal hereditario sin poliposis
H2O2	perióxido de hidrógeno
HP	presión hidrostática
HPV	virus de papiloma humano
HRSC	célula de Hodgkin-Reed-Sternberg
hsp	proteína de choque térmico
5HT	serotonina/ 5-hidroxitriptamina
IBD	enfermedad inflamatoria intestinal
ICAM	molécula de adhesión intercelular
IDC	carcinoma ductal invasivo
IFN	interferón
Ig	inmunoglobulina
IL	interleucina
INR	radio internacional normalizado
IVC	vena cava inferior
JGA	complejo yuxtaglomerular
LAK	células asesinas activadas por linfocina
LDH	deshidrogenasa láctica
LDL	lipoproteína de baja densidad
LH	hormona luteinizante
LLETZ	escisión amplia en asa de la zona de transformación
MALT	tejido linfoide asociado a las mucosas
MCHC	concentración media corpuscular de hemoglobina
MCV	volumen corpuscular medio
MEN	neoplasia endócrina múltiple
MGUS	gammapatía monoclonal de significado incierto
MHC	complejo mayor de histocompatibilidad
MI	infarto de miocardio
MPTP	1-metil-4-fenil-1,2,3,6-tetrahidropiridina
MRCP	colangiopancreatografía por resonancia magnética
mRNA/ARNm	RNA mensajero
NADP	nicotinamida-adenina-dinucleótido-fosfato
NADPH	NADP reducido
NASH	esteatohepatitis no alcohólica
NHL	linfoma de no-Hodgkin
NK	células asesinas naturales
NLPHL	linfoma de Hodgkin nodular de linfocito predominante
NO	óxido nítrico
NOS	no especificado de otra forma
NSAID	fármaco antinflamatorio no esteroide
NSGCT	tumor de células germinales no seminomatoso
PAF	factor activador de plaquetas
PAH	hidrocarburo aromático policíclico
PAN	poliarteritis nodosa
PBC	cirrosis biliar primaria
PE	embolia pulmonar
PEG-IFN	PEG interferón
PGE	prostaglandina E
PKD	enfermedad renal poliquística
PMN	neutrófilos polimorfonucleares
PNET	tumor neuroectodérmico primitivo
POP	presión oncótica plasmática
PRV	policitemia rubra vera
PSA	antígeno específico de la próstata
PSC	colangitis esclerosante primaria
PTH	hormona paratiroidea
PVC	cloruro de polivinilo
PVK	síndrome de Plummer-Vinson-Kelly
RF	factor reumatoide
RNA/ARN	ácido ribonucleico
ROS	especie reactiva de oxígeno
SA	sInoauricular
SAME	síndrome de exceso aparente de mineralocorticoides
SCC	carcinoma de células escamosas
SIADH	síndrome de secreción inapropiada de hormonas antidiuréticas
SLE	lupus eritematoso sistémico
SMA	arteria mesentérica superior
SMC	célula muscular lisa
SRBCT	tumor de célula pequeña redonda y azul
T4	tiroxina
TB	tuberculosis
Tc	célula T citotóxica
TCR	receptor de células T
TF	factor hístico
TDLU	unidad terminal lobular ductal
TGF	factor de crecimiento tumoral
Th	linfocito T cooperador
TNF	factor de necrosis tumoral
TSG	gen supresor de tumores
TSH	hormona estimulante de tiroides
TT	tiempo de trombina
UIP	neumonía intersticial usual
UTI	infección urinaria
VEGF	factor de crecimiento endotelial vascular
VLDL	lipoproteinas de muy baja densidad
VSD	defecto del tabique ventricular
vWF	factor de von Willebrand
WCC	recuento de leucocitos
5YSR	tasa de supervivencia de cinco años

Patología General

1 La célula humana normal

Revisión de la estructura de las células humanas normales

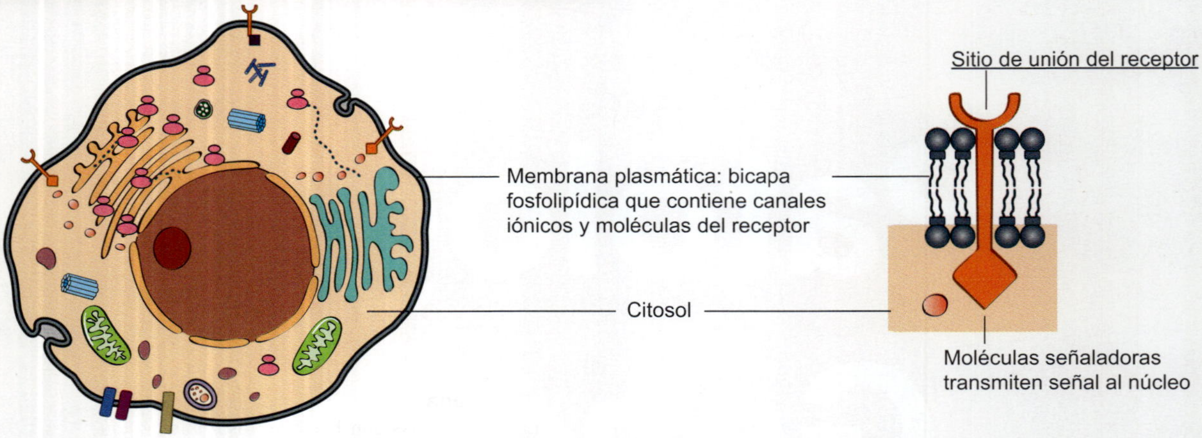

Control del ambiente intracelular: membrana plasmática y bombas iónicas

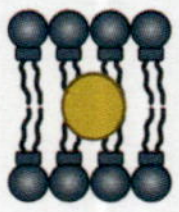
Bicapa fosfolipídica: terminales hidrofílicas en caras interna y externa. Terminales hidrofóbicas dentro de la membrana, estabilizada por colesterol

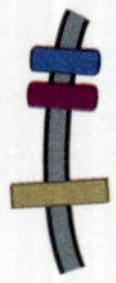
Bomba de Na/K

Canal de Calcio

Señales receptoras

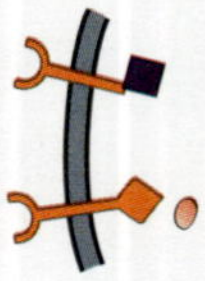
Receptores superficiales celulares y segundos mensajeros

Transporte intracelular, desplazamiento celular y mitosis

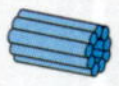
Centríolo: formación del huso (división celular).

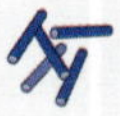
Componentes citoesqueléticos: microtúbulos y filamentos

Degradación/destrucción

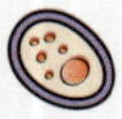
Lisosoma

Peroxisoma

Producción de proteínas y secreción

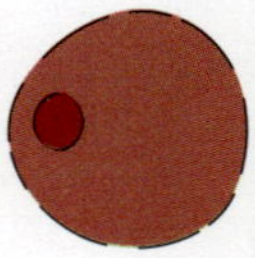
Núcleo

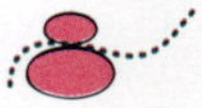
Ribosoma y péptido recién producido

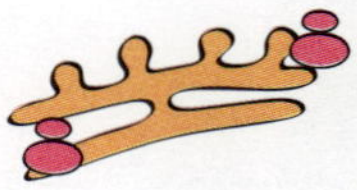
Retículo endoplasmático rugoso (con ribosomas) y liso

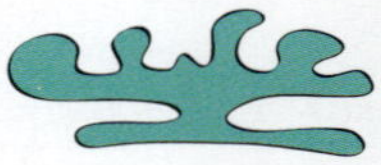
Aparato de Golgi: modificación de proteínas (pliegue y adición de hidratos de carbono)

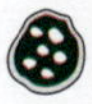
Vesícula secretora que contiene producto de proteínas/glucoproteínas

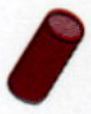
Proteosoma: degrada proteínas defectuosas

Producción de energía

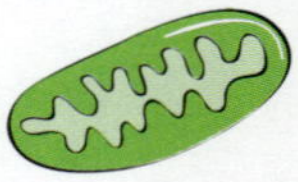
Mitocondria

Las funciones más importantes de las células incluyen: fabricación de proteínas para uso local o remoto, generación de energía, actividades adecuadas para cada tipo de tejido y reproducción. Sus principales elementos, todos rodeados por sus respectivas membranas, son el núcleo, el citoplasma (citosol), el citoesqueleto y las organelas subcelulares.

Núcleo

La membrana nuclear posee poros que permiten la entrada o salida de metabolitos, ARN y subunidades ribosómicas. Contiene:

- ADN, la cromatina nuclear, que sólo constituye aproximadamente un 20% de la masa nuclear.
- Nucléolos- síntesis de ARN ribosómico y ensamblaje de subunidades ribosómicas.
- Nucleoproteínas, por ej., enzimas sintéticas para ADN, ARN y proteínas reguladoras, todas fabricadas en el citoplasma e importadas al interior del núcleo.
- RNA mensajero, de transferencia y ribosómico en camino al citoplasma.

Citosol

Medio acuoso nutritivo en el que se encuentran inmersas las organelas, a través del cual se ramifica el citoesqueleto. Aquí se producen diversas reacciones.

Citoesqueleto

- Microtúbulos: las organelas tales como vesículas secretoras o receptores internalizados, pueden ser transportadas a través de la célula por medio del citoesqueleto.
- Microfilamentos (actina, miosina): pueden estabilizar la forma de la célula y actuar como proteínas contráctiles en los músculos.
- Filamentos intermedios, por ejemplo, citoqueratina, desmina, proteínas de neurofilamentos y proteína ácida fibrilar glial (estas variedades difieren según los tejidos y todas son estructurales).

Organelas

Mitocondrias

Estas son las principales organelas que generan energía/ATP y en ellas se producen el ciclo de Krebs y la fosfoliración oxidativa. Poseen su propio ADNss (derivado materno) que codifica una porción minoritaria de sus proteínas. Hay una membrana externa porosa y otra interna plegada.

Ribosomas

Las subunidades ribosómicas producidas en el nucléolo se agregan en el citosol y se adhieren al retículo endoplasmático, o quedan flotando en el citosol, dependiendo del destino de la proteína a fabricar (los ribosomas libres fabrican proteínas para el interior de la célula). Los ribosomas traducen fibras de ARN en una secuencia de aminoácidos correctamente ensamblados (molécula de péptido).

Retículo endoplasmático (ER)

El retículo endoplasmático es un laberinto de túbulos membranosos, sáculos y cisternas que se ramifican a través de la célula.

- El **ER rugoso** está lleno de ribosomas. Las proteínas que este tipo de ER fabrica penetran en sus cisternas y experimentan plegamiento secundario y glicosilación temprana antes de incorporarse a las membranas para ser exportadas desde la célula, las moléculas receptoras de la célula o elementos tales como lisosomas dentro de la célula.
- **ER liso**: fracciones de carbohidratos se incorporan luego a las proteínas, que se pliegan a fin de lograr una estructura terciaria.

Aparato de Golgi- véase ilustración

Vesículas secretoras

Estos paquetes membranosos se desplazan a través del citoesqueleto para fundirse con la membrana plasmática, para expulsar su contenido al exterior.

Lisosomas

Son vesículas membranosas intracelulares, que contienen sustancias químicas destructivas y enzimas, que se fusionan con los fagosomas para liberar su contenido dentro del fagolisosoma y destruír microorganismos patógenos. Además, los lisosomas degradan a las organelas celulares que ya no tienen utilidad alguna (autofagia).

Peroxisomas

Estos pequeños gránulos membranosos contienen enzimas oxidantes que fabrican peróxido de hidrógeno además de su catalasa reguladora.

Proteosomas

Identifican a las proteínas defectuosas y las degradan en sus péptidos y aminoácidos que la célula vuelve a usar. Las porciones de proteínas rotas son ligadas por moléculas del MHC clase I y expuestas en la superficie celular a las células Tc.

Centrosoma

Contiene dos centríolos unidos, desde los cuales los microtúbulos irradian al interior de la célula. Estos centríolos se duplican y migran hacia los extremos opuestos de la célula durante la división celular, separando a los cromosomas duplicados.

Membranas

Las membranas son barreras fosfolípidicas que rodean a la célula y a ciertas organelas. Aislan porciones de la célula y permite que se produzcan, en forma simultánea, diversos procesos metabólicos, a menudo incompatibles.

La membrana plasmática

Esta capa fosfolipídica interactúa con el medio extracelular mediante diversas moléculas superficiales. El centro es lipofílico y las superficies son hidrofílicas; el colesterol actúa como un "espaciador" estabilizador entre ellos. La "teoría de la balsa" sugiere que las estructuras intermembranosas pueden flotar e interrelacionarse alrededor del perímetro de la célula.

Proteínas de la membrana: los hidratos de carbono suelen adherirse a las proteínas que se proyectan a través de la membrana por fuera de la célula. Los glucolípidos son hidratos de carbono que se pegan a la membrana lipídica, y son importantes en lo que se refiere a reconocimiento y uniones celulares y moléculas adsorbentes. Algunos tejidos poseen un glucocálix protector.

Transporte a través de la membrana plasmática: los principales mecanismos son:

- Difusión pasiva (sólo necesita un gradiente de concentración), por ej.: lípidos y sustancias solubles en lípidos como el etanol.
- Difusión facilitada: la unión de una molécula desencadena una transformación que desplaza a dicha molécula a través de la membrana.
- Transporte activo: en contra de un gradiente de concentración para mantener las concentraciones iónicas dentro de la célula, por ej: el complejo Na^+/K^+/ATPasa.
- Transporte en masa: **endocitosis, transcitosis y exocitosis**. La endocitosis incluye *endocitosis mediada por receptor* (ligandos o partículas virales) y *fagocitosis* (engullir partículas). La *pinocitosis*, muestras de células dendríticas de pequeñas cantidades de líquido intersticial, no es mediada por receptor.

Transmisión de mensajes a través de la membrana plasmática:

- Las sustancias liposolubles (por ej.esteroides) se difunden directamente por las membranas plasmáticas.
- Unión al receptor y activación de mensajeros secundarios: se aplica a moléculas mensajeras de proteínas, que se unen a un receptor específico de la superficie celular *(ligando)*, lo que deriva en un transporte activo de la molécula a través de la membrana o desencadena reacciones intracelulares en cascada.

Neurotransmisores: estos son mensajeros químicos para neuronas o miocitos que provocan una respuesta eléctrica en el objetivo, por la apertura mediada por receptor de un canal iónico.

2 Dinámica de los líquidos

Drenaje linfático

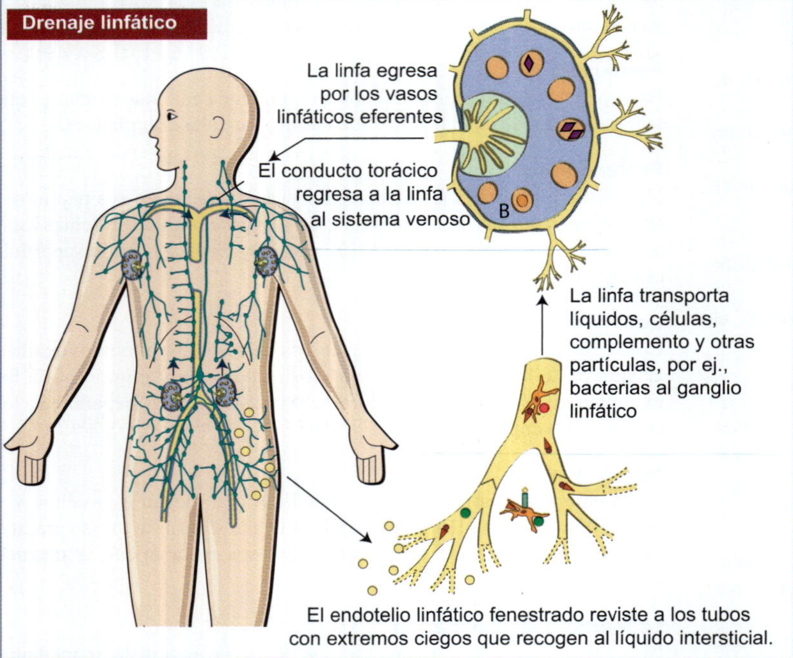

División en compartimentos dentro del organismo

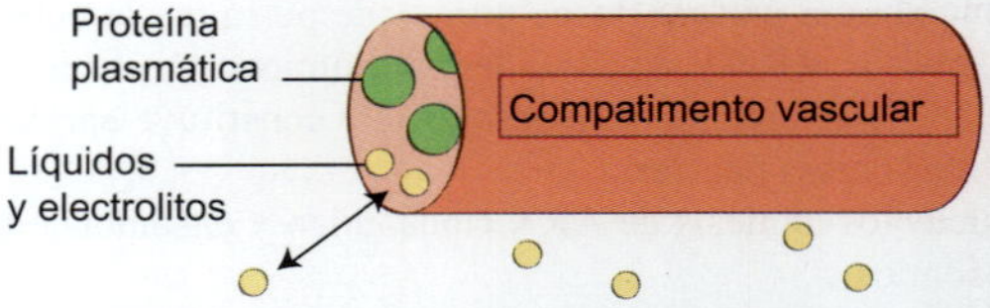

El líquido circula libremente entre los compartimentos vasculares e intersticiales, a través del lecho capilar permeable

La proteína es retenida dentro del compartimento vascular debido a su gran tamaño y carga negativa

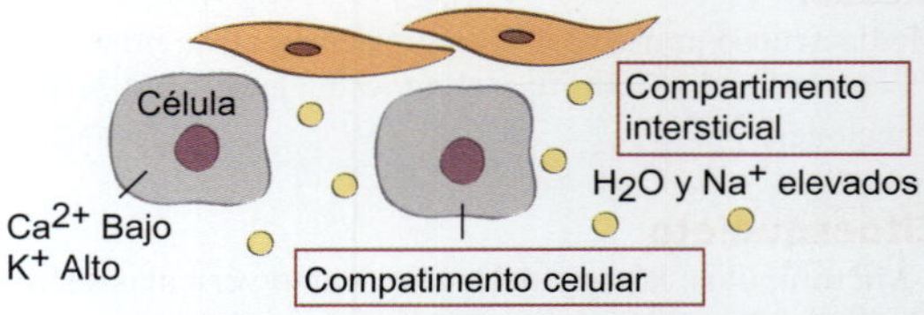

Las membranas plasmáticas regulan de cerca los contenidos electrolíticos, mediante intercambio de Na/K y bombas de calcio

Desplazamiento normal de líquidos

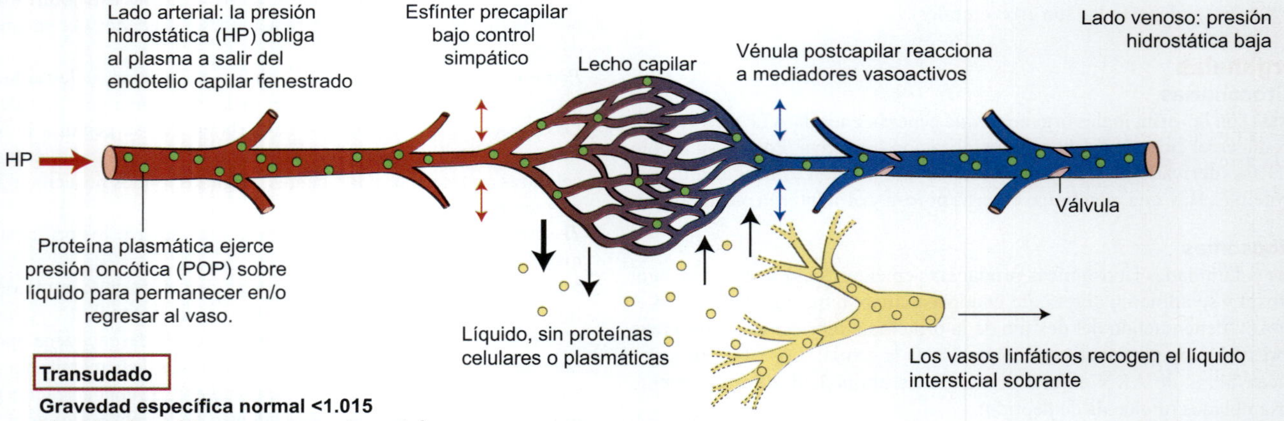

Transudado

Gravedad específica normal <1.015
Líquido plasmático en exceso, sin proteínas
El líquido se acumula en los tejidos, excediendo la capacidad de los vasos linfáticos para drenarlo, lo que provoca edema con fóvea cuando:

Cae la presión oncótica plasmática, por ej., disminución de la producción hepática de proteínas en caso de enfermedad hepática crónica o pérdida de proteína a través de los riñones en el síndrome nefrótico. Con la proteína plasmática retenida en los vasos, el fluido es expulsado desde los mismos hacia el intersticio. Si el drenaje linfático no puede satisfacer la demanda, se produce un edema

Aumenta la presión hidrostática, por ej., presión retrógrada causada por insuficiencia cardíaca congestiva.

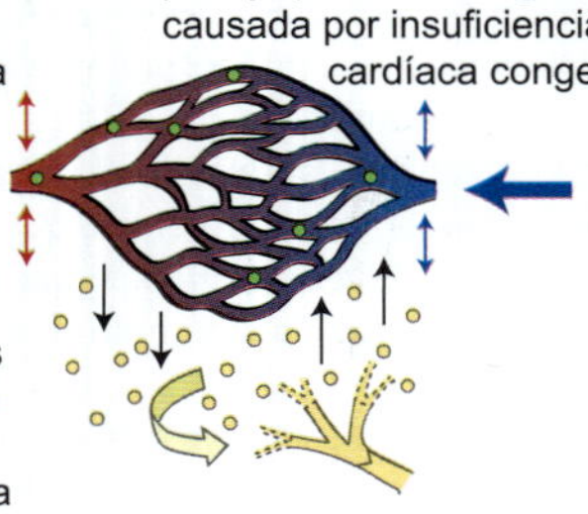

Exudado

Gravedad específica > 1.015
Exceso de plasma con proteínas.
Ejemplo: inflamación, respuesta vascular a mediadores inflamatorios:

- La constricción de las vénulas postcapilares incrementa la presión hidrostática
- Las células endoteliales se contraen, agrandando el espacio intercelular.
- Tanto el fluido como las proteínas plasmáticas se desplazan desde los capilares hacia el intersticio.
- La pérdida de las proteínas plasmáticas reduce el impulso osmótico sobre el líquido, que regresa a los vasos sanguíneos.
- Las grandes cantidades de líquido, más células de todo tipo, complementos o microorganismos ingresan en la linfa, aunque el drenaje no puede satisfacer la demanda, por lo cual el fluido permanece en el intersticio

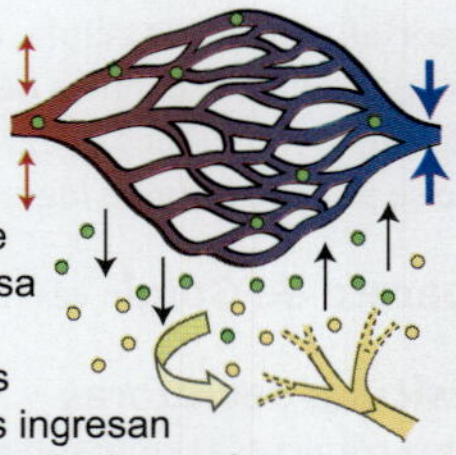

Aproximadamente un 70% del cuerpo está compuesto por agua. Ésta proporciona, en esencia, el medio acuoso que permite el transporte de células, nutrientes y productos de deshecho entre los órganos, provee sustancias al citosol celular, y es el disolvente en el que se producen numerosas reacciones químicas. La interrupción de la distribución o de la cantidad de agua en el organismo pueden producir graves consecuencias.

Las discusiones sobre el equilibrio acuoso tienden a girar alrededor de un modelo compartimental de distribución de líquidos. Se describen tres compartimentos principales: intracelular (66%), intersticial/intercelular (25%) e intravascular (7%). También se puede considerar un cuarto compartimento de líquidos especializados (2%) que incluye secreciones del tubo digestivo, líquidos peritoneal, pleural, cefalorraquídeo, sinovial, intraocular y vestibulococlear. A menudo, este cuarto compartimiento se fusiona con el intersticial.

El desplazamiento de líquidos es dinámico entre todos los compartimentos y tiende a seguir gradientes osmóticos e hidrostáticos pasivos, siempre y cuando la membrana que los separa sea permeable al agua. Si se requiere circulación acuosa entre los compartimientos del cuerpo, ésta suele lograrse manipulando los gradientes antes mencionados. Por ejemplo, la secreción de sudor supone el bombeo de iones de sodio y cloro dentro de la luz del conducto sudoríparo. El agua se desplaza entonces, de manera pasiva, a través de los poros de la membrana y las uniones intercelulares.

Electrolitos

Los electrolitos constituyen uno de los principales tipos de solutos dentro del agua del organismo. El potasio es el catión intracelular más importante, en tanto que el sodio es el principal catión extracelular. La bomba de sodio y potasio (Na^+/K^+/ATPasa) es la encargada de mantener esta distribución diferencial, y se encuentra presente, de hecho, en todas las células. Conforma la base de la actividad eléctrica de las neuronas, de los músculos esqueléticos y del músculo cardíaco. Las alteraciones de la concentración extracelular de potasio o de sodio pueden desestabilizar a las membranas electroexcitables de estas células, generando una actividad eléctrica anómala, como por ejemplo convulsiones, arritmias o debilidad muscular.

Además, las concentraciones de electrolitos son esenciales para mantener la turgencia dentro de las células. Si se deteriorase la osmolaridad del líquido extracelular, el agua entrará o saldrá de las células en consecuencia, ocasionando un aumento de tamaño (y en última instancia ruptura) o encogimiento celular. Los efectos potencialmente catastróficos de este desplazamiento inadecuado de agua son tales que la osmolaridad corporal se encuentra estrechamente regulada por la hormona antidiurética (ADH). En situaciones extremas, los mecanismos homeostáticos se esforzarán por preservar la osmolaridad sanguínea (en equilibrio con la osmolaridad de los otros compartimentos), aún a expensas de los niveles de electrolitos y otros parámetros.

Sangre y filtración sanguínea

El compartimento vascular contiene 70 ml de sangre por kilogramo de peso corporal (es decir, 4900 ml en el caso de un hombre de 70 kg). Los componentes celulares (eritrocitos, leucocitos y plaquetas) conforman un 40% de este volumen, en tanto que el plasma comprende el 60% restante. El plasma es el líquido en el que se disuelven los electrolitos y numerosos tipos de proteínas y lipoproteínas. La sangre sirve como medio de transporte para suministrar nutrientes a los tejidos y eliminar los productos de deshecho de los mismos. Este desplazamiento de nutrientes y metabolitos se produce a nivel de los capilares.

Cuando la sangre llega a los capilares, el líquido y los electrolitos pueden atravesar con facilidad los espacios entre las células endoteliales, sin embargo, las células y las moléculas de mayor tamaño (proteínas), no pueden hacerlo. Este movimiento es bidireccional, y la dirección predominante es regulada por el equilibrio entre la presión hidrostática (HP) ejercida por la tensión arterial generada por el corazón y transmitida a través del árbol vascular, y la presión oncótica plasmática (POP) provocada por las proteínas del plasma. La HP conduce el agua desde la sangre hacia el interior de los tejidos, mientras que la POP proporciona un gradiente que regresa al líquido hacia la sangre, desde el espacio extracelular.

En el lecho capilar proximal, la HP supera a la POP y se produce un desplazamiento neto de líquido desde la sangre hacia el espacio extracelular. El líquido intersticial se encuentra en equilibrio con el líquido intracelular, y se produce un movimiento rápido de nutrientes y metabolitos entre estos dos compartimentos. No obstante, la HP cruza el lecho capilar y es apabullada por la presión oncótica sobre el lado distal, causando un desplazamiento neto del líquido y de los solutos que lo acompañan de regreso a la sangre. Sin embargo, la acción de la POP no es completa, y una pequeña cantidad de líquido permanece en el espacio extracelular. Esto es la linfa, que es manejada por el sistema de drenaje linfático

Sistema linfático

Los vasos linfáticos comienzan en los tejidos como tubos con extremos ciegos recubiertos por el endotelio fenestrado. La linfa es dirigida hacia el conducto torácico, a través de vasos muscularizados, que evitan la pérdida de líquidos, progresivamente más grandes, y que poseen más válvulas, que drenan en el sistema venoso vía la vena cava superior, regresando así el líquido a la circulación. En el camino (*en route*), los ganglios linfáticos tamizan a la linfa, la que, de esta forma, cumple un papel esencial en la presentación del material extracelular al sistema inmunitario.

Transudado

Un transudado es una acumulación anormal de líquido con baja concentración de proteínas (en general menor que la albúmina en sangre). Puede producirse en diversos sitios, incluyendo las cavidades pleurales y peritoneales, y suele deberse a una de dos razones:

1. *Aumento de la presión hidrostática*, en general de la presión retrógrada dentro del sistema venoso, causado por una función cardíaca inadecuada. El líquido se acumula en el compartimento extracelular, y produce un edema con fóvea de la piel. También pueden observarse derrames pleurales.
2. *La presión oncótica del plasma cae* debido ya sea a una reducción de la síntesis de proteínas hepáticas (como ocurre en la cirrosis) o a una pérdida excesiva de proteínas a través de los riñones (síndrome nefrótico). La ascitis y los derrames pleurales son tan comunes como el edema con fóvea.

Exudado

Un exudado es una acumulación anormal de líquidos con una alta concentración de proteínas, en general mayor que la albumina en plasma. Es causado por procesos inflamatorios que aumentan, en forma marcada, la permeabilidad del lecho capilar, de modo tal que las proteínas que habitualmente no pueden salir de la circulación, ahora pueden hacerlo. La constricción de las vénulas postcapilares eleva la presión hidrostática, y contribuye también a la formación de exudados.

3 Tipos de tejidos y los efectos de las lesiones tisulares

Tipos de necrosis

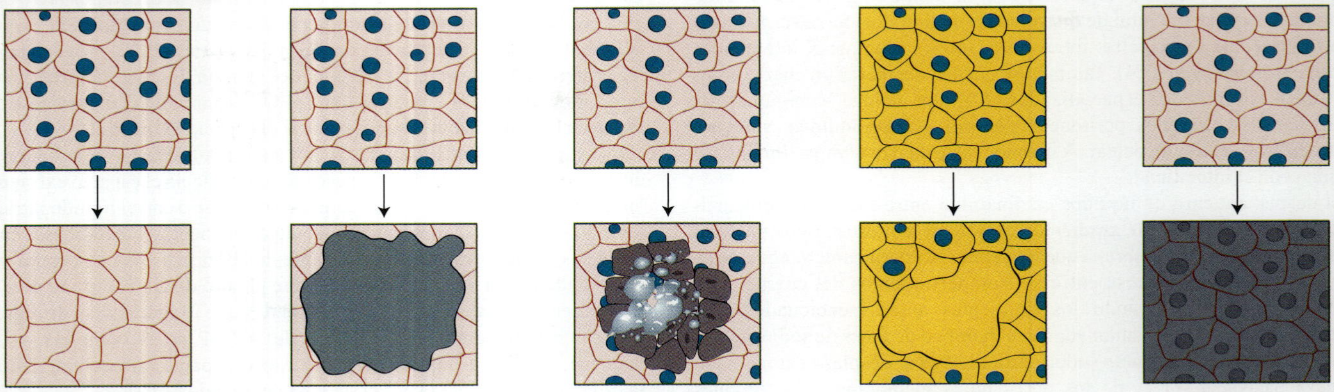

Necrosis coagulativa
Ejemplos: infarto renal: contorno celular preservado, pero hay degeneración del contenido celular

Necrosis licuefactiva
El material necrótico se licuefica, por ej., cerebro, contenido de absceso

Necrosis caseosa
Tuberculosis- debris necrótica desmenuzada, que combina rasgos coagulativos y licuefactivos: reacción granulomatosa

Necrosis grasa
Posterior a un traumatismo. Forma nódulos duros que pueden ser confundidos con un tumor (por ej., mamarios)

Gangrena
Tejido necrótico oscurecido e infectado por microorganismos anaeróbicos (*Clostridium welchii* forma burbujas gaseosas)

Infarto en área vascular limítrofe

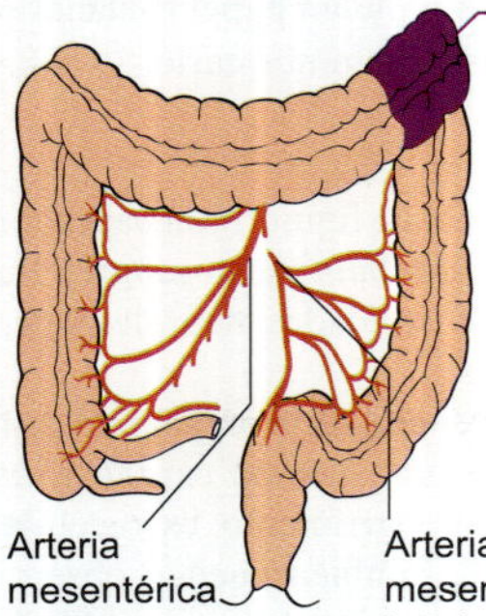

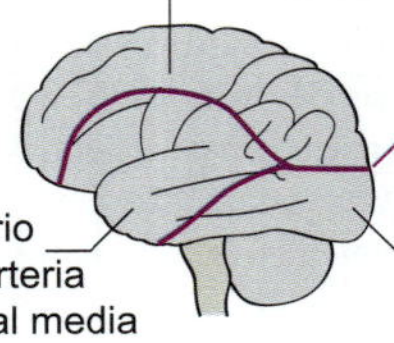

Si la tensión arterial cae súbitamente, por ej., tras una hemorragia profusa, el tejido en la periferia de los territorios arteriales próximos puede quedar privado de oxígeno y sufrir un infarto, por ej., flexura esplénica del colon y límites territoriales de la arteria cerebral.

Reemplazo de tejidos por células madre, por ej., colon

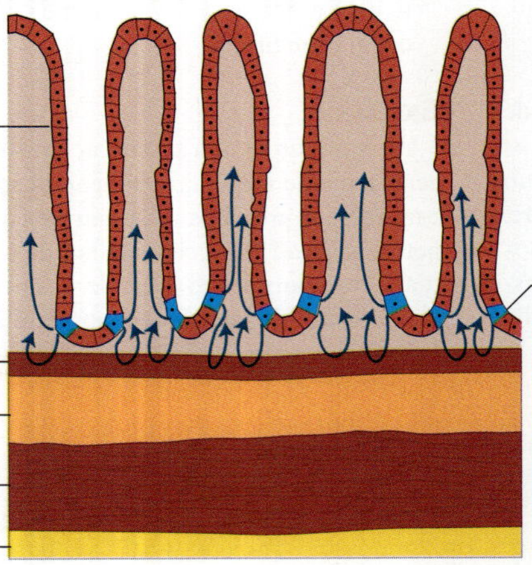

• Las **células madre** son células progenitoras que pueden, potencialmente, formar cualquier tejido; sin embargo, para producir células adecuadas para el sitio en el que se generan, responden a las hormonas y citoquinas locales. Las células madre se dividen para originar una copia de sí mismas (y, así, ser inmortales) más una población de células progenitoras "comprometidas". Éstas se dividen en "células amplificadoras transitorias", y después de diversas divisiones celulares, producen células diferenciadas definitivas que mueren una vez que se termina su ciclo de vida, para ser luego reemplazadas por una progenie posterior de células madre. El reemplazo de células en tejidos con alto recambio es realizado por dichas células madre. En tejidos tales como el hígado, con bajo recambio celular, la substitución de cada una de las células dañadas se lleva a cabo a través de la división de las células adyacentes. No obstante, la pérdida considerable de hepatocitos requiere que este reemplazo sea efectuado por las células madre. Cada tejido tiene un compartimento que contiene su propia célula madre.

• Los **tejidos lábiles** se regeneran con rapidez, y proliferan de manera constante durante la vida, por ej., los epitelios de la piel, el aparato digestivo, los bronquios, etc.

• Los **tejidos estable**s incluyen al hígado y los riñones y pueden regenerarse de ser necesario, si bien, por lo general, presentan un volumen celular muy limitado. El hígado posee una enorme capacidad de regeneración- se puede extraer más de la mitad, regenerándose lo que queda para compensar. Los túbulos renales se regeneran con rapidez después de lesiones tales como isquemias transitorias.

• Los **tejidos permanentes** muestran poca o ninguna capacidad de regeneración, de modo tal que la muerte celular puede ser catastrófica (por ej., miocitos cardíacos, neuronas).

Necrosis tisular

La necrosis es una forma de muerte celular que se produce por diversas causas. Su aspecto varía según los estímulos y los tejidos de los que se trate.

• La **necrosis coagulativa** es la más común, y, con frecuencia, aparece como una zona de tejido con forma de cuña, pálida y firme, irrigada por una arteriola ocluida. Las células afectadas conservan su forma, pero pierden sus núcleos y se las denomina "células fantasmas".

• La **necrosis licuefactiva** afecta generalmente al sistema nervioso central (SNC), a menudo después de un accidente cerebrovascular. Una vez que el tejido dañado ha sido eliminado, no se regenera ni cicatriza, sólo queda un espacio quístico. Los abscesos muestran también necrosis licuefactiva, causada por la digestión enzimática de los tejidos.

• La **necrosis lítica** es la pérdida de células simples sin que queden evidencias remanentes una vez completado el proceso. Con frecuencia, es mediada por citoquinas, y suele producirse en el hígado.

• La **necrosis caseosa** tiene un aspecto blancuzco, parecido al queso cottage, similar al hallado en la tuberculosis. Es una combinación de necrosis coagulativa y licuefactiva.

• **Gangrena**: la "gangrena seca" es un tejido negro, muerto y seco, causada por un infarto, que se suele observar en los dedos de pie de los pacientes diabéticos con ateroesclerosis severa. La "gangrena húmeda" se produce cuando se infecta la zona infartada, en especial si hay edema. La "gangrena gaseosa" ocurre tras la infección de tejido muerto y anóxico, por microorganismos formadores de gas, como por ejemplo *Clostridium welchii*.

• **Necrosis grasa**: se producen nódulos de necrosis grasa duros y de color amarillento, posiblemente secundarios a un trauma, los que pueden calcificarse y asemejarse clínicamente a tumores. En las pancreatitis agudas y crónicas se suele observar que las enzimas pancreáticas con necrosis grasa y calcificación realizan una digestión de grasas.

Infarto

Un infarto es una necrosis de un tejido u órgano causada por la interrupción de su irrigación sanguínea. Puede ser ya sea arterial, en el que se produce un flujo inadecuado al órgano, o venoso, en el que se obstruye la circulación venosa, lo que luego impide la circulación hacia el órgano, provocando congestión y estancamiento. Por lo general, el infarto arterial se debe a una oclusión de vasos ocasionada por un trombo o émbolo; la compresión externa es poco frecuente. A menudo, el infarto venoso refleja compresión de las venas, tal como ocurre cuando se estrangula una hernia. La congestión resultante exacerba la estrangulación y, por ende, el grado de compresión de las venas.

Tipos de tejidos normales

Epitelio

El epitelio, derivado del ectodermo embrionario, recubre la superficie del cuerpo. Se regenera en forma constante y se repara con rapidez.

1. Escamoso: funciona como barrera y brinda protección contra la fricción.

● *Escamoso estratificado:* recubre la piel, faringe y lengua, esófago, ano, vagina y canal auditivo externo; puede ser queratinizado.

● *Escamoso simple:* forma el mesotelio, recubriendo las cavidades pleurales y peritoneales.

2. De transición: este epitelio "pseudoestratificado" recubre las vías urinarias. Contiene células paraguas que preservan la integridad de la superficie al estirarse para dar cabida a la orina.

3. Glandular: recubre a todos los órganos secretores. Sus funciones incluyen:

● *Secreción:*

  • No especializada- por ej., mucina, para facilitar el transporte de alimentos a través del intestino, o para atrapar bacterias en la nariz.
  • Especializada- por ej., secreción hormonal, ácida (parietal gástrica) o absorción (intestino, túbulos renales).

● *Transferencia de iones:* túbulos renales.

● *Depuración (clearance):* las células bronquiales ciliadas eliminan las partículas inhaladas adheridas a la mucina (escalador mucociliar).

Tejido derivado del neuroectodermo

Este tejido constituye los sistemas nervioso central y periférico. Las células neuroendocrinas dispersas integran diversos epitelios y segregan sustancias específicas para cada sitio, por ej., melanocitos en la piel, células secretoras de hormonas del intestino y en los bronquios (se desconoce su función, si bien se cree que provocan carcinomas pulmonares de pequeñas células).

Tejido conectivo

El tejido conectivo forma tejidos estructurales:

• **Graso** (-adipo) almacena lípidos, puede regenerarse y segregar o responder a las citoquinas. Las adipoquinas pueden producir inflamación.

• **Óseo** (-osteo) está formado, principalmente, por una matriz que contiene unos pocos osteocitos. Los osteoblastos, asentados dentro de la matriz, y los osteoclastos que lo reabsorben, remodelan a este tejido de manera constante, en respuesta al estrés físico y a las hormonas (por ej., hormona paratiroidea o calcitonina). Su capacidad de recuperación es excelente.

• El **tejido fibroso** (fibro-), que forma los tendones, está compuesto esencialmente por tejido de colágeno acelular y avascular. Su capacidad de recuperación es deficiente.

• El **tejido cartilaginoso** (condro-) consiste principalmente de una matriz avascular, que contiene algunos condrocitos; su capacidad de recuperación también es deficiente.

• El **tejido muscular liso** (leio-) forma las paredes de los vasos sanguíneos y linfáticos medianos y grandes, el miometrio uterino, la pared vaginal y las capas musculares de los aparatos digestivo, respiratorio y urológico. Puede regenerarse, aunque suele curarse mediante cicatrización.

• El **músculo estriado** ((rabdo)mio-) constituye los músculos voluntarios. Su regeneración es limitada.

• **Músculo cardíaco:** sólo el miocardio; no se regenera.

• El **endotelio** proviene de las "islas sanguíneas" del mesodermo embrionario. Distintos tipos de endotelios recubren los vasos sanguíneos, linfáticos y las sinusoides hepáticas y esplénicas. Se regenera con rapidez.

Tejido hematopoyético y linforeticular

Estos tejidos generan glóbulos y forman el sistema inmunológico. Serán tratados más adelante, en los capítulos 8-12

Células germinales

Éstas son las células reproductivas ováricas y testiculares. Los testículos las producen de manera constante; el ovario contiene una cantidad finita desde el nacimiento.

4 Muerte celular

Apoptosis

El **inicio de la apoptosis** puede ser a través de las vías extrínsecas o intrínsecas. Las caspasas son fundamentalmente para la apoptosis; se han descripto 14 hasta la fecha.

Las caspasas efectoras son enzimas que degradan proteínas en las membranas, el núcleo y el citoesqueleto, y activan el ADNasa nuclear.

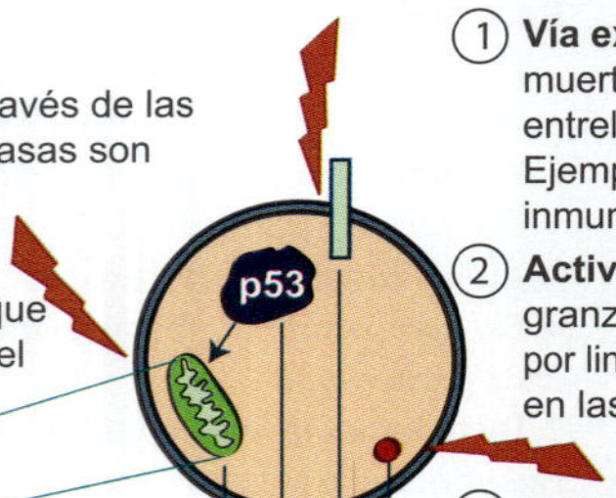

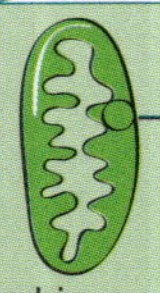

Liberación de Citocromo-c desde la membrana mitocondrial → Iniciador de caspasas que activa efectores

Mitocondria

p53 ④

Bcl-2 anti-apoptosis bloquea liberación de **citocromo-c**, y puede modular flujo de ion de Ca. **Bcl-xL** estabiliza la membrana mitocóndrica y neutraliza moléculas proapoptóticas mediante unión

Las proteínas Bad, Bax y **Bim** activan la apoptosis. Desplazan a **Bcl-2** y **Bcl-xL**. Una vez activada **Bid,** induce la liberación del **citocromo-c**

Cascada de activación de caspasa efectora

① **Vía extrínseca** del "receptor de la muerte", estimulada por receptores entrelazados, tales como TNFR1, Fas. Ejemplo: secreción de TNF por células inmunitarias

② **Activación directa**, por ejemplo: granzima B inyectada en las células por linfocitos C a través de perforaciones en las membranas, provocadas por la perforina.

③ **Activación intrínseca.** La vía principal es a través de la liberación membranosa mitocóndrica de citocromo C y otras moléculas pro-apoptóticas, influenciadas por miembros de la familia Bcl-2.

- Ejemplo: bloqueo/eliminación de factor de crecimiento
- Puede ser estimulada por mecanismos autofágicos o necróticos que incrementan los niveles de Ca++ en citosol
- La lesión de ADN vía p53 estimula caspasas en forma directa, o a través de la síntesis de Bax y Bak.

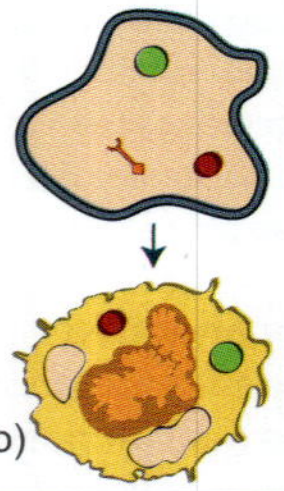

Se desprenden fragmentos de la superficie celular y ésta expresa nuevos ligandos. La célula se encoge

Los macrófagos y algunas células epiteliales vecinas se adhieren a los ligandos y engullen a la debris, digiriéndola en los fagolisosomas. No hay inflamación aguda.

(Los números corresponden a aquellos en el texto)

Autofagia

Estimulación del receptor

Ausencia de factor de crecimiento — Inanición — Infección

Membrana plasmática

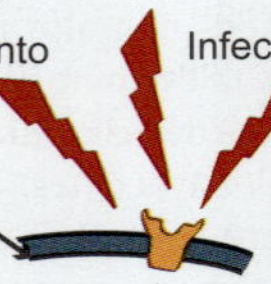

Exceso o desgaste del material de la producción proteica intracelular

Formación de autofagosoma

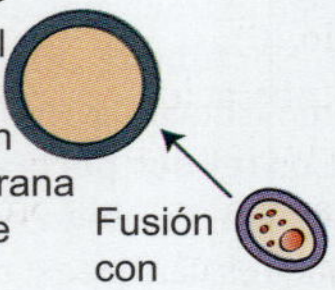

Porción del citoplasma envuelto en una membrana lípida doble

Fusión con lisosoma

Autofagolisosoma

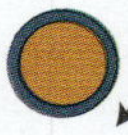

Almacenamiento de remanentes indigestibles

Degradación y reciclado de proteínas y otros elementos

Necrosis

Los agentes que pueden causar necrosis se clasifican en las siguientes categorías:

- **Isquemia, hipoxia or re-perfusión,** ej.: infarto de miocardio
- **Infección,** ej.: bacterial, viral, por hongos
- **Mediados por inmunidad,** ej.: anticuerpos de reacción cruzada
- **Agentes físicos,** ej.: calor o frío extremos, electrocución, irradiación
- **Agentes químicos,** ej.: ácido fuerte o alcalis, fármacos que unen ADN
- **Nutricional,** ej. deficiencia de ácido fólico/B12

La generación de **radicales libres** es una vía efectora común (se produce estrés oxidativo cuando hay mayor generación de especies de oxígeno reactivo (radicales libres) que pueden ser depurados por los sistemas de barrido disponibles

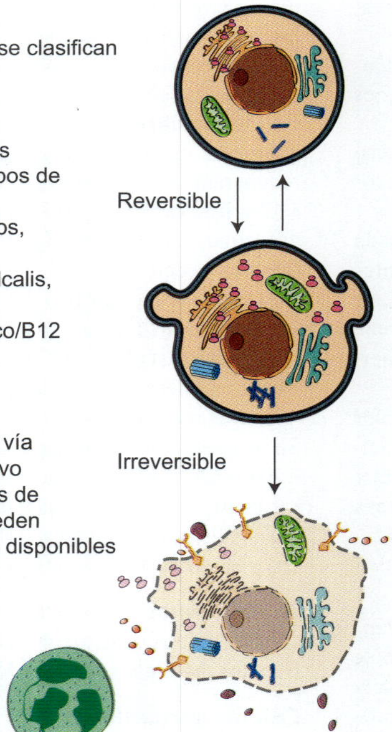

- Falla la bomba Na/K en la membrana plasmática, ej. pérdida de producción de ATP mitocóndrico. Puede acumularse ácido láctico
- Na^+ ingresa a la célula, de manera pasiva, junto con agua. La célula se inflama.
- Falla la bomba de Ca/Mg: el exceso de Ca^{++} del citosol activan las enzimas que degradan ATP
- Las ampollas membranosas y los ribosomas se disocian del retículo endoplasmático, los componentes citoesqueléticos se agrupan
- La situación puede aún revertirse
- Las enzimas activadas por Ca^{++} digieren a la membrana plasmática, al citoesqueleto y la cromatina nuclear
- El daño es irreversible
- Se producen diversas alteraciones nucleares: puede encogerse y oscurecerse (picnosis), desvanecerse (cariolisis) o fragmentarse (cariorexis).
  En la apoptosis, se observan cambios nucleares similares, en especial cariorexis. Algunos afirman que esta última es característica únicamente de la apoptosis, pero otros lo cuestionan
- La liberación del contenido celular estimula una inflamación aguda, que se agrega al daño provocado por la liberación posterior de enzimas digestivas y radicales libres dentro del tejido.
- Si predomina la digestión proteolítica, se produce menos inflamación y se produce, como resultado, una necrosis coagulativa.
  Si predomina la digestión hidrolítica, el tejido sufre licuefacción

En el ser humano, se produce muerte celular todo el tiempo, y, con frecuencia, ésta constituye un proceso necesario. La apoptosis y la necrosis son los dos mecanismos que ocasionan muerte celular. Cada vez está más claro que estas dos entidades no son siempre distintas, si bien se presentan algunas generalizaciones a continuación.

Apoptosis

La apoptosis, a menudo denominada "muerte celular programada", sucede durante el desarrollo embrionario, cuando se forman y remodelan nuevos tejidos, o durante ciertos ciclos fisiológicos, como por ejemplo, el ciclo menstrual. Se caracteriza por una ruptura ordenada de los componentes celulares, que quedan empaquetados dentro de las vesículas membranosas y etiquetados para ser luego engullidos por los fagocitos. Este proceso precisa energía.

La apoptosis se inicia de la siguiente forma:

1. Unión de un "ligando de muerte" (por ej., TNFR1 o Fas) sobre la superficie celular, por ej., unión directa mediante células T o NK, o secreción de un factor de necrosis tumoral (TNF) por las células inmunitarias.

2. Ruptura de la membrana por perforina, seguida luego de una inyección intracelular de granzyma B proveniente de una célula T citotóxica (Capítulo 10).

3. Liberación de proteínas pro-apoptóticas, por ej., citocroma c, desde las membranas mitocóndricas con filtraciones. Este proceso es regulado, en gran medida, por proteínas pro y anti apoptópicas de la familia Bcl-2.

4. *p53*, gen "portero" (gatekeeper) en el ciclo celular. La proteína p53 instiga apoptosis en caso de no poder repararse la lesión del ADN (capítulo 26).

Una vez iniciada, la apoptosis es, por lo general, irreversible, e incluye una vía común final de la cascada intracelular de caspasas. La escisión proteolítica del contenido celular, y la pérdida de agua provocan un encogimiento de la célula. Los fragmentos que se forman quedan envueltos por la membrana plasmática, y expresan nuevos ligandos. La apoptosis no estimula una respuesta inflamatoria aguda; en cambio, los macrófagos y las células vecinas unen nuevos ligandos y fagocitan dichos fragmentos.

Necrosis

La muerte de un grupo de células originada por estímulos nocivos se denomina necrosis. Diversos agentes físicos y químicos pueden provocarlas, entre los cuales las isquemias, infecciones y los fármacos (por ej., quimioterapia) constituyen las causas más comunes. La debris celular necrótica estimula una respuesta inflamatoria aguda, que puede extender la zona de daño hístico generado por la fuga de enzimas lisosómicas de los polimorfos y macrófagos.

Se ha sugerido que la necrosis es el proceso que sigue a la muerte celular (es decir, daño irreversible), y que los cambios hasta este punto, en que aún pueden revertirse, deberían ser clasificados como daño celular. El punto sin retorno puede reconocerse con mayor claridad cuando existe pérdida de la integridad membranosa y del ingreso de calcio al citosol desde el líquido intersticial o el retículo endoplasmático.

Los factores que influyen en determinar si el daño es reversible o no incluyen:

- **La duración del estímulo:** por ej., una isquemia causada por trombosis de la arteria coronaria, provocará un infarto de miocardio, pero, si la oclusión se resuelve con rapidez, se reducirá la porción de músculo cardíaco que muere (Capítulo 36). La reperfusión puede provocar problemas debido a la liberación de radicales libres en la zona reperfundida.
- La **dosis de un determinado fármaco**: lo que puede ocasionar muerte celular en algunas personas no lo hace en otras, debido al polimorfismo genético (variación de los genes heredados que codifican a las enzimas hepáticas que metabolizan las drogas)
- El **tipo de tejido y su actividad metabólica**: las neuronas del cerebro y las células del músculo cardíaco tienen un metabolismo sumamente activo. La energía producida por glicólisis a través de las vías anaeróbicas queda a disposición del hígado o del músculo (que almacena almidón), sin embargo, genera ácido láctico tóxico dentro de la célula. El daño cerebral se inicia en unos pocos minutos, pero los músculos estriados de las extremidades pueden permanecer privados de oxígeno durante varias horas. El enfriamiento de los tejidos reduce su metabolismo e incrementa el tiempo de supervivencia.
- El **estado de salud del tejido existente**, por ej., el exceso de hierro en la hemocromatosis hace que el hígado sea más vulnerable a daños causados por otras toxinas, como el alcohol.

Autofagia

El organismo intenta preservar las células durante períodos de adversidad, sometiéndose a autofagia, un tipo de adaptación celular muy particular, que suele observarse en la inanición y también en infecciones. Además, puede ser iniciada por la falta de factores de crecimiento.

Porciones de citoplasma son unidas por membranas para formar una vesícula (autofagosoma) que se fusiona con un lisosoma y su contenido. Se reciclan después de ser degradadas por la enzima hidrolasa. Este proceso es similar al de hibernación, y puede revertirse una vez finalizados los períodos de descanso, no obstante, si el estímulo persiste, la célula muere, ya sea por apoptosis o necrosis.

Los ejemplos patológicos de enfermedades en los que la autofagia juega un papel relevante incluyen enfermedades neurodegenerativas tales como los males de Alzheimer, Parkinson y Huntington. Recientemente, se ha despertado bastante interés en el rol de la autofagia en el cáncer.

Radicales libres

Los radicales libres son aniones sumamente reactivos con un electrón orbital externo no apareado. Reaccionan con fármacos inorgánicos u orgánicos para formar más radicales libres. Podemos mencionar como ejemplos importantes a:

- Especie reactiva de oxígeno (ROS): peróxido de hidrógeno (H_2O_2), anión radical superóxido (O^{2-}) y iones de hidroxilo (OH•).
- Óxido nítrico (NO) fabricado por endotelios, macrófagos, neuronas y otras células.

Formación

- Durante la generación de energía celular normal, por la reducción de oxígeno y transferencia de electrones.
- Fagocitosis de patógenos: las ROS son preformadas en una membrana compleja.
- Productos de deshechos de las reacciones de la oxidasa intracelular.
- Radiación (genera hidroxilo y radicáles libres de hidrógeno al ionizar el agua)
- Las enzimas celulares generan productos de desechos tóxicos del metabolismo de fármacos y sustancias químicas, por ej., en el hígado.

Efectos nocivos

- La peroxidación daña la membrana lípidica (afecta a la membrana plasmática y a las membranas de las organelas).
- La oxidación de aminoácidos, los entrecruzamientos o las rupturas de proteínas (por ej., agregación de microtúbulos) producen daño proteico.
- La lesión de ADN puede provocar mutaciones y cáncer.

Protección

- Descomposición natural en oxígeno y H_2O_2.
- Antioxidantes, por ej., glutatión y vitaminas A, C y E.
- Unión de cobre y hierro para transportar proteínas.
- Enzimas barredoras que rompen H_2O_2 y anión superóxido, por ej., catalasa, superóxido dismutasa o glutatión peroxidasa.

5 Agentes ambientales nocivos

Patología General

Lesión inducida por frío

- Se produce **hipotermia** cuando la temperatura corporal es <35ºC y **congelación** cuando se congelan zonas periféricas, por ej.: nariz y dedos
- La reducción del volumen sanguíneo y la alteración de la concentración iónica inciden en la resuscitación
- Una diuresis inducida por frío aumenta la viscosidad plasmática, por lo que la sangre sufre una hipercoagulación, incrementando así el riesgo de infarto de miocardio y de accidente cerebrovascular durante la resuscitación.
- También se produce pérdida de plasma a través del endotelio capilar lesionado. Si un paciente es calentado súbitamente, sin que se controlen y corrijan los niveles de líquidos y electrolitos, puede sufrir un shock causado por hipovolemia.
- Se incrementan los niveles de K^+ en sangre debido a la pérdida de la integridad de la bomba Na^+/K^+ celular, cuya función normal es la de mantener altos los niveles de K+ y bajos los de Na^+, mientras sucede lo contrario en el líquido extracelular. Los niveles elevados de K^+ en sangre pueden causar arritmias cardíacas

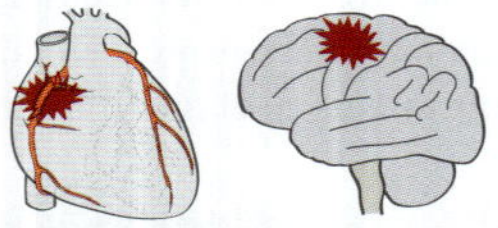

Lesión inducida por calor

Exógena: la temperatura ambiente elevada y el exceso de ejercicio pueden provocar pérdida de **líquidos y electrolitos y deshidratación**. El tratamiento consiste en enfriamiento y reposición de líquidos y electrolitos.

Exógena/endógena combinada: la temperatura ambiente elevada y el deterioro de los mecanismos de pérdida de calor pueden provocar una **termoplejía**.

- Ejemplo: atletas entrenando en ambientes en extremo calurosos
- Bebés, niños y ancianos, en especial aquellos que toman diuréticos o sedantes

El tratamiento consiste en enfriamiento, reposición de líquidos y electrolitos. Los antipiréticos son ineficaces.

Muchos pacientes presentan acidosis láctica, hipocalcemia, lesiones de fibras musculares, y mioglobinuria, que puede dañar los túbulos

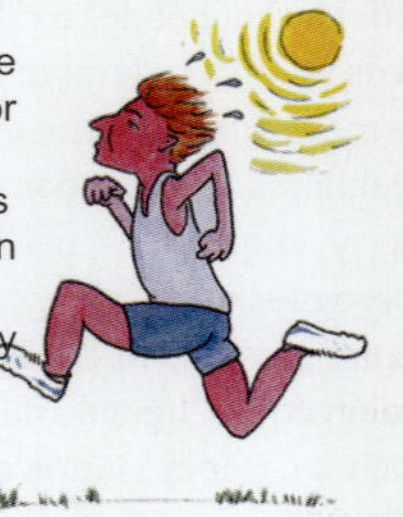

Endógenas:

Las infecciones provocan fiebre debido a la liberación de citoquinas, por ej., IL-1 y TNF, que afectan al centro de control de temperatura en el hipotálamo.

- Ejemplo: sudoración profusa y fiebre alta observada en la tuberculosis y en algunos pacientes con linfoma (si bien no se sabe a ciencia cierta la razón por la que ésto suele producirse de noche)
- Las convulsiones febriles son comunes en niños con alta temperatura,
- Una respuesta anómala a la anestesia puede causar "hipertermia maligna"

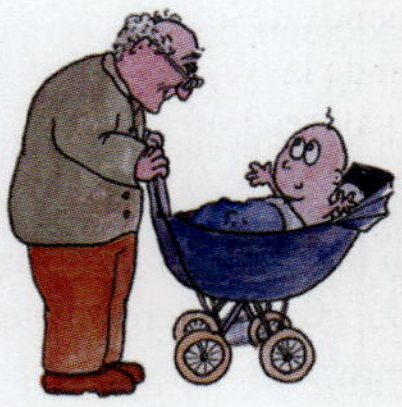

Enfermedades asociadas a la radiación

Riesgo a corto plazo: éste puede considerarse como agudo (los efectos se sienten en horas o días) o subagudos (en días o semanas).

Edema cerebral
Diarrea
Deshidratación
Septicemia (descompensación intestinal)
Insuficiencia medular

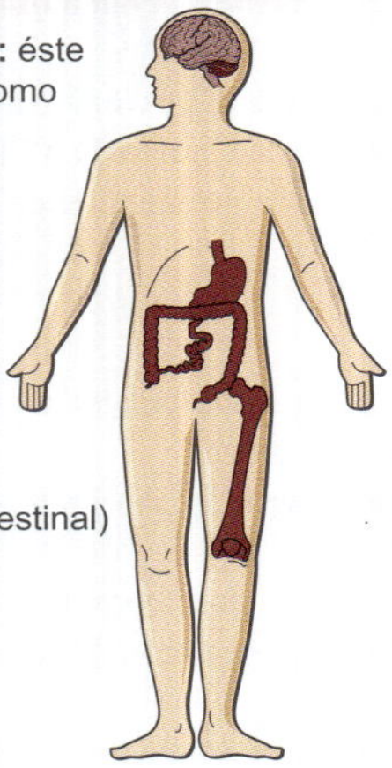

Riesgo a largo plazo mutaciones inducidas por lesión de ADN, estenosis fibrosas causadas por obliteración vascular

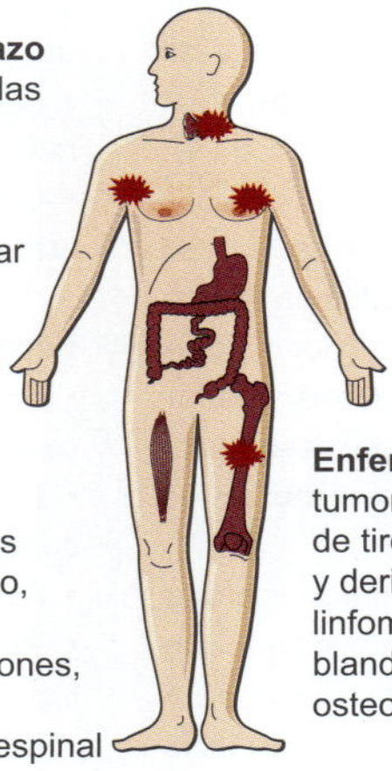

Enfermedades no malignas: Ejemplos: estenosis de intestino delgado, pericardio, fibrosis intersticial de pulmones, riñones. Lesión de médula espinal

Enfermedades malignas: tumores mamarios, de tiroides medulares, y derivados (leucemia, linfoma) y de tejidos blandos, por ej., osteosarcoma

Los efectos de la radiación dependen del tipo del que se trata (α, β, γ, X), es decir, rayos o partículas, y de la profundidad de penetración y dosis de la radiación, sumados a factores del huésped. Al generar especies de oxígeno reactivo, la radiación daña tejidos y puede provocar rupturas de ADN

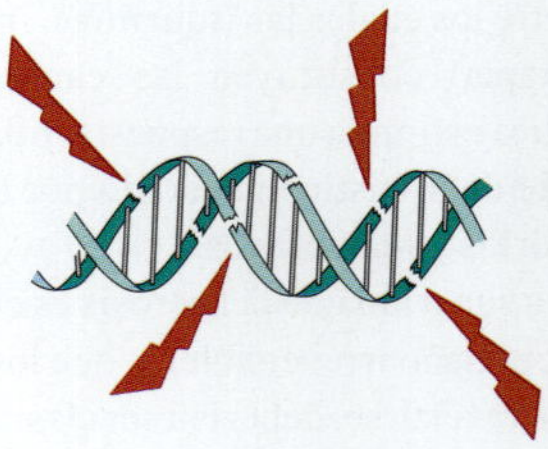

Las dosis muy alta (ej.: 2000 rads) causan convulsiones y coma en tan sólo una hora, y muerte en tan sólo 1 día

Los tejidos que se dividen rápidamente sufren daños inmediatos, por ej., una dosis de 1000 rad provoca diarrea severa dentro de los 3 días debido a la lesión del epitelio intestinal. Los daños sobrevienen en 2 semanas. La piel, los bronquios y el aparato urinario también se ven afectados.

Las células de la médula ósea son sumamente sensibles: una dosis de 300 rads produce supresión medular y muerte dentro de los tres días, por anemia, infección o hemorragia diseminada.

Embarazo:
La exposición *intrauterina* a la radiación puede causar retardo de crecimiento fetal o retraso mental, microcefalia o hidrocefalia

(Los sobrevivientes de las bombas nucleares arrojadas en Japón no presentaron problemas relacionados con la radiación en embarazos posteriores)

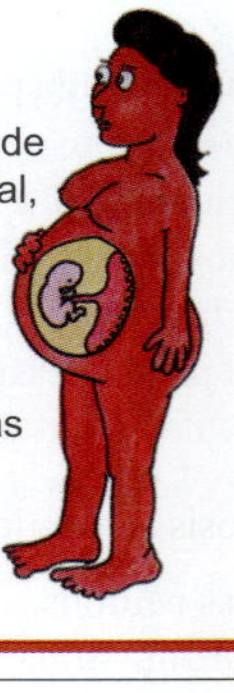

La radioterapia utiliza los efectos dañinos de la radiación para tratar tumores (terapia de rayos X profunda, "DXT").

Las dosis son acumulativas, por ende, se las divide (fraccionamiento) para que el paciente pueda tolerar mejor sus efectos adversos agudos, si bien se administra la misma cantidad de radiación.

Al aplicar dosis radioactivas a través de rayos que convergen, desde distintos puntos de partida, sobre el sitio del tumor, éste recibe la dosis más alta posible, en tanto que los tejidos no tumorales reciben dosis mucho menores

Agentes físicos

Electrocución

La electrocución puede ser ocasionada por rayos o contacto con corrientes continuas (DC) o alternas (AC) del suministro eléctrico doméstico. Los líquidos con alto contenido iónico (sangre y fluidos tisulares) conducen mejor las corrientes eléctricas a través del cuerpo, las que pueden desplazarse también por los nervios periféricos. Se encuentran bien aisladas por tejido adiposo, generan mucho calor con gran rapidez, y, a menudo, se puede observar cómo la piel se chamusca en sus puntos de entrada y salida. Además, dichas corrientes interfieren con los impulsos eléctricos propios del organismo (la conducción cardíaca es especialmente vulnerable). De este modo, la electrocución suele causar arritmia cardíaca (a menudo, fibrilación ventricular) y quemaduras graves; cualquiera de ellas puede provocar la muerte.

Este propiedad es utilizada en el tratamiento de la fibrilación ventricular durante un paro cardíaco: se aplica un shock de DC al precordio, lo que puede recuperar el ritmo sinusal del corazón.

Temperaturas extremas

Las temperaturas extremas interfieren con la homeostasis celular, que depende de las reacciones de las enzimas termosensibles, y de la preservación de las concentraciones iónicas dentro de un margen bastante estrecho de valores normales. La temperatura central normal es mantenida por el hipotálamo, y regulada por la liberación de IL-1 desde los macrófagos y la producción local de prostaglandina. Los músculos y la actividad metabólica dentro del organismo generan calor, que se pierde a través de la piel, el sudor y la respiración.

- **Calor excesivo:** una temperatura corporal de 41-42ºC provoca confusión severa, trastornos cardíacos y respiratorios, en tanto que una temperatura de 42,5ºC es prácticamente fatal. Las posibles causas incluyen: incremento de la generación de calor, incapacidad de perder calor, o alteración de los mecanismos termoregulatorios hipotalámicos. El organismo responde mediante una vasodilatación profunda.
- **Quemaduras:** provocan lesiones al coagular la piel y cantidades variables de tejido subcutáneo. Las membrana lipídicas se derriten, las enzimas se desnaturalizan y las proteínas se precipitan. Las quemaduras se clasifican en quemaduras de primer, segundo o tercer grado, según la profundidad del tejido lesionado o la extensión del área afectada. El plasma y el líquido tisular filtran se desde las superficies quemadas, y pueden causar shock hipervolémico si más de un 70% del cuerpo está dañado con quemaduras de tercer grado. La pérdida de proteínas esenciales en el exudado deteriora la respuesta inflamatoria aguda y el proceso de curación. La inhalación de fuego y humo lesiona la mucosa del aparato respiratorio y las paredes alveolares, generando un síndrome de dificultad respiratoria aguda. La acción nociva del calor se utiliza en la ablación por radiofrecuencia.
- **Frío:** se produce hipotermia cuando la temperatura corporal cae a 35ºC. Si los escalofríos y el incremento de la actividad muscular no logran detener la baja abrupta de temperatura, la frecuencia respiratoria, el pulso, la oxigenación sanguínea y la perfusión hística disminuyen en consecuencia. La sangre se sedimenta al perder plasma por la diuresis inducida por el frío y las filtraciones del endotelio. El paciente se torna confuso y luego cae en coma profundo. En general, la muerte se produce a los 28ºC.

(La perfusión con sangre enfriada reduce las demandas metabólicas y las complicaciones durante el transplante cardíaco. El corazón a transplantar debe transportarse al hospital donde se encuentra el receptor en estado de enfriamiento máximo a fin de reducir el deterioro de los tejidos).

La exposición repentina al frío extremo, como la observada en la congelación, causa lesiones hipotérmicas en las partes expuestas o no tan bien perfundidas, como dedos de las manos y piés o nariz. El líquido en capilares, células y tejidos se congela, y, por lo tanto, aumenta el volumen celular. Las membranas plasmáticas se rompen, y lo mismo ocurre con aquellas que cubren a las organelas. Se produce una necrosis isquémica gangrenosa de las extremidades. El tratamiento requiere calentamiento gradual. A menudo, la extensión del daño es menor a la que se esperaba en un inicio, por lo que se debe retrasar una amputación apresurada.

Radiación

La radiación lesiona los tejidos al provocar una ionización de moléculas en el líquido hístico, formando radicales libres de oxígeno (especies reactivas del oxígeno). Los riesgos se relacionan con el tipo, extensión y dosis acumulativa de radiación y los tejidos expuestos a ella.

- **Riesgo a corto plazo:** los tejidos de división rápida se lesionan de manera inmediata, por ej., diarrea aguda causada por lesión del epitelio intestinal y supresión de médula ósea.
- **Riesgo a largo plazo:** desarrollo de tumores malignos causados por mutaciones inducidas por lesión del ADN y estenosis fibrosa por obliteración vascular (por ej., intestino delgado).

La radiación daña al ADN, provocando múltiples rupturas en su interior, o entrecruzamientos (utilizados terapéuticamente en el tratamiento de tumores malignos).

Agentes químicos

La exposición a ácidos fuertes o alcalinos rompe las membranas plasmáticas, provocando necrosis celular e hística y lesiones capilares, con filtración de sangre al interior de los tejidos. Sus efectos pueden asemejarse a los de las quemaduras. La curación de las heridas extensas se produce, a menudo, por cicatrización.

Muchas industrias generan sustancias nocivas como subproductos. Algunas sustancias químicas reaccionan con los componentes celulares o son alteradas, a través de las vías metabólicas normales, para crear metabolitos tóxicos, por ejemplo:

- La conjugación con glucuronida puede mantener a una molécula a salvo hasta que el riñón la excreta, cuando dicha glucoronida es conservada y el epitelio urinario es expuesto al metabolito tóxico.
- La industria petroquímica y la combustión de alquitrán (como el hollín) generan elementos orgánicos volátiles, por ej., hidrocarburos aromáticos policíclicos (PAHs), que también pueden hallarse en el humo de los cigarrillos. Cuando el citocromo p450 los convierte en epóxidos, pueden unirse y mutar el ADN. Los PAHs asociados con el tabaco están íntimamente relacionados con el desarrollo de cáncer de pulmón. En 1775, Percival Pott asoció al hollín de las deshollinaciones con el cáncer testicular.
- Los monómeros de cloruro vinilo, producidos durante la fabricación de PVC, pueden generar cloracetaldehido cuando son metabolizados por el citocromo hepático p450; ésto puede fijar y mutar ADN.

El tratamiento del cáncer emplea fármacos que interfieren con la replicación de ADN, a fin de atacar a las células en división, basándose en la premisa de que las células tumorales siempre proliferan, en general, más que las normales, por ej., la ciclofosfamida alquiliza ADN y causa mutaciones absurdas.

Agua

La muerte por ahogo es causada por asfixia. Los diatomeas del agua penetran en la sangre y los tejidos. La muerte es de cuatro a cinco veces más rápida en agua dulce que en agua salada, dado que la solución de agua dulce hipotónica que entra en la sangre a través del lecho capilar pulmonar provoca hemodilución, con niveles bajos de cloruro y potasio, e hipercalemia posterior causada por lisis de hematíes. El agua de mar puede ser casi isotónica, si bien suele ser hipertónica. El nivel de cloruro sanguíneo aumenta, pero no se produce hemólisis. Por ello, las maniobras de resucitación tienden a ser más exitosas en personas rescatadas del mar. Quienes sobreviven pueden desarrollar neumonitis gracias a los microorganismos presentes en el agua sucia.

Agentes infecciosos

Éstos serán descriptos más adelante. Para causar daños, estos microorganismos deben evadir las defensas primarias del cuerpo y penetrar en los tejidos.

6 Efectos del tabaco, alcohol y otras drogas

Efectos del tabaco sobre el organismo

EPOC

Carcinógenos químicos (descriptos >40)
- Alquitrán, ej.: hidrocarburos aromáticos policíclicos
- Metales, ej.: arsénico, níquel
- Los carcinógenos relacionados con el tabaco pueden presentar sinergismo, ej.: con asbestos.

Cánceres asociados al tabaco
- Aparato respiratorio.
- Orofaringe y esófago.
- Vejiga.
- Páncreas (probablemente).

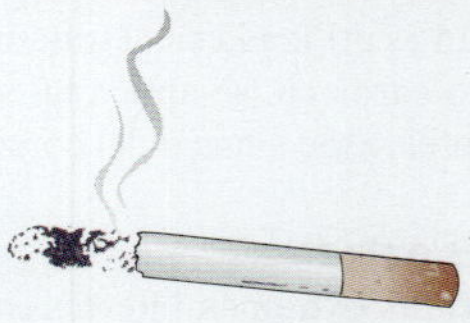

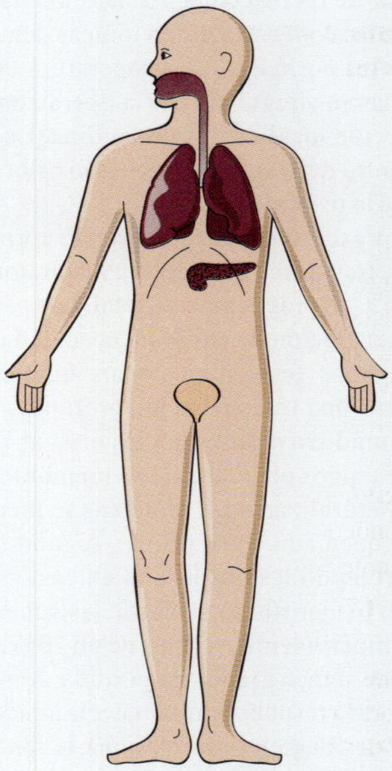

Monóxido de carbono
- Se une a Hb, ↓ la disponibilidad de O_2
- Se une a la mioglobina y otras hemoproteínas, ej. citocromo oxidasa, ↓ producción energética.

CO y cianuro de hidrógeno
- Paralizan a las cilias, ↓ la depuración pulmonar de partículas

Los agentes químicos en el humo generan especies reactivas de oxígeno

Los efectos pueden ser:
- Proinflamatorios, por ej., lesión de la membrana alveolar (EPOC)
- Aterogénicos, provocando lesión celular endotelial.
- Carcinogénicos: la lesión del ADN puede causar mutaciones.

Nicotina
- Adictiva
- Predispone a adhesión y agregación plaquetaria
- ↑ el flujo de la arteria coronaria por vasodilatación local
- ↑ el gasto cardíaco
- ↑ la tensión arterial por vasoconstricción periférica
- Moviliza, en forma directa, a los ácidos grasos libres de los tejidos
- Es quimioatrayente de PMNs a los pulmones

Nota clínica

El uso de anticonceptivos orales requiere ciertos cuidados en fumadores, dado que ↓ la antritrombina III y ↑ la producción hepática de fibrinógenos. Además, ↑ la agregación plaquetaria y coagulación sanguínea.

Aterogénesis y posibilidad de trombosis de arteria coronaria y accidente cerebrovascular

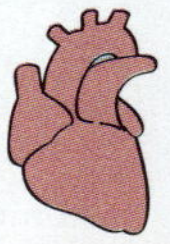

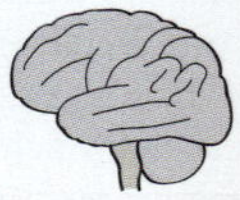

Efectos del tabaco durante el embarazo y la infancia
- Ruptura prematura de membranas.
- ↑ el riesgo de placenta previa (implantación placentaria a través del canal cervical) y placenta abrupta (separación prematura de la placenta del lecho uterino).
- El monóxido de carbono se une al Hb fetal con mayor rapidez que en el adulto, ↓ la oxigenación fetal y se produce un retardo de crecimiento.
- Los niños expuestos en forma pasiva al tabaco pueden presentar asma, infecciones respiratorias y de oídos recurrentes, o síndrome de muerte súbita infantil.

Tabaco

El tabaco es muy nocivo, ya sea que se fume en forma directa o indirecta ("fumador pasivo"), aunque sus secuelas también son nefastas cuando se lo mastica o inhala como polvo. Es adictivo debido los efectos placenteros que produce, tales como aumento de las sensaciones de bienestar y alerta y disminución del apetito. Afecta a niños, fetos nonatos y el embarazo mismo. Su uso a largo plazo causa cáncer, y enfermedades cardiovasculares y respiratorias. El humo del cigarrillo se absorbe en la sangre a través de los capilares alveolares o el aparato digestivo en el esputo ingerido. Afecta directamente a las membranas mucosas que recubren a la orofaringe, el aparato respiratorio y el esófago. Los efectos tóxicos del cigarrillo son provocados por agentes gaseosos y particulados.

Elementos gaseosos

- El monóxido de carbono (CO) muestra una afinidad 200 veces superior a la del oxígeno para hemoglobina, y reduce la disponibilidad de oxígeno a los tejidos.
- El CO o el cianuro de hidrógeno pueden paralizar las cilias, evitando que el sistema respiratorio elimine las partículas inhaladas.

Elementos particulados

1. Nicotina:

- La nicotina estimula a los receptores de nicotina en el cerebro para que provoquen adicción.
- Eleva la tensión arterial debido a sus efectos catecolaminérgicos directos.
- Moviliza los ácidos grasos libres de los tejidos, que son importantes en la aterogénesis.
- Predispone a la adhesión y agregación plaquetaria, incrementando el riego de trombosis arterial coronaria e infarto de miocardio o arritmia cardíaca.
- Es un quimioatractante, atrae a polimorfos y macrófagos al espacio alveolar.

2. Carcinógenos químicos:

- Se conocen más de 40 carcinógenos relacionados al tabaco, entre los más importantes podemos mencionar a los hidrocarburos aromáticos policíclicos y también a los metales carcinogénicos, tales como arsénico y níquel.
- El cigarrillo está asociado con cáncer del sistema respiratorio, orofaringe, esófago, vejiga, páncreas y co-asociado, también, a numerosos cánceres (mama, cuello uterino).
- Los carcinógenos relacionados con el tabaco pueden actuar de manera sinérgica entre sí, o con otros carcinógenos no relacionados con el tabaco.
- El humo del cigarrillo contiene especies de oxígeno reactivo (ROS), también denominadas radicales libres.

3. Sustancias irritantes

- El acetaldehido y el fenol son agentes promotores de cáncer, que estimulan el recambio celular, aumentando el riesgo de mutación inducida por carcinógenos.
- Éstos causan enfermedad pulmonar obstructiva crónica (COPD/EPOC, Capítulo 45), al inducir inflamación en los pulmones y en el árbol respiratorio, que puede dañar las delicadas paredes alveolares y producir enfisema, o estimular a las células mucosas para que incrementen la secreción de mucina, la cual es difícil de eliminar si se encuentra deteriorada la función de las cilias, lo que deriva en bronquitis crónica.
- Las ROS estimulan una respuesta inflamatoria aguda, generando lesiones posteriores.

Efectos combinados

El humo del tabaco puede combinarse con otros agentes para multiplicar el daño que podría causar por sí solo.

- Asma ocupacional o COPD: por ej.: silicosis en trabajadores de minas de carbón, polvo de los granos en granjeros, o emanaciones tóxicas de soldaduras y asbestosis.
- Cáncer relacionado con exposición laboral: por ej.: los asbestos azules pueden provocar cáncer pulmonar primario o mesotelioma (cáncer de pleura), pero el riesgo es 20 veces mayor en fumadores.

Alcohol

Etanol (alcohol etílico)

En el Reino Unido es ilegal conducir con niveles de alcohol en sangre > 80 mg/dL. Los bebedores ocasionales quedan inconscientes a 200 mg/dL; algunos tomadores crónicos pueden tolerar 700 mg/dL, debido a la inducción de enzimas hepáticas. Existen otras drogas pueden competir con el alcohol en cuanto a la impredecible de sus efectos.

El etanol daña, en forma directa, a las membranas plasmáticas, por ej., a los músculos esqueléticos, al músculo cardíaco (dilatación ventricular) y otros sitios. Probablemente, las secuelas hepatotóxicas provienen de la liberación de citoquinas por la activación de la células de Kupffer, y , en alcohólicos crónicos, se complican aún más debido a la carencia de aminoácidos y la insuficiencia respiratoria. El metabolismo del alcohol y sus efectos sobre los tejidos se discutirán más adelante, en el capítulo 58.

Otros alcoholes

Con frecuencia, el alcohol es sinónimo de etanol, pero existen otros alcoholes que pueden, en ocasiones, provocar problemas clínicos.

1. Metanol (alcohol metílico): se metaboliza de manera muy lenta durante varias horas/días, por la misma ruta que el alcohol, con el producto final altamente tóxico del ácido fórmico. Si bien la sensación inicial de embriaguez es similar a la del etanol, los bebedores de metanol presentan una acidosis metabólica severa, con vómitos, mareos, visión borrosa y ceguera. Pueden morir por insuficiencia respiratoria.

2. Etilenglicol: este es el principal componente del anticongelante, y reacciona con los metales del organismo para formar aldehidos tóxicos. A menudo, los pacientes que sobreviven al ataque inicial desarrollan cálculos renales de oxalato de calcio y necrosis tubular aguda.

Paradójicamente, el tratamiento del envenenamiento por metanol y etilenglicol utiliza etanol, que compite por las vías metabólicas, dándole al organismo más tiempo para eliminar los metabolitos antes de que se produzcan efectos tóxicos.

Drogas terapéuticas y adictivas más comunes

Los mecanismos a través de los cuales las drogas terapéuticas o recreativas producen toxicidad son numerosos. Los efectos farmacológicos de la droga pueden provocar daño en forma directa (tal como supresión de la medula ósea por fármacos quimioterapéuticos) o bien ocasionando efectos colaterales nocivos (por ej., diarrea inducida por eritromicina o síndrome neuroléptico maligno causado por tranquilizantes fuertes). Las drogas recreativas pueden generar dependencia física y/o psicológica, que puede inducir patrones de conducta dañinos que provoquen consecuencias psicológicas, físicas y sociales perjudiciales.

Al igual que las lesiones producidas por la droga misma, los metabolitos también pueden resultar nocivos. La mayor parte del metabolismo del fármaco tiene lugar en el hígado. Los mecanismos básicos son muy detallados como para examinarlos aquí, pero la finalidad elemental del metabolismo es la de inactivar a la droga y hacerla soluble al agua, esto último para facilitar su eliminación por la orina o bilis. Ambos objetivos pueden alcanzarse mediante una serie de enzimas que se conjugan con la droga, agregándole grupos químicos. Estos incluyen hidroxilación (sistema del citocromo p450), glucuronidación y combinación con glutatión. La sobredosis de paracetamol constituye un ejemplo muy importante de un fármaco que el metabolismo considera tóxico, pero nuevamente el espacio nos impide explayarnos sobre el tema; el lector debería recurrir a otras fuentes para familiarizarse con este tópico. Cabe señalar que las enzimas xenobióticas presentan polimorfismo genético y que pueden ser inducidas o inhibidas por otras drogas.

7 Desórdenes nutricionales

Hiponutrición

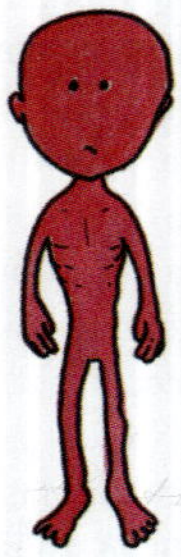

Marasmo

- Deficiencia severa de proteínas y calorías, peso corporal 60% menor del normal para la edad y altura.
- Retardo grave del crecimiento.
- La cabeza se ve muy grande, debido a que el resto del cuerpo es muy delgado, en especial las extremidades, a causa de la extrema disminución de grasa subcutánea y la pérdida de masa muscular esquelética.
- Los músculos son catabolizados para mantener el nivel de albúmina sérica, por lo tanto, no suele observarse edema (véase compartimentos líquidos en capítulo 2)

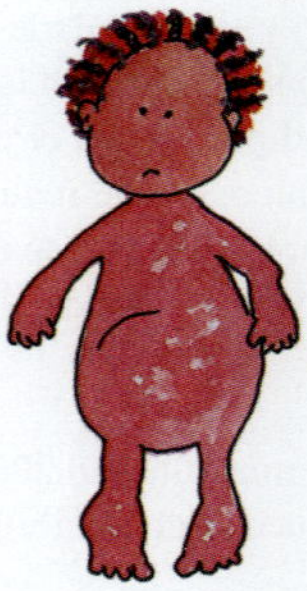

Kwashiorkor

- Peso 60-80% inferior al normal (deficiencia proteica, pero con cantidad suficiente de hidratos de carbono).
- La masa muscular esquelética parece normal, se preservan los depósitos de grasa subcutáneos.
- El pelo negro puede verse rojo o se observan franjas alternadas de hiper e hipopigmentación. Pueden caerse mechones de cabello.
- Se puede producir una descamación en parches de la piel.
- Se observa edema en las áreas dependientes, debido al bajo nivel de albúmina en plasma.
- El niño se ve regordete pero apático. No tiene apetito.
- Agrandamiento hepático con alteraciones grasas severas.
- La anemia, la deficiencia de hierro o una combinación de ambas son comunes.
- La atrofia tímica y linfoide comprometen al sistema inmunitario,
- El intestino delgado sufre atrofia vellosa. Esto agrega malabsorción a la lista de problemas, y pueden producirse deficiencias vitamínicas, tanto primarias como secundarias

Hipernutrición

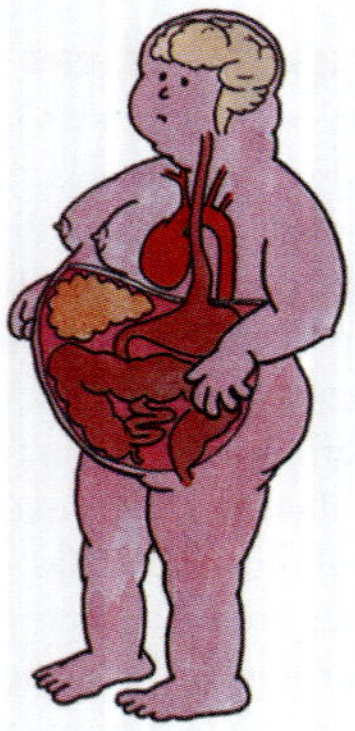

Obesidad

- BMI > 30

  Los riesgos para la salud incluyen:
- Enfermedades cardiovasculares: ateroesclerosis, infarto de miocardio y accidentes cerebrovasculares.
- Enfermedades gastrointestinales: esofagitis por reflujo, esófago de Barrett, adenocarcinoma de esófago y de colon, enfermedad hepática grasa y cirrosis.
- Enfermedades endócrinas: diabetes mellitus tipo II.

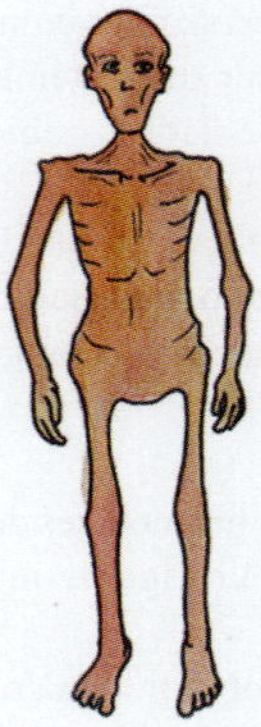

Caquexia

- El catabolismo de los músculos esqueléticos y de los depósitos de grasas subcutáneas y viscerales conducen a falta de tonicidad y desgaste, en especial en el deltoides y los tejidos subcutáneos del anillo óseo de la extremidad superior.
- Las citoquinas tales como TNF, IL-1 e IL-G implicadas, son liberadas por algunos tumores malignos y en inflamaciones crónicas tales como tuberculosis y SIDA.
- Los suplementos dietarios son ineficaces

Existen siete clases diferentes de sustancias que deben estar presentes en una dieta:
• Agua.
• Hidratos de carbono
• Proteínas (aminoácidos esenciales)
• Grasa
• Vitaminas
• Minerales
• Fibras

Los hidratos de carbono, las proteínas y las grasas actúan como fuentes de energía y también como materiales estructurales, si bien las proteínas cumplen un papel predominantemente estructural, en tanto que los carbohidratos constituyen principalmente una fuente de energía. En las proteínas del organismo se utilizan veinte aminoácidos, de los cuales nueve no pueden sintetizarse, y, por lo tanto, se los consideran esenciales. Los once restantes pueden ser generados a partir de los nueve aminoácidos esenciales en caso de no ser provistos en la dieta.

Las vitaminas y los minerales no proporcionan energía, pero tienen roles específicos en las vías metabólicas (por ej., síntesis de vitamina C y de colágeno), como grupos prostéticos (por ej., el hierro en la hemoglobina) y como sustratos para moléculas vitales (por ej., vitamina A y rodopsina).

La denominación fibra es bastante controvertida. La fibra no se absorbe desde el intestino, sino que rellena el contenido del lumen del aparato digestivo y facilita la peristalsis y la formación de heces. El término fibra nutritiva es utilizado por algunos para referirse a las sustancias absorbidas de los productos alimenticios, como la avena, que pueden incrementar los niveles de lipoproteínas de alta densidad (HDL) y, de este modo, reducir el colesterol.

Deficiencia nutricional

La deficiencia nutritiva primaria se debe a una disminución de la ingesta de alimentos, que no es causada por una enfermedad de base. Esta reducción puede ser generalizada, como en el marasmo o el kwashiorkor, o bien selectiva, como en las deficiencias de vitaminas específicas o síndromes de malabsorción. Los requerimientos de crecimiento de los niños los hace más susceptibles a deficiencias alimenticias graves que a los adultos. Las mujeres embarazadas y los adolescentes también constituyen una población susceptible.

Las causas secundarias de deficiencia nutritiva incluyen: reducción de la ingesta de alimentos causada por alguna otra enfermedad (por ej., alcoholismo crónico o caquexia asociada a un cáncer), o por la absorción inadecuada de los alimentos. Los trastornos por malabsorción pueden provocar deficiencias nutritivas selectivas o globales. Las alteraciones psiquiátricas del apetito y de la conducta alimenticia, como la anorexia y la bulimia, suelen observarse sólo en el mundo desarrollado.

Malnutrición enérgico-proteica

Este término puede referirse a una variedad de enfermedades en las que existe una deficiencia alimenticia generalizada, si bien se emplea habitualmente en relación al marasmo y al kwashiorkor.

Marasmo: existe una marcada deficiencia calórica, con una masa corporal 60% menor a la esperada para la edad y altura. Los niños padecen retraso severo del crecimiento.
• La cabeza parece enorme debido a que el resto del cuerpo es escuálido, en especial las extremidades, como resultado de la disminución extrema de la grasa subcutánea y la pérdida de la masa músculoesquelética.
• El músculo es catabolizado con el fin de mantener el nivel de albúmina sérica, de modo tal que no se produce edema.
• Por lo general, se produce anemia, por deficiencia de hierro o causas combinadas. Pueden manifestarse además deficiencias vitamínicas.

Kwashiorkor: el peso del paciente oscila entre un 60 y 80% menos de lo normal, dado que el problema consiste en una deficiencia relativa de proteínas, a pesar que la ingesta de hidratos de carbono puede ser adecuada. Este trastorno se observa especialmente en niños de África y del sudeste de Asia, quienes son destetados cuando nace un hermano/a y para quienes la única dieta disponible está compuesta casi únicamente de carbohidratos. La ausencia de aminoácidos esenciales impide que el hígado sintetice nuevas proteínas, por lo que merman las reservas proteicas.

A menudo, los pacientes con malnutrición grave tienen un sistema inmunológico deficiente, por cuanto las moléculas inmunitarias carecen de sustratos proteicos. Dichos pacientes pueden presentar una o más infecciones como parte del cuadro clínico. La liberación de citoquinas y las demandas energéticas que derivan de la respuesta inflamatoria pueden comprometer aún más el estado del paciente.

Caquexia

Este es un proceso catabólico que resulta de enfermedades crónicas, tales como cáncer, SIDA o tuberculosis. El cuadro clínico es similar al del marasmo, sin embargo, una dieta inadecuada no constituye la causa principal. En cambio, este proceso es impulsado por citoquinas tales como el factor de necrosis tumoral (TNF) y las interferonas (IL-1 e IL-6 se encuentran especialmente implicadas) segregadas por o en respuesta a la enfermedad de base. Existen algunos tipos de cáncer que muestran una mayor tendencia a generar este fenómeno desolador, que reduce, sin lugar a dudas, las posibilidades del paciente de responder a la terapia, por ej., en caso de carcinoma de estómago, páncreas y bronquios. En la actualidad, el interés está centrado en las vías catabólicas activadas por estas citoquinas y su tratamiento.

El paciente está escuálido debido a la pérdida de grasa corporal alrededor de brazos, hombros, pared torácica, e incluso manos, todo ésto sumado a una marcada reducción de la masa músculoesquelética, que se observa especialmente en deltoides y cuádriceps. Puede producirse un edema dependiente.

Obesidad

Si bien la malnutrición tiende a afectar a individuos del Tercer Mundo, existen diversas circunstancias que llevan a que aquejen también a personas en países desarrollados. No obstante, la obesidad es un trastorno alimenticio bastante más común en el Primer Mundo. Las causas son complejas, pero giran alrededor de un estilo de vida más sedentario, y de una gran disponibilidad de carbohidratos y alimentos procesados ricos en grasa.

La obesidad, definida por un índice de masa corporal (BMI) superior a 30 kg/m^2 (es sobrepeso cuando el índice es de 25,0-29,9 kg/m^2), puede ocasionar diversos problemas de salud. El colesterol alto constituye el principal factor de riesgo para ateroesclerosis. El estilo de vida que conduce a la obesidad también predispone a la formación de adenocarcinomas colorectales. La enfermedad por reflujo gastroesofágico se ve exacerbada por la obesidad. Si ésta es muy marcada, puede producir enfermedad degenerativa de las articulaciones.

Síndrome metabólico

Este es un síndrome inflamatorio de bajo grado, proaterogénico, caracterizado por obesidad visceral e hiperlipidemia, que ocasiona diabetes mellitus tipo II, que muestra resistencia a la insulina, hiperinsulinismo e hiperglucemia. Tiende a producirse en personas inactivas, de mediana edad o mayores (> 45 años). Se cree que la inactividad física conduce a un estado catabólico crónico en el que se desarrolla resistencia insulínica para adaptarse a la reducción de los requerimientos de energía de los tejidos. El tejido adiposo es metabólicamente activo y puede liberar adipoquinas que modulan la inflamación y la resistencia a la insulina. Esta última tiene una acción antiinflamatoria, de modo tal que la resistencia a la misma puede constituir una de las razones por la cual estos pacientes presentan un estado inflamatorio agudo, de bajo grado crónico. También se deteriora la acción endotelial.

El síndrome metabólico ha sido implicado en la generación de ateromas, enfermedades cardiovasculares y accidentes cerebrovasculares, hipertensión y enfermedad hepática grasa no alcohólica.

8 Las defensas naturales del cuerpo

Signos cardinales de inflamación aguda

Calor
- El incremento del flujo sanguíneo causado por vasodilatación (véase rubor) produce calor local
- La fiebre es generada por IL-1 y PGE2 que actúan sobre el hipotálamo

Tumor (abultamiento)
- La exudación de líquidos y células inflamatorias de la sangre dentro de los tejidos causa inflamación local.
- Mediado por el incremento de la permeabilidad vascular debido a histaminas, bradiquininas, PGD2, E2 y F2a, leucotrienos (SRSA)

Lesión tisular

Rubor (enrojecimiento)
- Aumento del flujo sanguíneo debido a la vasodilatación provocada por PG12, E1, E2 & D2, leucotrienos e histaminas.
- Los vasos dilatados tienen más espacios entre células y un mayor potencial en lo que se refiere a la pérdida de plasma, lo que causa abultamientos ("tumor").

Dolor
- La elongación de los tejidos por incremento de líquidos causado por exudación estimula a los nervios sensitivos.
- Estimulación química de nervios sensitivos por PG12 y PGE2, bradiquinina

Pérdida de función
- Debido a una combinación de dolor, inflamación y daño tisular local

Metabolitos del ácido araquidónico

Bicapa fosfolipídica en las membranas de las células inflamatorias, estimuladas por citoquinas, complemento C3a/C5a o PAF.

Fosfolipasa A2 **(inhibida por corticosteroides)** → **Acido araquidónico (AA)**

Vía de Ciclooxigenasa **(inhibida por aspirina)** → **Prostaglandinas**
- PGI2: sensación de dolor, desagregación plaquetaria y vasodilatación
- PGE2: sensación de dolor, y vasodilatación
- PGF2α: vasodilatación
- PGD2: vasodilatación
- Tromboxano: Vasoconstrictor potente y agregador de plaquetas

Vía de la Lipoxigenasa → **Leucotrienos**
- LT B4: Vasodilatación
- LTC4, D4, E4 (= Sustancia de liberación lenta de anafilaxis, SRS-A): aumento de permeabilidad vascular y vasoconstricción

Células inflamatorias involucradas en la respuesta inmunitaria innata

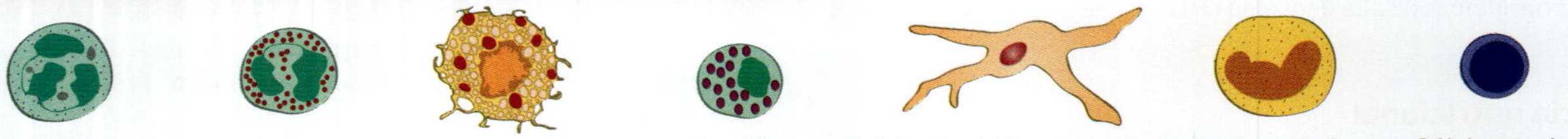

Neutrófilos polimorfonucleares (PMN) · Eosinófilos · Mastocitos · Basófilos · Célula dendrítica presentadora de antígeno · Monocito/macrófago · Célula asesina natural (NK)

Mediadores inflamatorios: complemento

Vía clásica (activada por anticuerpos): su desarrollo lleva tiempo, a menos que se encuentren presentes células B con memoria de una exposición anterior al microorganismo. La IgM es el activador más potente de C1

Vía de unión de lectina: la proteína de unión a manosa (MBP) fabricada por el hígado puede unir lectinas (proteínas con residuos de carbohidratos) sobre las superficies de diversos patógenos importantes, incluyendo levaduras, como Cándida, virus y otras bacterias

Vía alterantiva: activación directa de C3 por la superficie de un microorganismo. Ésta fue descubierta después que la vía clásica, pero tiende a ser la primer ruta de activación del complemento

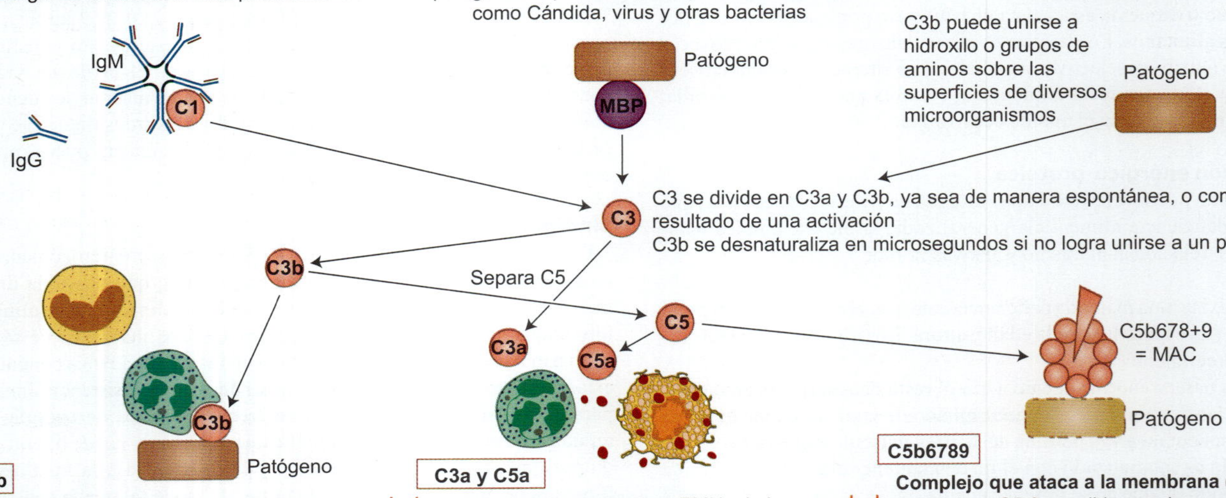

C3b

Opsonización para fagocitosis. La opsonización de C3b es también importante para la presentación de antígenos a nuevos linfocitos C, llevada a cabo por células dendríticas foliculares (FDC) en el ganglio linfático

C3a y C5a

Las **quimioquinas,** atraen a PMNs de los vasos sanguíneos. Los mastocitos y la producción de **metabolitos del ácido araquidónico** (tromboxano, prostaglandinas y leucotrienos) liberan **histamina** en las membranas de las células inflamatorias

C5b6789

Complejo que ataca a la membrana (MAC): las proteínas C5-8 se adhieren a la superficie del patógeno y forman anillos en sus membranas, que son luego vulneradas por C9. Las células mamíferas son protegidas por CD59 sobre sus superficies- evita la adherencia de MAC

Inmunidad innata

El sistema inmune innato proporciona la resistencia inicial a las infecciones. Responde con mayor rapidez que el sistema inmune adquirido, pero carece de las ventajas de la memoria y especificidad de este último.

Barreras

Las superficies epiteliales protectoras del cuerpo, es decir, la piel, la córnea y la conjuntiva, y los aparatos respiratorio, digestivo, urinario y reproductivo constituyen su primer línea de defensa. En cada caso, el epitelio proporciona una barrera física que impide la entrada de microorganismos, si bien existen mecanismos adicionales que la refuerzan.

A excepción de la piel, todas las demás barreras se ven robustecidas por el desplazamiento de líquidos sobre la superficie epitelial, como por ejemplo las lágrimas en los ojos, el escalador mucociliar en los pulmones, y la menstruación en el útero. Así se lavan las superficies y se evita que las bacterias ingresen y se asienten.

Estas barreras son reforzadas luego por las secreciones. Nuevamente puede utilizarse a las lágrimas como ejemplo, dado que contienen lisosomas. El ácido gástrico tiene una acción antibacteriana poderosa. Además, las mucosas del tubo digestivo y de los pulmones sirven para enfrentar a los microorganismos, así como también para atraparlos y eliminarlos mediante los procesos líquidos mencionados con anterioridad.

Si bien las barreras conforman un elemento fundamental del sistema innato, el sistema adquirido las respalda, a través de los tejidos linfoides asociados con mucosas y la secreción de inmunoglobulina A.

Células

Las células del sistema inmune innato funcionan en la primera línea de las defensas del cuerpo, y son también las primeras en enfrentarse a una infección.

Polimorfos neutrófilos: constituyen un 70% de los leucocitos sanguíneos periféricos, son producidos a partir de precursores mieloides en la médula ósea e intentan eliminar a los invasores mediante fagocitosis y la liberación de sus gránulos. Contienen lisosomas, especies de oxígeno reactivo (ROS), mieloperoxidasa y otros agentes nocivos. Están programados para vivir 5 días, pero una vez en la sangre, sólo viven aproximadamente 10 horas. Si están involucrados en una respuesta inflamatoria aguda, mueren en pocos minutos u horas, dependiendo de su actividad (por ej., mueren después de fagocitar aproximadamente 12 microorganismos).

Eosinófilos: también son de origen mieloide. Al igual que los neutrófilos, poseen gránulos, si bien éstos contienen histamina, heparina, proteínas básicas esenciales y proteína catiónica eosinófila bactericida, entre otras. No fagocitan bacterias, sino que liberan sus gránulos, y, por lo tanto, son importantes para enfrentarse a patógenos de mayor tamaño. Son reclutados por IL-5.

Mastocitos y basófilos: también son leucocitos mieloides. Están íntimamente relacionados con los granulocitos, y se puede decir que los basófilos son una forma circulante de mastocitos. Estos últimos viven en los tejidos durante años y segregan serotonina mediante desgranulación. La unión de las múltiples moléculas de IgE estimulan dicha desgranulación. Al igual que los eosinófilos, se despliegan en contra de patógenos de mayor tamaño. Los basófilos son reclutados dentro del tejido para convertirse en mastocitos por IL-4. Mientras están en la sangre, sus gránulos no contiene serotonina, sino que liberan peroxidasa, heparina, histamina y calicreína al ser provocados. Viven sólo unos pocos días.

Monocitos y macrófagos: los monocitos completan los leucocitos mieloides. Primero entran en la sangre, pero dentro de las 20-40 horas se desplazan a los tejidos, donde se los denomina macrófagos o histiocitos, y sobreviven durante semanas o meses. Son células versátiles que normalmente funcionan como carroñeras, fagocitando y fragmentando la debris hística, el material necrótico, la materia particulada y la debris apoptótica. No obstante, si se activan, se agrandan, desarrollan fagocitos más fuertes y propiedades letales (utilizando gránulos tóxicos similares a los de los neutrófilos) o se diferencian para presentar antígenos a otras células inflamatorias, así como también para segregar TNF y otras citoquinas y activar otras células (incluyendo células endoteliales). Los macrófagos activados funcionan además como células que presentan antígenos y son esenciales para asistir a las células del sistema adquirido. Tanto los productos microbianos en el líquido hístico, como IL-1 y C3b fijado pueden activar macrófagos.

Mediadores humorales

Sistema del complemento: es una cascada de proteínas que funciona para lisar patógenos. Puede ser activada directamente por el organismo, o después de ser estimulada por anticuerpos. Además de sus efectos líticos, este sistema también puede ayudar a las células del sistema innato. El componente C3b complemento permite que el patógeno sea fagocitado con mayor rapidez (opsonisación), en tanto que C5 y C3a son quimioquinas que atraen a células inflamatorias agudas.

Ácido araquidónico: puede ser metabolizado para producir una variedad de metabolitos vasoactivos que, sumados a su rol en el torrente sanguíneo y la coagulación, pueden ser utilizados por la respuesta inmune.

Citoquinas (interleuquinas y factores de necrosis tumoral): integran numerosas moléculas diferentes que son elaboradas por células variadas de la respuesta inmune y tienen diversas acciones. Las distintas células liberan moléculas diferentes, que, a su vez, apuntan a diversos blancos celulares.

Inmunidad adquirida

El sistema inmune adquirido tarda más en entrar en el combate que el sistema innato, pero lo compensa dado que posee especificidad para distintos patógenos y la capacidad de recordar enfrentamientos anteriores. Por lo tanto, mientras que el sistema inmune innato habrá desplegar, ante el décimo contacto con un patógeno determinado, una respuesta de la misma magnitud que la presentada durante el primero, el sistema adquirido ya habrá aprendido de su encuentro anterior y estará listo para responder con mucha más firmeza que durante la exposición inicial. El sistema inmune adquirido comprende a los linfocitos B y T. Estos últimos, en especial, utilizan una amplia variedad de citoquinas para coordinar la respuesta inmune de ambos sistemas. El sistema inmune adquirido será discutido de manera más detallada en los próximos capítulos.

Corteza cerebral

Ciertas conductas, como el lavado de manos, el baño y otros elementos de higiene personal, sumados a una preparación adecuada de los alimentos, ejercen un impacto preventivo contra las infecciones, y, por ende, se debería considerar que el cerebro forma parte del sistema inmune. Esto involucra no sólo al individuo sino que también a la sociedad. Las vacunas, los sistemas de alcantarillado y la sanidad pública actúan para evitar infecciones y son productos de la corteza cerebral, tanto en términos de su instauración como en lo que se refiere a organizar a la sociedad que los proporciona.

9 Células B e inmunoglobulinas

Receptor de linfocitos B (BCR) e inmunoglobulina (Ig)

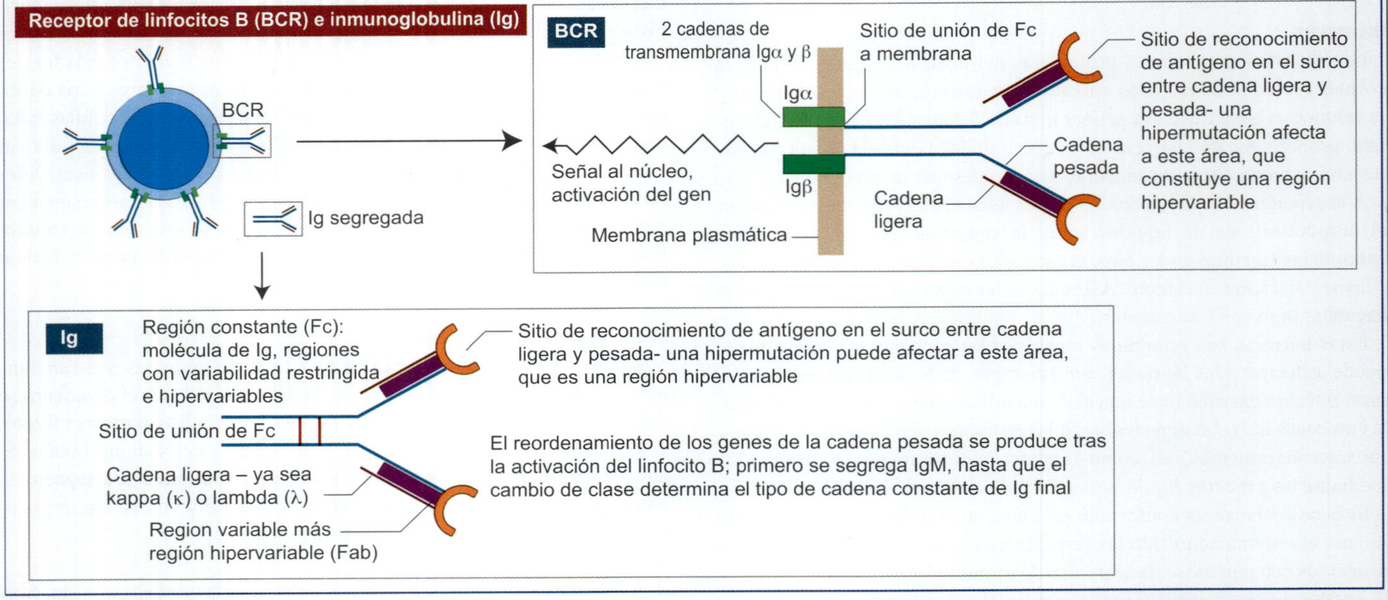

Reordenamiento de genes por ej.: cadena pesada de Ig

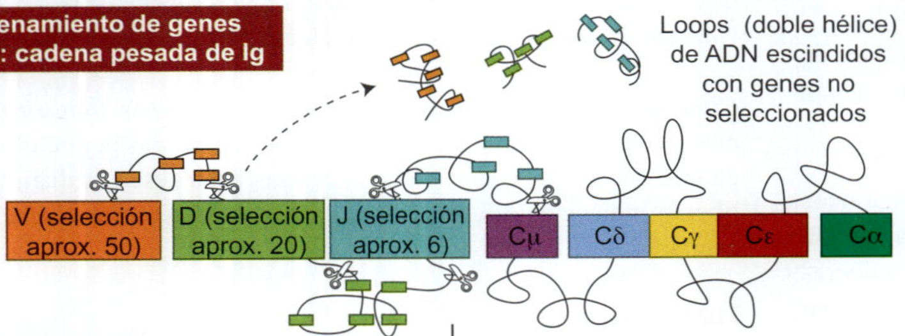

Hay cuatro categorías de genes en el ADN de línea germinal del linfocito B: variables (V), de la diversidad (D), que ensamblan (J) y constantes (C), de los cuales se selecciona uno de cada V, D y J, por escisión del ADN no deseado

Los extremos se empalman para completar la plantilla de ADN para su traducción en ARNm. El receptor del linfocito B refleja la selección y se adhiere a la membrana plasmática- es de tipo IgM o IgD (selección de Cμ o Cδ)

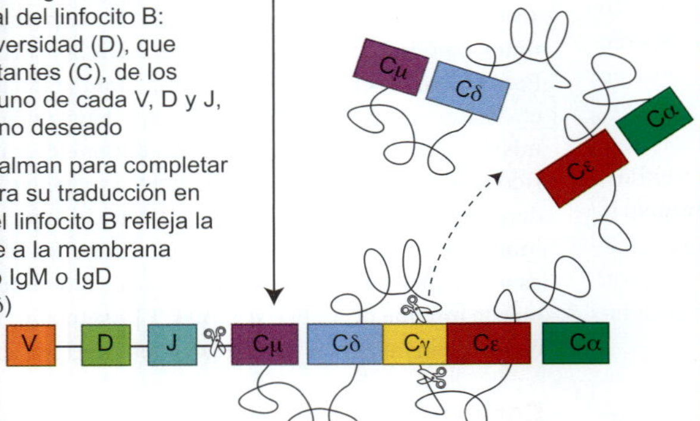

La activación del linfocito B tiene lugar cuando el BCR reconoce a su antígeno y se produce la traducción del gen. En principio, se selecciona la región constante Cμ, generando anticuerpos IgM

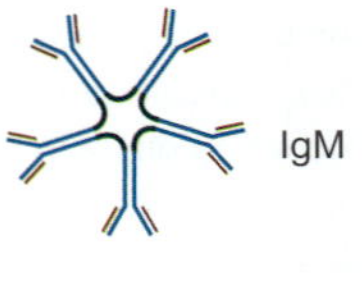

Los cortes y empalmes posteriores de ADN permiten el cambio de clase de la cadena pesada (con cooperación de linfocito T) a una molécula de Ig alternativa, más adecuada para el tipo de patógeno, en general IgG, tal como se muestra en este esquema

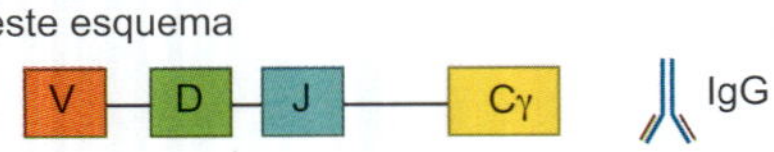

Tipos de inmunoglobulinas y propiedades principales

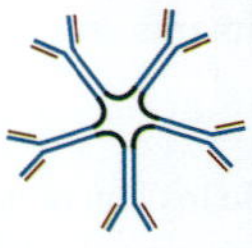

IgM

- IgM: estructura pentamérica: aglutinación eficaz de antígenos para depurar grandes cantidades. Puede activar complemento vía C1. En una infección, se produce primero el tipo ab, que resulta muy útil, en la práctica clínica, a la hora de detectar una infección aguda

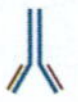

IgG

- IgG: la de vida más larga- aproximadamente 3 semanas. Atraviesa la placenta, por lo que le otorga inmunidad pasiva al feto. Es la Ig más abundante en sangre.
- Los subtipos tienen distintas propiedades. IgG1 sirve para desencadenar C1
- IgG3 es una opsonina excelente y se une a las células NK, desencadenando citotoxicidad dependiente de anticuerpos (ADCC).

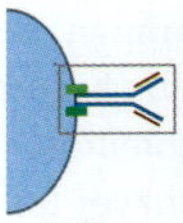

IgD

- IgD: no se la comprende en su totalidad; en general se encuentra sobre la superficie del linfocito B

La cadena "J" enlaza dos monómeros

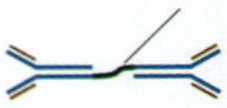

IgA

- IgA: es la Ig más abundante en el organismo, dado que está presente como dímero en las secreciones mucosas de MALT. Se observa pequeñas cantidades de IgA en sangre en donde hay un monómero

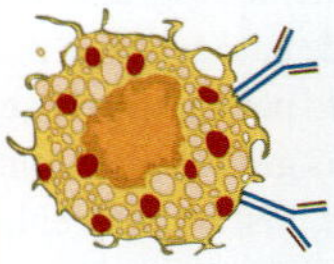

Mastocito IgE

- IgE: se une a mastocitos, basófilos y eosinófilos. Su entrecruzamiento desencadena la liberación de gránulos hacia los parásitos y la formación de mediadores inflamatorios derivados del ácido araquidónico.
- Causa reacciones de hipersensibilidad tipo 1 en individuos atópicos

Los linfocitos B son parte del sistema inmune adquirido y son los encargados de generar las respuestas de las inmunoglobulinas a los patógenos. Las inmunoglobulinas se denominan también anticuerpos.

• Cada linfocito B produce sólo estructura de molécula de inmunoglobulina, que es específica para un antígeno en particular. La generación de dicha estructura es un proceso complejo que tiene lugar durante la maduración de la célula B.

• Una vez finalizada la optimización de su molécula de inmunoglobulina, la célula B puede convertirse en una célula con memoria, que actúa como una especie de fuerza de reserva, lista para movilizarse si se necesitara una respuesta a un antígeno específico, o bien puede convertirse en una célula plasmática, que segrega grandes cantidades de inmunoglobulina.

Al unirse a los antígenos, las inmunoglobulinas proporcionan diversos mecanismos de defensa:

• La inmunoglobulina fijada opsonisa al agente patógeno para facilitar la fagocitosis, y actúa también como blanco para la activación del complemento.

• Las células NK emplean inmunoglobulinas para la eliminación de citotóxicos.

• Las moléculas de inmunoglobulina, unidas a distintos microorganismos, pueden entrecruzarse, aglutinando y neutralizando patógenos.

• La unión de inmunoglobulinas a toxinas también puede limitar la capacidad de dichas toxinas de interactuar con las células.

Estructura y subtipos de inmunoglobulinas

Existen cinco moléculas diferentes de inmunoglobulinas: IgG, IgM, IgA, IgE e IgD. IgG es la más común, y, por lo general, se la utiliza para ilustrar la estructura básica. Todas las inmunoglobulinas comparten un diseño básico en forma de Y. IgG, IgE e IgD sólo tienen una unidad Y, en tanto que IgA posee dos unidades entrecruzadas, e IgM tiene cinco unidades entrelazadas. Los brazos de Y contienen dos sitios de reconocimiento de antígenos (Fab), de modo tal que cada unidad Y tiene dos sitios de fijación de anticuerpos. La estructura de la zona Fab sufre marcadas modificaciones durante el desarrollo de la célula B, a fin de permitir la generación de una amplia variedad de distintos anticuerpos. El tallo es la región constante (Fc). Su secuencia es más fija, lo que posibilita su interacción con otros elementos de la respuesta inmune. En paralelo a la estructura de Fab y Fc, existen cadenas pesadas y ligeras, de las cuales hay dos por inmunoglobulina. Las cadenas ligeras contribuyen sólo a la región Fab, mientras que las pesadas forman la región Fc y completan a la Fab. Existen dos subtipos de cadenas ligeras, kappa y lambda. Cualquier célula B utiliza sólo un subtipo de cadena ligera. Más aún, existen cuatro subclases de IgG y dos de IgA.

Las inmunoglobulinas son una parte integral del receptor de célula B (BCR). Este receptor le permite al linfocito reconocer cuando está expuesto a su antígeno blanco, para así iniciar su activación. El BCR presenta IgD o IgM.

Más allá de su papel en el BCR, la función de IgD es poco clara. En cambio, IgM es importante en la respuesta del anticuerpo dentro de la sangre. Su estructura pentamérica le permite a este tipo de inmunoglobulina ser especialmente eficaz en la aglutinación de antígenos. La IgG se encuentra en la sangre y los tejidos. Si bien los niveles de IgM tienden a disminuír tras la resolución de una infección aguda (no obstante, pueden reaparecer durante una nueva exposición), se produce cierta preservación de una reserva de IgG. Los ensayos para moléculas de IgG e IgM específicas (por ej., contra el virus de Epstein-Barr) pueden ser útiles para determinar si una persona ha sido previamente expuesta a un antígeno y si la infección es aguda o pasada. El tejido linfoide asociado con la mucosa (MALT) es el principal secretor de IgA, la que contribuye a defender a las superficies mucosas tales como el conducto digestivo y las vías aéreas. La IgE es parte integral de la activación de la respuesta de los mastocitos.

Variabilidad de las inmunoglobulinas

Para que la respuesta de las inmunoglobulinas sea efectiva, se debe contar con un sinfín de inmunoglobulinas diferentes, cada una con una secuencia de Fab que se una con avidez a un antígeno en particular. Se pueden producir al menos 1000.000.000 permutaciones de anticuerpos diferentes. Por supuesto, la provisión de genes específicos para cada una de estos 100.000.000 estructuras no es una función propia del genoma, el que, en cambio, proporciona un kit de herramientas para genes que les permite ensamblarse en combinaciones variadas, a fin de iniciar la generación de esta diversidad. La cadena pesada es seleccionada a partir de cuatro categorías de genes: variables (V), de la diversidad (D), que ensamblan (J) y constantes (C). Existen hasta 50 tipos diferentes de genes V, 20 genes D, seis genes J y 5 genes C, dispuestos en una larga línea a lo largo del cromosoma. El gen C determina el subtipo de inmunoglobulina. Por defecto, las células B seleccionan al gen C de IgM, pero los linfocitos T cooperadores pueden, de ser necesario, iniciar un cambio a IgG, IgA o IgE.

La variabilidad de VDJ por sí sola es inadecuada para ofrecer una diversidad suficiente de anticuerpos. Las células B son únicas por cuanto se las estimula para que muten de forma controlada. Los genes VDJ mutan en un intento de optimizar la configuración de Fab. Este proceso se produce durante la maduración de la célula B y es similar al entrenamiento de tropas en barracas. Los linfocitos B que no alcanzan el nivel esperado son eliminados por apoptosis. Aquellos que logran demostrar su utilidad, son sometidos a mutaciones repetidas (hipermutación), a fin de poner a punto sus anticuerpos.

Un antígeno es una estructura compleja, con diversos sitios posibles de unión de anticuerpos (epítopos). Dado que las múltiples y diferentes configuraciones de inmunoglobulinas son dirigidas contra él, la respuesta de una inmunoglobulina a un antígeno determinado es policlonal.

Limitaciones de la respuesta de la célula B

Una vez repelida la infección, se debe retirar la respuesta inmune. El antígeno unido al anticuerpo es fagocitado en los tejidos o bien ingresa en la linfa, y es atrapado por las células dendríticas foliculares (FDCs), y presentado a células B ingenuas posteriores. Estos linfocitos B continúan activados de este modo, hasta asegurarse que ningún antígeno opsonisado posterior llegue a las FDCs. El anticuerpo sobrevive aproximadamente 3 semanas. Por ende, la eliminación del antígeno limita la respuesta de la célula B, proporcionando una autorregulación.

10 Células T

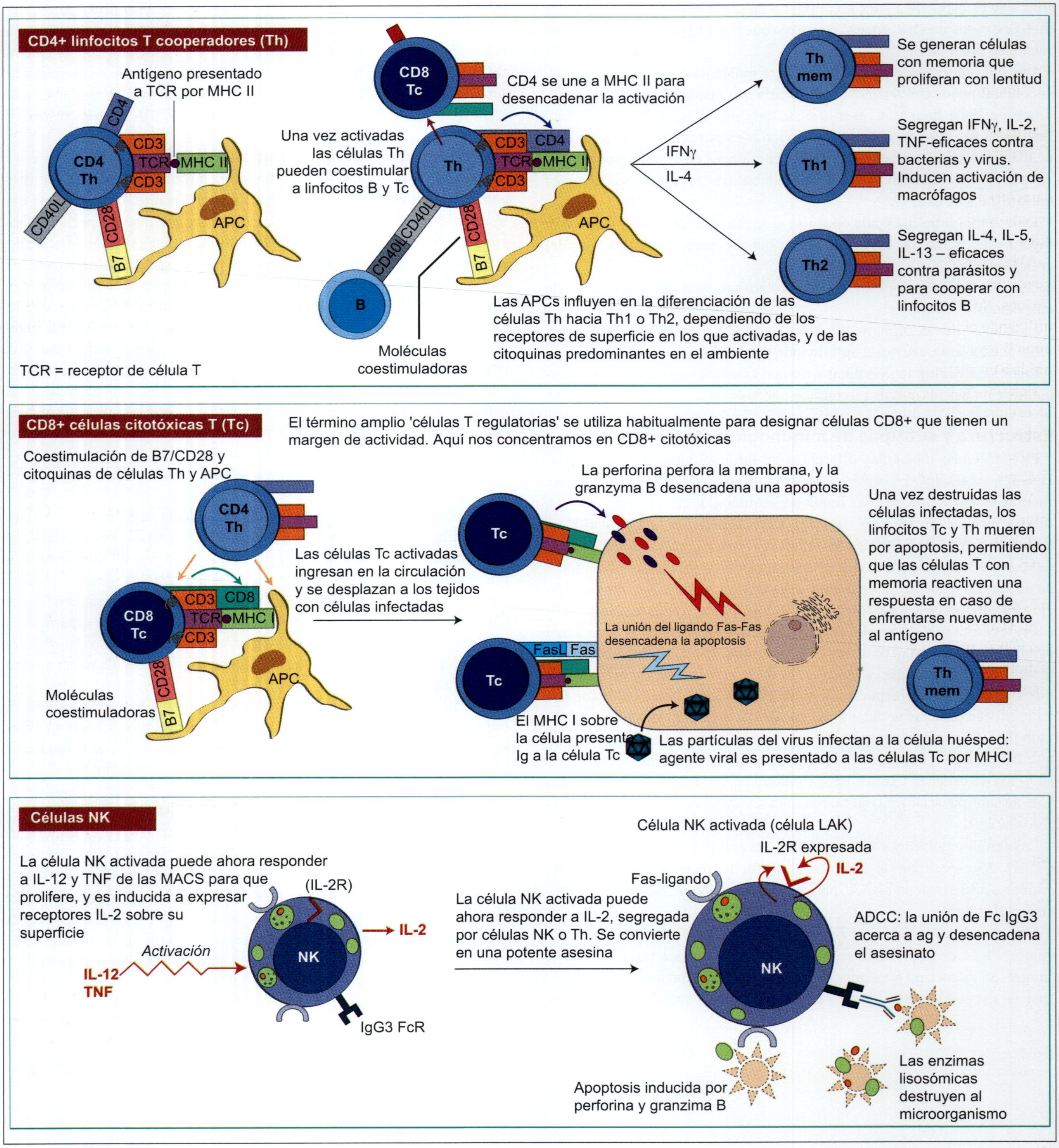
CD4+ linfocitos T cooperadores (Th)
Antígeno presentado a TCR por MHC II
CD4
CD4 Th
CD3
TCR
MHC II
CD3
CD40L
CD28
B7
APC
CD8 Tc
CD4 se une a MHC II para desencadenar la activación
Una vez activadas las células Th pueden coestimular a linfocitos B y Tc
Th
CD40L
CD40L
B
Moléculas coestimuladoras
TCR = receptor de célula T
IFNγ
IL-4
Th mem
Se generan células con memoria que proliferan con lentitud
Th1
Segregan IFNγ, IL-2, TNF-eficaces contra bacterias y virus. Inducen activación de macrófagos
Th2
Segregan IL-4, IL-5, IL-13 – eficaces contra parásitos y para cooperar con linfocitos B
Las APCs influyen en la diferenciación de las células Th hacia Th1 o Th2, dependiendo de los receptores de superficie en los que activadas, y de las citoquinas predominantes en el ambiente
CD8+ células citotóxicas T (Tc)
El término amplio 'células T regulatorias' se utiliza habitualmente para designar células CD8+ que tienen un margen de actividad. Aquí nos concentramos en CD8+ citotóxicas
Coestimulación de B7/CD28 y citoquinas de células Th y APC
CD4 Th
CD8 Tc
CD3
CD8
TCR
MHC I
CD3
CD28
B7
APC
Moléculas coestimuladoras
Las células Tc activadas ingresan en la circulación y se desplazan a los tejidos con células infectadas
La perforina perfora la membrana, y la granzyma B desencadena una apoptosis
Tc
FasL
Fas
La unión del ligando Fas-Fas desencadena la apoptosis
El MHC I sobre la célula presenta Ig a la célula Tc
Las partículas del virus infectan a la célula huésped: agente viral es presentado a las células Tc por MHCI
Una vez destruidas las células infectadas, los linfocitos Tc y Th mueren por apoptosis, permitiendo que las células T con memoria reactiven una respuesta en caso de enfrentarse nuevamente al antígeno
Th mem
Células NK
La célula NK activada puede ahora responder a IL-12 y TNF de las MACS para que prolifere, y es inducida a expresar receptores IL-2 sobre su superficie
(IL-2R)
IL-2
Activación
IL-12
TNF
NK
IgG3 FcR
La célula NK activada puede ahora responder a IL-2, segregada por células NK o Th. Se convierte en una potente asesina
Célula NK activada (célula LAK)
IL-2R expresada
IL-2
Fas-ligando
ADCC: la unión de Fc IgG3 acerca a ag y desencadena el asesinato
Apoptosis inducida por perforina y granzima B
Las enzimas lisosómicas destruyen al microorganismo

Los linfocitos T también forman parte de la respuesta inmune adquirida. Son fundamentales para la coordinación de la respuesta del sistema inmunitario a una infección, y si su función se ve afectada, puede comprometer la totalidad de la respuesta inmune, aún cuando otros elementos preservan su operatividad total.

Existen tres clases principales de células T: linfocitos T cooperadores CD4 + (Th), linfocitos T citotóxicos CD8 + (Tc) y células asesinas naturales (NK). Las células CD8+ se denominan también "células T reguladoras", dado que no todas son citotóxicas..

Células asesinas naturales ("linfocitos granulares grandes")

Estas células son más grandes que los demás linfocitos, y comparten características con los neutrófilos y los macrófagos. Si bien carecen de receptores de linfocitos T (TCRs), las células NK son consideradas linfocitos T.

Al igual que los neutrófilos y macrófagos, las células NK eliminan patógenos mediante la liberación del contenido de sus gránulos lisosómicos tóxicos. No obstante, también pueden inducir apoptosis en la célula blanco utilizando el ligando Fas, así como también empleando perforina y granzima B inyectadas en dicha célula blanco. El reconocimiento de una IgG3 unida a un antígeno puede desencadenar la actividad de NK

En relación a las células B y otros linfocitos T, las células NK están en un estado de alerta mayor, y no requieren que otras moléculas la estimulen ni que otras células cooperen con ellas. Sin embargo, pueden ser inducidas a proliferar por TNF e IL-12 y activadas por Il-2. Los lipopolisacáridos bacterianos activan a estas células NK.

Además de su función específica como asesinas, las células NK liberan interferón-y (IFNy) para activar a los macrófagos. Los linfocitos NK activados se agrandan e intensifican su función y se los denomina células LAK (células asesinas activadas por linfocina).

Receptor de células T (TCR)

El TCR es fundamental para la función de Th y Tc. Consiste de dos cadenas (α y β en un 95% e γ y δ en un 5%) que integran un complejo con la molécula CD3. CD3 rodea a la membrana a fin de proporcionar el mecanismo mediante el cual el receptor unido al antígeno es señalado al núcleo. EL TCR está asociado además con CD4 en Th o CD8 en Tc.

El 5% de las células T de la cadena $\gamma\delta$ no interactúa con el complejo mayor de histocompatibilidad, pero puede matar patógenos en forma directa. Recubre a las superficies de las mucosas.

Linfocitos T cooperadores (células Th)

Las células Th no matan microorganismos, pero son fundamentales para la activación de las células Tc, la hipermutación y el cambio de clase de la producción de anticuerpos de la célula B, además de la coordinación general de la respuesta inmune.

Estas células no reconocen al antígeno puro, sino que sólo al procesado que les es presentado por las células presentadoras de antígenos (APCs). Estas últimas incluyen APCs dendríticas, macrófagos activados y células B activadas, todas las cuales contienen moléculas del MHC clase II superficiales.

Una célula Th se activa cuando su TCR es presentado con y se une a su antígeno conocido (el antígeno específico para TCR). Una unión exitosa requiere moléculas de CD4 y coestimuladoras. Se necesita mucha más coestimulación para activar a una célula Th ingenua que a una célula Th con memoria, que ya ha se ha enfrentado a su antígeno conocido.

Una vez activadas, las células Th proliferan, pero necesitan una semana para convertirse en Th efectoras. Por lo tanto, el sistema innato es importante dado que comienza a combatir patógenos de manera inmediata, otorgándole tiempo a los linfocitos T para que se organicen.

Las células Th efectoras segregan citoquinas tales como IL2, que coestimulan la activación de Tc y de células B a través de CD40. La interacción entre las células Th y B es esencial en la producción de anticuerpos hipermutados con óptima capacidad de unión a los antígenos. El cambio de clase de los anticuerpos no puede producirse sin la cooperación de las células Th, ni tampoco la producción de linfocitos B con memoria.

Las células Th efectoras se diferencian en células que producen tipos específicos de citoquinas ("perfiles" de Th1 ó Th2). Las Th2 producen anticuerpos útiles contra de las bacterias, en tanto que las Th1 prefieren la inmunidad mediada por células, que sirve para combatir virus y parásitos.

Se generan células de memoria, con capacidad de autorenovación, que mantienen sus perfiles Th1 o 2. Pueden ser activadas con rapidez, y habrán de necesitar menos coestimulación durante su próximo encuentro con su antígeno cognato.

Células T citotóxicas (células Tc)

La célula Tc es una poderosa máquina de matar que, a menudo, elimina células huésped infectadas, de modo que no debe ser lanzada sin ciertas medidas de protección. Las células Tc ingenuas (naive) deben activarse antes de alcanzar de ser capaces de matar. El complejo TCR/CD3 reconoce y se une a su antígeno compatible presentado en la ranura de la molécula del MHC-I sobre la APC (principalmente APC dendrítica). CD8 se adhiere y estabiliza al MHC-I; las moléculas coestimuladoras como B7/CD28 se unen; IL-2, segregada por las células Th, interactúa con los receptores sobre la superficie de Tc, y así se desencadena la activación. No obstante, la APC interactúa primero con las células Th, que segregan citoquinas para regular la cantidad de moléculas del MHC-I expresadas por dicha APC. Las células Th activadas también segregan citoquinas, tales como IL-2, que impulsan la proliferación de células Tc activadas.

La célula Tc sólo necesita esta gran coestimulación y la estimulación de citoquinas durante su primer exposición al antígeno. Las células de memoria Tc sólo precisan la presencia de células Th y y de su antígeno conocido presentado para reactivarse.

Una vez activadas, las Tc proliferan en el ganglio linfático, y luego ingresan en la sangre, migrando hacia sitios que contienen antígenos. El TCR reconoce al antígeno desplegado por las moléculas del MHC-I sobre las células hísticas; CD8 se une al complejo cercano y desencadena la eliminación. Las células Tc matan induciendo apoptosis a través de la vía de Fas, y segregando perforina, que crea agujeros en la membrana de la célula blanco, permitiendo así que la célula T inyecte granzima B, que también incita a una apoptosis. Una sola célula T puede eliminar muchas células infectadas.

Limitación de la respuesta de las células T

Las moléculas coestimuladoras, esenciales para la activación de linfocitos, también son importantes para limitar la duración de la infección. Las células T activadas en la circulación comienzan a expresar nuevos receptores CTLA-4, que desactivan a la célula T.

11 El complejo mayor de histocompatibilidad

Móleculas de MHC y otros miembros de la familia del supergen Ig de las moléculas de reconocimiento intercelular (célula-célula), importantes en lo que se refiere a la respuesta inmunitaria

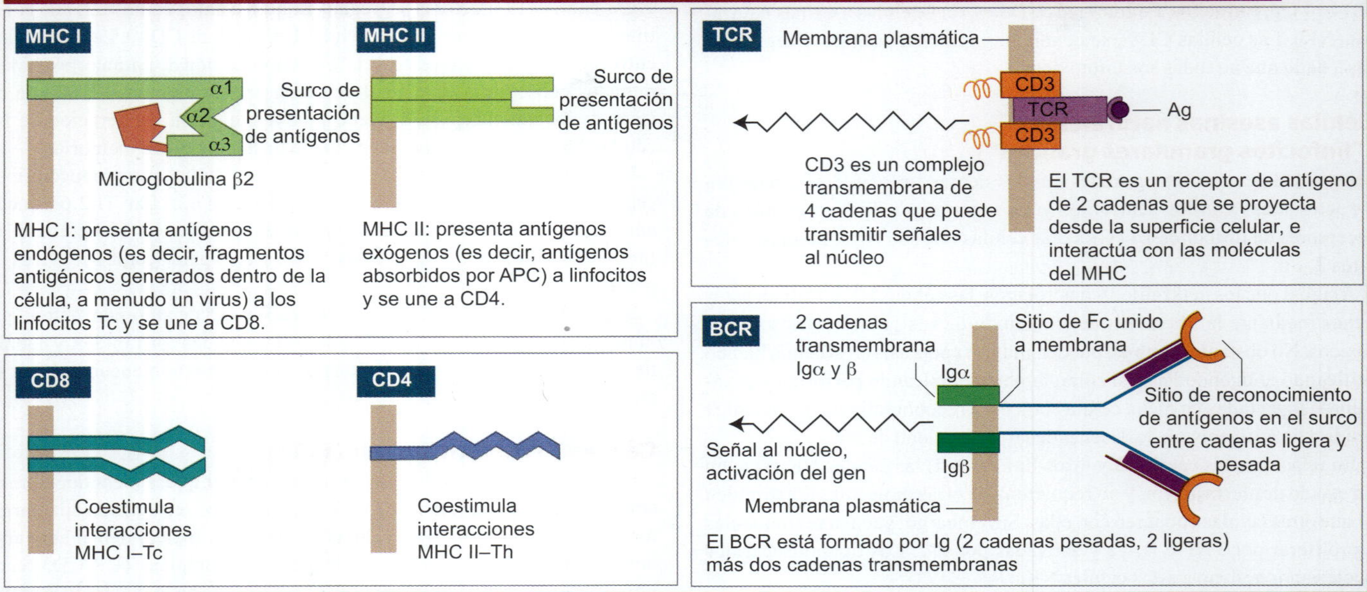

Presentación de antígenos efectuada por moléculas de los MHC I y II

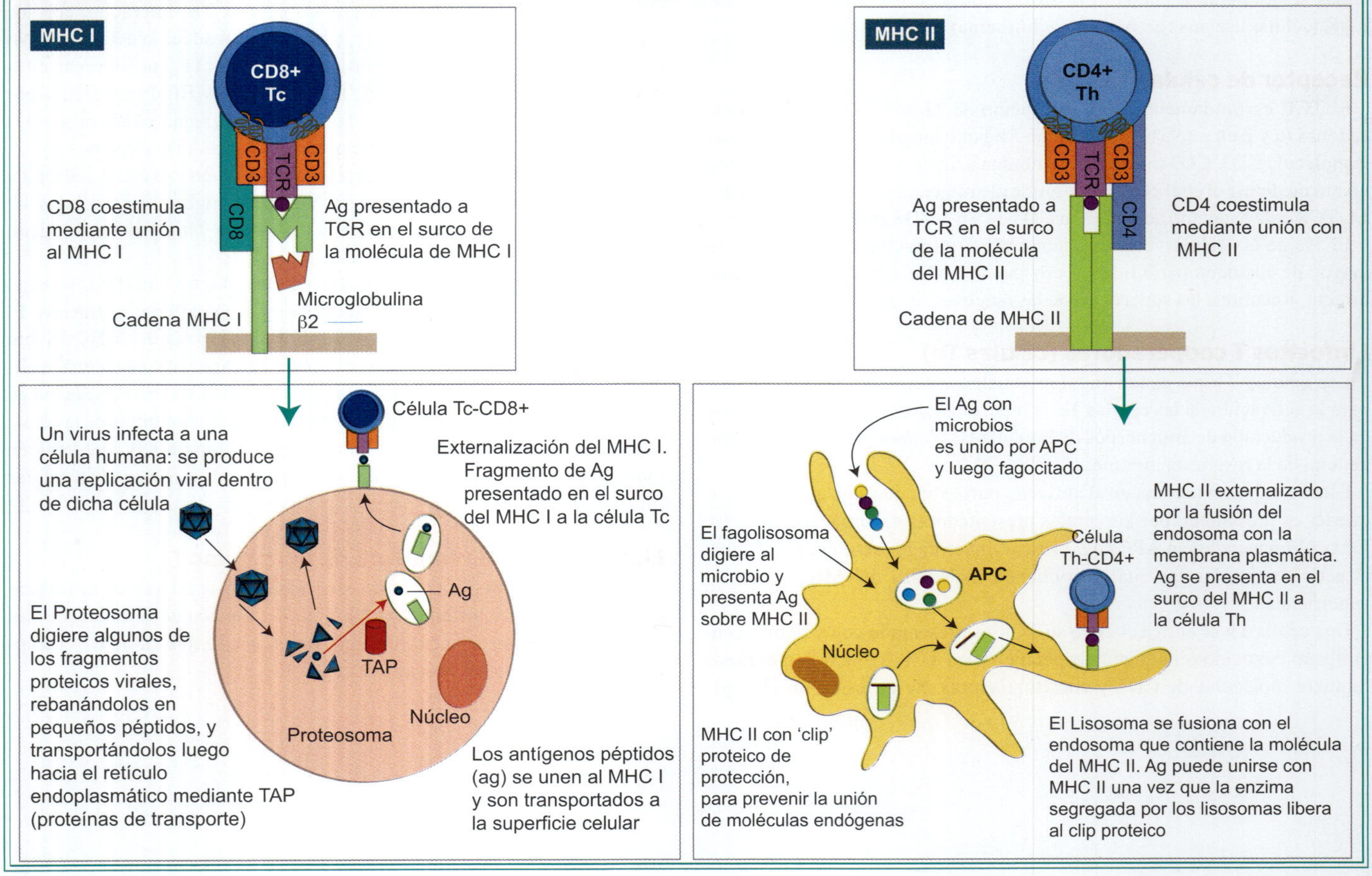

Las interacciones entre las moléculas de adhesión celular de la familia de supergenes de las inmunoglobulinas son esenciales en la inmunidad adquirida. La propia molécula de inmunoglobulina y los receptores de células T y B ya han sido mencionados en capítulos anteriores, en los que se hizo alusión al complejo mayor de histocompatibilidad (MHC).

Las moléculas del MHC intervienen en la presentación del antígeno a los linfocitos T, un proceso vital para que dichos linfocitos respondan al antígeno. Las moléculas del MHC están codificadas por genes del HLA (antígeno leucocitario humano), de los cuales existen cuatro clases principales: HLA-A, -B y –C codifican moléculas del MHC I, y HLA-D (subtipos –DR, -DP, -DQ y –DW) codifican moléculas del MHC II.

Moléculas del MHC clase I

Las moléculas de MHC clase 1 están expresadas en todas las células nucleadas del organismo. Presentan antígenos endógenos, tales como péptidos desde el interior de la célula, a las células T citotóxicas (Tc). Los proteosomas dentro de una célula huésped rompen a la proteína redundante, y, utilizando un transportador de proteínas, seleccionan fragmentos pequeños que transportan al retículo endoplasmático, donde se unen a moléculas del MHC tipo I, y son conducidos luego a la superficie, sobre la cual se despliega el antígeno del MHC I. Esto permite que los linfocitos vigilen al organismo para controlar lo que sucede dentro de la célula durante un momento determinado.

Como existe una renovación constante de moléculas del MHC, si una célula es infectada por un virus, puede presentar fragmentos de antígenos de ese virus a las Tc, que luego eliminan a la célula huésped induciendo apoptosis.

Moléculas del MHC clase II

Estas moléculas presentan antígenos exógenos, péptidos derivados del ambiente, a los linfocitos T cooperadores (Th). Esta reacción es esencial para todo el sistema de inmunidad adquirida, de aquí los efectos devastadores del virus HIV que provoca SIDA cuando infecta y destruye a las células Th CD4+.

En circunstancias normales las moléculas MCH II sólo son expresadas por las células presentadoras de antígenos (macrófagos y APCs dendríticas) y células B. No obstante, en algunas afecciones, la expresión de la molécula del MHC tipo II puede ser inducida en otras células, por ej., queratinocitos epidérmicos en pacientes con enfermedad de injerto vs. huésped.

Puesto que el MHC II existe para presentar material patogénico a las células Th, no se le debe permitir que se una a péptidos autogenerados. Se ha desarrollado un complicado sistema "clip" para bloquear a la molécula del MHC hasta que pueda estar segura del material patogénico que se presenta. Los macrófagos y las APCs engullen a los antígenos o a todos los microorganismos del ambiente externo del tejido mediante endocitosis o fagocitosis. Se forma un fagolisosoma y las enzimas lisosómicas degradan al material. En esta etapa, las moléculas citoplasmáticas del MHC II de las APCs son selladas por un clip que impide que el antígeno se una a él. Un endosoma que contiene una molécula de MHC II sellada de este modo se fusiona con el fagolisosoma, en donde una enzima libera al clip, dejando expuesto el sitio de unión. El MHC II puede entonces unirse a fragmentos de péptidos levemente más grandes que en el caso del MHC I.

El antígeno del MHC II es luego transportado a la superficie, donde interactúa con el complejo TCR/CD3 de células Th-CD4+, necesitando, de nuevo, la unión de las moléculas coestimuladoras para activar a las células T.

Se debe notar que las APCs, principalmente las dendríticas, también expresan moléculas del MHC I, permitiéndoles así presentar antígenos exógenos a las células Tc.

Trasplante de Tejidos

Los genes de HLA fueron descubiertos por primera vez tras realizar trasplantes de tejidos entre personas con grupos sanguíneos compatibles, que eran rechazados por mecanismos desconocidos. Pronto se pudo reconocer que las combinaciones donante-receptor funcionaban mejor entre parientes cercanos; los gemelos idénticos presentan la compatibilidad máxima.

Las moléculas del MHC I identifican como "propias" y las moléculas del MHC II presentan como "no propias" a las células inmunes. De este modo, un trasplante de tejido lo más cercano posible a la propia estructura de MHC del receptor, tiene más posibilidades de ser aceptado por las células expresadoras del MHC II.

Existen diversos tipos de rechazo, que se ejemplifican mejor en los trasplantes renales:

- **Rechazo hiperagudo:** esta reacción mediada por anticuerpos se produce de forma casi inmediata en pacientes presensibilizados a un antígeno presente en el injerto. El receptor puede tener anticuerpos contra el tipo de sangre, o anticuerpos anti HLA circulando en la sangre, como consecuencia de un injerto previo o una transfusión de sangre que contenía antígenos incompatibles.
- **Rechazo agudo**: evoluciona en pocos días y es impulsado tanto por la reacción humoral (anticuerpo), como por la mediada por células (linfocitos T). Las células T rechazan a las células que encuentran primero, por lo general del endotelio vascular, y los anticuerpos reaccionan con el endotelio, provocando daño inflamatorio local grave a las paredes elásticas y musculares del vaso. Este tipo de rechazo refleja la incompatibilidad de HLA, y se produce cuando el paciente no está lo suficientemente inmunosuprimido en relación al grado de la antedicha incompatibilidad de HLA.
- **Rechazo crónico:** se produce tras varios meses, habitualmente como resultado de una inmunosupresión insuficiente, y es una reacción mediada por células que deriva en un estrechamiento progresivo de los vasos sanguíneos en el injerto, causada por fibrosis de la íntima. Esto provoca una lesión hipóxica en el órgano injertado.

Trasplante de médula ósea

En el trasplante de médula ósea, la incompatibilidad de HLA también produce efectos nocivos, pero en este caso, los linfocitos del donante montan una respuesta inmune contra el receptor, causando enfermedad de injerto vs. huésped. El propio sistema inmune del receptor ya habrá sido sometido a ablación mediante quimio y radioterapia.

12 El sistema reticuloendotelial

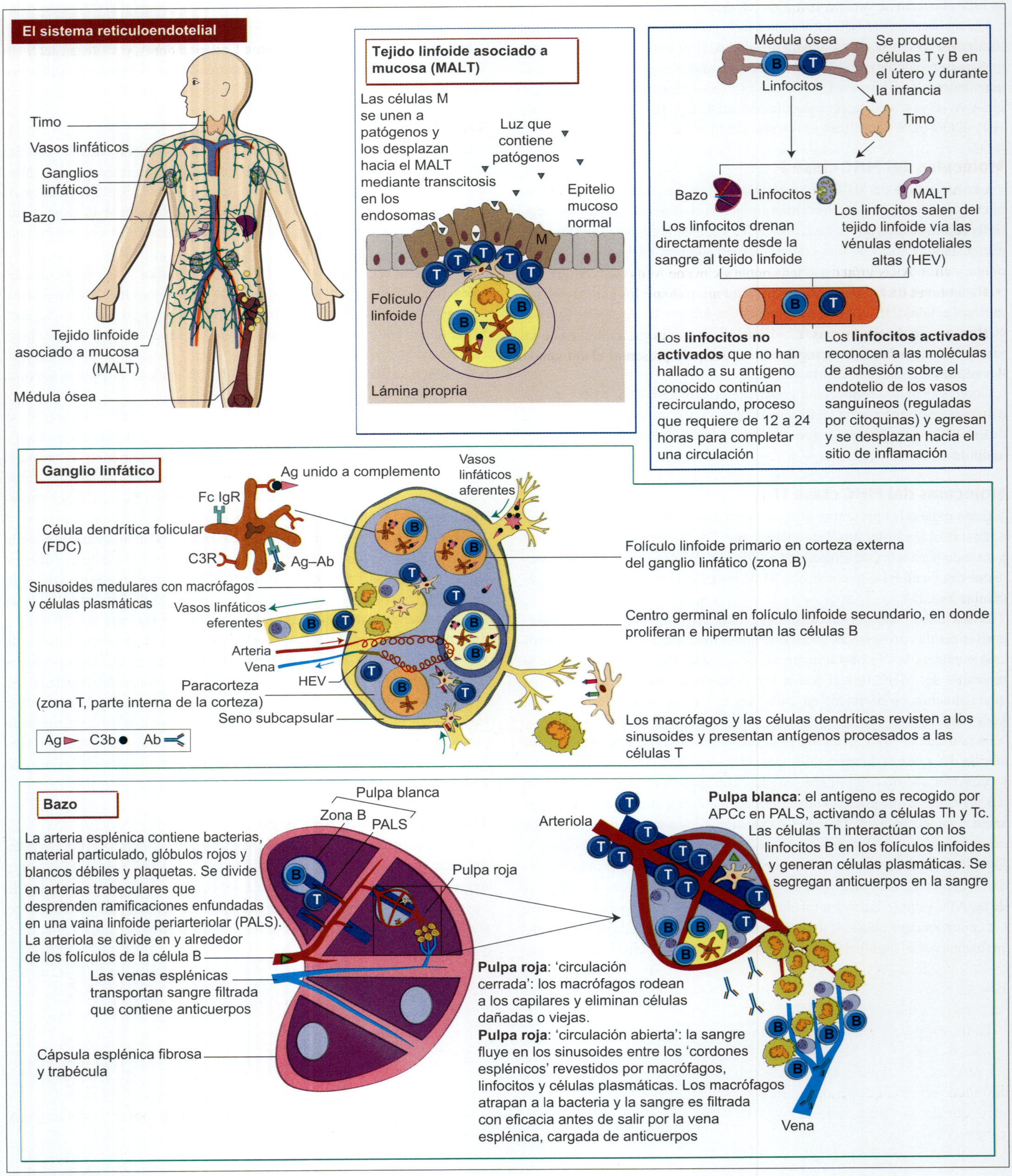

Este es un vasto sistema de tejido hematopoyético (médula ósea) y órganos linfoides (ganglios linfáticos, bazo, timo y tejido linfoide asociado a las mucosas (MALT), con tejido linfoide organizado dentro de las áreas de las células T y B), conectados por vasos linfáticos y sanguíneos. Es el encargado de generar la inmunidad adquirida.

Células dendríticas presentadoras de antígenos

Estas células presentadoras de antígeno (APCs), de alta eficacia, se encuentran en los puntos de entrada del patógeno potencial en bazo e hígado (células de Kupffer), piel (células de Langerhans), riñones (células mesangiales), cerebro (células microgliales), mucosas y superficies articulares. También pueden hallarse en la médula ósea, los ganglios linfáticos y el timo. Viven durante semanas o meses, y captan líquido intersticial mediante endocitosis. Se activan cuando se detectan patógenos a través de uno de varios receptores, que incluyen:

- **Receptores de peaje (Toll)**, por ej., para lipopolisacáridos de bacteria Gram negativa, proteínas de bacteria Gram positiva, proteínas de revestimiento viral, ARN viral de cadena doble y CpG de ADN bacteriano.
- **Receptores de proteínas de choque térmico (hsp)**: los hsp son liberados por células dañadas o agonizantes.
- **Receptores de citoquinas**. Las ACPs activadas migran a través de los vasos linfáticos hacia los ganglios linfáticos para presentar el antígeno a las células Th.

Médula ósea

En adultos, la hematopoyesis ocurre en la trabécula esponjosa de la médula ósea, principalmente de los huesos largos, las vértebras y el cráneo. La proporción de tejido medular hematopoyético disminuye con la edad. La hematopoyesis fetal se produce en el saco gestacional, luego en el hígado y por último en el bazo.

Las células madre hematopoyéticas son pluripotentes y pueden diferenciarse para convertirse en células troncales mieloides o linfoides autorenovables, cuya división genera una nueva célula madre y células progenitoras comprometidas, que producen unidades formadoras de colonias (CFUs). Existen cinco CFUs mieloides: para eritrocitos, megacarocitos, granulocito-macrófagos, basófilos y eosinófilos.

A medida que las progenitoras maduran, se limita de manera progresiva su capacidad mitótica; las células más maduras son puramente funcionales. Los factores de crecimiento hematopoyéticos y las citoquinas producidas local y remotamente, incluyendo CFUs, eritropoyetina (de origen renal), trombopoyetina (de origen hepático) e interleuquinas, están a cargo de regular su producción.

El estroma de la médula ósea contiene grasa, fibroblastos y abundantes vasos sanguíneos y macrófagos. Los lípidos y los fibroblastos segregan sustancias que nutren a las células hematopoyéticas.

Organos linfoides

Ganglios linfáticos

Las células T y B no estimuladas se desplazan por la sangre e ingresan en el ganglio a través de las vénulas endoteliales altas, adhiriéndose a las células endoteliales mediante las moléculas de adhesión celular específicas. En este sitio, dichas células endoteliales no se unen demasiado entre sí, lo que facilita el ingreso de linfocitos.

La linfa hística, que contiene al antígeno opsonisado, llega por los vasos linfáticos aferentes y filtra por el seno subcapsular, la zona cortical B, la paracortical T y los sinusoides medulares. Luego, sale por un único vaso linfático eferente, que se une a otros. Por último, llega al conducto torácico, que drena nuevamente en el torrente sanguíneo a través de la vena cava superior.

Las células dendríticas foliculares se encuentran en la zona B y no salen de allí. Se forman durante el segundo trimestre y no son de origen medular. Poseen receptores para complemento (C3R) y Fc de inmunoglobulinas, permitiendo así que cualquier antígeno opsonisado que llega, sea captado para su presentación a las células B.

Las APCs residen en los sinusoides, pero también se sitúan en la linfa, conteniendo al antígeno procesado, sobre sus moléculas de superficie del MHC II, para activar a los linfocitos T cooperadores, y sobre las del MHC II, para interactuar con las células T citotóxicas. Si sus antígenos cognatos son presentados, los linfocitos se unen y activan, proliferan y luego salen del ganglio para migrar a su blanco.

Tras la activación de la célula B, se forman centros germinales pálidos (folículos secundarios). Proliferan entonces las células con receptores para linfocitos B que muestran afinidad adecuada para antígenos, mientras que otras son sometidas a apoptosis; los macrófagos depuran la debris. Las personas que carecen de C3 no pueden formar centros germinales y , por ende, la célula B no responde de manera eficaz.

Si no se los estimula, los linfocitos abandonan el ganglio a través del vaso linfático eferente, y continúan circulando. Cada desplazamiento dura aproximadamente de 12 a 24 horas.

Bazo

El bazo, al igual que los ganglios linfáticos, es un filtro especializado, pero, a diferencia de la linfa, para la llegada de la sangre a través de la arteria esplénica. La sangre atraviesa la pulpa blanca que se corresponde con el tejido linfoide, y luego la pulpa roja. La sangre limpia reingresa en la circulación por la vena esplénica.

La pulpa blanca está dividida en zonas: la zona de la célula T rodea a las arteriolas como una vaina de teijdo periarteriolar linfoide; la zona B folicular está cerca. La interacción entre APCs y linfocitos es similar a la que se produce en los ganglios linfáticos. La pulpa blanca es un sitio importante de generación de células plasmáticas; una vez producidas, permanecen en el bazo y segregan anticuerpos dentro de la sangre. Los linfocitos activados ingresan entonces en la sangre para llegar a aquellas regiones que los requieren.

La pulpa roja está revestida por macrófagos que depuran células dañadas o viejas, en especial eritrocitos, y las fragmenta. El hierro regresa a los depósitos del organismo. Se eliminan las bacterias en el torrente sanguíneo. Los macrófagos esplénicos son especialmente efectivos para hacer frente a bacterias encapsuladas como el *Streptococcus pneumoniae*. Los pacientes esplenectomizados corren mayor riesgo de contraer este tipo de bacteria si carecen de anticuerpos. Los senos espaciosos de la pulpa roja pueden almacenar neutrófilos e eritrocitos extra para tiempos de necesidad.

Tejido linfoide de la mucosa

El MALT brinda protección contra microorganismos que ingresan por las vías respiratorias y el tracto digestivo, y están presentes además por debajo de otras superficies epiteliales. EL MALT intestinal se presenta como parches de Peyer grandes y organizados en el ileón terminal y en agregados pequeños, menos definidos a lo largo del intestino delgado y grueso.

Este tejido consta de ganglios linfoides (células B foliculares que contienen células dendríticas foliculares, vecinas a las zonas T que poseen APCs y vénulas endoteliales altas para transportar linfocitos hacia ellas (cubierto por células "M" epiteliales especializadas que tienen receptores para los microorganismos más comunes). Cuando se unen, son engullidos en los endosomas y transportados desde la superficie luminar hasta las APCs para ser presentados a los linfocitos. Las células B se activan para convertirse en células plasmáticas que sintetizan anticuerpos, casi siempre IgA, que es segregada dentro del lumen para proteger a la mucosa

13 Inflamación aguda

1 Los neutrófilos polimorfonucleares (PMNs) son sacados del torrente circulante central cuando las moléculas de adhesión celular son desplazadas hacia la superficie luminar. Esto se produce si el endotelio es activado por mediadores inflamatorios tales como TNF, IFN o péptidos f-met de microorganismos

2 **Marginación:** Los PMNs se unen débilmente a la selectina y se enroscan alrededor del endotelio. Así se inicia la fabricación de integrina, por ej., LFA-1, que puede unirse a ICAM-1

3 La **adhesión** de ICAM (unión firme) vía integrina (LFA-1) activa el movimiento pseudopodial a través de la pared del vaso, entre las células endoteliales. El PMN libera elastasas y catepsinas (proteasas) para disolver la membrana basal

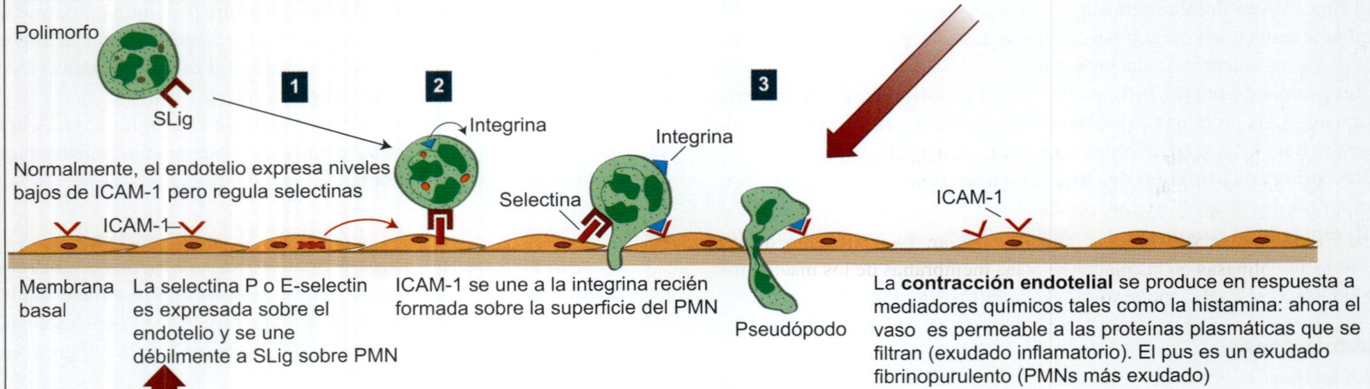

Inicio

la sucesión de hechos comienza cuando las lesiones de los tejidos estimulan la liberación de mediadores que pueden regular a las moléculas de adhesión endoteliales y vasculares, y atraer a las células inflamatorias de la circulación

Final

El proceso de reparación entra en acción una vez eliminada la causa del estímulo inflamatorio

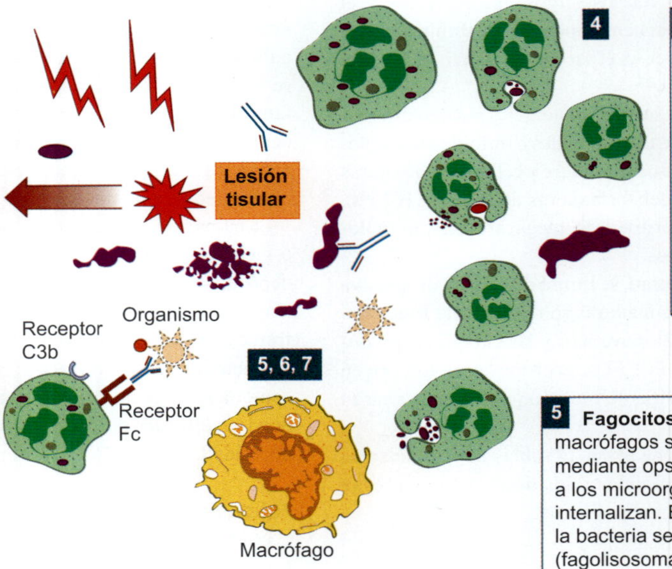

4 **Emigración:** los PMNs siguen al gradiente de concentración de quimoquina hacia la fuente de la lesión. C5 es una quimoquina potente que activa al neutrófilo a fin de que pueda "armarse" sintetizando sustancias "asesinas". Cuando finalmente llega a dicho lugar, ya ha crecido y contiene grandes cantidades de gránulos tóxicos, por lo que se encuentra listo para fagocitar y eliminar microorganismos

5 **Fagocitosis y eliminación:** los PMNs y los macrófagos son fagocitos. Se adhieren, mediante opsoninas como C3 o anticuerpos, a los microorganismos a los que luego internalizan. El fagosoma formado al engullir la bacteria se fusiona con un lisosoma (fagolisosoma)

6 **Eliminación (asesinato):** ocurre a través de mecanismos dependientes de O_2, tales como la generación de H_2O_2 y de otras especies reactivas de oxígeno (ROS) mediante una 'explosión respiratoria'. También puede producirse por medios independientes de O_2, tales como destrucción enzimática (por ej., lisosoma), proteína bactericida inductora de permeabilidad, elastasas, proteasas y muchas otras

7 **Daños colaterales.** se puede producir algún derrame del contenido tóxico del lisosoma. La liberación de los metabolitos del ácido araquidónico, las enzimas lisosómicas y la especie de oxígeno reactivo dañan al tejido huésped y perpetúan una respuesta inflamatoria aguda

La inflamación aguda es una respuesta compleja del organismo a una infección o lesión tisular provocada por otras noxas (ej: químicos, radiaciones), que incluye diversos componentes del sistema inmune y vascular. Proporciona una rápida respuesta a dicha infección ó lesión.

Se caracteriza por un aumento del flujo sanguíneo a la zona afectada. Los capilares comienzan a tener filtraciones, lo que permite que el líquido y los mediadores humorales inflamatorios ingresen al tejido, facilitando también la migración de los leucocitos en sangre al tejido. La hiperemia produce enrojecimiento (rubor) y calor. El edema provoca tumefacción (tumor). El dolor proviene de la lesión tisular y la liberación de citoquinas. Estos signos cardinales de inflamación aguda fueron descriptos por primera vez por Celsus en el siglo I AD. Virchow agregó la pérdida de función (laesio functae) a finales del 1800.

Los factores que pueden desencadenar una inflamación aguda son variados, e incluyen complemento, antígenos exógenos, lesión de células endoteliales y daño hístico. Cualquier episodio de inflamación aguda puede ser iniciado por más de un estímulo.

La liberación de histamina de los mastocitos dañados constituye una de las causas de la vasodilatación. La histamina relaja el músculo vascular liso de las vénulas postcapilares. Otro producto de los mastocitos, la serotonina, provoca contracción de las células endoteliales. Esto incrementa el espacio entre ellas y la permeabilidad vascular. La activación de las enzimas fosfolipasas en las plaquetas y las membranas de los mastocitos crea metabolitos del ácido araquidónico, algunos de los cuales contribuyen a las alteraciones vasculares. Las células endoteliales activadas también participan. Las moléculas bacterianas pueden iniciar una cascada de complemento, y, de este modo, incluyen a otra serie de mediadores en el juego.

Las células endoteliales regulan las moléculas de adhesión celular denominadas selectinas, bajo la influencia del factor de necrosis tumoral α (TNFα). Estas se unen débilmente a los neutrófilos en el torrente sanguíneo y los arrastran suavemente hacia la pared. Los neutrófilos son estimulados para fabricar y expresar integrinas, que se unen con firmeza a las moléculas de adhesión intercelular endotelial (por ej., ICAM-1). Este proceso activa a los filamentos intermedios de los neutrófilos, y éstos emigran a través de la pared del vaso. Una vez dentro del espacio extravascular, los neutrófilos siguen a un gradiente de concentración de quimioquinas (quimiotaxis), como C5a y al péptido met-f, hacia la zona de combate. La médula ósea genera más neutrófilos en respuesta a los IL-1 e IL-6 segregados por los macrófagos y las células NK.

Los neutrófilos se activan a medida que van migrando, agrandando e incrementando su contenido de gránulos tóxicos. Los neutrófilos activados y los macrófagos, como así también los mastocitos, fagocitan a los microbios marcados con C3b ("opsonisados") y luego los destruyen. Si ya hubo un enfrentamiento anterior con dicho microorganismo, pueden existir anticuerpos circulantes. Éstos pueden entonces opsonisar a los microbios, facilitando la función de neutrófilos, macrófagos y complementos.

Los neutrófilos y macrófagos pueden eliminar microorganismos gracias a la fusión de los fagosomas con los lisosomas, que contienen sustancias químicas y enzimas tóxicas preformadas, o bien gracias a un mecanismo de "explosión respiratoria", que genera radicales superóxido sumamente tóxicos, que dañan a las membranas microbianas. A menudo, los fagocitos gotean enzimas, toxinas y péptidos de las paredes microbianas en el interior de los tejidos, provocando lesiones.

El mismo sistema de señalización endotelial utilizado para los neutrófilos les permite a las células NK migrar hacia los tejidos inflamados. Pueden ser activadas por las IL-12 segregadas por macrófagos activados y, a la vez, secretar grandes cantidades de IL-1, que activan luego a los macrófagos. Las NK matan microbios o células infectadas por virus, lo cual resulta útil especialmente en las infecciones virales. Poseen un complejo y un método para seleccionar blancos que aún no se comprende en su totalidad. Además, son valiosas a la hora de eliminar células tumorales.

Una inflamación aguda produce numerosas bacterias muertas y neutrófilos, macrófagos y células hísticas dañadas y agonizantes dentro de un líquido rico en fibrina. Todos juntos, estos ingredientes forman el exudado fibrinopurulento color amarillo denominado pus, la marca distintiva de la inflamación aguda.

Efectos sistémicos

Respuesta de la fase aguda

Las IL-1 e IL-6 circulantes estimulan al hígado para que forme proteínas de fase aguda ("respuesta de fase aguda"). La proteína C reactiva (CRP), probablemente otra opsonina, es utilizada en la práctica clínica para controlar la inflamación, además de constituir un indicador de infección intercurrente, dado que los niveles sanguíneos se elevan con rapidez, en especial en caso de inflamación inducida por bacterias, si bien caen con la misma celeridad, debido a su corta media vida. La producción hepática de factores de coagulación, complemento, proteínas de unión a manosa, y de transporte, como las haptoglobinas que pueden regular los niveles de aminas y radicales libres de oxígeno, es alta. También se incrementan las antiproteasas. La elevación de la transferrina es típica, por cuanto los neutrófilos utilizan el hierro ferroso para generar iones OH- antimicrobianos. Se producen muchas otras proteínas de fase aguda, pero su función es poco clara.

La infección viral es un mal inductor de proteínas de fase aguda, en tanto que las infecciones bacterianas son más potentes, probablemente debido a que las endotoxinas bacterianas elevan los niveles de TNFα.

Fiebre

A menudo, se presenta fiebre, en especial en las infecciones bacterianas, aunque también en la mayoría de las virales. La temperatura corporal de 37°C es controlada por el hipotálamo, pero puede ser "reseteada" por pirógenos, ya sean endógenos (por ej. TNF, IL-1, noradrenalina, IFNα, PGE1, PGE2) o exógenos (por ej., moléculas bacterianas y virales). Probablemente, los pirógenos exógenos trabajan estimulando la liberación de IL-1. La aspirina inhibe la ciclooxigenasa, y ésto interfiere con la producción de prostaglandina, y, por ende, es un antipirético efectivo. La fiebre causa vasodilatación y sudor. Los escalofríos de la septicemia tienden a ser una respuesta directa a los productos bacterianos. Se dice que la fiebre es potencialmente benéfica en el sentido de que el sistema inmune funciona con mayor eficacia a temperatura más alta, mientras que las enzimas de los patógenos están sujetas a condiciones subóptimas.

Producción de hormonas

Se produce también una elevada producción de hormonas, tales como hormonas de crecimiento, prolactinas, antidiuréticas, adrenocorticotróficas y adrenalina, lo que causa una mayor fragmentación de glucógeno y alteraciones del metabolismo de los ácidos grasos y del transporte de sodio y potasio. Esto resulta en malestar, debilidad, pérdida de apetito y otras manifestaciones sistémicas a menudo observadas en infecciones virales o bacterianas, o después de una lesión. Las interleuquinas también contribuyen a generar dichos síntomas sistémicos.

Respuesta inflamatoria aguda

La respuesta inflamatoria aguda es de corta vida y autolimitante. Los neutrófilos viven un promedio de 12 a 36 horas tras su formación en la médula ósea y mueren a los segundos u horas de activarse y eliminar microorganismos. Una vez desaparecida la razón por la cual se generaron agentes encargados de reclutar neutrófilos, se detiene su afluencia. Los macrófagos sobrevivientes regresan a su estado preactivado. Todas las cascadas moleculares tienen incorporados loops de feedback negativos (ciclos de retroalimentación negativos), y algunas incluso generan sustancias que pueden conducir a su propia fragmentación. A esta altura, se pueden promover tanto la cura como la reparación.

14 Inflamación crónica

Inflamación supurativa crónica. Abscesos

La respuesta inflamatoria aguda no puede eliminar la bacteria

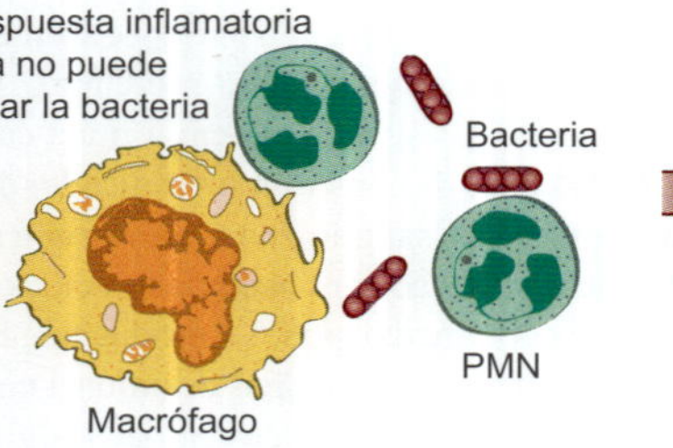

Absceso con bacteria y PMN en el centro, contenida por tejido fibroso, rodeada por PMN, linfocitos, macrófagos y células plasmáticas

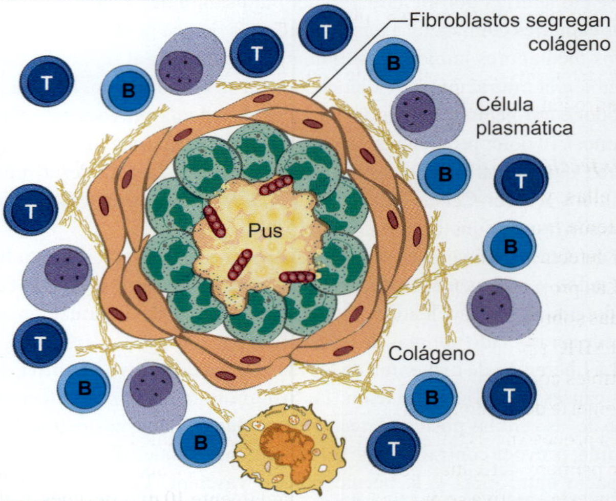

Evolución del granuloma tuberculoso

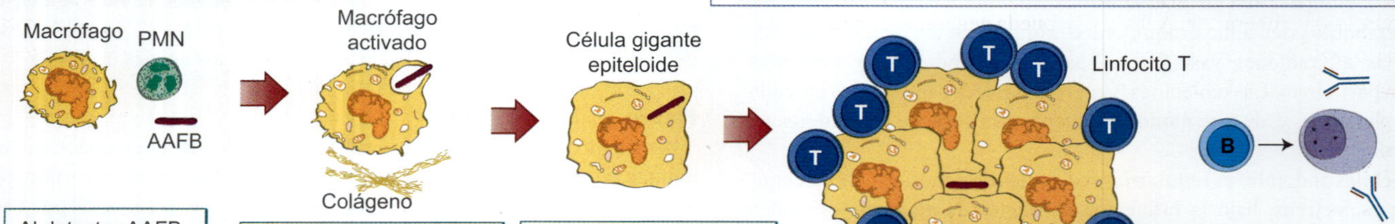

Al detectar AAFB, el sistema inmune innato se activa, pero no puede eliminarla

Los macrófagos activados se agrandan y fagocitan AAFBs, pero la bacteria evita la fusión del fagosoma con los lisosomas

Se forma una célula gigante epiteloide: esta es una mac cuya función principal es la de producir citoquinas y presentar antígenos

Las células epitelioides se aglutinan, y apartan al bacilo.
Esto es un granuloma.
Los linfocitos son atraídos y activados por citoquinas

Algunas células B son estimuladas para producir anticuerpos, pero la respuesta es mediada, principalmente, por linfocitos T

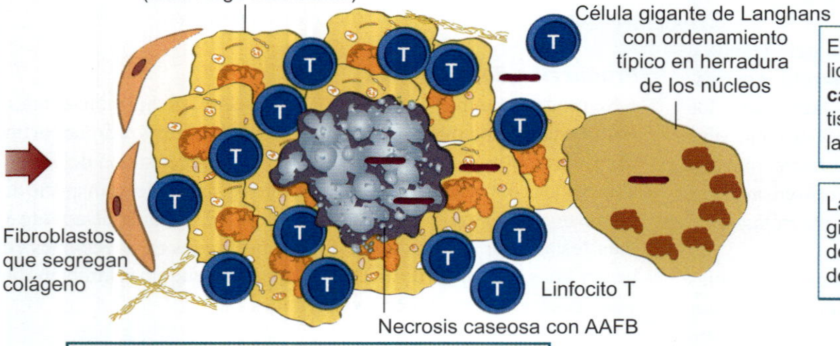

Componentes típicos de un granuloma tuberculoso

El centro del granuloma sufre una combinación de licuefacción y necrosis coagulativa que produce **necrosis caseosa**, que es única para TB y causa una destrucción tisular considerable al huésped. Si bien se pueden eliminar las AAFB, a menudo estos microorganismos sobreviven

La fusión de los macrófagos epiteloides crea células gigantes multinucleadas sinciciales, característicamente del tipo de Langhans, con ordenamiento en herradura de sus núcleos en la periferia

Si se logran erradicar eficazmente las AAFB, el foco de la lesión hística sana por cicatrización, y el calcio se deposita, frecuentemente, sobre el material necrótico. Estos pequeños nódulos fibrosos, que miden unos pocos mm, suelen ser visibles en radiografías pulmonares

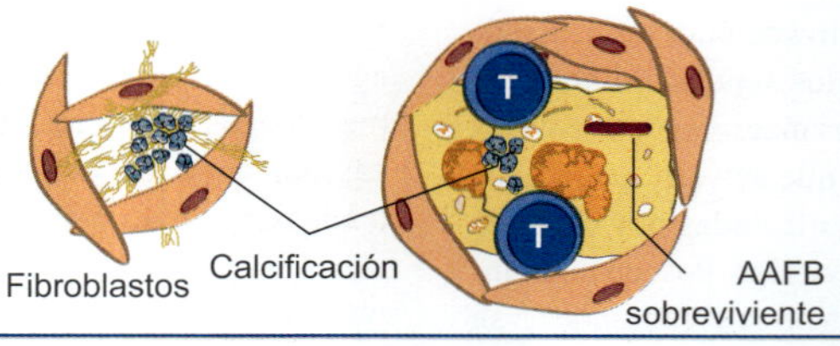

A menudo, si el microorganismo no puede ser completamente eliminado, queda rodeado por tejido fibroso y, en parte, calcificado. Los linfocitos T y los macrófagos controlan a cualquier microorganismo residual. Se cree que se multiplican con extrema lentitud. Si se compromete la inmunidad celular, por ejemplo mediante el uso de esteroides o por infección con HIV, el microorganismo puede reactivarse.

Los linfocitos B y T (células B y T), las células plasmáticas y las células presentadoras de antígeno (APCs), incluyendo a los macrófagos, están involucradas en la inflamación crónica. Un infiltrado de estas células dentro del órgano afectado constituye la base del cuadro histopatológico. En ciertas enfermedades pueden hallarse matices histopatológicos específicos.

Existen dos situaciones en las que la inflamación crónica conforma el cuadro habitual.

Infección viral: los virus infectan a las células y se reproducen dentro de ellas, y son identificados gracias a la vigilancia de los centinelas del sistema inmune. No están al alcance de la inflamación aguda, ni pueden ser detectados por complemento, macrófagos o proteínas unidas a manosa.

Las proteínas virales dentro de la célula huésped infectada son presentadas sobre su superficie, utilizando moléculas presentadoras de antígeno del MHC tipo I. Las células T citotóxicas (Tc), cuyos receptores son compatibles con dicho antígeno se unen con posterioridad, y pueden provocar la muerte de la célula infectada.

El proceso no es tan sencillo como parece, dado que las células Tc deben ser primero activadas por APCs o linfocitos T cooperadores (Th), y la respuesta efectiva se produce aproximadamente 10 días después de detectado el virus por primera vez. A fin de que pueda generarse esta respuesta, las APCs o las células dendríticas foliculares (FDCs) deben absorber los fragmentos virales en el tejido linfoide de modo de presentarlos a las células Th, las que pueden entonces "ayudar" a las Tc a activarse y proliferar.

Las células B también son estimuladas para formar anticuerpos contra las proteínas virales: su activación se logra en los tejidos linfoides, donde las FDCs atrapan y presentan el antígeno a los linfocitos B. La producción de anticuerpos se produce cuando las células B activadas se diferencian en células plasmáticas. Las células B con memoria y las T circulantes responden con rapidez durante la segunda exposición al antígeno.

Enfermedades autoinmunes: En ocasiones, la "tolerancia" del sistema inmunitario a los "auto- antígenos" de las células del organismo falla. Estas enfermedades inmunomediadas comienzan con un estímulo inflamatorio crónico y, por lo general, se caracterizan por infiltrado celular rico en linfocitos y glóbulos sanguíneos dentro de los tejidos afectados. Más adelante, la presencia de complejos de anticuerpos/antígenos, tal como sucede en el lupus eritematoso sistémico, puede estimular una inflamación aguda.

Tipos especiales de inflamaciones crónicas

Inflamación crónica supurativa

Se produce ante la imposibilidad de la respuesta inflamatoria aguda de eliminar el estímulo inflamatorio. En este caso, existe una inflamación aguda persistente, que se prolonga durante unos pocos días. Se denomina "crónica" por su duración. Los ejemplos incluyen:

- **Infección bacteriana persistente** que no puede ser contenida, como ocurre en la fascitis necrotizante. Ésto se debe a una secreción bacteriana de enzimas que facilitan la diseminación de la infección a través de los tejidos conectivos, por ej., secreción de hialuronidasa por *Streptococcus pyogenes*.
- **Formación de abscesos:** una pared de tejido fibroso rodea al foco inflamatorio agudo, que desarrolla un centro licuado lleno de pus, gracias a la existencia de numerosos neutrófilos polimorfonucleares (PMNs) muertos y agonizantes y bacterias. Tal como se mencionara con anterioridad, los PMNs tienen una media vida muy corta, y su presencia en dichos focos indican un estímulo continuo (es decir, secreción ininterrumpida de mediadores celulares y químicos inflamatorios agudos), que asegura el reclutamiento incesante de PMNs de la sangre y su producción en la médula ósea.
- **Secuestro de inflamación aguda:** es similar a la formación de abscesos, pero se produce en un hueso, sitio desde el cual resulta difícil eliminar la infección (osteomielitis). Se forma una pared de hueso nuevo, pero, por lo general se producen "fugas" y la inflamación aguda puede propagarse al hueso vecino, a la superficie de la piel como fístula, o a la sangre.

Inflamación granulomatosa

Un granuloma es una acumulación de cinco o más macrófagos epitelioides con o sin linfocitos cooperadores y fibroblastos. Las células epitelioides gigantes son macrófagos alterados, que se han convertido a sí mismas en máquinas enormes de matar y fagocitar. A menudo, se fusionan para convertirse en células multinucleadas gigantes (se cree que ésto se produce cuando dos o más células intentan fagocitar la misma partícula, fundiéndose así sus membranas).

La inflamación granulomatosa suele observarse cuando se introduce dentro del tejido un agente infeccioso con una cápsula gastrorresistente (por ej., *Mycobacterium tuberculosis* o el huevodel *Schistosoma mansoni*) o un fragmento de material exógeno inerte (tal como material de sutura o vidrio). Se produce una respuesta inflamatoria aguda transitoria, y cuando ésta no logra erradicar el estímulo, sobreviene la inflamación crónica. Estos agentes estimulan principalmente una respuesta de los macrófagos. Se acumulan así grupos de macrófagos cada vez más grandes.

Los granulomas son característicos de la respuesta de hipersensibilidad tipo IV. No se conoce a ciencia cierta la razón por la que éstos se forman en algunas enfermedades y en otras no, pero, aparentemente, las citoquinas tienen algo que ver en ello: se dice que IL-1 es importante en el inicio de la formación del granuloma; IL-2 puede provocar su agrandamiento y TNF las preserva. En las enfermedades parasitarias, IL-5 atrae eosinófilos, en tanto que IL-6 es significativa en granulomas tuberculosos.

Algunas causas típicas de inflamación granulomatosa crónica

1. Infecciosas:
- Tuberculosis.
- Infección parasitaria, por ej., esquistosomiasis
- Lepra
- Sífilis (en ocasiones)
- Criptococo

2. Material exógeno
- Sílice (vidrio)
- Talco
- Material de sutura

3. Desconocidas
- Sarcoidosis
- Enfermedad de Crohn

4. Relacionadas con fármacos
- Muchas drogas pueden causar el desarrollo de granulomas pequeños en el hígado.

5. Enfermedades autoinmunes:
- Cirrosis biliar primaria
- Artritis reumatoidea (" nódulos reumatoideos").

6. Relacionadas con tumores (causa incierta)
- Linfoma de Hodgkin
- Ganglios linfáticos que drenan al sitio del tumor.

15 Curación y reparación de heridas

Curación de heridas, por ej.: heridas extensas en la piel

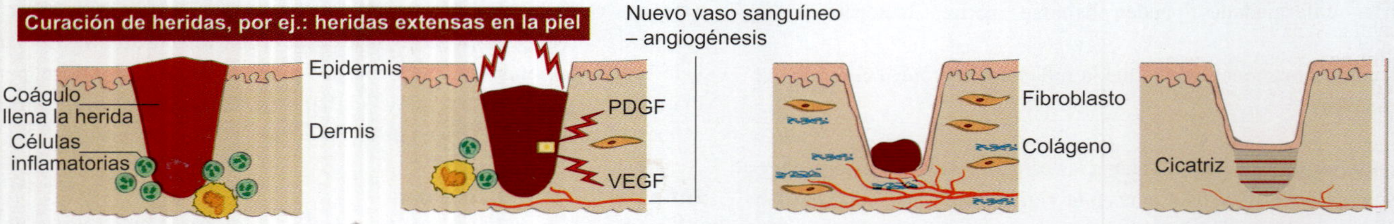

- El coágulo sanguíneo sella la herida y crea una capa de fibrina impermeable y fibronectina
- El tejido dañado y cualquier microbio estimulan una respuesta inflamatoria aguda

- Las células epiteliales basales de los bordes segregan y responden al EGF (factor de crecimiento epidérmico)
- Proliferan y migran debajo del cóagulo, adhiriendo a la fibronectina
- Las plaquetas segregan PDGF, estimulando los fibroblastos
- Los nuevos vasos sanguíneos brotan cerca de los capilares estimulados por VEGF. Al principio, son cordones sólidos, luego desarrollan un lumen

- Los fibroblastos proliferan y segregan una matriz de colágeno temporaria (tipo 3), para tapar el hueco
- Los miofibroblastos se contraen, reduciendo la zona requerida para sanar
- Las metaloproteinasas matriciales, segregadas por los fibroblastos, abren vías en la matriz de colágeno para permitir el tránsito y remodelado celular y vascular

- Se reabsorbe el colágeno tipo 3, y es sustituido por tejido cicatricial (colágeno tipo 1), proceso que se inicia al quinto día
- Se contrae el colágeno maduro
- Los vasos sanguíneos retroceden
- La contracción posterior de la herida reduce el área total de cicatrización en un 50-70%
- El proceso de curación básica se completa en 5 a 10 días, pero la resistencia máxima de la herida (80% de lo normal) puede tardar 12 semanas

Curación de heridas por intención primaria y secundaria, por ej.: piel

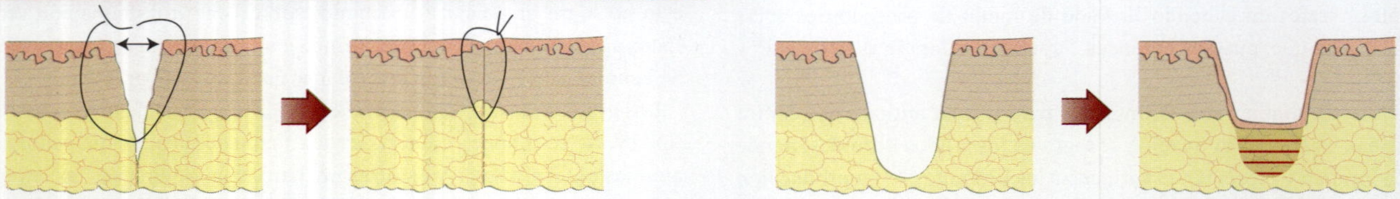

La curación por 1ª intención se produce si se pueden apoyar los bordes de la herida

- Se produce una cicatrización mínima sin reducción visible de las estructuras anexiales de la piel

Se requiere **curación por 2ª intención** en caso de heridas abiertas y profundas, por ej.: si se precisa un debridamiento tisular por absceso pilonidal

- El epitelio se regenera, pero las estructuras anexiales no, y son reemplazadas por tejido cicatricial
- La contracción de la herida con cicatrización puede ser antiestética o restringir una función, por ej.: la piel sobre una articulación

Curación de heridas: fractura de huesos

Días 1–7: Inmovilización de la fractura, depuración de debris y curación temprana

- En ocasiones, el periostio fibroso duro se desgarra, pero, a menudo queda intacto
- El coágulo sanguíneo llena el hueco e inflama y eleva al periostio. Su estiramiento o desgarro provoca dolor agudo y requiere inmovilización

Semanas 2–3: Formación del callo

- Los fibroblastos crecen dentro del coágulo, segregando matriz temporaria de colágeno y MMP. VEGF estimula la angiogénesis

3 semanas–3 meses*: Se completa la reparación (*varia según sitio, edad y otros factores)

- Los osteoblastos segregan hueso cortical lamelar dentro del espacio entre el callo y la superficie del periostio
- El hueso es fijado en la laminilla, perpendicular a la presión ejercida sobre el hueso

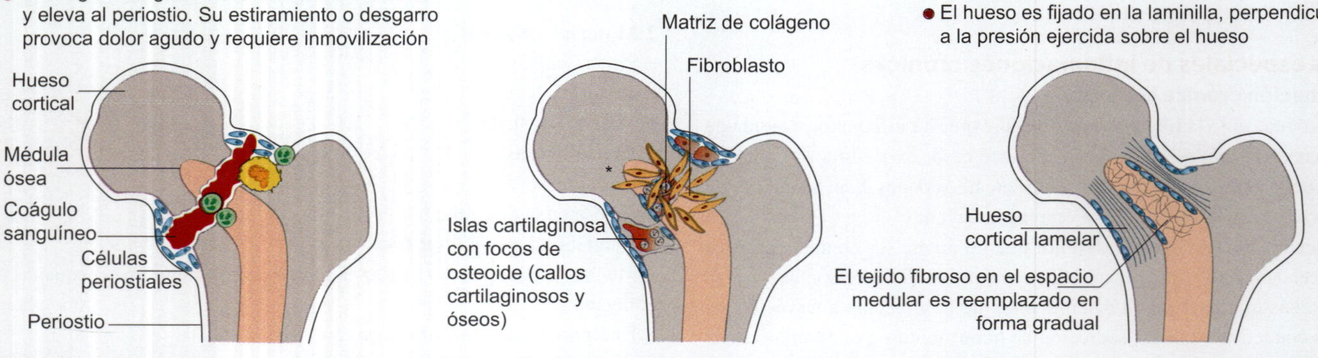

- Las células periostiales son activadas por PDGF, FGF y otros factores en el coágulo sanguíneo.
- Crecen a través de la superficie del coágulo, adhiriéndose vía la fibronectina derivada del plasma
- Los fagocitos eliminan la debris

- Algunos fibroblastos se diferencian en condrocitos y establecen islas de cartílago (callo cartilaginoso).
- La metaplasia ósea dentro del cartílago produce el callo óseo, formado por tejido fibroso rígido, aunque débil.
- El callo reemplaza al espacio medular

- En dicho espacio se desarrolla una trabécula ósea.
- El tejido fibroso del callo óseo es absorbido por osteoclastos; los osteoblastos segregan nuevo hueso lamelar.
- El espacio medular es repoblado por células grasas y hemopoyéticas normales

Se debe limitar la inflamación aguda antes de que se produzcan los procesos de curación eficaces. Esta limitación puede lograrse gracias a diversos factores.

- La respuesta inflamatoria está impulsada por los síntomas: una vez eliminado el estímulo inicial, cesa la secreción de citoquinas y quimioquinas de las células dañadas.
- Al eliminarse los microorganismos, los fragmentos fagocitados y degradados, despojados de sus revestimientos, ya no están presentes para atraer a las células inflamatorias.
- Los mediadores moleculares de la inflamación y los PMN tienen una media vida corta (minutos, horas o días).
- Las células inflamatorias que sobreviven regresan a su estado normal de quietud, al detenerse la activación de señales.

La resolución por regeneración produce un retorno completo a la normalidad, pero, en la mayoría de los tejidos, el resultado de la lesión es la reparación por tejido de granulación, seguida por la formación de una cicatriz. La recuperación perfecta (*restitutio ad integrum*) es poco frecuente, aunque se observan en casos de curación de huesos, neumonía lobar y lesión hepática aguda. Se requiere reparación si la estructura del tejido conectivo del órgano en cuestión ha sido dañada.

Curación de heridas

El proceso de curación comienza casi inmediatamente después de producirse la lesión, no obstante lo cual, su finalización puede llevar semanas. Los items que se detallan a continuación son fundamentales para lograr una buena recuperación:

- El flujo sanguíneo debe ser adecuado a fin de proveer células inflamatorias que eliminen la debris y proporcionen nutrientes y oxígeno al tejido en regeneración.
- Nutrientes para aportar materiales de construcción.
- Vitaminas, en especial vitamina C, utilizadas en la elaboración de tropocolágenos.
- Inmovilización de los tejidos en proceso de curación.
- Ausencia de infección y de otros procesos destructivos.
- Células viables que puedan hacerse cargo de la eliminación de la debris y la sustitución del tejido dañado.

Curación por primera intención: Una herida nítida, incisiva, tal como una incisión quirúrgica, daña muy poco a los tejidos dérmicos y subcutáneos, y se cura con relativa rapidez (curación por primera intención). La sutura de una herida quirúrgica yuxtapone e inmoviliza los bordes.

Curación por segunda intención: Una herida irregular, profunda y abierta necesita más tiempo para sanar y produce mucha más cicatrización (curación por segunda intención). Se puede mencionar como ejemplo al debridamiento quirúrgico de un absceso pilonidal, una respuesta inflamatoria profunda a una diáfisis pilosa encarnada en la región perianal, en la que no es posible o deseable la yuxtaposición de los bordes, ya que el cierre de la herida podría permitir una reacumulación del absceso. El proceso real de recuperación es similar en cada caso, si bien la curación por segunda intención deja una cicatriz, en tanto que la cicatrización en la curación por primera intención es, en ocasiones, prácticamente invisible.

Hematoma: es una tumefacción compuesta de sangre extravasada, que puede desarrollarse en una herida cerrada. La lesión traumática de los vasos sanguíneos libera sangre hacia el tejido subcutáneo o profundo. Se puede formar un coágulo sanguíneo sólido y de gran tamaño, por ejemplo, dentro del músculo esquelético (un coágulo es sangre extravascular coagulada; un trombo es coagulación intravascular). Si bien la curación de la invasión fibroblástica, la angiogénesis y la organización se inician en la periferia, en ocasiones, el centro persiste como una masa de eritrocitos que puede sufrir calcificación distrófica o convertirse en un nido de posibles infecciones. De ser así, se debería drenar o extirpar el hematoma.

Reparación de fracturas

Los principios son similares a los de cualquier otra curación, pero la meta es resolver más que reparar, es decir, se debe lograr un reemplazo del hueso y no permitir que se produzca tejido cicatricial. La reparación ósea es tan eficaz que, con frecuencia, se produce una completa restitución a la normalidad en unos pocos meses. La recuperación depende de factores tales como la edad del paciente, el tipo y sitio de la fractura y si ésta afecta a un hueso largo, compuesto principalmente por hueso lamelar, o a un hueso plano, como la escápula (predominantemente hueso fibroso).

Durante la curación, resulta fundamental alinear e inmovilizar de manera apropiada al hueso. Si éste suelda mal, como consecuencia de una alineación inadecuada, se genera acortamiento del hueso y ejerce efectos sobre el resto del esqueleto que pueden causar, posiblemente, artritis a largo plazo.

El dolor generado por el estiramiento perióstico permite asegurarse de que la mayoría de los pacientes permanecerán inicialmente inmovilizados, si bien puede necesitarse una ferulización para evitar los movimientos durante las semanas subsiguientes, mientras se forman los callos cartilaginosos y óseos. En casos graves, en vez de fusionarse, los extremos del hueso móvil quedan cubiertos por capas cartilaginosas, formando una articulación falsa (pseudoartrosis). A veces, dichos extremos no se osifican y entonces la continuidad es provista por tejido cicatricial óseo-" una unión fibrosa"- una opción bastante más endeble, y que tiende a la flexibilidad o a nuevas fracturas.

Curación de heridas en otros sitios

Cerebro: Después de una lesión severa, como por ejemplo un accidente cerebrovascular, el cerebro sufre una degeneración licuefactiva. Los sobrevivientes tienen espacios quísticos dentro de sus cerebros. No se produce una regeneración significativa de neuronas, si bien es posible un "recableado" de las vías neuronales, aunque limitado. Las lesiones menores relacionadas con microorganismos infecciosos pueden curarse por "gliosis", el equivalente a la cicatrización en el sistema nervioso; no se observa formación de colágeno.

Nervios periféricos: las lesiones axonales deben ser reparadas por regeneración del cuerpo celular del nervio, un proceso lento que avanza aproximadamente 1 mm por día. Las células de Schwann pueden regenerar la mielina, con el fin de aislar al nervio. Al completarse la regeneración, puede ocurrir que el músculo se haya atrofiado a pesar de la reparación, por lo cual se lo debe mantener estimulado. Cuando las fibras axonales están totalmente dañadas, se produce un gran problema, por cuanto les es prácticamente imposible seguir su ruta original de regreso al músculo en cuestión. La proliferación en el sitio de la lesión puede causar un nódulo doloroso, similar a un tumor, de fibras nerviosas y mielina: un neuroma traumático (común en las zonas de amputación).

Músculos: los músculos lisos y los estriados pueden regenerarse y repararse de ser necesario, si bien su reinervación puede resultar bastante difícil después de un traumatismo severo. El músculo cardíaco no puede regenerarse y la cicatrización es normal, por ejemplo, tras un infarto de miocardio.

Complicaciones de la curación

- **Contracturas cicatriciales**, por ej., heridas por quemaduras o sobre las articulaciones.
- **Formación de queloides:** una cicatriz hipertrófica potencialmente desfigurante, observada, en especial, en afrocaribeños.
- **Curación insuficiente:** formación de abscesos o empiemas.
- **Falta de unión** (piel, músculos, fascias): se abre la herida.
- **Fractura ósea:** soldadura inapropiada, unión fibrosa o pseudoartritis (véase arriba).
- **Neuroma traumático**

16 Infecciones e inmunodeficiencias

Tipos de respuestas infamatorias provocadas típicamente por microorganismos infecciosos comunes

Inflamación aguda

Infección bacteriana (mayoría de bacterias)
Infección por hongos, ej.: *Candida albicans*

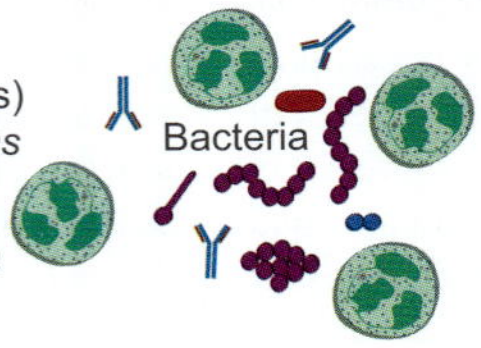

Bacteria:
- Los anticuerpos pueden opsonizar para ataque de anticuerpos o de células NK
- El complemento opsoniza o asesina.
- La proteína unida a manosa (MBP) desencadena la activación del complemento.
- Los macrófagos fagocitan y destruyen.
- Los PMNs fagocitan y destruyen

Hongos:
- Complemento, PMN, macrófagos y células T

Inflamación aguda incial puede convertirse en crónica y granulomatosa

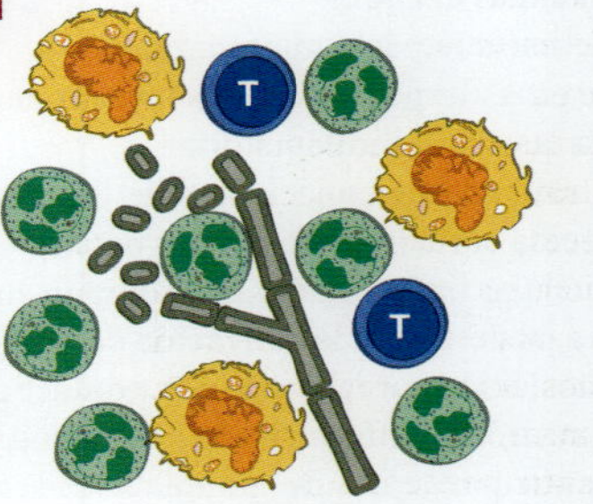

Inflamación granulomatosa crónica

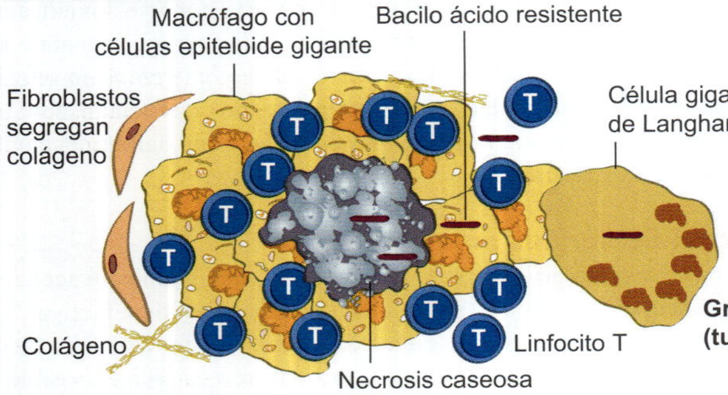

Granuloma caseante (tuberculosis)

- Mycobacterium tuberculosis
- Infección fúngica, ej.: *Candida albicans*
- Sífilis
- Respuesta al depósito de huevos parasíticos, ej.: *schistosoma*

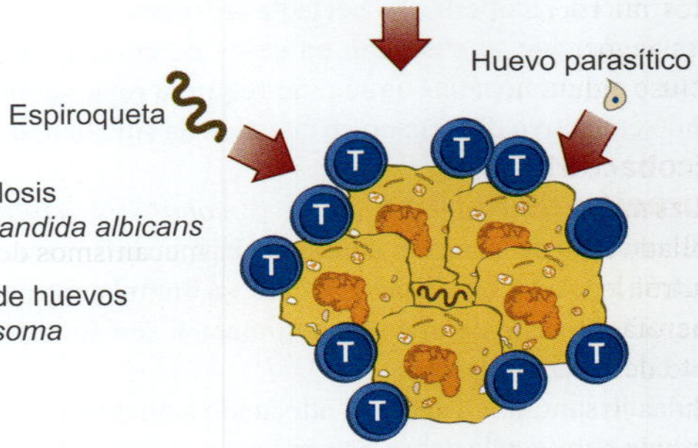

Granuloma no caseante

Inflamación rica en eosinófilos

Protozoos, helmintos: los microorganismos son demasiado grandes como para ser fagocitados.Se estimula una respuesta IgE que desencadena la degranulación de basófilos y eosinófilos

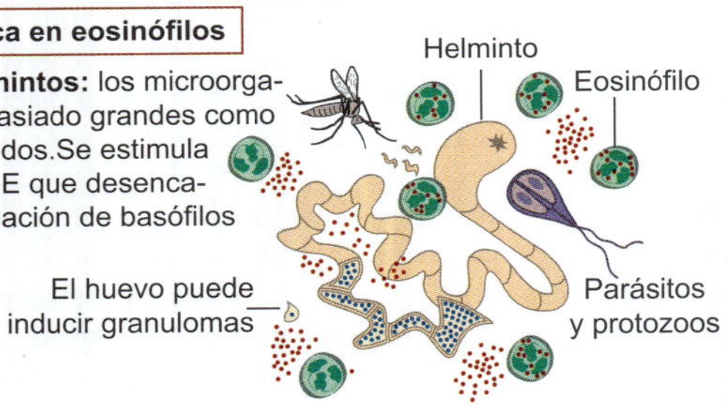

Inflamación crónica

Infección viral (todas)
Algunas infecciones bacterianas
ej.: *Salmonella typhae*
Algunas infecciones fúngicas
ej.: *Cryptococcus neoformans*

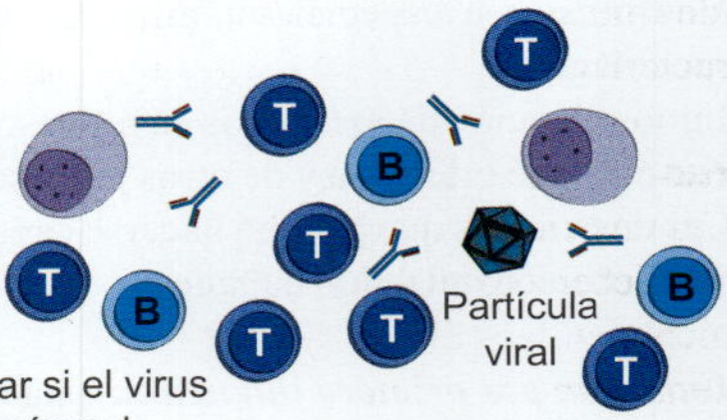

Virus:
- Los anticuerpos pueden opsonizar si el virus se encuentra fuera de la célula huésped
- Las células Tc reconocen al antígeno viral y matan a la célula infectada
- Las células NK reconoce al antígeno extraño y elimina a la célula infectada

Sucesos en la infección por HIV

- Virus de inmunodeficiencia humana es un retrovirus envuelto esférico.
- Se une al receptor de CD4 sobre las células T y los macrófagos, y su membrana se fusiona con la membrana plasmática del huésped.
- La capsida se desintegra, liberando ARN.
- El virus tiene un ADN polimerasa para traducir ARN viral en ADN, que se integra con el ADN del huésped.
- Se produce una transcripción de los genes virales; las mutaciones son frecuentes.
- En el citoplasma de la célula huésped ocurre un ensamble de nuevas proteínas virales.
- Las partículas virales nuevas brotan de la célula huésped, quedando envueltas

Infección por HIV-individuo negativo
Drogadicción endovenosa
Contacto sexual
Hemoderivados

Asintomático o con pocos síntomas → **HIV+ asintomático**

Erupción cutánea
Fiebre
Linfadenopatía → **Seroconversión similar a EBV**

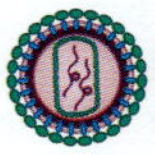

Infección latente por HIV+

↓ *Pueden transcurrir entre 10-15 años*

A medida que se destruyen las células T, disminuye el recuento de CD4
Esto deteriora las respuestas inmunitarias tanto de los linfocitos T como los B

EFECTO

Infecciones oportunistas
- **Bacterianas:**
  - La tuberculosis es la principal causa de muerte de pacientes con HIV/AIDS en países subdesarrollados
  - Las infecciones micobacterianas atípicas, ej. *M. avium intracellulare*, son comunes
  - Aumentan las infecciones por *estreptococo* y *salmonella*
  - Se puede producir diversas infecciones bacterianas en niños
- **Hongos**, ej.: *Pneumocystis carinii,* neumonía
- **Protozoo**, ej.: giardiasis, cryptosporidiosis

EFECTO

Enfermedades malignas:
- Linfoma de célula B en cualquier sitio (en algunos casos, activado por EBV). El linfoma intracerebral es común en HIV/SIDA; pero poco frecuente en pacientes sin problemas de inmunosupresión.
- Sarcoma de Kaposi (activado por HHV8)

Agentes infecciosos

Bacteria

La distribución ubicua de las bacterias en el ambiente y su tendencia a no necesitar un vector específico para infectar, las convierte en un problema habitual para el sistema inmunitario. Las barreras cutáneas y mucosas del sistema innato ofrecen una buena primera línea de defensa. La colonización de estas superficies por microorganismos comensales, tales como ocurre en el tubo digestivo, proporciona un nivel de defensa extra, a medida que estas bacterias ocupan el territorio y limitan dicha colonización a través de cepas nocivas.

A veces, las defensas mucosas son vulneradas y así se desarrolla la infección. La inflamación aguda constituye el sello distintivo de la respuesta a una infección bacteriana. Como microorganismos extracelulares pequeños, las bacterias son el blanco ideal para ser fagocitadas por neutrófilos y macrófagos. Los complementos cooperan en la respuesta celular.

Los anticuerpos del sistema adquirido también son muy eficaces contra estos microorganismos, y estimulan la respuesta innata. Los opsonisan para fagocitosis, reclutan complemento en el combate, unen toxinas e incluso aglutinan bacterias.

Micobacterias

Las micobacterias, como por ej. *Mycobacterium tuberculosis*, han desarrollado una resistencia ventajosa a los mecanismos de eliminación de los neutrófilos, e incluso son capaces de resistir el contenido de los lisosomas macrofágicos, para sobrevivir dentro de ellos. Al enfrentarse con semejante desafío, los macrófagos se unen para formar células gigantes. Las células T son esenciales no sólo para coordinar esta respuesta, sino que también debido a su capacidad citotóxica de matar células infectadas.

A menudo, la respuesta del organismo consiste en contener la infección en una "zona de prisión" conformada por macrófagos granulomatosos, infiltrados linfocíticos y fibrosis. Así, las infecciones micobacterianas se caracterizan por inflamación granulomatosa crónica y fibrosis.

Virus

Los virus son, eminentemente, microorganismos intracelulares, y por lo tanto, deben ser eliminados por un sistema que pueda centrarse específicamente en las células. Los linfocitos T proporcionan dicho sistema. El sistema inmune innato y las células B pueden ayudar a enfrentarse a las partículas virales extracelulares, como así también a detectar células infectadas, con anticuerpos y complemento que se unen a las partículas virales derivadas, expresadas sobre la superficie celular. No obstante, la respuesta eficaz de las células T es fundamental para eliminar la infección, matando a las células infectadas, que actúan como fábricas de virus. Por ende, la inflamación crónica es la principal respuesta a la infección viral. Por lo tanto, una infección viral aguda, como la hepatitis A, presenta inflamación crónica, y no aguda.

Hongos

La mayoría de las infecciones fúngicas tienden a afectar sólo a las superficies mucosas. Los hongos pueden ser extracelulares (por ej., *Candida*) o intracelulares (por ej., histoplasma) y requieren una respuesta coordinada de todos los componentes del sistema inmunitario. La presencia característica de neutrófilos dentro del epitelio de las superficies mucosas escamosas infectadas por *Candida* es de especial importancia. En caso de infección fúngica invasiva, pueden producirse granulomas.

Protozoos

La importancia mundial de las enfermedades por protozoos es considerable. Aproximadamente un tercio de la población del planeta reside en áreas donde la malaria es endémica. Los ciclos de vida de los protozoos son más complejos que los de las bacterias, y presentan formas tanto intra, como extracelulares. Además, los protozoos, incluyendo la malaria, puede incorporar antígenos del huésped dentro de sus superficies, para así camuflarse. Por ende, se necesita a todos los componentes de los sistemas inmunes innato y adquirido para combatir la infección. No se debería subestimar a elementos simples tales como las barreras mucosas, por cuanto diversos protozoos requieren un insecto vector para infectar al huésped. Las particularidades de las respuestas contra los helmintos, que se mencionan a continuación, suelen ser significativas.

Helmintos

Los helmintos varían su tamaño, desde milímetros a metros. Los microorganismos son demasiado grandes para ser fagocitados, aún por los macrófagos gigantes. En cambio, se reclutan eosinófilos que pueden bombardearlos con sus gránulos. El sistema adquirido aumenta la respuesta con desgranulación de mastocitos mediada por IgE.

La infección helmíntica se complica por la presencia de sus huevos. Estos son más pequeños que sus progenitores, y suelen inducir respuestas granulomatosas y fibrosas, que, de ser extensas, pueden comprometer la función del órgano.

Inmunodeficiencias

Deficiencias del sistema inmune innato

Si se deteriora el sistema de neutrófilos o de complemento, las bacterias tienden a ser los principales microorganismos que sacan ventaja de dicha situación. Los pacientes padecen infecciones piogénicas repetidas, incluyendo, a menudo, abscesos. Las deficiencias graves ocasionan que los pacientes sean vulnerables a infecciones fúngicas sistémicas, en especial aspergilosis. Esta es una complicación seria de una neutropenia profunda, y en enfermos neutropénicos, se debería tomar muy en serio la aparición de pirexia.

Los ejemplos incluyen enfermedad granulomatosa crónica, deficiencia de mieloperoxidasa, deficiencia de proteínas de adhesión leucocitaria, y neutropenia adquirida.

Trastornos de la célula T

En tanto que el HIV/SIDA constituye el trastorno más frecuente de las células T, también existen otras diversas formas hereditarias, incluyendo los síndromes de Wiskott-Aldrich y de diGeorge.

Si bien estas células son esenciales para combatir las infecciones virales y micobacterianas, razón por la cual presentan problemas especiales en personas con función defectuosa de las mismas, su rol integral en la coordinación de la totalidad de la respuesta inmune implica que existe susceptibilidad a todo tipo de infecciones. Más aún, aquellos microorganismos que normalmente no causarían infecciones patogénicas pueden producir alteraciones tales como neumonía por *Pneumocystis carinii* en el SIDA. A esta clase de infecciones se las denomina oportunistas.

El deterioro de la inmunidad de las células T acota también la detección de células malignas y su eliminación antes de que puedan formar un tumor. Así, los pacientes con inmunidad defectuosa de células T corren mayor riesgo de desarrollar ciertos tumores (como linfomas).

Deficiencias de células B

Las deficiencias aisladas de las células B tienden a relacionarse con una alteración de la síntesis de inmunoglobulinas, e incluyen trastornos hereditarios como la agammaglobulinemia ligada al cromosoma X, y deficiencia selectiva de IgA. La sobrecarga de paraproteínas en el mieloma puede suprimir la síntesis de otras inmunoglobulinas.

La inmunidad mediada por células B defectuosas se caracteriza por infecciones bacterianas a repetición.

Deficiencias combinadas de células B y T

En estos trastornos hereditarios, o inmunodeficiencis combinada grave, el organismos es susceptible, en extremo, a toda clase de infecciones. Los ejemplos incluyen deficiencias de adenosina deaminasa y de moléculas del MHC.

17 Shock

Shock: mecanismos

Causas

Disminución de volumen
- **Hemorragia,** ej.: traumatismo de arteria o vena mayor, hematemesis de várices esofágicas o úlcera péptica
- **Deshidratación**

Shock cardiogénico
- ej. infarto de miocardio
- Arritmia

Derivación de sangre o plasma
- Dentro del compartimento extravascular, ej. shock séptico, CID, shock anafiláctico
- Estancamiento local de sangre, ej. vasogénico

Circulación sanguínea obstruida
- ej.: émbolo pulmonar extenso
- Taponamiento cardíaco tras ruptura ventricular o disección de raíz aórtica

Neurogénico
(síndromes poco frecuentes: vasodilatación desregulada)

Mecanismos compensatorios fisiológicos

Perfusión tisular reducida: hipotensión
(hipovolemia efectiva)

↓

Bloqueo periférico
Extemidades pálidas y frías
Estimulación simpática
Sudoración, taquicardia

Falla orgánica

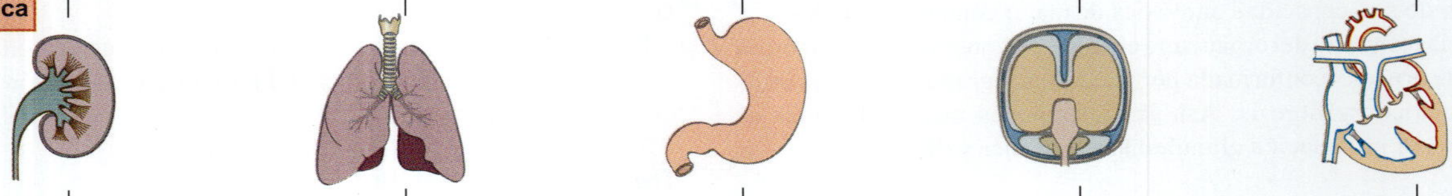

Efectos

Insuficiencia renal aguda debida a NTA. Causada por disminución de GFR. El epitelio tubular es vertido como un molde dentro del lumen. Se regenerará si el paciente recibe soporte durante el período de insuficiencia renal aguda

Insuficiencia respiratoria debida a ARDS, con enfermedad de membrana hialina y colapso alveolar. Los sobrevivientes pueden tener cicatrización permanente de la pared alveolar

Exacerbación de la hipovolemia causada por hemorragia de las superficies mucosas y erosiones gástricas superficiales

Disminución del nivel de conciencia, coma, confusión
- La reducción de la perfusión cerebral provoca edema cerebral y muerte neuronal focal

Insuficiencia cardiovascular:
- Incremento del soporte inotrópico requerido para mantener la tensión arterial y el gasto cardíaco.
- Una lesión anóxica del endotelio puede precipitar DIC

La probabilidad de muerte por falla multiorgánica es alta si fallan más de 3 órganos

Definición

Un shock (o choque) es un síndrome clínico y patológico que se produce cuando existe una perfusión inadecuada generalizada de órganos. Los pacientes presentan palidez, piel fría y pegajosa, y, a menudo, confusión leve. Hay hipotensión y taquicardia.

Causas

Su mecanismo básico puede incluir una alteración del volumen circulante (hipovolemia) o tono vascular inapropiado. En algunos casos, coexisten ambos mecanismos. Las causas específicas se mencionan a continuación.

Hipovolemia:

- **Hemorragia:** reduce el volumen sanguíneo con gran rapidez, y el organismo no puede compensar dicha pérdida redistribuyendo agua de otros compartimentos a la misma velocidad. En un individuo sin enfermedad cardiovascular, la secuencia típica de respuestas se produce a volúmenes específicos de pérdida de sangre:

  15%: taquicardia

  20%: hipotensión postural (a menudo, el primer síntoma que se manifiesta en adultos jóvenes saludables).

  30%: hipotensión en supino

  40%: insuficiencia renal

  50%: muerte

  Además de los efectos sobre la presión, provocados por la pérdida del caudal sanguíneo, la hipoperfusión se ve exacerbada por la pérdida de eritrocitos. Se puede producir entonces una redistribución de líquidos, pero el reclutamiento de eritrocitos adicionales requiere más tiempo, y, en dicho lapso, se reduce su concentración relativa, y, por ende, la capacidad de la sangre de transportar oxígeno.
- **Deshidratación:** el organismo sufre una pérdida basal de agua a través de la orina (0,5 ml/kg/h, promedio 800-900 ml/día), la respiración (500 ml/día), las secreciones GI (200 ml/día) y el sudor (200 ml). En líneas más generales, se requiere una ingesta de, por lo menos, 2000 ml de agua diarios para mantener la hidratación normal. Si no se bebe esta cantidad, o hay una pérdida excesiva de líquidos (por ej., sudoración copiosa cuando hace calor), ello puede resultar en deshidratación. Si se tiene en cuenta el volumen relativo del compartimento extravascular hacia el intravascular, si una persona padece hipovolemia causada por deshidratación, su déficit real de líquidos es de varios litros.

Shock cardiogénico: éste consiste en una insuficiencia de bombeo. El infarto de miocardio constituye la causa típica, si bien puede ser provocado también por miocarditis aguda o alguna otra enfermedad miocárdica. El corazón no puede mantener una tensión arterial adecuada para perfundir los órganos vitales.

Shunting (derivación) de sangre o plasma:

- **Séptica:** una infección generalizada puede producir hipotensión por vasodilatación masiva, mediada por una combinación de toxinas bacterianas y citoquinas del organismo. Algunos microorganismos, tales como ciertas cepas del Staphylococcus aureus liberan toxinas específicas que pueden inducir un shock, a cargas infecciosas bajas.
- **Anafilaxis:** esta forma extrema de respuesta de hipersensibilidad tipo I desploma la tensión arterial de forma tal que la perfusión de los órganos es insuficiente.
- **Coagulación intravascular diseminada:** véase Capítulo 38.
- **Vasogénica:** una vasodilatación inadecuada puede ser mediada por otros mecanismos no anafilácticos ni sépticos.

Circulación sanguínea obstruida:

- **Embolia pulmonar extensa:** véase Capítulo 41.
- **Taponamiento cardíaco:** véase Capítulo 40

Neurogénica: Aunque poco frecuente, la función autonómica y la homeostasis son anormales, y no se puede preservar el tono vascular adecuado.

Consecuencias clínicas

- Una perfusión inadecuada del órgano deteriora su función. Una hipoperfusión prolongada conduce a daños que finalmente son irreversibles. Los diferentes órganos tienen diferentes umbrales para atravesar estas etapas.
- La respuesta inicial al shock consiste en preservar la tensión arterial y el gasto cardíaco mediante vasoconstricción e incremento del ritmo cardíaco. La vasoconstricción en los reservorios esplénicos y hepáticos puede restaurar pérdidas de volumen menores. Si estas acciones resultan insatisfactorias, la vasoconstricción se acentúa aún más, con derivación sanguínea desde la piel y la circulación esplácnica. La activación simpática subyacente también causa viscosidad a través del sudor.
- Si la respuesta sigue siendo inadecuada, se deteriora la función del órgano. Esto se observa, en especial, en el riñón, en donde cae abruptamente la filtración glomerular, que depende de la perfusión, y disminuye el gasto urinario. El suministro anormal de oxígeno a los tejidos causa metabolismo anaeróbico, produciendo acidosis láctica.
- La hipoperfusión persistente conduce a falla orgánica, que tiene mal pronóstico en caso de extenderse a tres órganos.

Necrosis tubular aguda (NTA)

El epitelio tubular renal tiene una actividad metabólica muy elevada. Una hipoperfusión capaz de reducir significativamente la tasa de perfusión glomerular (GFR) también provoca muerte isquémica de las células epiteliales tubulares. Las células muertas son vertidas en el lumen, constituyendo cilindros que pueden detectarse en los pequeños volúmenes de orina residual que se forman hasta el momento en que la insuficiencia renal es total (anuria). En ocasiones, estos moldes celulares obstruyen los túbulos e impiden el flujo de orina.

Si el paciente sobrevive al episodio agudo, el epitelio tubular podrá regenerarse, y, en pocas semanas, se restaurará la función renal. La fase de recuperación está marcada por la diuresis, en la que la GFR es normal, si bien el epitelio en regeneración aún no ha recobrado su capacidad de reabsorción total.

Aunque la necrosis tubular aguda suele ser causada por shock hipovolémico o hipotensivo, también puede deberse a lesiones directas causadas por toxinas tales como herbicidas, o grandes cantidades del grupo prostético hemo de la mioglobina (rabdomilosis masiva) o hemoglobina (hemólisis masiva) que penetran en el filtrado renal.

Síndrome de dificultad respiratoria del adulto (SDRA, "edema pulmonar fulminante")

La distribución ubicua de las bacterias en el ambiente y su tendencia a no nece. Esta complicación devastadora de diversos tipos de shock, en especial shock séptico y traumatismo masivo (una embolia grasa de la médula ósea puede bañar a los pulmones tras una fractura de hueso largo), resulta de una combinación de la exudación de líquidos ricos en fibrina, desde los capilares al interior de los espacios alveolares y de la lesión de las células epiteliales de revestimiento alveolar.

El edema pulmonar rico en fibrina y la debris de las células dañadas forman "membranas hialinas". Éstas revisten a la pared alveolar, impidiendo el intercambio gaseoso y provocando colapso de los espacios aéreos mediante la pérdida de surfactante (debido a la lesión del epitelio que segrega surfactante y a su falta de acceso a la superficie alveolar). Las células inflamatorias pueden ser atraídas a este sitio. Las lesiones microscópicas se denominan daño alveolar difuso (DAD).

Los esfuerzos de los pulmones por reparar el epitelio dañado producen hiperplasia de los neumocitos tipo II (éstos pueden segregar surfactante, pero son más grandes que los neumocitos tipo I, y por lo tanto deterioran el intercambio gaseoso). Se desarrolla entonces una insuficiencia respiratoria tipo II (disminuyen los valores de pO_2 arterial, y aumentan los de pCO_2).

Los pacientes presentan disnea grave (jadean) y requieren apoyo ventilatorio. La mitad de los pacientes mueren. Con frecuencia, los sobrevivientes padecen deterioro respiratorio residual, causado por la cicatrización septal alveolar.

18 Tolerancia y enfermedades autoinmunes

Vía de maduración de célulat T

Los linfocitos T inmaduros originados en las células madre son transportados por la sangre hacia el timo, donde maduran

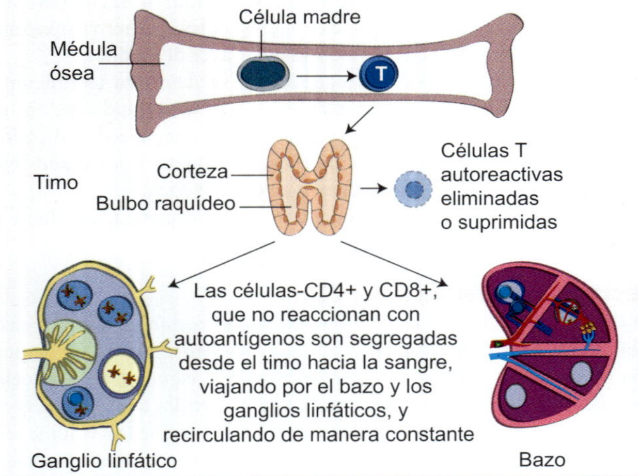

Vía de maduración de células B

Los linfocitos B generados a partir de las células madre en la médula ósea son sometidos a reordenamientos de genes de línea germinal, con el fin de producir receptores exclusivos de célula B superficiales (BCR). Toda célula que conlleva un BCR que reconoce autoantígenos es eliminada, siendo forzada a apoptosis

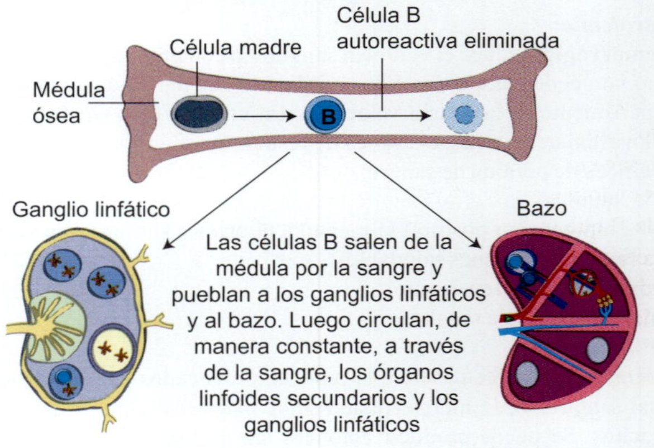

Maduración de células T en el timo

- La célula epitelial cortical tímica expresa moléculas del MHC I o II. Presenta antígenos péptidos a las células T ingenuas y selecciona aquellas que no son reactivas, mediante la inducción a apoptosis.
- Se produce la muerte de células T que no logran desarrollar CD4&CD8 y que no pueden interactuar con las moléculas del MHC I o II.
- Los macrófagos fagocitan las partículas antigénicas de la sangre, para evitar la tolerancia a los agentes patógenos en desarrollo. También depuran la debris apoptótica de las células T eliminadas.
- Las células dendríticas de la médula ósea comprueban el accionar de los linfocitos contra las automoléculas del MHC en el bulbo raquídeo.
- Se eliminan las células T que se unen, con firmeza, a los autoantígenos presentados por células dendríticas derivadas de la médula ósea.
- Los corpúsculos de Hassall son restos de células epiteliales degeneradas. A menudo quedan parcialmente calcificados.
- Los linfocitos T ingresan en la sangre y se desplazan hacia los ganglios linfáticos, el bazo y a otros tejidos linfoides

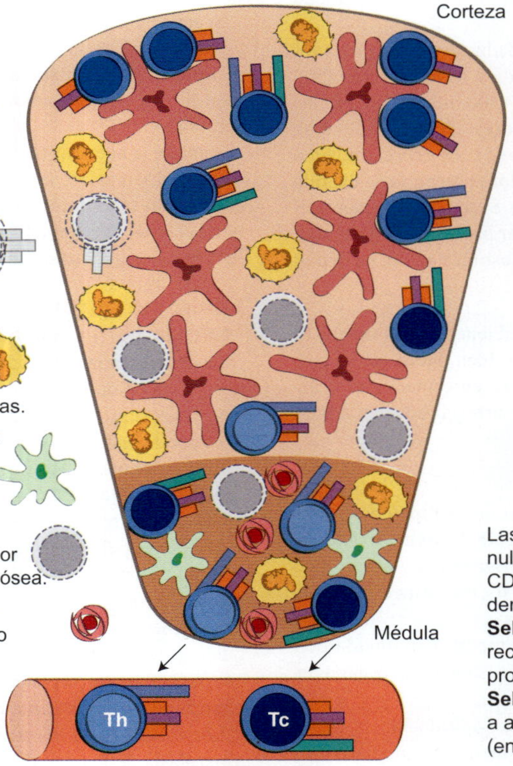

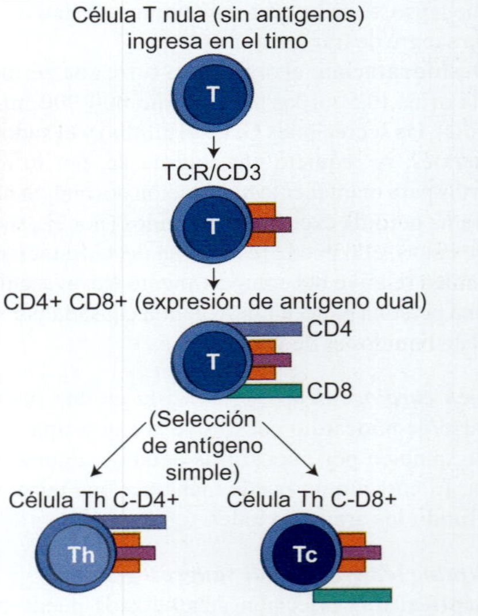

Las células T maduran y proliferan, de células nulas al ingresar al timo, vía células dobles-CD4+CD8+, a células individuales- CD4 o CD8+ dentro de la corteza
Selección positiva para células que pueden reconocer péptidos unidos a moléculas del MHC se produce en la corteza
Selección negativa contra células que se unen a automoléculas del MHC sin péptidos (en el bulbo raquídeo)

Las células no autoreactivas que pueden interactuar con los antígenos presentados sobre una molécula apropiada del MHC, se desplazan al bulbo raquídeo y son segregadas dentro de la sangre.

Los linfocitos T y B, que existen para reconocer y eliminar patógenos, no deben atacar a los antígenos del huésped. La eliminación o supresión de las células anti auto reactivas se denomina tolerancia, y se desarrolla en dos fases: "central" y"periférica".

Tolerancias de las células B

Las células B se desarrollan a partir de células madre en la médula ósea. Los linfocitos B, cuyo receptor de célula B (BCR) reacciona contra los antígenos del huésped, expresados por células en la médula ósea, son eliminados por apoptosis. Las células B que sobreviven a este proceso de selección son luego segregadas en la sangre, desde donde se dirigen a los ganglios linfáticos, el bazo y otros tejidos linfoides secundarios.

No abandonan esta vía de circulación hasta ser estimuladas por contacto con sus antígenos conocidos específicos dentro de los tejidos linfoides, de otra forma correrían el riesgo de encontrarse con autoantígenos en los tejidos, no sometidos al proceso de tolerancia. Los linfocitos activados expresan moléculas de adhesión a la superficie celular que se unen a receptores endoteliales apropiados, permitiéndoles traspasar los tejidos. Toda célula B que ingrese de manera accidental en los tejidos, antes de haber sido oficialmente activada por exposición a antígenos exógenos, es "anergizada" o bien sometida a apoptosis, o muere tras una sobrestimulación crónica.

Tolerancias de las células T

Las células T inmaduras elaboradas en las células madre de la médula ósea ("células nulas") son transportadas por la sangre hacia el timo. No expresan al receptor de célula T (TCR), mucho menos CD4 o CD8. Proliferan en la corteza tímica y consiguen el complejo TCR-CD3 a medida que se producen los reordenamientos de los genes de TCR. Poco después, se apoderan de ambos complejos, CD4 y CD8.

La función de la corteza consiste en proporcionar el ambiente apropiado que les permita a las células T madurar a fin de desarrollar sus fenotipos adecuados, y seleccionar sólo aquellos linfocitos capaces de responder a un estímulo antigénico presentado sobre las moléculas del MHC. Los timocitos corticales exponen a las células T maduras a los "auto"antígenos (es decir HLA). Hasta que llegan al punto de poder ignorar a dichos antígenos, las células T ingenuas no deben enfrentarse a patógenos, por lo tanto, son los macrófagos los que revisten a los capilares que transportan a las mencionadas células hacia el timo desde la médula ósea, y los que fagocitan a las partículas antigénicas.

La primer ronda de eliminación ocurre cuando se ponen a prueba a las células CD4/8+ que deben unirse a los timocitos corticales, que son células epiteliales tímicas que expresan moléculas de ambos tipos de MHC, I y II. Presentan péptidos antigénicos, sobre sus moléculas del MHC, a las células T inmaduras. Si alguna de ellas no se uniera a los timocitos, entonces se las debe eliminar, dado que se necesita que produzcan una población final de células que pueda responder al antígeno presentado por las moléculas del MHC.

Las células exitosas eligen un complejo, ya sea CD4 o CD8, y expresan el fenotipo maduro antes de salir de la corteza para ingresar al bulbo raquídeo. Allí son nuevamente examinadas contra las células dendríticas derivadas de la médula ósea. Aquellas que se unen firmemente a los antígenos del MHC expresados por dichas células son eliminadas. Este paso deja células que reaccionan a los péptidos presentados sobre los complejos del MHC, pero no sólo a las moléculas mismas del MHC o a los auto antígenos.

Las células T maduras entran en la circulación y se dirigen a los órganos linfoides. Están programadas para responder a los antígenos presentados sobre las moléculas del MHC por las células con moléculas coestimuladoras, tales como B7, a fin de autenticar la señal. Si las células T recién llegadas y no estimuladas ingresan, de manera accidental, en los tejidos, pueden ser sobreincentivadas por los antígenos y morir. Otra posibilidad es que presenten "anergía" a los auto antígenos, ya que no se expresan las moléculas coestimuladoras requeridas para la activación completa de las células T, tales como B7, dado que no se incentivan otras células inflamatorias.

Tabla 18.1 Enfermedades autoinmunes comunes

Específicas de órganos (o limitadas)
- Enfermedad de Graves
- Tiroiditis de Hashimoto
- Diabetes mellitus
- Síndrome de Goodpasture
- Anemia perniciosa
- Penfigoide bulloso
- Pénfigo

No específicas de órganos
- Lupus eritematoso sistémico
- Cirrosis biliar primaria
- Artritis reumatoidea
- Hepatitis autoinmune
- Esclerodermia

El timo, de gran importancia en la educación de los nuevos linfocitos T recién formados en neonatos y niños, se atrofia a una franja apenas detectable de tejido linfoide, en el mediastino anterior del adulto. Esto se debe a que la mayoría de las células T ya han sido fabricadas para ese momento, por lo que se producen muy pocas nuevas.

Enfermedades autoinmunes

Si se interrumpen los mecanismos de tolerancia, en especial los que involucran "anergía", se desarrollan autoanticuerpos o linfocitos citotóxicos. Existe una variedad de enfermedades autoinmunes, que afectan aproximadamente a un 7% de la población. La mujer de edad mediana conforma el prototipo de paciente, por causas aún desconocidas.

Las enfermedades autoinmunes se clasifican, en general, teniendo en cuenta si afectan a un órgano específico, como la enfermedad de Graves, o a varios órganos, como en el lupus erimatoso sistémico.

Los mecanismos por los cuales se producen este tipo de enfermedades son diversos, e incluyen:

- Reactividad cruzada entre los antígenos del huésped y aquellos que se encuentran en los microorganismos microbianos, por ej., fiebre reumática, que incluye anticuerpos antiestreptocóccicos que presentan reacción cruzada con los tejidos blandos, en especial los tejidos subendocárdicos del corazón.
- Exposición, por ej., por trauma, de proteínas autoantigénicas "ocultas", tales como proteínas del espermatozoide o del cristalino, a las que las células no han sido previamente expuestas en la médula ósea o el timo.
- Inducción de la capacidad de presentar antígenos en células que normalmente no desempeñan esta función, por ej., la epidermis en la enfermedad de injerto vs. huésped.
- Regulación anormal de células inmunes, por ej., causada por mutaciones de genes clave.
- La activación generalizada de las células B (policlonal) es una función de algunas infecciones virales, tales como el virus de Epstein-Barr; la estimulación de una amplia variedad de células B, para formar anticuerpos en ausencia de una incitación antigénica específica, puede conducir a la producción de anticuerpos auto-reactivos.

Los mecanismos efectores varían, dependiendo del tipo de célula involucrada y del estímulo.

19 Reacciones de hipersensibilidad

Reacción de hipersensibilidad Tipo I

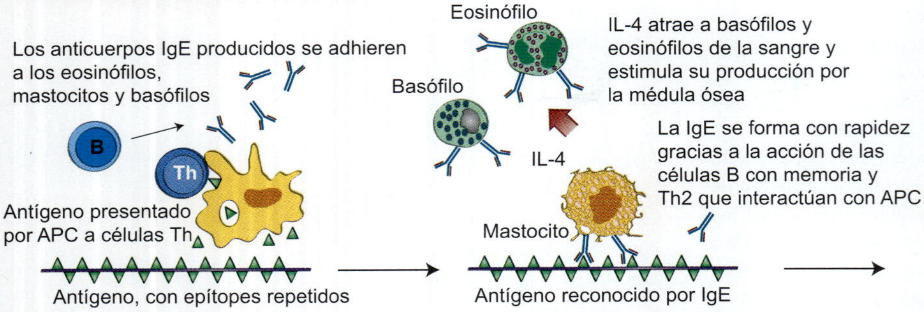

Primer exposición al alérgeno: se generan anticuerpos IgE en vez de IgG, y se produce una reacción anómala en individuos atópicos

Segunda exposición al alérgeno: IgE formada por la activación de las células B con memoria; algunos mastocitos cebados están presentes en los tejidos por una exposición anterior

Efectos de la reacción de hipersensibilidad tipo 1

- Erupción cutánea
- Náusea, vómitos, diarrea
- Edema de tejidos
- Broncoespasmo, sibilancias
- Hipotensión
- Muerte: shock hipotensivo, obstrucción laríngea, estado asmático

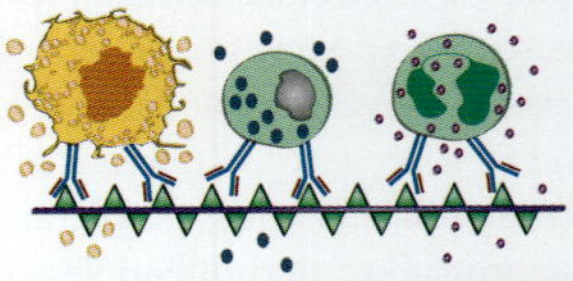

La IgE entrelazada desencadena la degranulación y producción de metabolitos del ácido araquidónico. Las reacciones anafilácticas son más probables en caso que el antígeno ingrese en la circulación sistémica, ej.: picadura de abeja

Reacción de hipersensibilidad tipo II

El **síndrome de Goodpasture** se produce cuando se desarrollan anticuerpos contra las membrana basales glomerulares y pulmonares -dichos anticuerpos se unen a la membrana basal, que es opsonizada con eficacia, generando una reacción inflamatoria aguda local.

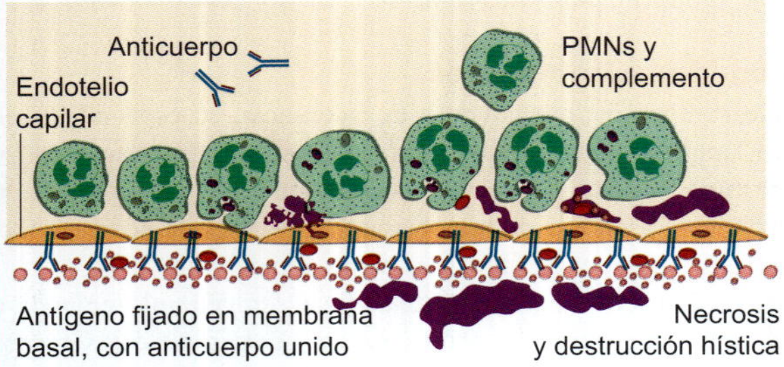

Reacción de hipersensibilidad tipo III

El antígeno ingresa en la sangre, ej.: vía los capilares alveolares o en forma directa

La exposición inicial conduce a la formación de anticuerpos y células B con memoria

La reexposición causa una respuesta rápida del anticuerpo

Se forman y circulan complejos inmunitarios

Cuando los anticuerpos sobrepasan en cantidad al antígeno, los complejos se precipitan fuera de la solución desde su sitio de entrada hacia el torrente sanguíneo

Los complejos solubles, con cantidades aproximadamente parejas de anticuerpos y antígenos (por ej., LES) suelen alojarse en los riñones, en donde quedan atrapados en la membrana basal. Se produce una glomerulonefritis

Los complejos inmunitarios se depositan en las paredes capilares y originan una reacción inflamatoria aguda destructiva

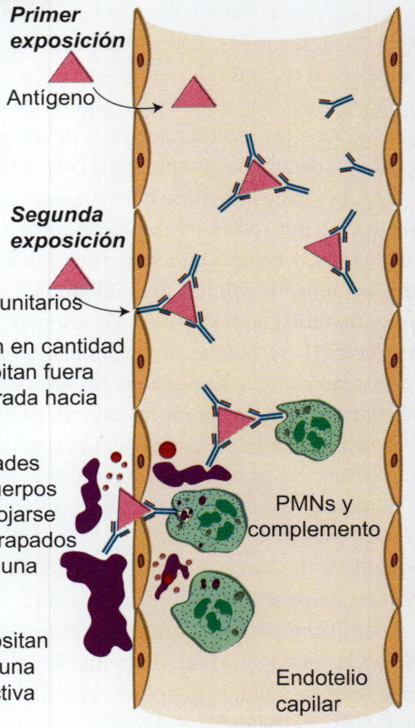

Hipersensibilidad del tipo tardía (tipo IV)

La tuberculina es un derivado proteico purificado no infeccioso de la *Mycobacterium tuberculosis*. Se la inyecta en la piel durante las pruebas de Mantoux y Heaf

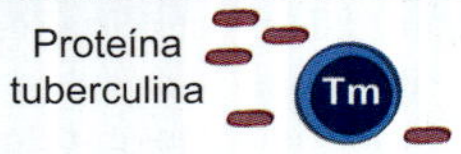

En un paciente previamente expuesto, las células T con memoria son activadas por los antígenos de la tuberculina. La liberación de citoquinas causa enrojecimiento e inflamación local

En el paciente con exposición previa a TB, se produce una reacción inflamatoria rojiza en el sitio de la inyección a los 2-3 días. Cuanto más rápida y vigorosa la respuesta, mayor la posibilidad de que el individuo padezca TB activa

En un paciente sin infección previa por tuberculosis, no se produce reacción cutánea alguna. Por lo tanto, se le debe ofrecer la vacuna antituberculosa

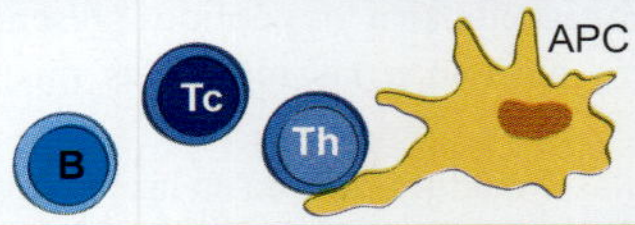

Vacuna BCG: este cocktail de antígenos de tuberculosis atenuada activa a las células de Langerhans, que procesan al antígeno y lo presentan a las células Th. La inmunidad se genera dentro de las tres semanas siguientes

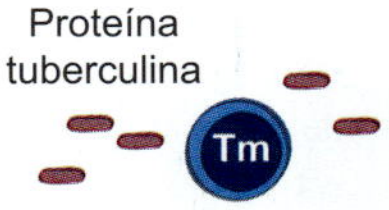

Ahora, la segunda prueba con tuberculina arroja resultados positivos

Las reacciones de hipersensibilidad son versiones exageradas o inapropiadas de la respuesta inmune normal. Se reconocen cuatro clases: las tipo I a III involucran a las lesiones mediadas por anticuerpos, en tanto que las tipo IV son causadas por células T.

Hipersensibilidad tipo I (respuestas alérgicas y anafilácticas)

Se debe a una producción inadecuada de anticuerpos IgE. Se cree las personas "atópicas" tienden a generar células Th2 en vez de linfocitos T cooperadores Th1. Los conceptos actuales indican que la exposición a los patógenos durante los primeros años de la infancia es importante para evitar esta respuesta, un hogar demasiado limpio puede disminuir la cantidad de infecciones que padecerá el niño, pero provocar trastornos alérgicos de por vida.

Con frecuencia, la IgE es sintetizada por las células B, cuando las interleuquinas 4,5 y 10, segregadas por las células Th2, detectan la presencia de parásitos en la etapa en la que se produce el cambio de clase de las inmunoglobulinas de las células B.

Los mastocitos, basófilos, eosinófilos y monocitos se unen específicamente a la región Fc de IgE. Todas estas células, a excepción de los monocitos, contienen gránulos de sustancias tóxicas para los parásitos. La unión y el entrecruzamiento de dos o más de estas moléculas de IgE por antígenos sobre la superficie de un parásito desencadena la liberación de los gránulos tóxicos, que lo dañan o matan. Además, se inicia la producción de metabolitos del ácido araquidónico en las membranas de los mastocitos.

En individuos atópicos, la elaboración de IgE en vez de IgG, en respuesta a una variedad de antígenos, es anormal. Estos antígenos se caracterizan por la presencia de grandes cantidades de epitopes repetidos, a los que pueden unirse múltiples anticuerpos, permitiendo el cruzamiento de dichos anticuerpos y la desgranulación celular. Estos antígenos incluyen picaduras de abejas, nueces, granos de polen o ácaros del polvo en el hogar.

Efectos inmediatos: se observan en un lapso de 5 a 30 minutos, duran aproximadamente 1 hora, y se deben a la liberación de mediadores preformados en los gránulos:

- Histamina (vasodilatación y dolor).
- Proteasas, que causan lesión tisular.
- Quimioquinas, que atraen a otras células inflamatorias.
- SHT (permeabilidad vascular).

Efectos tardíos: se producen después de 8 a 12 horas, reflejando así la cantidad de tiempo que se tarda en fabricar los derivados del ácido araquidónico. Pueden prolongarse durante 2 a 3 días, y son causados por:

- Factor de activación plaquetaria (permeabilidad vascular, vasodilatación, adhesión de neutrófilos y agregación plaquetaria).
- Leucotrienos (broncoespasmos)
- Prostaglandinas (efectos dispersos, a menudo opuestos entre sí).

Los efectos tardíos de la alergia, como los observados en el asma, reflejan el reclutamiento de eosinófilos de la médula ósea, a través de la sangre. De esta forma, el hallazgo de un incremento de eosinófilos en la sangre periférica del paciente sugiere una infección por parásitos o una respuesta alérgica.

Las consecuencias de una alergia pueden ser levemente irritantes, por ejemplo, fiebre de heno, o potencialmente mortales, como en el status asmáticus o el shock anafiláctico.

Con frecuencia, se recurre al asma para ejemplificar el concepto de hipersensibilidad tipo I, y su patología puede resumirse como "una enfermedad en la que existe una hiperactividad bronquial causada por una reacción de hipersensibilidad tipo 1, que conduce a broncoconstricción reversible y aumento de la producción de mucosidad".

Shock anafiláctico

Un alergeno, como por ejemplo el aguijón de una abeja, puede ingresar en el torrente sanguíneo y desencadenar una respuesta alérgica masiva denominada shock anafiláctico, en el que se producen broncoespasmos y una mayor permeabilidad de los vasos sanguíneos, junto con vasodilatación. Los síntomas clínicos incluyen sibilancias, edema laríngeo, hipotensión profunda y shock clínico.

El paciente puede morir si no se logra una respuesta vasopresora (con adrenalina), o si los mediadores inflamatorios no son amortiguados por antihistamínicos (en los primeros minutos, los efectos de la histamina duran aproximadamente 15 minutos) o corticoesteroides. La obstrucción laríngea causada por edema puede precisar una traqueotomía de emergencia.

Hipersensibilidad Tipo II

Es causada por anticuerpos dirigidos contra un elemento del tejido, es decir un antígeno "fijado".

En el síndrome de Goodpasture, los anti-anticuerpos contra colágeno tipo IV se unen con la membrana basal del pulmón y los glomérulos renales, provocando hemoptisis y glomerulonefritis. Ésto se debe a que el complemento se une al componente Fc de IgG, produciéndose de este modo una inflamación aguda, fagocitosis o citotoxicidad de células NK que dependen de anticuerpos. Se desconoce el estímulo original que inicia la formación de anticuerpos.

Las reacciones a las transfusiones y la enfermedad de Rhesus del recién nacido constituyen otros ejemplos. En esta última, existe una destrucción de los eritrocitos fetales, provocada por los anticuerpos derivados de la madre contra el antígeno del grupo sanguíneo Rhesus. Esto se produce si una madre con factor Rh negativo gesta un bebé con factor RH positivo, y ya ha desarrollado anticuerpos al antígeno con anterioridad. Por lo general, dichos anticuerpos se han generado en un embarazo con factor Rh positivo anterior, debido a una hemorragia feto maternal durante el parto. A fin de reducir el riesgo de esta complicación, que puede resultar fatal para el feto, las madres con Rh negativo reciben grandes dosis de inmunoglobulinas anti Rhesus durante el parto, para suprimir su propia producción endógena.

Hipersensibilidad Tipo III

Esta respuesta es causada por anticuerpos dirigidos contra antígenos "no fijados", con formación de complejos inmunes que se alojan en los capilares e inducen una reacción inflamatoria aguda.

Esta afección puede producirse en personas con exposición crónica a un antígeno. La exposición inicial conduce a la formación de anticuerpos y células B con memoria. Éstas proliferan con rapidez, y segregan grandes cantidades de anticuerpos cuando se encuentran nuevamente con dicho antígeno. Se generan lesiones inflamatorias agudas en aquellos órganos en los que se alojan los complejos de anticuerpos y antígenos.

Los ejemplos incluyen lupus eritematoso sistémico (LES), glomerulonefritis postestreptocóccica y alveolitis alérgica extrínseca.

Hipersensibilidad Tipo IV (hipersensibilidad tardía)

Se presenta en pacientes en quienes se ha desarrollado una respuesta inmune anormal, principalmente de las células T, a un antígeno en particular.. Esta reacción se produce en 3 semanas si el paciente no ha sido previamente sensibilizado, y en 3 a 5 días si ya lo ha sido.

Dicha reacción es utilizada clínicamente en las pruebas de tuberculina, para identificar a pacientes con tuberculosis activa (TB). La prueba de tuberculina en la piel debería dar positiva tras la aplicación de la vacuna BCG. Desde el punto de vista clínico, se debe recordar la siguiente excepción: un paciente con tuberculosis abrumadora puede estar anérgico (no muestra respuesta alguna).

20 Repaso de inflamación e inmunidad

Respuesta inmune innata — Macs, APC, anticuerpos y complemento participan en ambos tipos de respuesto — **Respuesta inmune adquirida**

Lesión tisular aguda

Invasión de microorganismos patológicos no virales

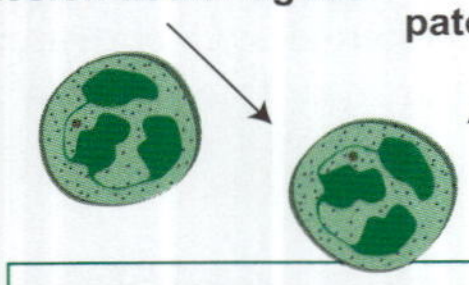

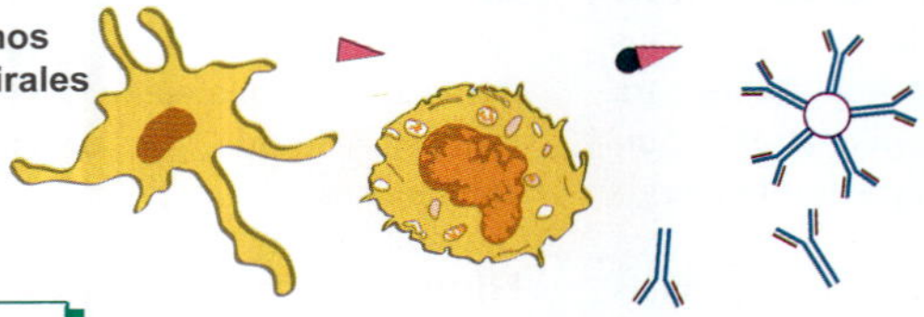

Infección viral

Enfermedad mediada por inmunidad

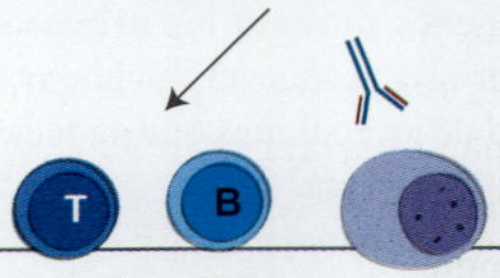

Respuesta inflamatoria aguda

- Dicha respuesta es iniciada por los mediadores liberados por macrófagos y mastocitos activados en los tejidos, que regulan los sitios de unión de los leucocitos sobre las células endoteliales vasculares (TNF & IL-1 de macrófagos) y puede causar vasodilatación e incremento de la permeabilidad capilar (histamina, serotonina y metabolitos del ácido araquidónico de los mastocitos). **Provoca enrojecimiento, inflamación, calor y dolor.**
- En los tejidos, C3 puede unirse a residuos patogénos superficiales y opsonisarlos. La fagocitosis de las partículas opsonisadas activan a los macrófagos.
- La cascada de complemento, estimulada por las vías de unión clásicas, alternativas o de lectina, conduce a la opsonisación o eliminación del microbio.
- Leucocitos polimorfonucleares (PMN) atraídos fuera de la circulación hacia el sitio de fagocitosis de los restos de células dañadas, en especial microorganismos opsonisados: matan microorganismos a través de una explosión respiratoria dependiente de O_2 y enzimas no dependientes de O_2.

TNF IL-1 →

Respuesta sistémica:

- Fiebre
- Proteínas de fase aguda
- Estado catabólico
- Dolor muscular y articular
- La médula ósea sintetiza más células inflamatorias
- El hígado sintetiza factores de coagulación y proteínas de complemento

← TNF IL-1

Respuesta inflamatoria crónica

- Células presentan antígenos (APC): macrófagos activados, células dendríticas, linfocitos B activados, células dendríticas foliculares (requieren presencia de C3)
- Linfocitos B: se convierten en células plasmáticas cuando son activados, ya sea por células dendríticas, por entrecruzamiento antigénico directo de los receptores superficiales. Las células Th interactúan con las B, e inducen proliferación, hipermutación y cambio de clase
- Linfocitos T:
  - Células T cooperadoras (Th)- CD4+ interactúan con casi todas las células inmunitarias, fundamentales en respuesta inmune adquirida. Activados por antígenos presentados sobre las moléculas del MHC II de la APC.
  - Las células citotóxicas/supresoras T (Ts/c)- CD8+ activadas por células Th, interactúan con el antígeno presentado por las células huésped vía las moléculas del MHC I. Matan induciendo apoptosis.
- Células NK (pertenecen al linaje de células T no son CD4 o CD8+ y actúan independientemente de las moléculas del MHC). Son útiles contra células virales infectadas o tumores. Matan mediante apoptosis o perforando la membrana plasmática

Estímulo persistente, ej.: microorganismo no eliminado o cuerpo extraño en el sitio de la lesión

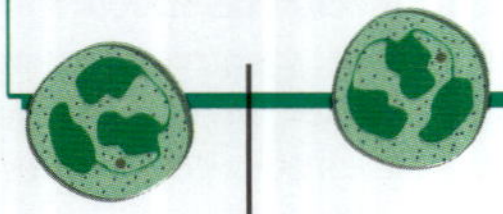

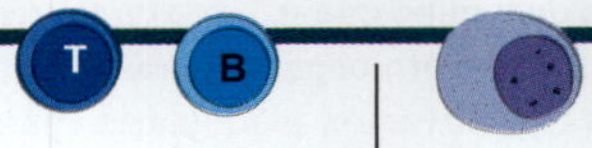

Material indigerible →

Inflamación granulomatosa (sin virus)

Resolución /reparación

Formación de abscesos (inflamación supurativa crónica) Puede requerir intervención quirúrgica para su extracción

Granuloma persitente bajo control de la célula T supresora

Resolución /reparación

Inflamación crónica persistente

La inflamación y la inmunidad son procesos que se encuentran íntimamente relacionados. Las inflamaciones agudas y crónicas son, por lo general, consecuencia de la respuesta del sistema inmunitario a la infección, pero también se las observa en otras formas de lesiones hísticas, como por ejemplo en caso de infarto.

Sistema inmunitario: es un ejército de alta complejidad, integrado por diversos elementos, cada uno de los cuales proporciona distintas capacidades y funciones para combatir las amenazas.

Los linfocitos T cooperadores (Th)-CD4+ , que actúan como oficiales superiores, coordinan y conducen el comportamiento del ejército. No participan directamente en la matanza, pero si en la detección del enemigo y la emisión de órdenes a través de diversos mediadores humorales, que le permiten al sistema inmune funcionar con eficacia. Sin las células Th, las unidades individuales pueden seguir ejecutando sus funciones específicas, si bien no a un nivel óptimo ni efectivo.

Las células citotóxicas (Tc) T-CD8+, las NK y las B son los oficiales de menor rango. Las Tc y NK actúan en el enfrentamiento directo mano a mano (célula a célula), en tanto que las B liberan misiles cazadores inteligentes en la forma de anticuerpos. Cualquier anticuerpo individual se centra en un solo blanco determinado, y, por lo tanto, tiene instrucciones para ejecutar una misión muy específica. Una vez que se ha unido a su blanco, el anticuerpo sirve como referente y centro de ataque para otros elementos del ejército.

Las células presentadoras de antígenos (APCs) , al igual que las dendríticas foliculares y los macrófagos, constituyen el departamento de inteligencia. Se juntan y procesan datos sobre el enemigo en la forma de antígenos. Luego los presentan, debidamente digeridos, a otros oficiales, en especial a las células T, de modo tal de alertar a las células sobre la amenaza, y permitir que dichos oficiales elaboren una estrategia para contrarrestarla.

Sistema inmune adquirido: Los oficiales, es decir, las células T y B conforman el sistema inmune adquirido. Son elementos poderosos y sofisticados del ejército, que poseen memoria y crean estrategias específicas, en la forma de anticuerpos contra moléculas específicas y receptores de célula T, que actúan contra enemigos individuales. Una vez diseñada la estrategia, ésta es almacenada, y queda latente y lista para utilizarse en caso de recurrir la incursión, momento en el que deberán movilizarse con rapidez. No obstante, durante el enfrentamiento inicial, el encuentro de los departamentos de inteligencia y estrategia tarda hasta 3 semanas. Durante este lapso, resulta fundamental contar con una unidad de respuesta rápida, que permanezca disponible para actuar en el plan de campaña que los oficiales habrán de desarrollar con posterioridad.

Sistema inmune innato: es la fuerza de respuesta rápida. Si bien carece de la especificidad de la respuesta adquirida y de la capacidad de adaptación del sistema adquirido, permite una neutralización inmediata de cualquier invasor y proporciona la primer línea de tropas. Los neutrófilos constituyen la infantería básica, están armados con capacidad fagocitaria y un arsenal de gránulos tóxicos. Convergen sobre el enemigo y desencadenan una matanza. Están prestos a participar en la "carnicería", y su expectativa de vida es proporcionalmente corta. Junto con los neutrófilos, se puede hallar a una artillería de minas, conformada por el complemento, un sistema de proteínas arcaico, aunque eficaz, contra diversos microorganismos.

Los macrófagos apoyan a los neutrófilos. También constituyen el frente de defensa, si bien son más avezados y resistentes al caos de la batalla y cumplen una función más versátil. Cuando se enfrentan a un enemigo especialmente implacable, pueden agruparse para formar células gigantes, uniendo fuerzas para crear una unidad fagocitaria más poderosa. Pueden destruir los contenidos del fagosoma, o presentar porciones del mismo a los oficiales del sistema inmune adquirido.

Existen fuerzas especiales en la forma de eosinófilos y mastocitos. Éstos sólo intervienen, por sí mismos, cuando se enfrentan a ciertos oponentes, por lo general parásitos, aunque ofrecen una opción de artillería en la forma de gránulos tóxicos, que son empaquetados con proteínas diversas y otros agentes, que pueden atacar a los invasores, que de otro modo se resistirían a los esfuerzos de las demás tropas.

Sumario

Las células no leucocíticas del cuerpo constituyen la población civil, pero no son espectadores ociosos en la guerra. Sus moléculas del MHC sirven como forma de identificar insignias, permitiéndole al ejército inmunitario reconocerlos como amigos. Las señales químicas que segregan o liberan, pueden alertar al sistema inmune respecto a los puntos de invasión y de apoyo establecidos por los invasores. Las células endoteliales son especialmente activas en este contexto, y , esencialmente, guían a los neutrófilos hacia los microorganismos infecciosos, como así también regulan el flujo sanguíneo para posibilitar el ingreso de leucocitos al campo de batalla, sirviendo así como pistas de aterrizaje, puentes y caminos.

Las numerosas señales deben atravesar los componentes celulares del sistema inmunitario, que son provistos por un sinfín de citoquinas, cada una de las cuales codifica instrucciones específicas que sólo pueden ser leídas por las células que expresan receptores de superficie celular adecuados.

Las fortificaciones permanentes en la forma de barreras cutáneas y mucosas, y los ríos del escalador mucociliar, la peristalsis y las lágrimas, todos actúan como obstáculos físicos empleados por el sistema inmune para oponerse a la invasión en la primer oportunidad, antes de movilizar las tropas.

Una vez concluido el caos, se debe limpiar el campo de batalla e intentar restaurar normal funcionamiento. Al respecto, los macrófagos, que ya sirvieron como oficiales de inteligencia y máquinas de matar en el frente de combate, muestran ahora aún más versatilidad, al convertirse en ingenieros y limpiadores, engullendo y eliminando la debris de la zona del enfrentamiento. La población civil celular intenta regenerar las estructuras que previamente ocuparon el área de combate. No obstante, con frecuencia, no se puede lograr una resolución completa, y los ingenieros/constructores civiles deben tratar de realizar algún tipo de reparación viable, bajo la forma de fibrosis. La preservación de la infraestructura es esencial para determinar la magnitud de la recuperación. Los caminos muy dañados (vasos sanguíneos) o las reservas deficientes de materia prima (nutrición, hipoxia), privan a las células de los recursos que necesitan para alcanzar una buena convalecencia.

La disciplina, las normas y las reglas ayudan a controlar al ejército y a evitar que se descontrole, si bien, en ocasiones, el sistema puede funcionar mal. Algunos oficiales rebeldes pueden identificar a elementos específicos de la población celular civil como el enemigo, y lanzar sus armas contra ellos, produciendo enfermedades autoinmunes.

21 División celular

Comparación de la división celular (mitosis vs. meiosis)

Mitosis

Prometafase: se separan todos los cromosomas, que se enroscan firmemente y replican su ADN: el centrómero enlaza cepas nuevas y viejas

Metafase: se disuelve la membrana nuclear, los centriolos se desplazan hacia polos opuestos de la célula

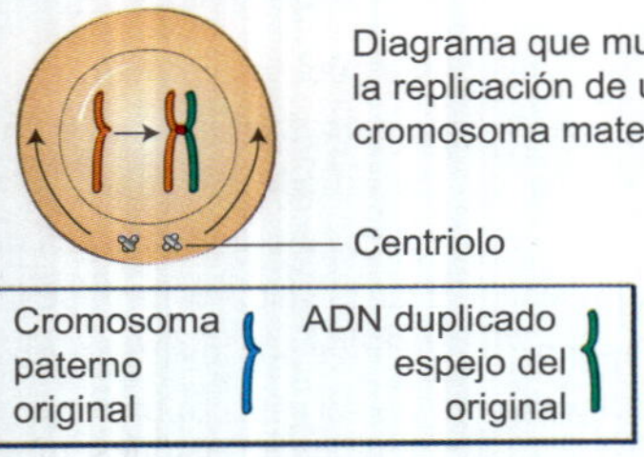

Anafase: los cromosomas replicados se alinean a lo largo del huso mitótico

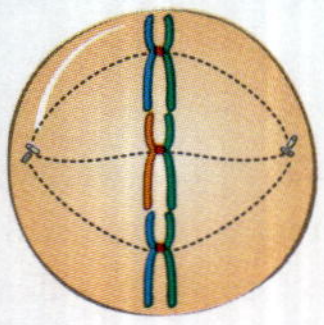

Telofase: se divide el centrómero, las cromatidas se apartan, desplazándose a lo largo del huso. Se inicia la constricción celular

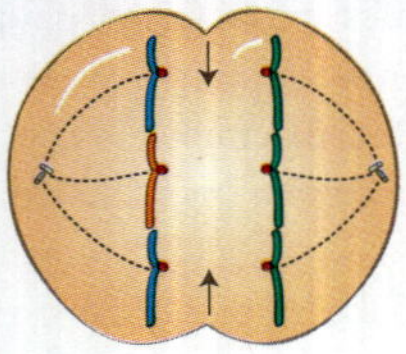

Se forma nuevamente la membrana nuclear, los cromosomas ya no están tan enroscados y no se los puede distinguir individualmente

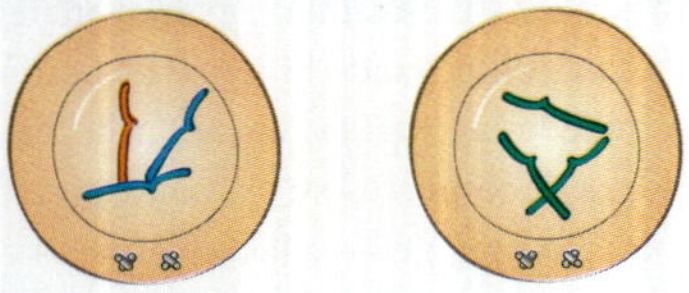

Las 2 células **hijas** son réplicas **diploides** exactas de la original

Meiosis

Recombinación: A diferencia de la mitosis, en la meiosis se produce un entrecruzamiento de algunos genes entre los cromosomas maternos y paternos antes de la replicación

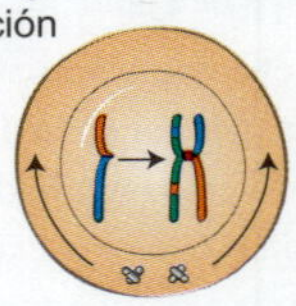

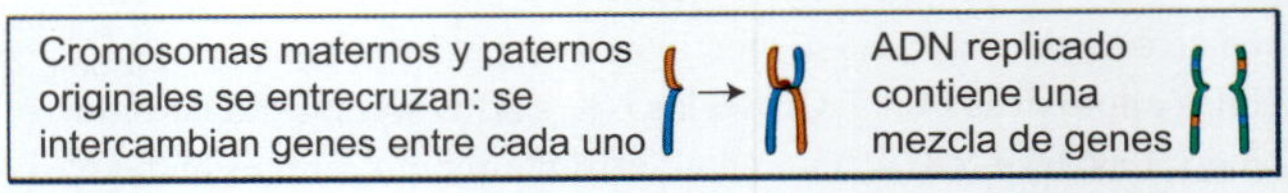

Entonces, se produce la primer división meiótica, de manera similar a la mitosis, produciendo dos células hijas diploides

Primera división meiótica

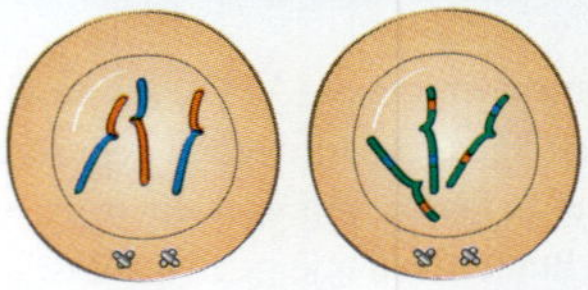

Las células hijas son **diploides,** pero los cromosomas no son réplicas exactas del original, debido al intercambio de cromatina. Los genes no son separados por este intercambio, y algunos de ellos se desplazan siempre juntos ("enlace genético")

Segunda división meiótica

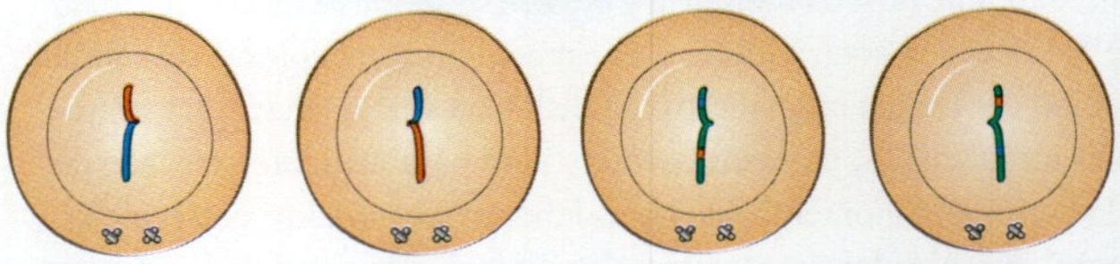

Los cromosomas se alinean sobre el huso y se separan sin replicación posterior, originando cuatro células hijas haploides. En las mujeres, 3 se atrofian, dejando 1 óvulo, en tanto que en los hombres las cuatro se convierten en espermatozoides. La 2ª división se produce inmediatamente después de la 1ª en hombres, pero se demora varios años en mujeres

Mutación de línea germinal vs. somática

Mutación de línea germinal:
Las enfermedades genéticas hereditarias causadas por mutación de genes pertenecen a este grupo

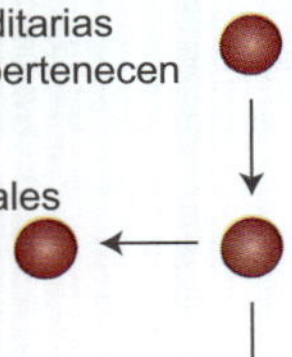

Gen mutante en célula germinal de los padres

Gen mutante heredado por el niño

Gen mutante en las células gerninales propios del niño: pueden pasar a generaciones futuras

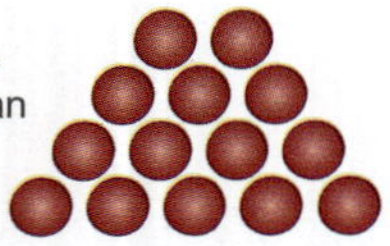

Mutación de línea germinal: todas las células somáticas (cuerpo) transportan al gen o genes mutantes

Mutación somática:
Las enfermedades adquiridas por mutaciones esporádicas se relacionan, principalmente, con el desarrollo de cáncer

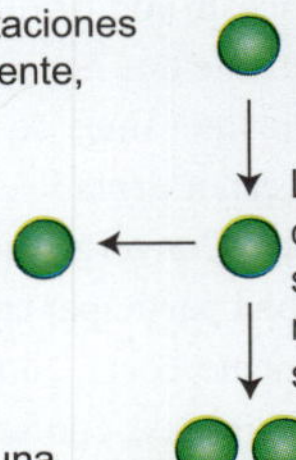

Los genes en la célula germinal de los padres son normales

Los genes en las propias células germinales del niño son normales: las generaciones subsiguientes serán normales

Genes normales heredados por el niño

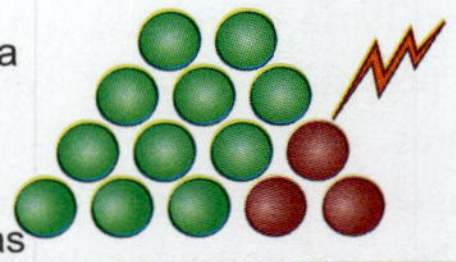

Mutación somática: a menudo, debida a estímulos exógenos, por ej.: radiación, infección viral. Se necesita que tan sólo una célula tisular desarrolle el gen mutado, dado que toda su descendencia, en caso de ser viable, conllevará la mutación. Sólo algunas células tisulares son afectadas

El núcleo de la célula humana contiene 23 pares de cromosomas, 22 de los cuales son autosomas y uno es el cromosoma sexual. Este ordenamiento en parejas se denomina diploide. Cada par contiene un cromosoma de origen materno y otro de origen paterno. Los rasgos cromosómicos distintivos de un individuo reciben el nombre de cariotipos. Los cromosomas están compuestos por ADN y se heredan conforme al modelo mendeliano, descripto por primera vez por el pastor Gregor Mendel, quien realizó experimentos con plantas de guisantes, con flores de distintos colores. Se dio cuenta de que la herencia de una expresión genética influía en el color de las flores de las plantas hijas.

El ADN consiste de una serie de bases en parejas, y está dividido en intrones y exones. Estos últimos son los encargados de codificar las proteínas; los intrones son "zonas silenciosas", que probablemente estabilizan al cromosoma. Son extraídos del ADN transcripto, a fin de formar el ARN mensajero (ARNm), que lleva la "receta" a los ribosomas, que ensamblan las proteínas según la plantilla.

Mitosis

- Cuando una célula se divide, cada cromosoma copia su ADN (profase). El original y las hebras nuevas (cromátidas) son unidas por un centrómero. Luego, se disuelve la membrana nuclear y los centríolos se dirigen hacia polos opuestos de la célula.
- Los cromosomas ahora duplicados se enroscan estrechamente, para adquirir su forma de X tradicional. Un "huso" une a los centrómeros con los centríolos, los que, en un principio, se ubican en el centro de la célula (metafase).
- Los centrómeros se dividen, y cada par de cromátidas se aleja en direcciones opuestas, desplazándose a lo largo del huso hacia el centríolo (anafase).
- Luego, se reconstituye la membrana nuclear, el citoplasma comienza a constreñirse, y la célula se divide en dos células hijas iguales, con 46 cromosomas cada una.
- Los telómeros son las secuencias genéticas en los extremos de cada brazo de los cromosomas. Están formados por secuencias repetidas de ADN, que son fundamentales para la división celular, por cuanto proporcionan un sitio de unión para las enzimas duplicadoras de ADN. Con cada división celular, se reducen los telómeros debido a que la ADN sintasa no puede duplicar sus pares de base, que ya están siendo utilizados para anclarse a la hebra de ADN. Ésto repercute en la senescencia: algunos de los cambios observados en la vejez, como por ejemplo el aumento de la frecuencia de la mutación genética, pueden ser atribuidos a la antedicha disminución de telómeros.

Meiosis

- Se produce en células germinales. Su objetivo consiste en crear un gameto (óvulo o espermatozoide) con sólo 23 cromosomas no apareados (haploides), que se aparearán con otro gameto durante la reproducción sexual.
- La replicación de los cromosomas comienza del mismo modo que en la mitosis: cada cromosoma se duplica y las dos cromátidas se unen en el centrómero.
- En esta etapa, cada cromosoma se alinea con su pareja (es decir, los cromosomas maternos y paternos se emparejan) y, a menudo, se produce una superposición de brazos, que resulta en un entrecruzamiento del material genético. De esta forma, el gameto heredará cromosomas que difieren levemente de los cromosomas maternos y paternos originales, debido a que algunos habrán de contener una combinación de ambos.
- Estos cromosomas se ubican luego a lo largo del huso y se separan (anafase de la primer división meiótica), Se dividen en dos células hijas, cada una con 46 cromosomas, al igual que en la mitosis.
- A esta altura, se produce la segunda división meiótica, en la que no se duplican los cromosomas, sino que simplemente se alinean a lo largo del huso, dividiéndose entonces la célula. Esta división es mucho más tardía en las mujeres, quienes, al nacer, heredan todo su complemento de células germinales. Se forman cuatro células, como producto final de la división meiótica, cada una de ellas con 23 cromosomas. Estos generan los espermatozoides en el hombre. En las mujeres, se atrofian tres células, quedando sólo un óvulo haploide.
- Cuando hablamos de células que tienen "mutaciones de línea germinal", nos referimos al hecho de que la mutación se ha producido antes de este punto, y que el gameto es el que acarrea dicha mutación. Las "mutaciones somáticas" ocurren durante las divisiones mitóticas posteriores a la fertilización.

Terminología

El brazo más corto de un cromosoma es el brazo "p", y el más largo es el "q". Un locus que codifica a una proteína o serie de proteínas en especial se denomina gen. Un alelo es el término dado a un gen: por lo tanto, los alelos están en pares, uno es de origen paterno, y el otro de origen materno, y cada uno ocupa una parte específica de un cromosoma determinado (locus del gen).

Un gen dominante es aquel que determina, por sí mismo, el fenotipo correspondiente e invalida los efectos del otro par de genes. Un gen recesivo es el que no expresa fenotipos a menos que esté en el par con otro gen recesivo. Por ejemplo, los ojos marrones son dominantes sobre los azules. En otras palabras, sólo se necesita una copia de un gen dominante para generar el fenotipo correspondiente, en tanto que un gen recesivo debe estar presente como ambos alelos.

La lionización de la expresión de un gen es el proceso mediante el cual un cromosoma X se inactiva tempranamente (aproximadamente el día 16) durante el desarrollo de un embrión con un cariotipo XX, aunque si se trata de un cromosoma materno o paterno varía en cada célula. Toda célula producida por la división posterior de estas células tendrá el mismo fenotipo de allí en más. El cromosoma inactivado es extruido del núcleo para formar un cuerpo de Barr. El organismo resultante es un mosaico compuesto de dos juegos de células que difieren en cuanto a la composición de los cromosomas activos. La lionización no se produce en varones normales, dado que tienen un solo cromosoma X. Es necesaria para evitar que la mujer tenga una doble expresión de todas las proteínas del cromosoma X en sus células. Dicha sobreexpresión sería nociva, y, probablemente, fatal.

22 Enfermedades genéticas

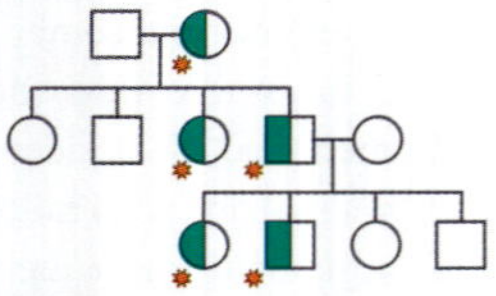

Trastorno autosómico dominante: el 50% de la descendencia heredará el gen anormal y presentará la enfermedad.
Ejemplo: síndrome de Marfan.

Trastorno ligado al cromosoma X:

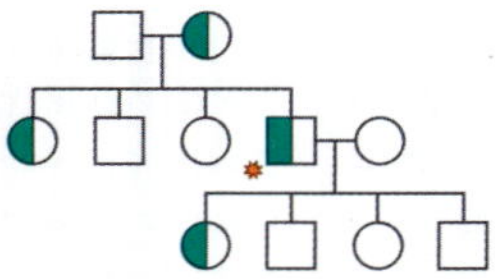

- Los hombres donan su cromosoma X a sus hijas, de modo que sólo pueden pasarle la enfermedad a ellas.
- Las mujeres pueden transmitir una enfermedad ligada a X a hijos o hijas.
- A menudo, esta enfermedad es recesiva, tal como se muestra aquí, es decir un individuo sólo expresa la afección si no existe un cromosoma X normal presente. Ejemplo: hemofilia

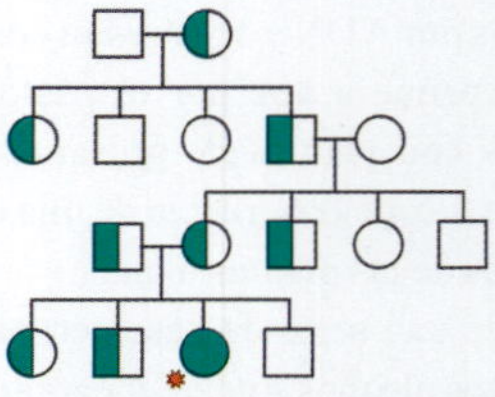

Trastorno recesivo autosómico: el 50% de la descendencia heredará el gen anormal, pero sólo manifestarán la enfermedad si se hereda otro gen anormal del otro padre. Los trastornos recesivos son, por lo tanto, mucho menos frecuentes que los dominantes
Las probabilidades de heredar un trastorno recesivo aumenta si se trata de un matrimonio consanguíneo, por ej., entre primos.
Por otro lado, una mutación de un gen puede ser razonablemente habitual, si sus efectos varían en cuanto al grado de severidad y no resultan en la extinción de individuos con estas características antes de su reproducción. Ejemplo: fibrosis quística

* Expresión de la enfermedad
◐ Heterocigoto femenino
● Homocigoto femenino
◧ Heterocigoto masculino
□ Masculino normal

Cuadro clínico de la fibrosis quística, una enfermedad recesiva autosómica:

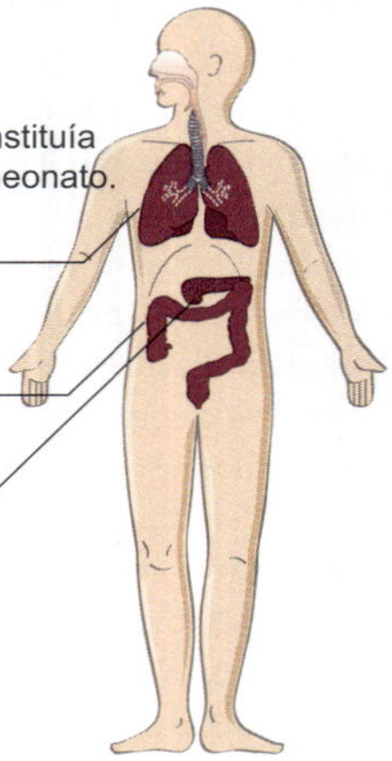

- Sudoración hipertónica: anteriormente constituía una prueba de diagnóstico muy útil en el neonato.
- Infecciones pulmonares reiteradas, bronquiectasia y formación de abscesos.
- Obstrucción gastrointestinal por sequedad extrema de mucina.
- Obstrucción del conducto pancreático por mucina viscosa, con malabsorción (véase también capítulo 43)

Cuadro clínico del síndrome de Marfan, una enfermedad hereditaria autosómica dominante

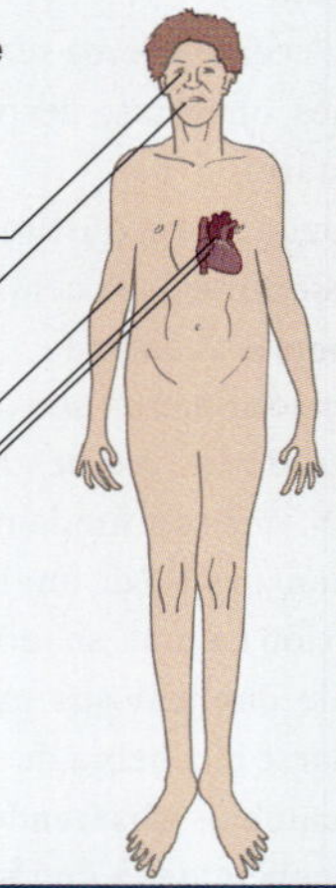

- Individuos muy altos, con una gran apertura de brazos y aracnodactilia.
- Tejido conectivo anormal en el aparato ciliar: las dislocaciones de las lentes son comunes.
- Paladar ojival
- Ligamentos laxos (“articulación doble”).
- Propensión a dilatación de la raíz aórtica, disección y ruptura aórtica, en especial en mujeres embarazadas
- Prolapso de la válvula mitral

Cuadro clínico de la hemofilia-A, una enfermedad recesiva ligada al cromosoma X, que causa insuficiencia del factor VIII

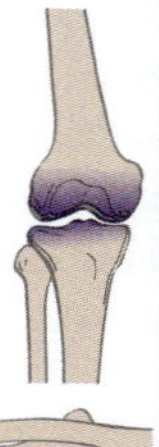

- Manifestaciones clínicas variadas, dependiendo del grado de penetración y expresión de la enfermedad.
- Hemorragia en los tejidos blandos y articulaciones tras un traumatismo menor: este último puede provocar una lesión articular progresiva considerable.

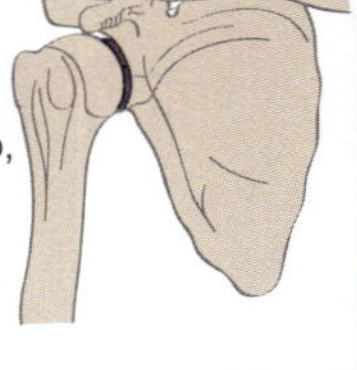

- Los exámenes clínicos muestran tiempo de protrombina y recuento de plaquetas normales, pero tiempo de tromboplastina parcial prolongado, lo que indica la presencia de un defecto en la vía de coagulación intrínseca.

Cuadro clínico del síndrome de Down, un trastorno cromosómico que incluye la adquisición de un cromosoma autosómico extra (trisomía 21)

- Coeficiente mental severamente reducido (80%)
- Defectos cardíacos congénitos (40%)
- Otras malformaciones congénitas (por ej.: atresia esofágica)
- Leucemia mieloblástica aguda (riesgo 10 a 20 veces superior)
- Predisposición a infecciones bacterianas
- Predisposición a enfermedades autoinmunes
- Demencia (el exceso de proteína de Alzheimer se acumula en el cerebro) – aproximadamente 100% con la edad

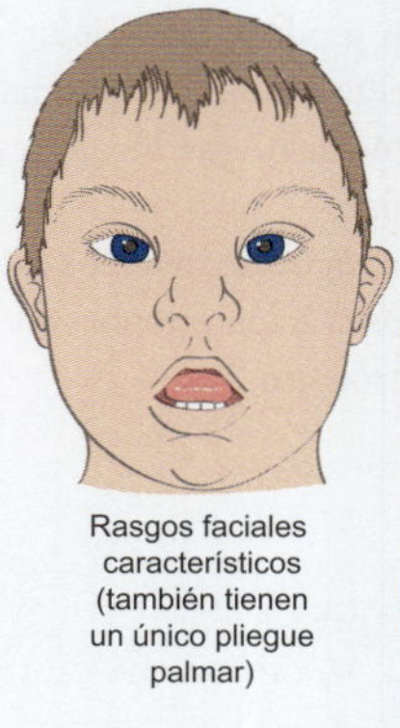

Rasgos faciales característicos (también tienen un único pliegue palmar)

Si bien se puede afirmar que la neoplasia es una enfermedad genética, este término se reserva, con frecuencia, para aquellas afecciones causadas por anomalías genéticas presentes en el nacimiento. Dichas anomalías pueden heredarse de los padres, o producirse de manera espontánea durante las primeras etapas de la línea germinal. Existen diversas categorías básicas.

Trastornos cromosómicos

Afectan a todo un cromosoma o a gran parte del mismo, bajo la forma de duplicación o supresión. Las células que no tienen 23 pares de cromosomas se denominan aneuploides.

La causa más frecuente de la aneuploidia es la falta de separación de las cromátidas, o partes de las mismas, durante la meiosis. Es un rasgo característico en las mujeres de más edad, cuyas células germinales han esperado varios años para completar la segunda división meiótica. Por ello, suele ser más común heredar este tipo de trastornos por vía materna. Los espermatozoides se producen continuamente durante la adultez, y , por ende, las mutaciones espontáneas que involucran a pequeños segmentos de ADN suelen ser más frecuentes.

En ocasiones, la falta de separación se produce después de la fertilización, durante la mitosis, resultando en mosaiquismo, en el que algunas células se ven afectadas y otras no.

Los ejemplos de trastornos cromosómicos incluyen trisomía 21 (síndrome de Down), en el que hay un cromosoma 21 extra, síndrome de Kleinfelter (47 XXY), causado por un cromosoma X de más, y síndrome de Turner (45 X0), en el que falta un segundo cromosoma sexual. La aneuploidia suele observarse en tumores malignos.

Trastornos autosómicos

Los trastornos autosómicos son causados por mutaciones en un solo gen, heredado de uno de los 22 autosómicos. Las afecciones dominantes requieren la presencia de un solo alelo anormal para que se manifieste la enfermedad. Las afecciones recesivas necesitan que ambos alelos sean defectuosos.

- Los trastornos autosómicos dominantes tienden a afectar a las proteínas estructurales. Las células no pueden ensamblar las estructuras de manera adecuada si la mitad de los ladrillos del edificio están averiados, por ej., síndrome de Marfan.
- Las enfermedades autosómicas recesivas suelen afectar a las enzimas. La mayoría de las enzimas son sumamente eficientes, y aún a la mitad de su nivel permiten una función adecuada, por ej., fibrosis quística.

Síndrome de Marfan

Esta es una enfermedad autosómica dominante, causada por una mutación de uno de los genes de fibrilina, la mayoría de los cuales se encuentran sobre el cromosoma 15q. Se calcula que su prevalencia es de uno por 5000. Las fibrilinas son componentes importantes de la matriz extracelular. Los rasgos característicos de este síndrome se asemejan a la distribución de microfibrillas en el tejido conectivo.

Los pacientes afectados son exageradamente altos, por lo general flacos, con un amplio margen de estiramiento de brazos, aracnodactilia (dedos largos en manos y pies) y un paladar muy arqueado. Puede producirse dilatación de la raíz aórtica y disección en el adulto relativamente joven. Estos pacientes pueden presentar también enfermedad de la válvula mitral flexible, que puede ocasionar prolapso e incompetencia valvular. Además, sufren de dislocación intermitente del cristalino y desprendimiento de retina.

La disección aórtica constituye un problema especial para las mujeres con este síndrome durante el embarazo, cuando su circulación hiperdinámica provoca un aumento de la presión de la raíz aórtica.

Los individuos con síndrome de Marfan pueden someterse a controles ecocardiográficos regulares de la raíz aórtica y a injertos en caso de detectarse una dilatación significativa.

Fibrosis quística

La fibrosis quística (CF) es una enfermedad autosómica recesiva. Muta el gen regulador de la conductancia de transmembrana de la fibrosis quística (CFTR) sobre el cromosoma 7q. La prevalencia es de uno por 2000 nacimientos vivos. Aproximadamente una de cada 25 personas de ascendencia europea son heterocigotas.

La proteína CFTR codifica un canal iónico de cloruro que se produce en diversos tipos de epitelios, y permite que el cloruro entre o salga de las células. El adenosinmonofosfato cálcico (cAMP) puede modificar la función de este canal. Cumple un papel importante en la determinación de la secreción y/o reabsorción de agua, dado que su desplazamiento a través de estos epitelios sigue, en forma pasiva, un gradiente osmótico al que contribuye el movimiento del cloruro. Además, el canal sódico epitelial (ENaC) requiere que la proteína CFTR funcione con normalidad. En la CF, disminuye la actividad del ENaC, de modo tal que se altera el transporte de sodio. El deterioro de CFTR puede afectar también al movimiento de bicarbonatos.

En general, el problema funcional habitual consiste en una producción de mucosidad anormalmente espesa, debido a que los epitelios de los órganos afectados que generan mucina (pulmones, intestinos y páncreas), segregan una cantidad insuficiente de iones de cloruro dentro de sus luces para atraer la proporción de agua adecuada para diluir dicha mucosidad. Ello conduce a las siguientes anomalías:

- Obstrucción neonatal del intestino delgado causada por moco espeso (íleo meconial).
- Oclusión bronquial que lleva a infecciones repetidas y bronquioectasis. En esta situación, es frecuente hallar *Pseudomonas aeruriginosa.*
- La obstrucción del conducto pancreático principal provoca malabsorción, en un principio porque las enzimas pancreáticas no pueden llegar al intestino delgado, y luego debido a una pancreatitis crónica.
- La obstrucción del conducto biliar puede causar cicatrización hepática localizada.
- En el varón, los vasos deferentes son fibróticos (fertilidad de sólo 2-3%).
- El sudor contiene más sodio y cloruro de lo normal (los canales iónicos de las glándulas sudoríparas responden de forma diferente a la proteína CFTR que los canales iónicos de otras partes del organismo, y no pueden reabsorber el sodio de la transpiración).

Se han identificado aproximadamente 800 mutaciones distintas de CF, lo que explica el espectro tan variable de los fenotipos de esta enfermedad. La supresión de F508 es la mutación más frecuente, en la que falta una molécula de fenilalalina de la proteína, lo que resulta en un plegamiento inadecuado. Algunos homocigotos no presentan prácticamente manifestaciones de esta afección, siempre y cuando hayan heredado las mutaciones sólo con efectos muy moderados. La forma más leve se caracteriza por la ausencia de vasos deferentes, sin ningún otro tipo de anormalidad.

Trastornos ligados al cromosoma X

Estas afecciones son heredadas sobre el cromosoma X. Casi todas son recesivas, por lo tanto, suele afectar sólo a varones. Su expresión parcial en mujeres refleja una dominancia inusual del alelo anormal tras la lionización. Los ejemplos incluyen hemofilia A y ceguera de colores.

No se han descripto otras enfermedades ligadas a Y, salvo vellos en los oídos, si bien el cromosoma Y es fundamental para el desarrollo del fenotipo masculino.

Desórdenes mitocondriales

A pesar de que la mayoría de las proteínas mitocóndricas están codificadas en el núcleo, existe una minoría producida por la mitocondria, que tiene su propio ADN y aparato ribosómico. Todas las mitocondrias en una cigota se adquieren de la madre. Por lo tanto, las enfermedades mitocóndricas sólo pueden ser pasadas de madres a hijos. No pueden ser heredadas del padre.

Las mitocondrias son especialmente importantes en los tejidos neurológicos y músculos esqueléticos, de modo que las enfermedades mitocóndricas, como la neuropatía óptica hereditaria de Leber y algunas otras miopatías tienden a afectar a estos tejidos.

23 Trastornos del crecimiento celular

Trastornos del crecimiento celular

Anomalías congénitas

- **Atresia**, ej. atresia esofágica congénita

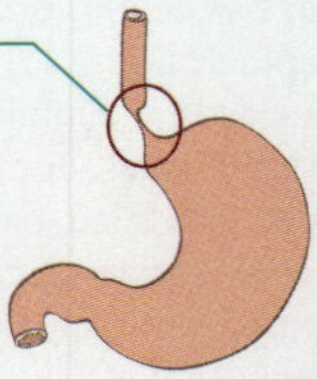

- **Heterotopia/ectopia**: tejido maduro en un sitio inadecuado, ej.: la mucosa gástrica puede provocar ulcera péptica en los divertículos de Meckel

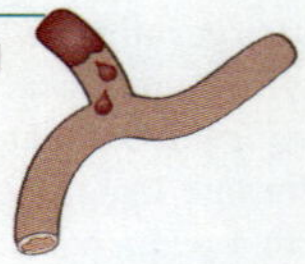

- **Hamartoma:** tejido maduro dispuesto de manera aleatoria, adecuada para el sitio, pero incapaz de funcionar con normalidad, por ej., hamartoma bronquial

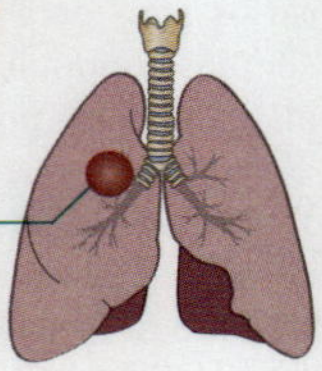

- **Aplasia/agenesia**: falta de desarrollo de un órgano o tejido, por ej., agenesia renal congénita

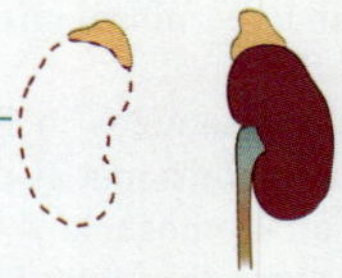

Trastornos no neoplásicos

- **Hiperplasia**: se la puede observar como siempre en el contexto de la función de un órgano endócrino: un estímulo excesivo causa **un incremento de la cantidad de células** dentro de un órgano. Ej.: enfermedad de Graves, que provoca hipertiroidismo

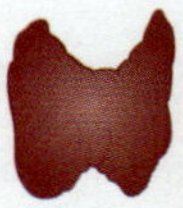

- **Hipoplasia**: reducción del tamaño del tejido u órgano debido a **una pérdida de células**, a menudo en respuesta a una disminución de los estímulos. Ejemplo: encogimiento uterino y ovárico postmenopáusicos

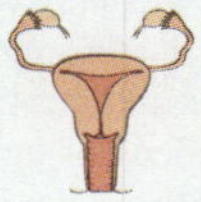

- **Hipertrofia**: incremento del tamaño de un órgano o tejido causado por un **aumento del tamaño de las células** – por ej., hipertrofia muscular de vejiga en respuesta a una obstrucción del flujo uretral generado por agrandamiento de próstata

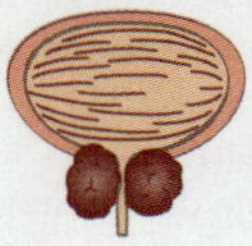

- **Atrofia** (en general, **una reducción del tamaño y pérdida celular**): – se produce en diversos tejidos privados de un estímulo para trabajar, por ej., atrofia muscular tenar tras la ruptura del nervio mediano

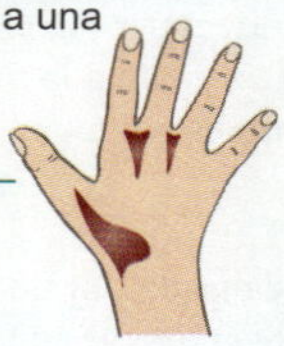

- **Metaplasia**: **sustitución de un tipo de tejido maduro por otro,** en respuesta a un estímulo nocivo, que es **reversible** si se lo elimina, ej.: esófago de Barrett

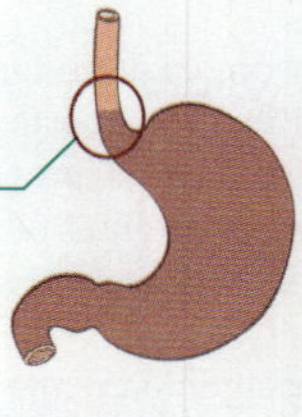

- **Displasia**: **alteración premaligna** de un tejido causada por mutación. Las células tienen características malignas pero no invaden ni hacen metástasis. Las displasias de grado leve pueden revertirse. No obstante, existe la probabilidad de una progresión a una malignidad franca en el caso de displasia de alto grado, si bien ésto no es inevitable, por ej., cuello uterino

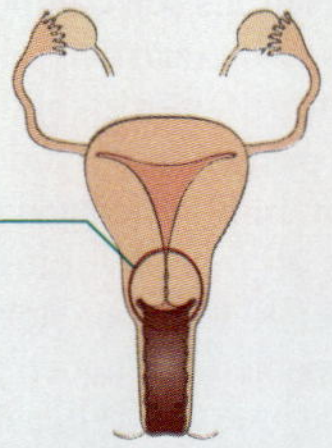

Trastornos congénitos

Atresia: es una falta de desarrollo luminal, por ej., atresia esofágica, que puede presentarse como un esófago con doble extremo ciego o una fístula tráqueoesofágica.

Heterotopia-ectopia: aquí se trata de un tejido u órgano bien desarrollado, pero en el sitio incorrecto. Por ej., heteropia gástrica o pancreática dentro de un divertículo de Meckel (tejido remanente del tubo vitelointestinal persistente).

Hamartoma: es una masa, similar a un tumor, de tejido adecuada para el sitio, pero organizada aleoatoriamente. Por ejemplo, el hamartoma bronquial (lesión benigna que puede aparecer como una sombra en forma de moneda durante una radiografía de rutina), está formado por islas de cartílago u epitelio respiratorio, insertadas en tejido muscular y fibroso blando.

Aplasia/agenesia: es la falta de formación de un órgano o tejido, por ej., agenesia renal unilateral. La espina bífida, la meningomielocele y la anencefalia resultan de la falta de cierre del tubo neural; ésto conduce a un desarrollo incompleto de la columna cerebral y de los huesos craneales (dependiendo de la gravedad), y del tejido neural asociado.

(Nótese que la aplasia de médula ósea es una denominación poco apropiada. Es un ejemplo de hipoplasia, con muy poco o ningún tejido hematopoyético visible y detectable en las biopsias de médula ósea, en pacientes con médula ósea previamente normal. Ésto puede deberse a una reacción idiosincrática a algún fármaco (por ej., cloramfenicol) o secundaria a una infección viral).

Trastornos de crecimiento no tumorales

Las células intentan mantener su ambiente interno, pero existen factores externos que pueden inducir distintas respuestas ligadas al sitio del órgano involucrado o a su normal funcionamiento. La célula tiene un margen limitado de respuestas:

- Estímulos que incrementan las demandas, resultando en hiperplasia y/o hipertrofia.
- Falta de estimulación o funcionamiento que deriva en hipoplasia o atrofia.
- Los cambios pueden revertirse si se corrige la causa.

Hiperplasia

Este es un trastorno reversible, siempre y cuando se elimine el estímulo. Es un aumento del tamaño del tejido u órgano, causado por un incremento de la cantidad de células, producido, en general, por un estímulo hormonal. Suele afectar al tejido glandular como un suceso fisiológico normal, por ej., hiperplasia mamaria en la pubertad o durante el embarazo, e hiperplasia endometrial durante el ciclo menstrual.

Hiperplasia patológica: a menudo, es provocada por un tumor que segrega hormonas distante (por ej., glándula pituitaria), o puede ser autoinmune (por ej., enfermedad de Graves, síndrome de Cushing). En este último caso, el estímulo no está sujeto a los mecanismos de retroalimentación negativa habituales.

Hipertrofia

La hipertrofia es potencialmente reversible, e incluye el agrandamiento de un órgano o tejido, causado por un incremento del tamaño celular en reacción a un estímulo. Suele observarse en el músculo, cuando responde a un esfuerzo mayor. La hipertrofia muscular esquelética con el ejercicio, o la hipertrofia miometrial en el embarazo constituyen ejemplos fisiológicos.

Hipertrofia patológica: puede producirse cuando se le impone a algún órgano o tejido una carga anormalmente incrementada y prolongada. Por ej., hipertrofia ventricular durante hipertensión.

Hipertrofia e hiperplasia: pueden producirse juntas, por ej., hiperplasia glandular prostática e hipertrofia muscular, principalmente en respuesta a una estimulación androgénica.

Hipoplasia

En esta afección, algún órgano o tejido no alcanza el tamaño esperado. Los ejemplos patológicos pueden observarse en una variedad de síndromes congénitos.

Atrofia

Es potencialmente reversible, pero sólo si se corrige tempranamente, y consiste en el encogimiento de un tejido u órgano, causado por la pérdida y reducción de tamaño de las células. La atrofia tímica en la pubertad constituye un ejemplo fisiológico.

Atrofia patológica:

- Por desuso, por ej., pérdida muscular en una fractura inmovilizada o después de una ruptura de un nervio.
- En respuesta a una presión: por ej., atrofia renal en una hidronefrosis causada por obstrucción uretral, o atrofia cerebral secundaria a una elevación de la presión intracraneal, provocada por hidrocefalia.

Metaplasia

Es potencialmente reversible y consiste en la sustitución de un tipo de tejido maduro por otro, en respuesta a una alteración ambiental. Ejemplo fisiológico: metaplasia escamoso- columnar del cuello uterino, cuando el canal rota durante la pubertad.

Metaplasia patológica:

- Metaplasia escamosa del epitelio pseudoestratificado columnar ciliado bronquial normal, en respuesta a una lesión térmica causada por tabaco.
- Epitelio de Barrett en la enfermedad por reflujo gastroesofágico (GORD, Capítulo 51).
- Metaplasia intestinal de la mucosa gástrica en el estómago infectado por *Helicobacter*, bacteria que no puede adherirse a la mucosa intestinal.
- Metaplasia ósea: puede producirse en el foco de una calcificación distrófica. A menudo, es un fenómeno relacionado con la edad dentro del cartílago bronquial o causado por una precipitación de calcio en el centro necrótico de un depósito ateromatoso en una pared arterial.

Displasia

Este término aún se utiliza en dos contextos diferentes, históricamente, ha sido empleado para describir un desarrollo anormal (como en la "displasia renal quística"), caracterizado por desarrollo anormal de un órgano o tejido: en este caso, es mejor recurrir al término "disgenesia".

Se prefiere usar esta palabra para referirse a un estado premaligno (como en la displasia cervical), en el que se produce una alteración de la maduración de las células dentro de un epitelio. Si bien algunas células pueden parecer malignas, la displasia no puede hacer metástasis. Existen algunas pruebas de que puede revertirse, en especial durante sus primeras etapas. En algunos órganos (por ej., cuello uterino o próstata), se recomienda utilizar una denominación alternativa: neoplasia intraepitelial.

Los sitios típicos en los que se encuentra una displasia suelen ser aquellos (pero no exclusivamente) de metaplasia previa:

- Mucosa escamosa en los bronquios de fumadores.
- Epitelio escamoso de la zona de transformación cervical en pacientes con infección por virus del papiloma humano (HPV).
- Epitelio de Barrett en pacientes con enfermedad por reflujo gastroesofágico (ERGE).
- Epitelio intestinal en gastritis por *Helicobacter pylori.*

Los rasgos distintivos de la displasia incluyen: incremento de mitosis, diferenciación alterada y características nucleares atípicas.

Terminología- premalignidad vs. predisposición a la malignidad: la displasia es una afección premaligna adquirida. Algunas mutaciones hereditarias pueden aumentar el riesgo de desarrollar malignidad, es decir, una predisposición a la malignidad (por ej., poliposis cólica familiar).

24 Conceptos básicos en neoplasia

Características citológicas de la malignidad

Pleomorfismo nuclear

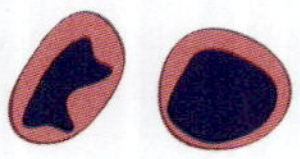

Variación en forma y tamaño

Hipercromatismo nuclear

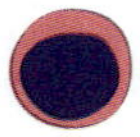

Teñido nuclear denso, que refleja aumento de cromatina

↑ Indice o relación nucleocitoplasmática

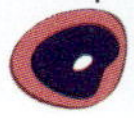

NCR normal 1:4, maligno 1:2 o 1:1

Incremento visible de la mitosis

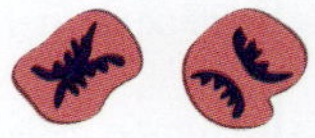

A menudo, las células malignas permanecen en la fase mitótica más tiempo de lo normal, en vez de dividirse con mayor rapidez

Mitosis atípica

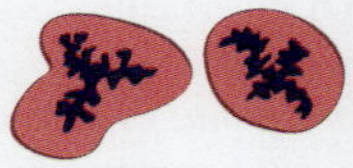

Con frecuencia, las células malignas son aneuploides

Características típicas de tumores malignos y benignos

Tumor benigno

Características clínicas

- Aumento lento de tamaño
- Bordes suaves
- Sin úlceras o hemorragias
- Sin lesiones satelitales
- No suelen ser dolorosos
- Sin atrapamiento de estructuras vecinas
- No hay agrandamiento de ganglios linfáticos

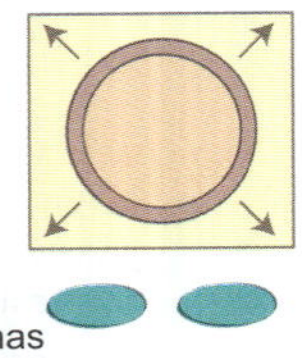

Características patológicas

- Muestra extraida suave
- Semejanza microscópica al tejido de origen
- Encapsulado, a menudo, por compresión de tejido fibroso
- Sin invasión de tejidos y órganos adyacentes
- Mitosis escasa, valores mitóticos normales
- Citología nuclear suave, nucléolos indistintos

Tumor maligno

Características clínicas

- Crecimiento rápido
- Bordes irregulares
- Atrapamiento, por ej., piel, músculos
- Úlceras o hemorragias
- Nódulos satelitales (poco frecuentes)
- Ganglios linfáticos agrandados y no dolorosos
- En general, no hay dolor

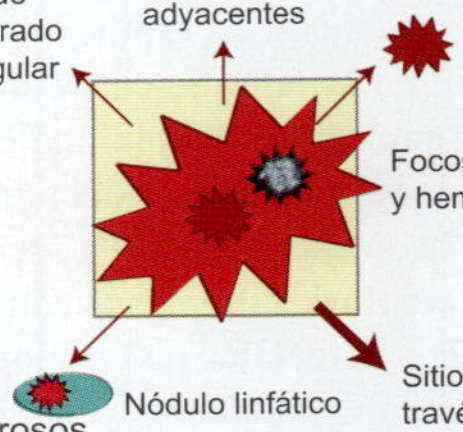

Características patológicas

- A menudo, la muestra extraída presenta hemorragia focal y necrosis.
- Con frecuencia, hay poca semejanza con el tejido de origen.
- Si el tumor está encapsulado (poco usual), se observa invasión a través de la cápsula.
- Invasión directa de tejidos y órganos próximos.
- Mitosis diversas, por lo general, atípicas.
- Características citológicas de malignidad, a menudo con nucléolos de gran tamaño

Tabla 24.1 Clasificación de tumores por subtipo histológico

	Benignos	Malignos
Tumores epiteliales	***-oma***	***-carcinoma***
Epiteliales		
Escamosos o glandulares	Papiloma escamoso, adenoma.	Carcinoma de células escamosas, adenocarcinoma
Transicionales (urotelio)	Papiloma	Carcinoma de célula transicional
Mesotelio		Mesotelioma
Neuroectodérmicos		
Melanocíticos	Nevus melanocítico (puede o no considerarse neoplasma).	Melanoma maligno
Tumor neuroendócrino (NET)	NET benigno (poco frecuente)	NET bien o mal diferenciado (= carcinoma de células pequeñas)
	-oma	***-sarcoma***
Tumores no epiteliales (nótese que muchos tumores de tejido conectivo malignos no presentan diferenciación alguna o muestran características de distintos orígenes)		
Tejido conectivo		
Fibroso, adiposo, nervioso	Fibroma, lipoma, neurofibroma	Fibrosarcoma, liposarcoma, neurofibrosarcoma
Cartílago, hueso, vasos sanguíneos	Condroma, osteoma, angioma	Condrosarcoma, osteosarcoma, angiosarcoma
Músculos lisos, músculos estriados	Leiomioma, rabdomioma	Leiomiosarcoma, rabdomiosarcoma
Neuroglial	Sin gliomas benignos	Gliomas (todos malignos), por ej., astrocitoma
Linfohematopoyético		
Tejido linfoide	Sin tumores linfohemapoyéticos benignos	Mieloma múltiple, linfoma Hodgkin y no Hodgkin
Células hematopoyéticas		Leucemias, por ej., AML, ALL, CLL, CML
Célula germinal		
Ovario, testículos	Teratoma maduro (quiste dermoide)	Disgerminoma teratoma inmaduro (ovario)=seminoma (testículos)
Embrionario		
Tejido neuronal	Ganglioneuroma	Neuroblastoma, PNET
Riñón		Nefroblastoma (tumor de Wilms)
Muscular		Rabdomioblastoma embrionario
Placenta	Mola hidatiforme	Coriocarcinoma (se puede desarrollar *de novo* en ovario o testículos)

En términos literales, una neoplasia es una proliferación persistente, anormal y relativamente autónoma y, frecuentemente, se lo denomina tumor. Se produce cuando una célula escapa de los mecanismos habituales que regulan la división celular, y se reproduce de manera descontrolada. El tumor resultante está compuesto, esencialmente, sólo por este tipo de célula, si bien algunos tumores también poseen estroma de tejido conectivo de soporte, inducido por el crecimiento del tumor.

La clasificación más importante de tumores es: benigno y maligno. Es un concepto clínico de predecir el comportamiento de la neoplasia en relación al huésped. Si bien existen diversas características que nos ayudan a distinguirlos, la propiedad que define fundamentalmente a los tumores malignos (y que no presentan los benignos), es que los neoplasia malignos invaden otras regiones fuera de su tejido de origen y se diseminan a órganos distantes. Por ejemplo, un adenoma tubular de colon permanece confinado al epitelio colónico. En cambio, un adenocarcinoma invade toda la pared colónica, y, si no se lo controla, habrá de propagarse a todos los órganos.

Nomenclatura

El sufijo –oma, observado en casi todas las denominaciones tumorales, significa técnicamente nada más ni nada menos que "tumor", pero su aplicación no es uniforme, dado que se utiliza para designar tumores benignos, en algunos casos, y malignos en otros. De allí que un adenoma es un tumor glandular benigno, mientras que un melanoma es un tumor maligno de melanocitos, y un linfoma es un tumor maligno de linfocitos.

Los términos carcinoma y sarcoma agregan precisión. Un carcinoma es un tumor maligno de tejidos epiteliales. Un sarcoma es un tumor maligno de tejido conectivo. El uso de prefijos indica el tipo de tejido. De esta forma, un adenocarcinoma es un tumor maligno del epitelio glandular. Un leiomiosarcoma es un tumor maligno del músculo liso. El adenoma y el leiomioma son las contrapartes benignas.

Tumores benignos

Los tumores benignos no invaden ni se diseminan más allá de su tejido de origen. Con frecuencia, están bien circunscriptos, crecen a una velocidad relativamente lenta, se asemejan mucho a su tejido de origen, tienen características nucleares suaves y no tienden a necrotizarse. Si bien provocan, en general, problemas clínicos mucho menos graves que un tumor maligno, tienen el potencial de causar estragos. Un tumor benigno constituye una masa, y si se encuentra en una región sensible, pueden aparecer complicaciones serias. Por ejemplo, un tumor benigno en la fosa craneal posterior, como un meningioma, puede provocar compresión del tronco encefálico y muerte.

Tumores malignos

Un tumor maligno es aquel que puede invadir y se diseminan a órganos distantes (metástasis). Un tumor maligno primario es aquel que se encuentra aún en su órgano de origen. Un tumor secundario es un depósito metastásico en un órgano distante. De este modo, un adenocarcinoma pulmonar que ha hecho metástasis en el cerebro es un tumor cerebral secundario.

La invasión describe el proceso mediante el cual un tumor se expande fuera de su tejido de origen, pero preserva una continuidad directa con la masa tumoral original. Por ejemplo, un carcinoma celular escamoso de piel comienza en la epidermis, pero invade la dermis y aún más allá.

La metástasis es el fenómeno en el que se desarrollan depósitos del tumor en otros órganos, en donde dichos depósitos son anatómicamente discontinuos del tumor primario. La metástasis es un proceso complejo y requiere que el tumor tenga determinadas características:

- La capacidad de desplazarse (factor de motilidad autocrina).
- La capacidad de separarse de las células adyacentes (pérdida de las moléculas de adhesión célula a célula).
- La capacidad de invadir, para lo que precisa de la ruptura de las membranas basales y de la matriz extracelular (incluye la adquisición de síntesis de colagenasas, proteasas de la metalomatriz y activador de plasminógeno).
- La capacidad de sobrevivir sin el soporte de su medio habitual.
- La capacidad de inducir angiogenesia para provocar irrigación vascular (incluye síntesis de VEGF, FGF, o factor de crecimiento tumoral β (TGFβ)).
- La capacidad de evitar ser eliminado por el sistema inmunitario (incluye una expresión alterada de moléculas del MHC).
- La capacidad de ingresar en vasos linfáticos y sanguíneos.
- La capacidad de sobrevivir en el sistema linfovascular.
- La capacidad de adherirse a células endoteliales y salir del vaso.
- La capacidad de infiltrarse en tejidos ajenos y sobrevivir en un medio celular extraño y reanudar la angiogenesia.

Estas propiedades se suman a las antes mencionadas sobre malignidad.

Volgestein propuso una "hipótesis de eventos (hits) múltiples" sobre el desarrollo del cáncer, la que sugiere que la mayoría de los tipos de cáncer muestran mutaciones que afectan a distintas propiedades celulares. Esto coincidiría con la necesidad de que un tumor maligno adquiera diversas características nuevas.

Los tumores malignos tienden a tener bordes irregulares, crecen con mayor rapidez, tienen núcleos celulares anormales y pueden presentar necrosis.

Grados

El grado de un tumor denota cuanto se asemeja a su tejido de origen. Por lo general, se clasifican en tres niveles: bien diferenciados, indicando que se trata de un tumor de aspecto muy similar a su tejido de origen; poco diferenciado, que muestra poca semejanza, y moderadamente diferenciado. Existen sistemas específicos de tumores (como la escala de Bloom y Richardson para carcinomas mamarios).

Etapas

La etapa de un tumor indica cuánto se ha expandido fuera de su tejido de origen. Existen distintos tipos de diseminación:

- Directa a los tejidos vecinos.
- Vía los vasos linfáticos (habitual en carcinomas).
- Vía los vasos sanguíneos (tardía en la mayoría de los carcinomas, temprana en algunos otros como los renales; habitual en sarcomas).
- A lo largo de los nervios en el espacio perineural (por ej., páncreas, próstata).
- A través de las cavidades celómicas (por ej., estómago a ovarios, apéndice a peritoneo).

Fenómeno paraneoplásico

Éstas son manifestaciones de un tumor maligno que no son secundarias a sus efectos masivos , sino que, en cambio, son causadas por la síntesis de mediadores humorales realizada por el tumor. El carcinoma pulmonar de células pequeñas constituye el mejor ejemplo, y está asociado con numerosos fenómenos paraneoplásicos, como el síndrome de hormona adrenocorticotrópica ectópica o de Eaton-Lambert.

25 Tumorigénesis y oncogénesis

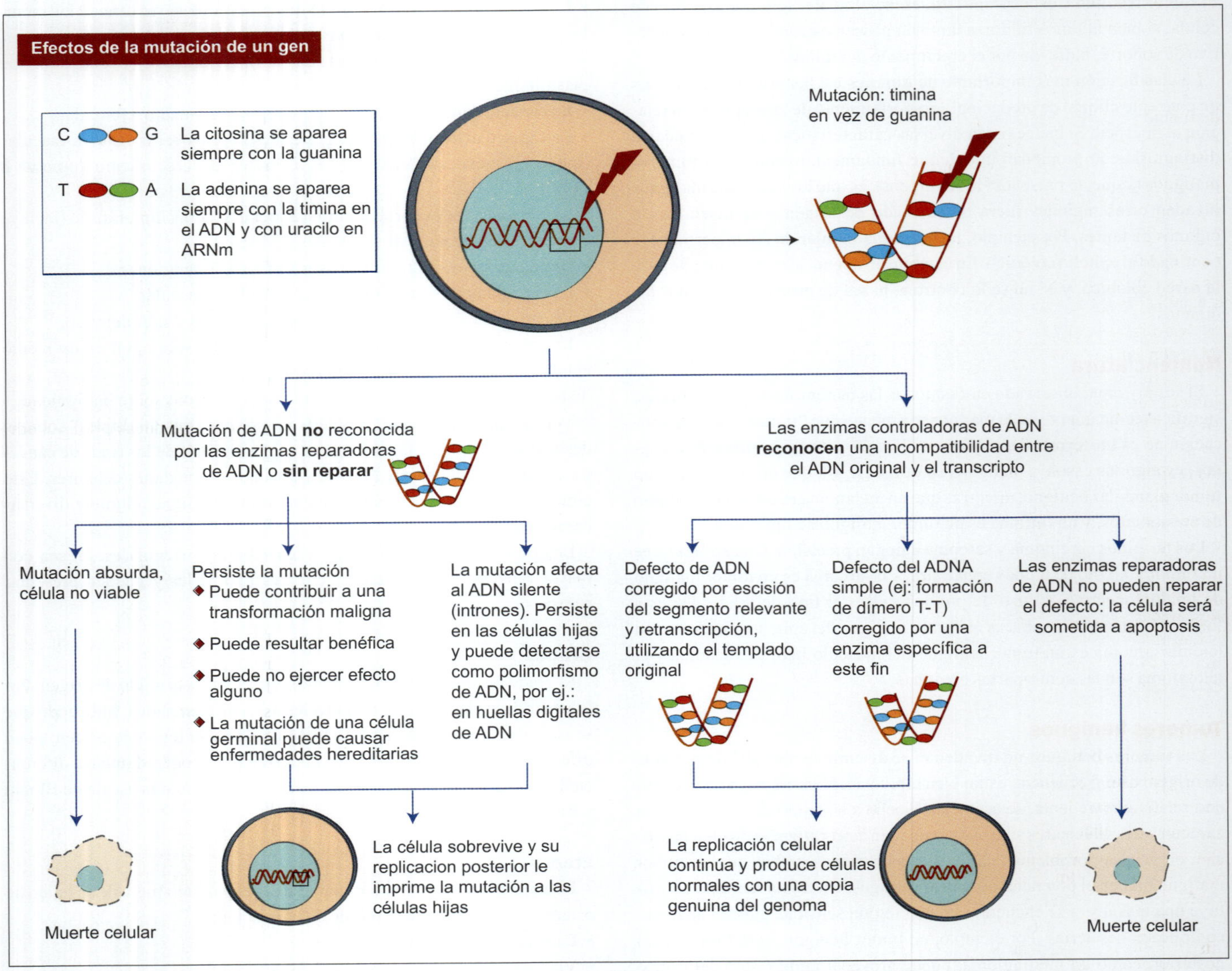

La tumorigénesis se refiere a los mecanismos mediante los cuales se origina un tumor. La oncogénesis atañe específicamente a tumores malignos. Tanto los tumores benignos como los malignos son causados por una alteración del crecimiento celular, lo que implica una disfunción nuclear. Más aún, las diversas propiedades que se requieren para que un tumor maligno se comporte como tal (véase capítulo 24) precisan una expresión anormal de proteínas, y, nuevamente, están en estrecha conexión con el núcleo celular.

La mutación de ADN es el proceso patológico básico que produce esta disfunción nuclear, que puede tener diversas consecuencias:

- Una mutación en un intrón no producirá efecto alguno.
- La mutación puede ser incompatible con la función celular, provocando muerte celular.
- Un mutación de punto, de una sola base, causa la sustitución del aminoácido correcto por otro nuevo que altera la función proteica.
- La mutación produce un codón de terminación inapropiado. La proteína es más corta de lo normal y funciona en forma diferente.
- La función de las regiones promotoras e inhibidoras de ADN puede deteriorarse, conduciendo a una sobre o subexpresión de proteínas, que , de lo contrario, serían funcionalmente normales.
- Se fusionan partes de dos genes, creando una proteína híbrida, o bien sometiendo a un gen al control del promotor del otro. Esto es importante, en especial, en diversos linfomas de células B, en los que los genes que controlan la reproducción celular son regulados, de manera aberrante, por las regiones promotoras que administran la producción de inmunoglobulinas. En general, dichas regiones son muy activas en los linfocitos B, en tanto que aquellas que debería controlar la división celular están más quietas. De allí que se sobreexpresen los genes de la división celular.

Las formas surtidas de mutación pueden permitirle a la célula activar un gen que normalmente no se expresaría, y éste constituye un fenómeno deseable en el caso de una célula con aspiraciones oncogénicas.

Las mutaciones más complejas, que se producen a menudo debido a una mitosis insuficiente, provocan la eliminación o reproducción de todo un cromosoma o parte del mismo.

Protección de ADN

Durante la división celular, se reproducen numerosas cantidades de pares de base. Los errores son inevitables en este proceso, que, de cualquier modo, tiene una notable exactitud. Más aún, existen diversas sustancias pueden dañar al ADN y , dado su rol central en la función celular, los mecanismos que pueden repararlo o detectar mutaciones, resultan muy ventajosos. Las células están equipadas con enzimas surtidas y otras proteínas que contribuyen a esta función. Algunas detectan incompatibilidades de pares de base (los pares mutados se unen de manera anormal, distorsionando la forma de la molécula de ADN), o lesiones más generales de ADN. Otras intentan reparar el ADN dañado o entran en acción para evitar que la célula se divida hasta que se haya subsanado la situación. Si no se puede lograr ésto, entonces dichas proteínas inician una apoptosis, que sacrifica a la célula, pero evita que una mutación, con potencial carcinogénico, sea pasada a las células hijas, abortando así la formación del tumor desde un comienzo.

El sistema de protección del ADN está codificado dentro del mismo. Por lo tanto, cualquier mecanismo que induce una mutación puede deteriorar el sistema. La pérdida de las cascadas apoptóticas permite que la célula se vuelva resistente a diversos mecanismos de eliminación, incluyendo los de las células T. La alteración del engranaje de reparación de ADN y de detección de mutaciones deja a la célula vulnerable a un sinfín de mutaciones posteriores descontroladas, situación ideal para la generación de un cáncer.

Control de la división celular

La división celular es un acontecimiento significativo que debe producirse con una determinada finalidad, para permitir la supervivencia de un órgano u organismo. Por lo tanto, está muy regulada. Las proteínas surtidas dentro del núcleo actúan como guardianes, ya sea para integrarse al ciclo celular propiamente dicho, o a sus fases evolutivas. Como es de esperarse, las mutaciones de estas proteínas son habituales en diversos tumores fenotípicamente dispares, tanto benignos como malignos. Los receptores del factor de crecimiento también son esenciales en la división celular normal. Las células tumorales pueden activar constitutivamente a estos receptores, por ejemplo, a través de la mutación de la subunidad adenilato ciclasa, pueden estimularse a sí mismas, de manera autónoma, para dividirse y evadir la regulación normal.

La mutación de estas proteínas no confiere una malignidad real, dado que carece de las propiedades descriptas en el capítulo 24. No obstante, dado que dichas proteínas están bien caracterizadas, se las puede observar, con frecuencia en clasificaciones y teorías sobre oncogénesis.

Células blanco

Existen dos teorías principales sobre los orígenes del cáncer. Una establece que los tumores consisten de células diferenciadas que sufrieron una mutación y regresaron a una etapa evolutiva anterior (desdiferenciación). La teoría más nueva afirma que las células madre mutadas se reproducen para formar tumores que exhiben diversos grados de diferenciación (de allí su semejanza con el tejido de origen), y también producen una población pequeña de células autorenovables que están protegidas de la destrucción por mecanismos que reflejan la función normal de las células madre de origen.

Causas de mutación

Diversos agentes pueden inducir una mutación:

- Radiación ionizante.
- Radicales libres.
- Fármacos.
- Sustancias químicas.
- Algunos virus (virus de la hepatitis B, de Epstein-Barr, del papiloma humano) integran su ADN dentro del núcleo, alterando su función. Como los virus requieren una síntesis masiva de su material nuclear, de enzimas y de otras proteínas, es posible que estos mecanismos de reprogramación nuclear pueden afectar a otros genes nucleares.
- Mutaciones hereditarias del ciclo celular, del factor de crecimiento y de las proteínas reparadoras de ADN.

Las dos purinas tienen estructuras químicas estrechamente relacionadas, al igual que las dos bases de pirimidina, de modo tal que las partículas de alta energía subatómica, las moléculas que contienen electrones dispares, y algunas sustancias químicas pueden interconvertirlas, produciendo mutaciones.

Existen numerosas sustancias químicas mutagénicas, incluyendo las siguientes:

- Humo del tabaco: el alquitrán es la sustancia más conocida, pero existen otras varias (Capítulo 6).
- Alcohol.
- Fármacos quimioterapéuticos: la verdadera naturaleza de estas drogas busca dañar el ADN.
- Sustancias químicas industriales.

Agentes promotores e inductores

Un agente inductor es aquel que causa directamente una mutación (por ej., hidrocarburos policíclicos). Un agente promotor es el que facilita las circunstancias en las que puede actuar el inductor o se pueden duplicar las consecuencias (por ej., los metabolitos de las sales biliares en el esófago de Barret y el carcinoma colorectal). Los promotores no mutan ADN en forma directa.

26 Oncogenes y genes supresores de tumores

Efectos de los oncogenes

(mutación 'dominante', es decir: la mutación de un solo alelo produce efectos)

- **Productos segregados – ej.: factores de crecimiento:**
  Incremento de la cantidad de factores de crecimiento (efectos autocrinos o paracrinos) o producción anormal de los mismos (por ej., c-sis codifica FGF). Diversas mutaciones de dichos factores se relacionan con la generación de tumores, por ej., PDGF, EGF

- **Superficie celular –ej. receptores del factor de crecimiento:**
  Aumento de la expresión de receptores de factor de crecimiento o receptores anormales (por ej., Her-2 codifica EGFR- una amplificación del gen causada por mutación indica que el uso de Herceptina será eficaz)

- **Vías de transducción de señales:**
  La activación permanente de los mecanismos de señalización intracelular provoca una transducción continua de señales (por ej., *v-src* codifica a la tirosina-quinasa; *c-ras* codifica a un receptor de proteína G asociado con membrana). Las mutaciones de punto de Ras son las mutaciones de oncogenes más comunes, por ej., cáncer de colon, mamario y pulmonar

- **Proteínas nucleares:**
  Las mutaciones de las moléculas mensajeras que inician la transcripción de ADN producen oncoproteínas, que estimulan, de manera continua, la división celular. En el linfoma de Burkitt se produce una translocación de *c-myc* de modo tal que permanezca junto a Ig (t8:14). Se observa una amplificación de *myc* en el cáncer mamario y de pulmón

- **Resistencia a la apoptosis**
  (ej.: la mutación de Bcl-2 evita la activación de caspasas)

Sitios de acción de los productos de los oncogenes

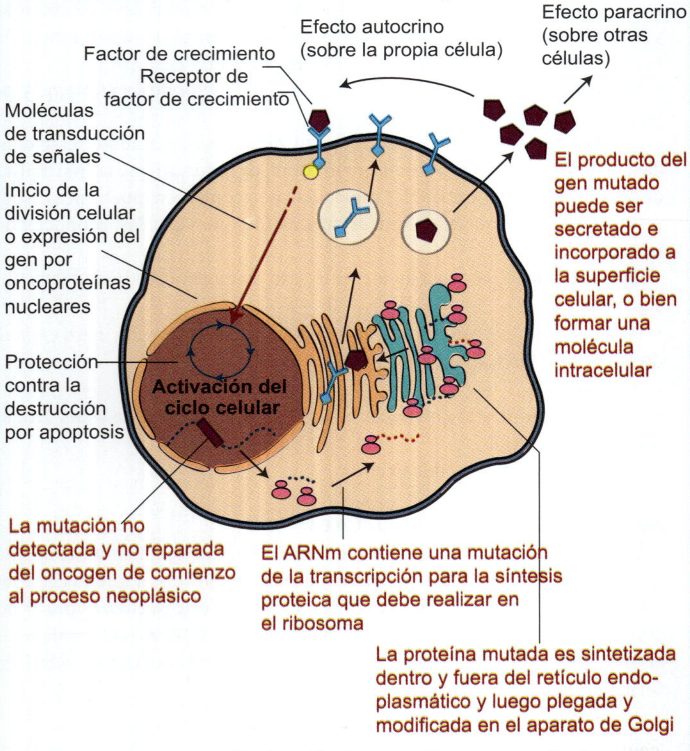

Traducción de oncogenes en producto proteico

Efectos de los genes supresores de tumores (TSG)

(mutación 'recesiva', es decir, ambos alelos deben ser mutados)
Algunos TSG actúan sobre los mensajeros intermedios, ej.: beta-catenina, en el citoplasma, sobre microtúbulos o mecanismos de adhesión célula-célula (por ej.: APC actúa sobre todos estos puntos)

TSGs que afectan al ciclo celular

- **p53, p21, p16-INK4:**
  P53- "gen cuidador". La proteína P53 es producida si existe lesión de ADN. Si su reparación es posible, p53 activa la transcripción de p21. Esto inhibe a CDK, que detiene el ciclo celular mientras trabajan las enzimas reparadoras de ADN. Si dicha reparación fuera imposible, la célula queda relegada a muerte por apoptosis. La mutación de P53 permite mutaciones posteriores

- **Gen del retinoblastoma (RB):**
  RB se une a la transcripción del factor E2F, evitando que lleve al ciclo celular de la fase G1 a S. La fosforilación de RB por CDK provoca su disociación de E2F, que activa a los genes de transcripción de ADN, permitiendo la progresión de G1 a S. P16-INK4 se une a CDK4/CyD, previniendo así la fosforilación de RB, lo que inhibe su progresión

- **Quinasa ciclinas (ej.: CyB, D, E) y quinasas dependientes de ciclina (ej.: CDK1, 2, 4):**
  Son suprimidas por p53, p21 or p16, o por la proteína RB no fosforilada

- **Enzimas reparadoras de incompatibilidad de ADN (ej. MLH-1, MSH-2):**
  MMR elimina los segmentos incompatibles de ADN e instala substitutos apropiados. Estos genes brindan protección contra los errores espontáneos de replicación durante la mitosis

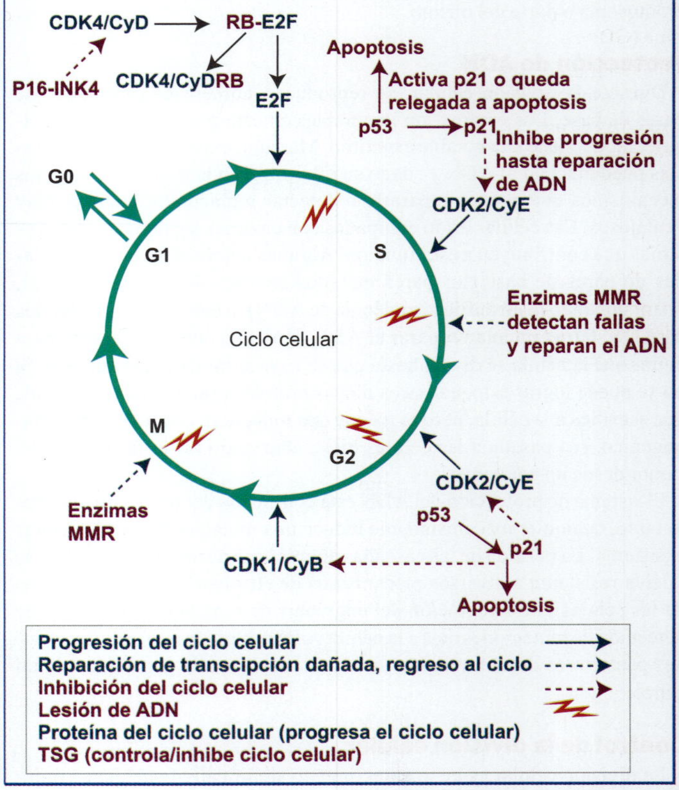

Los mecanismos presentados en el capítulo anterior son controlados por genes, mutaciones en las que contribuyen al desarrollo del cáncer. Se los denomina con el término global de "oncogenes". Hoy día, esta denominación se utiliza para referirse a un "gen" dominante, cuyos efectos se sentirán si muta sólo un alelo. Por lo general, estos efectos incluyen incremento de la actividad del producto del gen ("mutación de ganancia de función"), mientras que un gen supresor de tumor se comporta de modo "recesivo", por lo que ambos alelos deben ser mutados ("mutación de pérdida de función").

Oncogenes

Un oncogen surge de la mutación de un protooncogen. El término es confuso, dado que los protooncogenes no existen para generar oncogenes, sino que son genes que codifican proteínas, que ayudan a mantener la función celular normal. No obstante, si mutan, pueden contribuir a una carcinogénesis. A diferencia de los genes supresores de tumores, la mayoría de los protooncogenes requieren la mutación de un solo alelo para ejercer sus efectos.

La alteración de las vías del factor de crecimiento proporciona un mecanismo mediante el cual una célula neoplásica puede evadir la regulación normal de la reproducción celular. Existen numerosos factores de crecimiento e influyen en diferentes tejidos. A excepción de las hormonas esteroides, que penetran en la membrana plasmática, para ingresar directamente al núcleo y unirse al receptor nuclear, tienden a compartir una vía común: un receptor de superficie celular detecta al núcleo a través de un mensajero secundario para realizar la transcripción de gen. Las mutaciones en esta vía permiten la activación anormal de la señal para iniciar la reproducción.

La familia de oncogenes ras está incluida dentro de esta categoría. Las proteínas ras son activadas por la unión de guanosin-trifosfato (GTP). Normalmente, el GTP es rápidamente hidrolizado en disfosfato de guanosina (GDP), desactivando a las ras. Estas últimas, una vez mutadas, resisten la hidrólisis de GTP y permanecen activadas.

Las quinasas tirosina de la superficie celular constituyen una segunda categoría de oncogenes del factor de crecimiento. Como ejemplo, se puede mencionar al oncogen c-kit, que se observa en la leucemia mieloide crónica y en tumores estromales gastrointestinales. Este gen mutado es tan importante para las células tumorales, que los anticuerpos monoclonales dirigidos contra el c-kit proporcionan un tratamiento eficaz para ambas afecciones.

Las proteínas que promueven la división celular constituyen otro ejemplo. Si bien su síntesis está sometida a una estrecha regulación, las mutaciones pueden alterar su transcripción o función. Por ej., en el linfoma de Burkitt, las regiones promotoras para el gen de cadena pesada de inmunoglobulina se fusionan con la secuencia de expresión para myc, un "gen de fusión" que contribuye al inicio de la división celular. Este nuevo gen expresa niveles anormalmente altos de c-myc, y las células afectadas se dividen a gran velocidad.

En el linfoma folicular también se produce un gen de fusión anómalo. Una translocación de t (14;18) (q32;q21) ocasiona que el gen promotor de la cadena pesada de inmunoglobulina regule la expresión de bcl-2. Esta última es una proteína antiapoptótica, y su expresión anormalmente alta le proporciona a la célula resistencia contra la apoptosis, una propiedad útil para una célula tumoral. La expresión de bcl-2 tiene lugar en diversos linfomas de células B y tumores no hematoreticulares.

El cromosoma de Filadelfia es otro gen de fusión significativo, una translocación de t (9;22)(q34;q11) que crea la proteína de fusión bcr-abl. Se lo encuentra en la leucemia mieloblástica crónica (CML), pero también en algunas leucemias agudas. Es muy importante tanto para el diagnóstico como para el control de recidivas.

Genes supresores de tumores

Los genes supresores de tumores (TSGs) incluyen a aquellos que actúna para detectar o reparar ADN dañado, o para eliminar la célula afectada, en caso de fracasar la reparacion. Ambos alelos deben mutar para que puedan contribuir a la carcinogénesis. Esta es la hipótesis de "mutación doble" (dos hits) de Knudson, tipificada por un retinoblastoma hereditario (véase capítulo 78). La proteína afectada es codificada por el gen retinoblastoma 1 (RB-1), un regulador del ciclo celular que muta en diversos tumores.

La inactivación de RB-1 requiere que ambos alelos sean anormales (dos hits). En el retinoblastoma hereditario, la mutación de línea germinal implica que el paciente nace con un gen anómalo. Por consiguiente, se precisa solo una mutación somática, mientras que un individuo normal necesitaría dos.

La mayoría de los tumores familiares presentan mutaciones de TSG de la línea germinal en un alelo. Una segunda mutación "esporádica" afecta al alelo restante. A menudo, dichos genes son ricos en pares de citosina-guanina, que pueden ser fácilmente inactivados mediante metilación. Los ejemplos incluyen RB-1, p16 y el gen APC. Otras mutaciones inactivantes pueden involucrar la eliminación de grandes segmentos de ADN , que pueden, aleatoriamente, incluir a TSGs.

Uno de los genes supresores de tumores más estudiado es el p53. Esta proteína versátil es regulada en casos de daño de ADN, y puede activar la transcripción de los genes reparadores o detener el ciclo celular hasta lograr una reparación exitosa. En caso de fracasar este proceso, se inicia una apoptosis. El síndrome de Li-Fraumeni es una enfermedad hereditaria muy rara, en la que el p53 muta; los pacientes padecen una variedad de tumores.

Las enzimas reparadoras de incompatibilidad de ADN, por ej., MLH-1 y MSH-2, eliminan los segmentos incompatibles e instalan sustitutos adecuados. Estos genes brindan una mejor protección contra los errores espontáneos de reproducción durante la mitosis. Las anomalías hereditarias provocan en ellos inestabilidad microsatelital, la que se observa por la acumulación de múltiples mutaciones pequeñas y silenciosas. Por último, algunas de las mutaciones no son silenciosas, pero la antedicha inestabilidad microsatelital les proporciona un medio de rastrear la anomalía. El síndrome de carcinoma colorectal hereditario sin poliposis (HNPCC) es causado por la mutación de este sistema.

La apoptosis es una vía biológica compleja, que tiene diversos componentes, tanto pro como antiapoptópicos; los primeros se encuentran dentro de la categoría de supresor tumoral. Incluyen receptores para factor de necrosis tumoral, receptores de Fas ligando y caspasas.

No se han podido aclarar aún los mecanismos precisos de algunos TSGs, por ej., BRCA 1 (cáncer mamario hereditario) y neurofibromatosis 1 (NF-1).

Telomerasas

Las telomerasas se encuentran en las células madre y algunas tumorales. Mantienen a los telómeros al final del ADN cromosómico y le otorgan a la célula la capacidad de reproducirse una cantidad de veces indefinida. Por lo general, sólo son expresadas por células germinales masculinas, células linfoides y células madre.

27 Subtipos histológicos comunes de carcinomas

Los 20 tipos de cáncer diagnosticados con mayor frecuencia (excluyendo al cáncer de piel no melanoma)

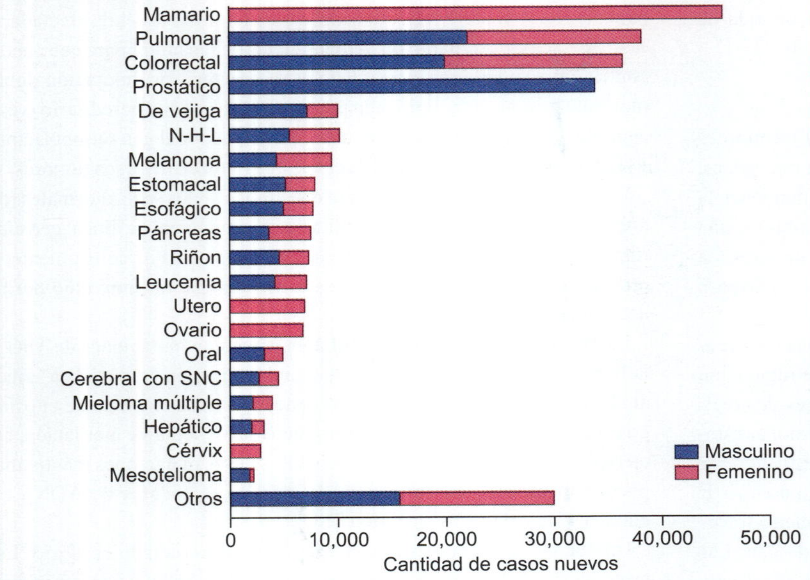

Con permiso del Cancer Research UK (2005), CancerStats report

The 20 causas más comunes de muerte por cáncer

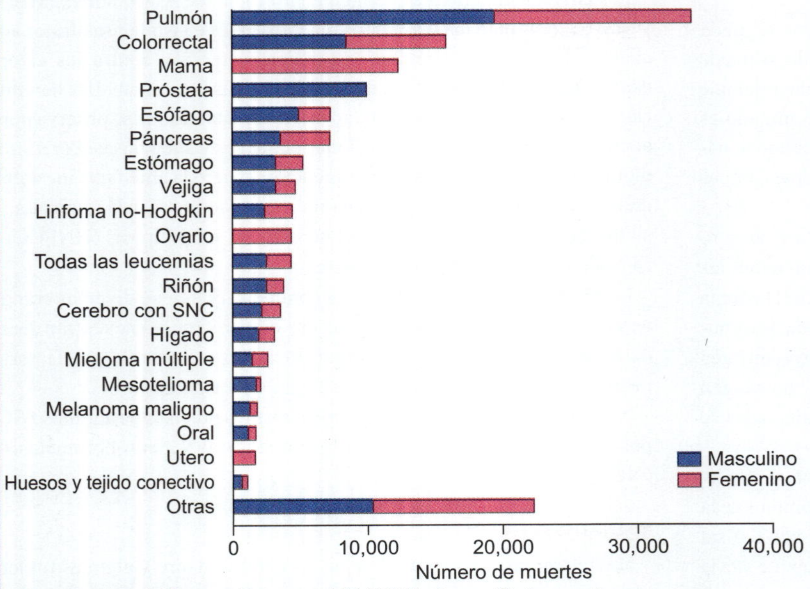

Con permiso del Cancer Research UK (2006), CancerStats report

Intestino normal (x40): compararlo con el adenocarcinoma colónico presentado a continuación

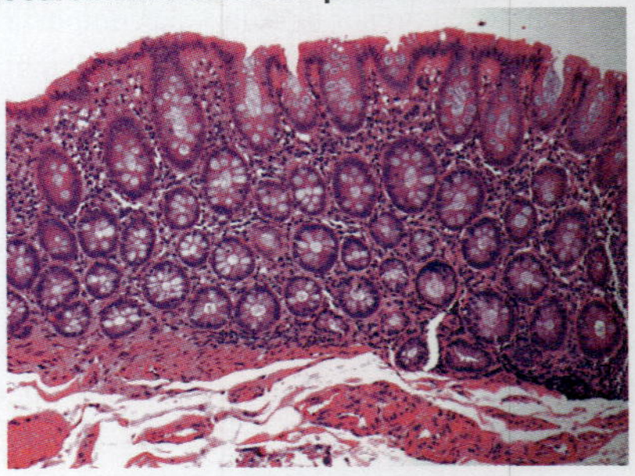

Adenocarcinoma (x40): glándulas mal formadas se infiltran aleatoriamente en el tejido

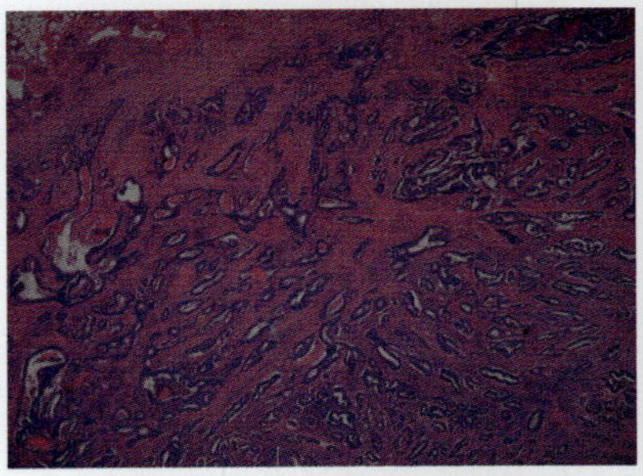

Carcinoma de células pequeñas (x200): tumor pleomórfico con núcleos azul oscuro tiznados

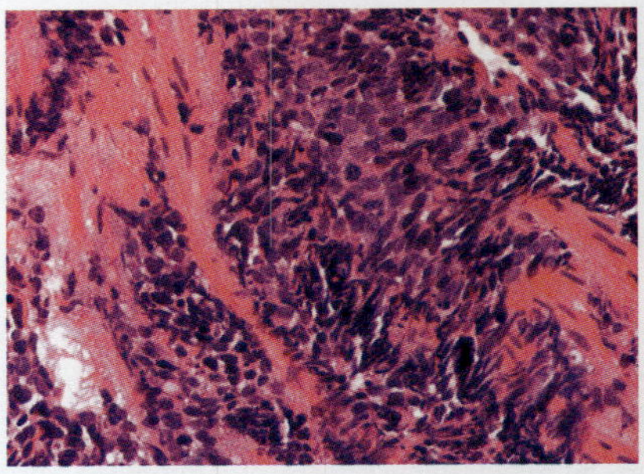

Carcinoma de células escamosa (x200): laminillas y nidos del tumor con citoplasma rosado y queratina focal (flecha)

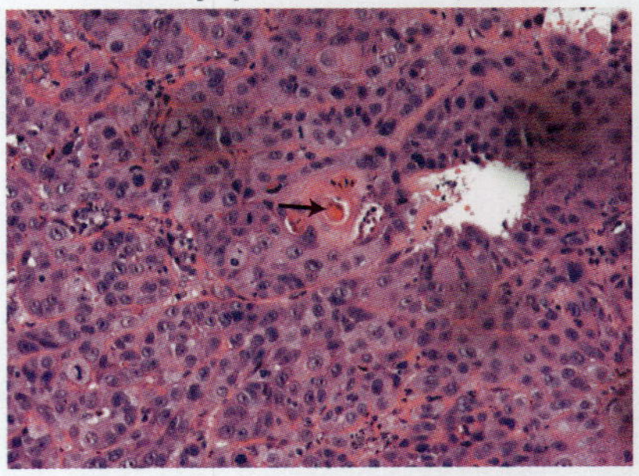

Los carcinomas son mucho más frecuentes que los sarcomas. Los tumores que discutiremos en este capítulo constituyen los principales tipos de carcinomas. Si bien cualquiera de estos tumores pueden exhibir matices específicos cuando se los observa en un órgano en particular, comparten determinadas propiedades genéricas. Es importante conocerlas, dado que permiten describir una porción considerable de la patología de los carcinomas más comunes, sin importar cual sea el órgano de origen.

Un carcinoma tiene alguna semejanza con el tejido del cual deriva, pero presenta diferencias que lo identifican como maligno. Estas pueden dividirse en estructurales o citológicas.

Estructurales: por definición, un carcinoma es un tumor maligno de epitelio, y, por lo tanto, invade tejidos vecinos en vez de confinarse a dicho epitelio (la semántica del término carcinoma in situ no será tratada en este capítulo). El carcinoma posee características estructurales que se asemejan a las del tejido de origen, pero más desorganizadas y no tan bien formadas.

Citológicas: las células del carcinoma tienden a compartir diversos rasgos nucleares (que también son comunes a algunos tumores malignos no epiteliales).

- Pleomorfismo.
- Hipercromatismo.
- Actividad significativa de los nucléolos
- Relación núcleo- citoplasma alta.
- Mitóticamente activas.

Todas estas características reflejan las anomalías de ADN que subyacen a la naturaleza maligna de la célula. El incremento de la actividad proliferativa se observa como un aumento de la cantidad de mitosis, que puede resultar anormal a causa de una aneupolidia. Los nucléolos reflejan una transcripción activa de ADN, y, por lo tanto, pueden ser importantes en un carcinoma. De modo similar, el hipercromatismo refleja el incremento de la cantidad de DNA. La mayor actividad nuclear aumenta el tamaño del núcleo en relación al citoplasma. El pleomorfismo es un rasgo posterior de la constitución genética anormal del tumor (capítulo 24).

Carcinomas específicos

En este capítulo se presentan y esquematizan los tres tipos de carcinoma más comunes. Otros tumores específicos, por ej., carcinoma de células transicionales (TCC), sarcomas, etc., serán descriptos más adelante, cuando se traten los sistemas relevantes de órganos.

Adenocarcinoma

Un adenocarcinoma es un tumor maligno del epitelio glandular y es común en una gran variedad de órganos, incluyendo el tubo digestivo, vías hepatobiliares, pulmones y ovarios.

Por definición, un tumor adenocarcinomatoso debe exhibir diferenciación glandular. Por lo general, ésto puede distinguirse por la presencia de glándulas. La producción de mucina también es un rasgo distintivo de un adenocarcinoma, si bien sólo en ocasiones (en tumores poco diferenciados) constituye el único marcador de diferenciación glandular, sin estructuras glandulares que acompañen.

Los adenocarcinomas son comunes en diversos sitios, y suelen hacer metástasis en los mismos órganos blanco (pulmón e hígado), por ende, la capacidad de distinguir el sitio primario de los tumores metastásicos puede ser útil, teniendo en cuenta que los tumores primarios requieren una quimioterapia diferente. De hecho, aún no existen características patognomónicas, pero los marcadores efectivos incluyen los subtipos de citoqueratina CK7 y CK20, TTF-1 (factor de transcripción tiroideo 1, hallado en adenocarcinomas de tiroides, pero también en algunos adenocarcinomas pulmonares) y CA-125 (tumores ováricos, entre otros).

Carcinoma de células escamosas

Los carcinomas de células escamosas son tumores malignos del epitelio escamoso. Pueden encontrarse en diversos órganos y son comunes en piel, esófago, orofaringe, pulmones, cuello uterino y ano. Otros órganos, como la vejiga, pueden presentar carcinomas primarios de células escamosas, pero constituyen sólo una minoría de los carcinomas que se produce en esta región.

Este tipo de carcinoma tiene los rasgos distintivos de una queratinización, y tienen puentes intercelulares o espinas. Estas últimas son un artefacto de fijación en el que se acentúa el desmosoma intercelular. La queratinización puede producirse en la forma de agregados extracelulares, o de queratinización intracelular más sutil. Además, las células escamosas suelen ser grandes y poliédricas. Relación núcleo-citoplasma: aumenta el radio citoplasmático, al igual que el tamaño de las células, pero la cantidad absoluta de citoplasma puede seguir siendo considerable.

Carcinomas de células pequeñas

El carcinoma de células pequeñas es un tumor de alto grado de malignidad, derivado de células neuroendocrinas epiteliales. Se produce principalmente en pulmones, aunque algunos órganos pueden manifestar carcinomas primarios de células pequeñas, si bien esto es poco frecuente.

El término células pequeñas no es ideal, dado que las células, en realidad, duplican o triplican el tamaño de un linfocito. La denominación “pequeña” se refiere más al tamaño relativo de la célula, en comparación con otros carcinomas. La relación núcleo-citoplasma es alta. Cabe destacar que las células carecen de nucléolos, a punto tal que la presencia de éstos garantiza que se deba reconsiderar el diagnóstico. En cambio, tienen una cromatina glanular sutil (denominada, a menudo, sal y pimienta). El pleomorfismo también es un rasgo no marcado. El alto contenido de ADN de las células y el citoplasma limitado las hace vulnerables a deformaciones. Esto conduce al fenómeno de moldeado, por el cual las células moldean sus contornos para adecuarse y teselarse con sus vecinas. El efecto Azzopardi es una extensión de este proceso, en el que la fragilidad de las células causa fugas de ADN, que se acumula en las paredes de los vasos sanguíneos.

Descripciones genéricas de ejemplos

Los informes de patología suelen redactarse de la forma detallada a continuación. Intente observar las características aquí descriptas en las fotografías de la página anterior.

Adenocarcinoma (de colon): “El colon está invadido por un tumor compuesto de glándulas irregulares, que varían en forma y tamaño y tienen contornos luminales complejos..Las glándulas están cubiertas por células hipercromáticas, pleomórficas, que poseen nucléolos prominentes. Hay mitosis frecuente e incluye formas anormales. Aglomeración y estratificación nuclear”.

Carcinoma de células escamosas (de piel): “la piel está invadida por un tumor de láminas irregulares, formado por islas de células poliédricas agrandadas, que tienen núcleos hipercromáticos, pleomórficos, mitóticamente activos. Relación núcleo- citoplasma incrementada. El tumor produce vórtices extracelulares de queratina, y se observan puentes intercelulares”.

Carcinoma de células pequeñas (de pulmón): “La biopsia bronquial muestra invasión de láminas de células que tienen un alta relación núcleo-citoplasma. Las células poseen cromatina granular y muestran moldeado nuclear. No se observan nucléolos. Mitosis frecuentes presentes. Un vaso sanguíneo incluido presenta características del efecto de Azzopardi (cultivo nuclear)”.

28 Pronóstico y tratamiento de tumores

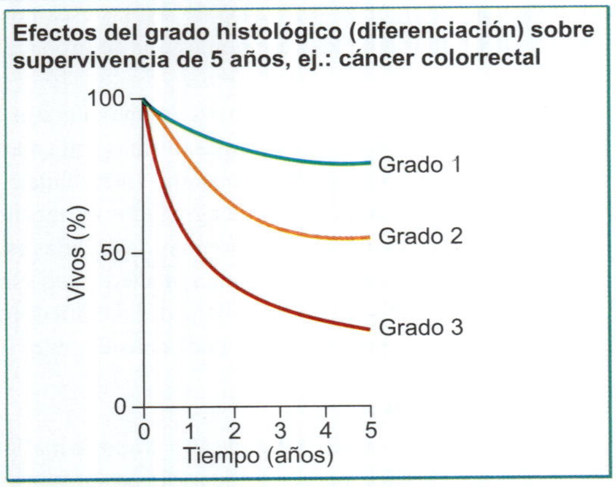

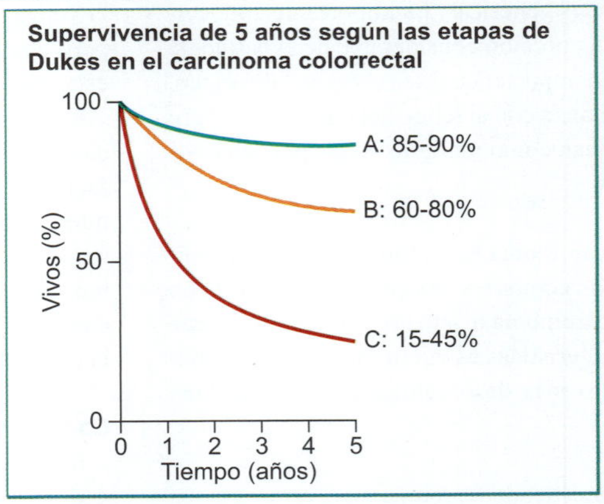

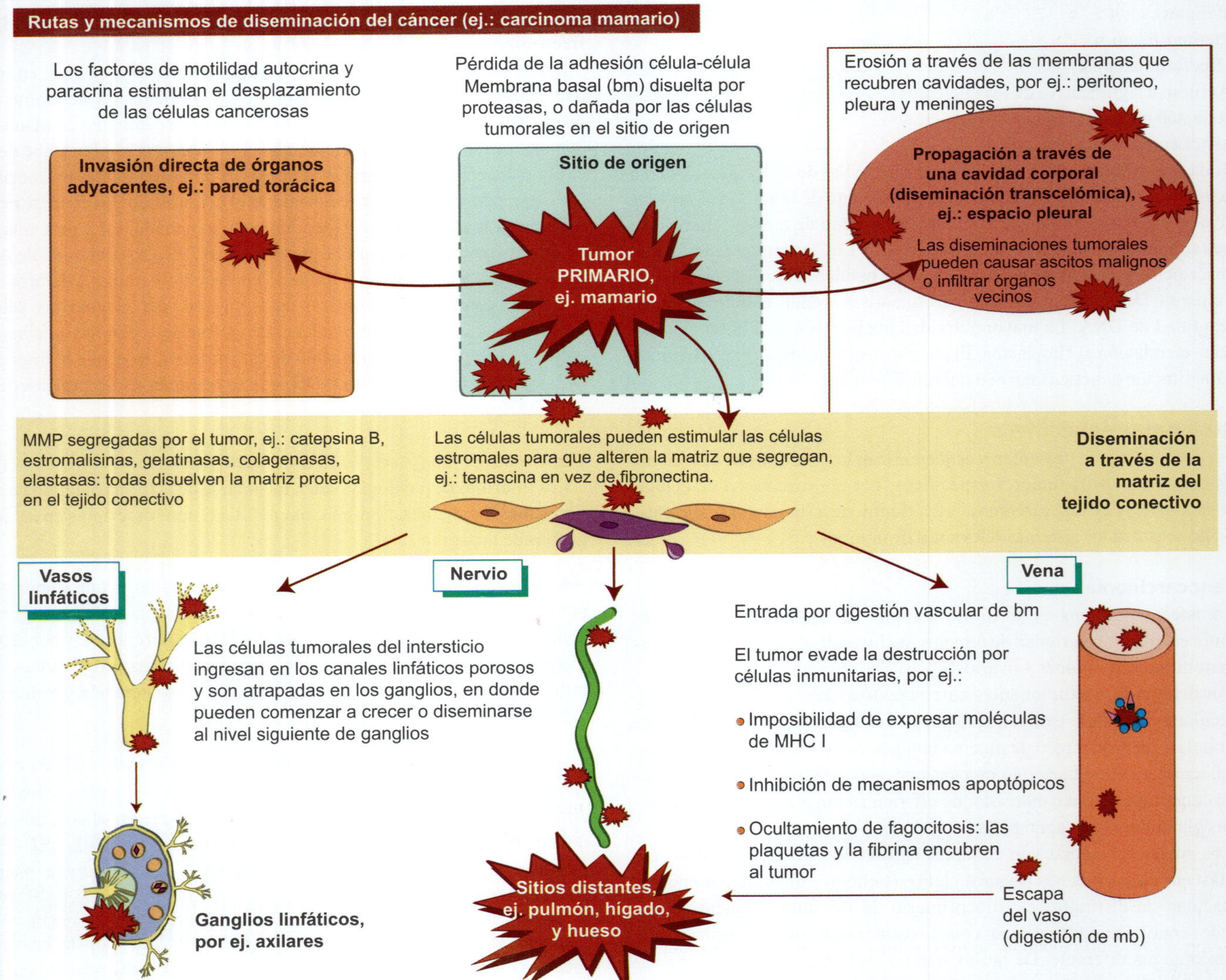

El crecimiento del tumor depende de las condiciones ambientales apropiadas: las células tumorales pueden permanecer latentes durante años hasta ser reactivadas. Segregan factores angiogénicos para obtener nutrientes y oxígeno para sobrevivir.

Pronóstico

Existen diversos factores que determinan el pronóstico de un tumor.

Estadios

Constituyen el parámetro más importante y una valoración de la extensión del tumor primario y de su diseminación, y se lo estima a través de una combinación de evaluaciones clínicas, estudios por imágenes y extracción de muestras para análisis patológico.

Existen diversos sistemas de clasificación por etapas.. Algunos tipos de cáncer son divididos en etapas mediante el sistema TNM (tumor, ganglios, metástasis), en el que se valoran, de manera independiente, los tumores primarios, los ganglios linfáticos regionales y las metástasis distantes, asignándose luego un valor.

El parámetro ganglionar refleja la tendencia de algunos carcinomas a expandirse, en un principio, hacia los ganglios linfáticos, con anterioridad a una metástasis distante. De ser necesario, la valoración TNM puede ser transformada en etapas clínica equivalentes, entre 1 y 4. Las distintas etapas y valores de TNM aceleran determinadas decisiones de tratamiento.

La clasificación de Dukes del carcinoma colorectal y el sistema de Ann Arbor para linfomas constituyen otros dos sistemas significativos de clasificación en etapas.

Los distintos tumores tienen patrones diferentes de diseminación. Los motivos son variados, y no se los comprende aún en su totalidad, pero incluyen, por ejemplo, a la anatomía del drenaje linfovascular y venoso del órgano involucrado (por ej., los tumores GI tienden a propagarse al hígado). El tipo de tumor puede influir en el tipo de órganos más propensos a metástasis (carcinoma de próstata en hueso), mientras que, por el contrario, algunos órganos parecen resistirla (asombrosamente, dado su gran torrente sanguíneo, el riñón es afectado por pocas metástasis).

Grados

Los tumores de alto grado (3) son más agresivos que los de bajo grado (1).

Otros factores

- Subtipo de tumor
- Adecuación del órgano para extirpación quirúrgica
- Expresión de moléculas receptoras sobre las cuales algún fármaco pueda actuar de manera selectiva (por ej., receptores de estrógeno en cáncer mamario).
- Inmunosupresión.
- Caquexia.

Tratamiento

El tratamiento puede ser curativo o paliativo. En ambos casos, pueden utilizarse las mismas modalidades, pero con distinta intensidad. Las opciones de tratamiento son:

- Intervención quirúrgica.
- Radioterapia.
- Quimioterapia citotóxica.
- Terapia molecular selectiva.

Tanto la quimio como la radioterapia se basan en la premisa de que en la fase proliferativa, se encuentran más células cancerosas que normales, y por lo tanto, son más vulnerables a la lesión de ADN. Las células normales no son inmunes, pero el tratamiento busca matar más células cancerosas que normales, lo que puede lograrse fraccionando la dosis.

Las opciones futuras puede incluir:

- Genes que ataquen células tumorales de manera selectiva.
- Inducción de la diferenciación de tejidos maduros no proliferativos.
- Terapia génica.
- Transplante de células madre.

Las terapias paliativas intentan aliviar los síntomas en pacientes terminales.

Cura y supervivencia libre de tumor

Anteriormente, se consideraba que la supervivencia a los cincos años de diagnosticado un cáncer significaba su curación. Con el avance de los tratamientos, muchos pacientes sobreviven durante 5 años con una carga tumoral residual, de modo que ahora se ha cambiado la terminología, utilizándose la denominación "supervivencia libre de enfermedad". No obstante, aún constituye una manera conveniente de comparar resultados, y es complementado con curvas de supervivencia que grafican el porcentaje de pacientes vivos contra el tiempo transcurrido desde el diagnóstico.

Las etapas afectan, en gran medida, la supervivencia de 5 años para un tumor determinado. Como regla general, las tasas de supervivencia de 5 años (5YSR) según las etapas son:

- Etapa 1: 80-90%.
- Etapa 2: 60%
- Etapa 3: 40%
- Etapa 4: 0-20%.

Esto es tan sólo una aproximación. El linfoma de Hodgkin constituye una notable excepción, dado que aún en la etapa 4 de la enfermedad, la 5YSR es de casi un 50%.

Los tumores con tasas bajas de 5YSRs, las tienen por dos motivos principales. Aquellos con mal pronóstico pueden ser intrínsecamente agresivos y/o resistentes al tratamiento. No obstante, la conducta del tumor puede ser tal que tiende a presentarse durante las últimas etapas de la enfermedad, momento en el cual disminuyen las opciones de curación. De hecho, si se hubiese detectado el tumor en la etapa 1, la 5YSR sería mucho mejor (por ej., carcinoma ovárico).

Los tumores con 5YRS muy bajas incluyen al estómago (9%), pulmones (5%), esófago (5%) y páncreas (2,4%).

Prevención

Screening

La detección sistemática busca, precisamente, detectar un cáncer durante una etapa preinvasiva, o de no lograrse ello, en la etapa 1. Para que un programa de detección sistemática sea exitoso, se deben cumplir ciertas propiedades:

1. Que se puede predecir el comportamiento del tumor de manera tal de lograr una intervención exitosa, identificando idealmente a la enfermedad no invasiva.

2. Que existan tratamientos disponibles.

3. Que la población de pacientes a tratar corra un riesgo que justifique los gastos de una campaña de detección sistemática (ya sean subgrupos a nivel nacional o específicos).

4. Que se trate de una herramienta confiable y eficaz en función de los costos.

5. Que la herramienta sea aceptable para los pacientes a ser estudiados.

6. Que se cuente con una prueba de diagnóstico que permita hacer el seguimiento de una prueba de detección positiva.

7. Que pueda repetirse la prueba de detección, en caso de ser necesario.

En general se llevan a cabo detecciones sistemáticas de cáncer de cuello uterino, mamario, colorectal y próstata.

La detección del cáncer de mamas es cuestión de debate. Algunos sugieren que ha revelado carcinomas pequeños in situ, que jamás se hubieran manifestado como enfermedad invasiva durante la vida del paciente, por lo que sólo causa preocupación, cirugías y gastos innecesarias. Otros, en cambio, afirman que la identificación temprana de estos tumores ha reducido el riesgo de muerte a largo plazo por cáncer mamario.

La detección del cáncer colorectal emplea pruebas de sangre oculta en materia fecal (FOB), seguidas por colonoscopía en pacientes con FOB positivo. Estas pruebas de sangre oculta arrojan muchos falsos positivos y además, algunos cáncer de colon no presentan hemorragias. La detección fecal de genes mutados, como ras, puede substituir a la FOB.

Algunas industrias, como las de goma y tintura, trabajan con sustancias carcinogénicas, por lo que se justifican las pruebas de detección en sus trabajadores.

La incidencia del carcinoma gástrico entre los japoneses es lo suficientemente alta como para justificar la detección sistemática. Los japoneses identifican, de modo regular, carcinomas gástricos tempranos, con 5YSRs del 95%, en comparación al 9% para el total de carcinomas gástricos.

Vacunas

El cáncer inducido por virus (virus de papiloma humano (HPV) y el carcinoma de cuello uterino, carcinoma por virus de hepatitis B (HBV) y carcinoma hepatocelular) pueden prevenirse si se evita que se produzca la infección. Existen vacunas eficaces tanto para HBV como para HPV.

Patología de los Sistemas

29 Sarcoidosis y sífilis

Cuadro clínico de la sarcoidosis

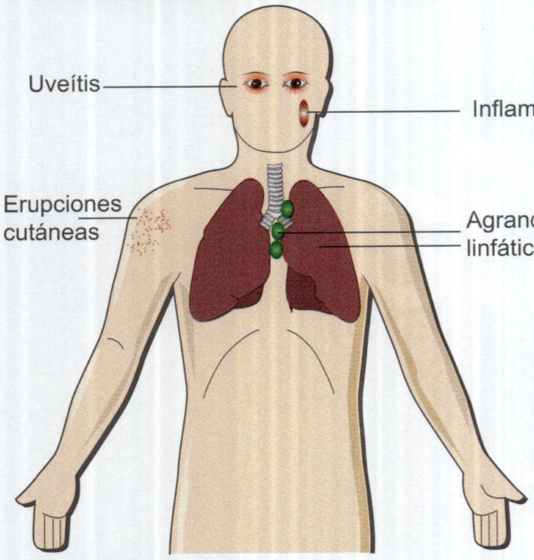

- Existen numerosas características diversas en otros sistemas de órganos
- La sarcoidosis puede causar la mayoría de los síntomas clínicos

Enfermedades con manifestaciones clínicas diversas

Existe un grupo dispar de enfermedades que pueden provocar una amplia variedad de síntomas, y que pueden ser consideradas, en líneas generales, como "causa de cualquier sintomatología". Esta lista de afecciones es útil por cuanto proporciona un punto de partida que permite realizar exclusiones al enfrentarse con una presentación poco habitual o un conjunto de síntomas:

- Vasculitis sistémica
- Lupus eritematoso sistémico
- Sarcoidosis
- Sífilis
- Tuberculosis
- Neoplasia (se trate de efectos masivos del tumor o de un fenómeno paraneoplásico; el carcinoma pulmonar de células pequeñas puede generar numerosas paraneoplasias)
- Amiloidosis
- Fármacos (en especial, la fenitoína, que tiene cuantiosos efectos colaterales)
- Enfermedades congénitas

Cuadro clínico de la sífilis

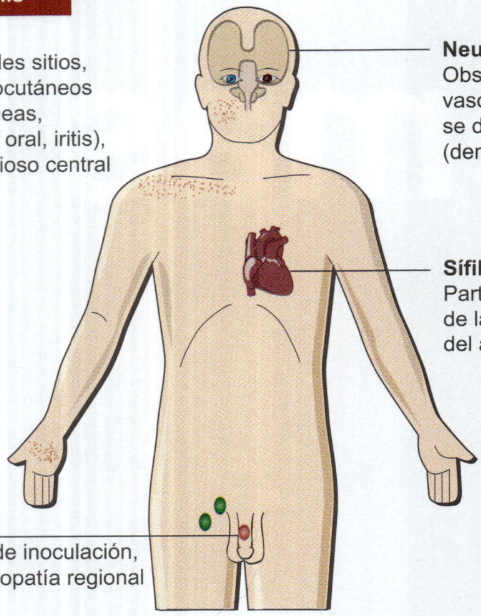

Sarcoidosis

Definición

La sarcoidosis es una enfermedad granulomatosa multisistémica y crónica de etiología desconocida.

Epidemiología

La prevalencia es de 10-40 por 100.000. Por lo general, aparece entre los 20 y 40 años, y es levemente menos frecuente en mujeres. Si bien es una afección que se produce a nivel mundial, su incidencia es mayor en escandinavos y afrocaribeños.

Patología

Esta enfermedad se caracteriza por la presencia de granulomas no caseificantes, que pueden desarrollarse en diversos órganos. Una fibrosis puede acompañar a la respuesta granulomatosa.

En general, se dice que los granulomas son "desnudos", en el sentido de que existe poco infiltrado linfocítico asociado. Los macrófagos dentro de ellos pueden incluir también densificaciones llamadas cuerpos asteroides y cuerpos de Schaumann. No obstante, ninguna de estas manifestaciones puede, por sí sola o en combinación con otras, confirmar el diagnóstico de sarcoidosis. Más aún, es posible que los granulomas presenten necrosis. Por lo tanto, la histología no puede, por sí misma, ofrecer un diagnóstico inequívoco. En cambio, se la debe considerar dentro del contexto clínico global.

Se desconoce la causa de los granulomas. Se ha sugerido la presencia de micobacterias atípicas, pero no ha podido comprobarse esta hipótesis.

Además de la fibrosis y los granulomas, se puede encontrar también algún tipo de vasculitis, en especial en pulmón.

Si bien el sarcoide puede dañar a cualquier sistema del organismo, los pulmones suelen ser los órganos más perjudicados. La enfermedad pulmonar puede tomar la forma de linfoadenopatía hiliar, linfoadenopatía hiliar y fibrosis pulmonar, o fibrosis pulmonar sola, o, vasculitis granulomatosa necrotizante, si bien esta última es poco frecuente. Los ganglios linfáticos fuera del mediastino también pueden ser afectados por sarcoidosis.

- Afecta a la piel en un 25% de los casos.
- También en un 25% de los casos hay compromiso ocular, en general, uveítis.
- Se producen artralgia o artritis en hasta un 50%.
- Otros órganos se ven menos afectados, si bien el compromiso parótido, combinado con uveitis, es bastante característico.

Correlaciones clínicas

Si se tiene en cuenta que la sarcoidosis es una enfermedad granulomatosa multisistémica, ello permite recordar, con facilidad, el cuadro clínico potencial, aunque aún no se conoce su distribución típica.

En uno de cada 10 pacientes, puede producirse hipercalcemia con sarcoidosis, debido a la presencia de la enzima hidroxilasa 1α de vitamina D, dentro de los macrófagos de los granulomas sarcoides. La actividad de dicha enzima conduce a una activación excesiva de vitamina D, que eleva el nivel de calcio en sangre.

Pronóstico

En el largo plazo, el pronóstico es bueno para muchos pacientes, quienes se recuperan de manera espontánea, o bien tras un tratamiento con glucocorticoides.

Sífilis

Definición

La sífilis es una infección de transmisión sexual, causada por la espiroqueta *Treponema pallidum*.

Epidemiología

Hasta hace muy poco, la incidencia de sífilis en el Reino Unido era menor a 1000 casos por año, teniendo en cuenta a la población total, pero, aparentemente, la enfermedad está resurgiendo. Es una afección que puede hallarse a nivel global, si bien se ha sugerido que la diseminación del microorganismo a todo el mundo es consecuencia de las migraciones y exploraciones geográficas

Patología

El *treponema pallidum* es una espiroqueta que no se tiñe con los métodos normales, por lo que requiere técnicas especializadas, tales como la de Young. La infección se produce a través de las membranas mucosas, por lo general, mediante transmisión sexual. La respuesta inmune a la sífilis es granulomatosa, y viene acompañada de fibrosis. También aparece vasculitis en ciertas etapas y órganos.

Esta infección es crónica y puede durar décadas. Se describen cuatro etapas:

1. La sífilis primaria es la infección inicial, y se presenta aproximadamente a las 2 semanas de producirse la misma. La lesión características es una úlcera indolora sobre el órgano afectado, en general el pene, la vulva o la vagina, que se asocia con linfadenopatía también indolora.
2. La sífilis secundaria se produce a las 6-8 semanas aproximadamente de la infección primaria, y presenta numerosas manifestaciones que incluyen; erupción cutánea (que puede afectar las palmas de las manos y plantas de los pies), úlceras en la boca y otras lesiones mucobucales, linfadenopatía, fiebre, iritis, hepatitis y glomerulonefritis.
3. La sífilis terciaria se desarrolla al menos 3 años después de la infección primaria, y se caracteriza por un sifiloma (goma), que consiste de una aglomeración de granulomas que rodean a la región central de necrosis. Aunque la curvatura de la tibia (tibia en sable) es un rasgo distintivo de esta etapa, otros órganos también pueden verse afectados.
4. La sífilis cuaternaria incluye sífilis cardiovascular y neurosífilis. La sífilis cardiovascular aparece entre 10 a 40 años después de la sífilis primaria, y consiste en una mesoaortitis de la aorta torácica. Afecta a los vasos de la aorta *(vasa vasorum)*, dañando a la túnica media y la lámina elástica. Si bien se produce una fibrosis, la pared aórtica está estructuralmente comprometida, y se desarrolla un aneurisma.

La neurosífilis es compleja y atraviesa distintas etapas que involucran divisiones más generales de sífilis. La neurosífilis meníngea se observa durante los primeros 2 años, y se presenta con jaquecas, parálisis del nervio craneal, convulsiones o confusión.

La sífilis meningovascular aparece aproximadamente a los 6 ó 7 años. El proceso patológico consiste en inflamación de piamadre y aracnoides, asociada con vasculitis, que puede provocar un accidente cerebrovascular. También puede afectar a la médula espinal y al cerebro.

Entre los 15 a 20 años de la infección inicial, y dentro de la etapa cuaternaria, se produce parálisis general progresiva (demencia por neurosífilis) y ataxia locomotora. En la primera, se presentan fibrosis meníngea y atrofia cerebral, con inflamación crónica continua alrededor de los vasos sanguíneos. Se pueden observar variadas anomalías neurológicas focales que se corresponderían con una lesión cerebral focal, como así también demencia. La ataxia locomotora es causada por la desmielinización de las columnas posteriores, las raíces dorsales y los ganglios de la raíz dorsal de la médula espinal. De hecho, éstas constituyen el tipo de manifestaciones que podría esperarse en caso de pérdida del tacto fino y propriocepción consciente, junto con un mayor deterioro, panmodal, debido al daño de la información sensorial contenida en las raíces dorsales.

30 Enfermedad de Wilson y Hemocromatosis

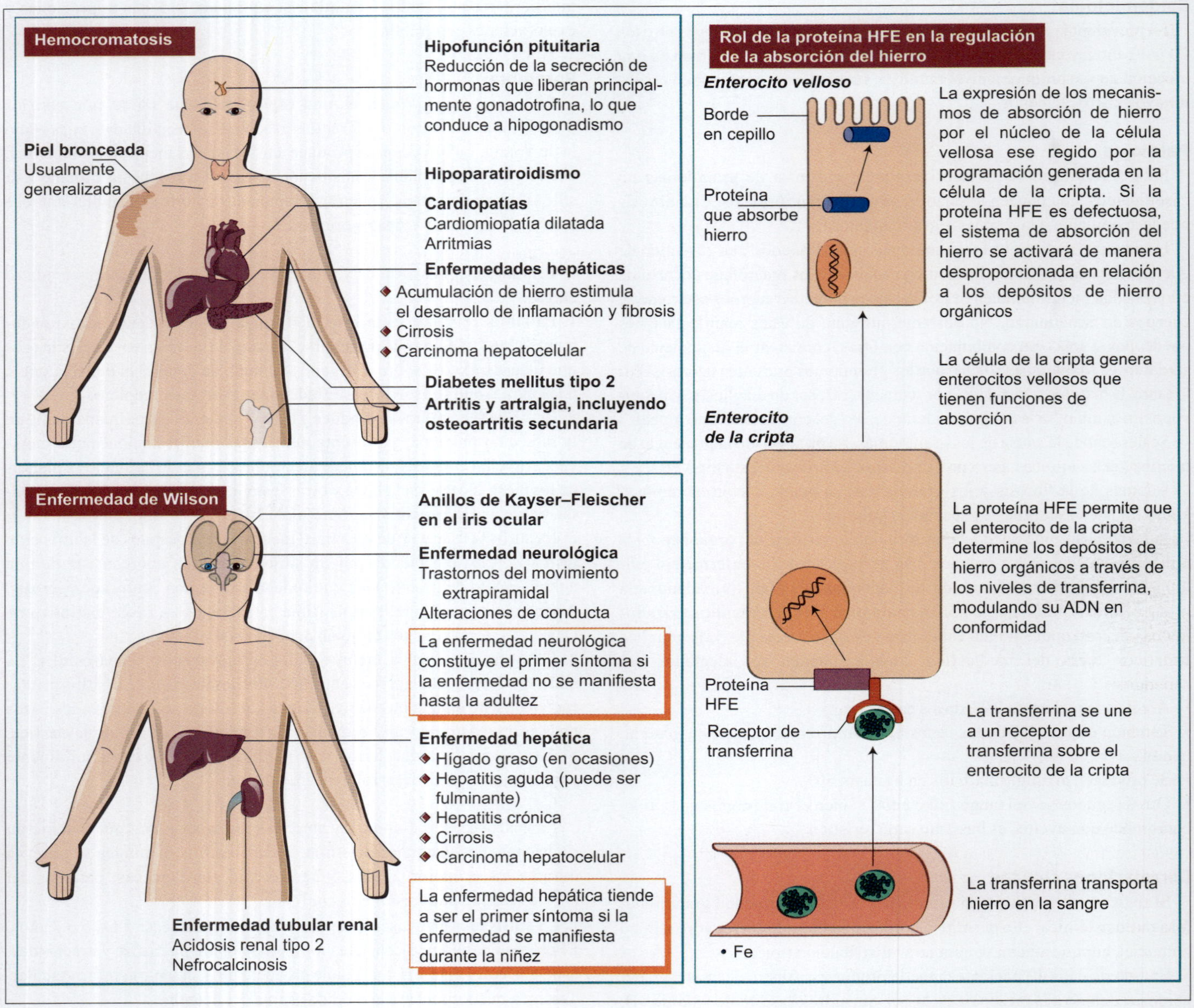

Enfermedad de Wilson

Definición

La enfermedad de Wilson es una afección hereditaria autosómica recesiva, en la que se produce un deterioro de la secreción hepática de cobre, que resulta en una acumulación tóxica de este mineral.

Epidemiología

Es una enfermedad poco frecuente, con una prevalencia de 30 por 1.000.000, pareja entre hombres y mujeres. Por lo general, aparece entre los 5 y 30 años.

Patología

El gen está localizado sobre el cromosoma 13q14.3-21.1, y codifica una proteína ATPasa (ATP7B), necesaria para la excreción de cobre en la bilis. La alteración de este gen interfiere con la eliminación del exceso de cobre.

El cobre es un mineral esencial, que está presente en el organismo, por lo general como un componente prostético de proteínas tales como citocromo oxidasa, superóxido dismutasa y tirosina, o que se encuentra almacenado en proteínas de transporte, como la ceruloplasmina. El cobre libre es tóxico y provoca lesiones a través de la generación de radicales libre de oxígeno (lo cual es interesante, dado el rol del cobre como parte del superóxido dismutasa, en la protección contra los radicales libres).

La acumulación de cobre se produce en todo el organismo, si bien los órganos más afectados son el hígado, el cerebro, los ojos, y en menor extensión (y con efectos menos conocidos sobre ellos), los riñones.

- En el hígado, los cambios iniciales consisten en la deposición de grasa y glucógeno en la mitocondria. Esto avanza hasta una necrosis hepatocítica e inflamación concomitante. Cuando son crónicos, dichos procesos constituyen la base de la hepatitis crónica y la cirrosis.
- Si bien el cobre se acumula en todo el cerebro, los ganglios basales son los primeros en soportar los daños. Se produce pérdida neuronal, degeneración de fibras mielinizadas y proliferación de astrocitos. Se pueden observar cambios macroscópicos en los núcleos lenticulares, que se ven encogidos y de un color marrón descolorido.
- La acumulación de cobre en el iris provoca un anillo de Kayser-Fleischer característico, que indica, con certeza, la presencia de la enfermedad de Wilson. También pueden producirse cataratas en girasol, por acumulación de cobre en el cristalino.
- La imposibilidad del hígado de excretar el cobre le impone una sobrecarga al riñón. Los túbulos renales reaccionan mal a la presión, y su lesión causa acidosis tubular renal tipo II (con proteinuria, aminoaciduria, glucosuria, hipercalcuria y pérdida de bicarbonato).

Correlaciones clínicas

La enfermedad de Wilson puede producir diversos trastornos hepáticos, que van desde esteatosis o hepatitis aguda (que puede ser fulminante), pasando por hepatitis crónica, a cirrosis y carcinoma hepatocelular. La cirrosis suele ser macronodular.

La afección neurológica se centra alrededor de trastornos de los movimientos extrapiramidales, que, en ocasiones, pueden asemejarse al mal de Parkinson y, en general están acompañados por disquinesia y síndrome aquinético rígido. También suelen producirse alteraciones de la conducta.

Con frecuencia, y por razones que aún no se comprenden en su totalidad, existe una marcada reducción de los niveles sanguíneos de ceruloplasmina, la proteína que transporta el cobre en la sangre.

Pronóstico

El tratamiento con fármacos que quelan cobre tales como la penicilamina, sumados a medidas dietarias, resulta muy eficaz.

Hemocromatosis

Definición

La hemocromatosis es una enfermedad autosómica recesiva en la que el intestino delgado absorbe hierro en exceso, lo que conduce a una sobrecarga de dicho mineral.

Epidemiología

La prevalencia en homocigotas es de 3000 por 1.000.000. En general, aparece entre los 40 y 60 años. El coeficiente masculino-femenino es de 5-10:1, debido al efecto protector de la menstruación, que proporciona un mecanismo alternativo para eliminar el exceso de hierro.

Patología

El gen está situado sobre el cromosoma 6p21.3, si bien se han descripto sitios alternativos para las variantes de la enfermedad. La proteína se denomina HFE. Hay un enlace con el antígeno leucocitario humano (LHA) tipo A3 y B14.

La proteína HFE se encuentra en los enterocitos de la cripta duodenal, y se asocia al receptor de transferrina. Se cree que permite que la cripta y la vellosidad determinen los depósitos de hierro del organismo y ajusten el grado de absorción de dicho mineral. La alteración de este mecanismo en la hemocromatosis deriva en una absorción de hierro anormalmente elevada.

Al igual que el cobre libre, el hierro libre provoca daño tisular al incrementar la lesión oxidativa. No obstante, la variedad de órganos afectados es distinta.

- El hígado presenta hemosiderosis, hepatitis crónica, fibrosis y/o cirrosis. El carcinoma hepatocelular complica un 30% de estos casos de cirrosis.
- La deposición de hierro y melanina en la dermis genera un bronceado característico de la piel.
- Se produce una diabetes mellitus, aunque la disfunción pancreática exocrina es poco frecuente. Se ha sugerido que la causa de la diabetes puede relacionarse, en parte,con una alteración del manejo de cromo, dado que este último es esencial para el funcionamiento normal de la insulina, y compite con el hierro para ser fijado por la transferrina.
- A menudo, hay compromiso de la glándula pituitaria, en general en la forma de una liberación anormal de gonadotrofina, que conduce a hipogonadismo.
- Otros órganos endócrinos suelen verse afectados, por ej., la glándula tiroides.
- El hierro también es tóxico para el corazón, y puede producir una cardiomiopatía dilatada, como así también arritmias diversas, debido a la lesión del sistema de conducción.
- En un 25 a 50% de los casos puede hallarse una artropatía, que compromete, de manera característica, al segundo y tercer metacarpiano. Se puede desarrollar una osteoartritis secundaria

Correlaciones clínicas

La mayoría de los cuadros clínicos pueden predecirse si se conoce y comprende bien su patología. Esto es así también en el caso de las manifestaciones bioquímicas. El hierro en suero, el contenido de hierro hepático y el contenido del hierro urinario se incrementan debido a la gran absorción de este mineral y al aumento de sus depósitos. Se eleva la ferritina. La saturación de transferrina se debe, en gran medida, a la gran cantidad de hierro presente para ocupar los sitios de unión. Por lo tanto, la capacidad de unión de hierro total remanente es baja, por cuanto ya ha sido empleada.

Pronóstico

Una flebotomía elimina el exceso de hierro y puede producir mejorías en la mayoría de los órganos afectados.

31 Vasculitis sistémica

Cuadro clínico de la granulomatosis de Wegener

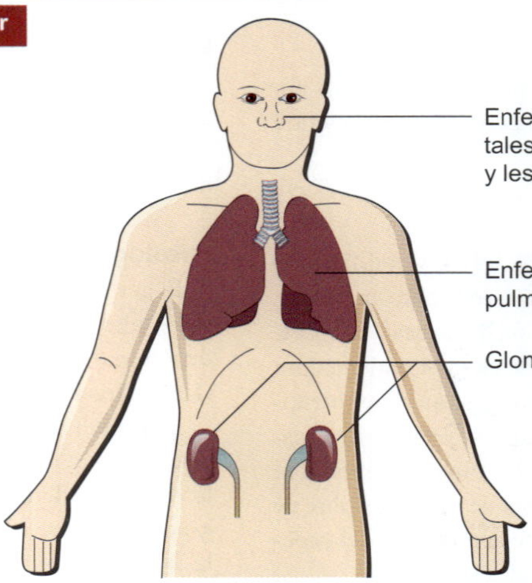

- Enfermedades de vías respiratorias superiores, tales como epistaxis, destrucción del tabique nasal y lesión laríngea
- Enfermedades pulmonares, incluyendo lesiones pulmonares cavitantes
- Glomerulonefritis

- Pueden desarrollarse otros síntomas en diversos órganos
- Tal como sucede con la poliarteritis nodosa y la periarteritis microscópica, la granulomatosis de Wegener puede presentar prácticamente cualquier síntoma

Distribución típica de los distintos tipos de vasculitis

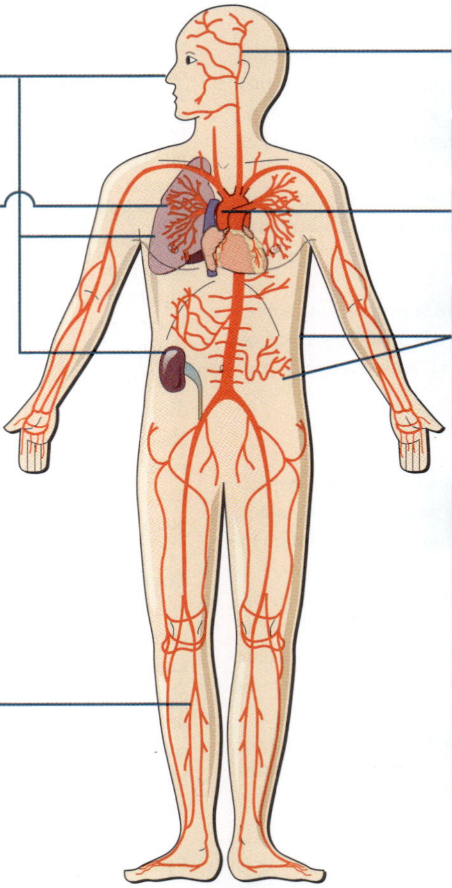

Granulomatosis de Wegener

- Vasculitis granulomatosa necrotizante
  cANCA +
  H = M
  En general, de edad mediana
- Nariz
- Pulmón
- Riñón

Churg-Strauss

- Vasculitis granulomatosa poco frecuente que afecta a cualquier vaso pequeño o mediano
- Presencia de un marcado infiltrado eosinófilo
- En general, los pacientes manifiestan síntomas asmáticos, debido al compromiso de los vasos pulmonares, cANCA+

Buerger

- Fumadores jóvenes (hombres)
- Presentan ateroma severo en arterias de la porción inferior de la pierna

Arteritis de células gigantes

- H:M = 2:1 Con frecuencia > 50 años
- Arteria temporal superficial biopsada a los fines diagnósticos. Hay riesgo de daño en arterias cerebrales y de la retina
- >50% tiene granulomas

Takayasu

- Mujeres jóvenes del Lejano Oriente
- Arco aórtico y ramificaciones
- < 50% tienen granulomas

Púrpura de Henoch–Schönlein (HSP)

- Afecta a vasos sanguíneos pequeños en piel e intestinos
- Niños. Complejo inmunitario de IgA. Buen pronóstico

Poliarteritis nodosa (PAN) y poliarteritis microscópica (MPA)

- Son muy variables en cuanto a su distribución y afectan a un amplio rango de edades.
- En la PAN, se encuentran comprometidas las arterias y venas medianas. H:M 2:1
- La MPA es una vasculitis necrotizante de vasos pequeños asociada con pANCA-ve. H=M.

Las enfermedades sistémicas de los vasos (vasculitidas) constituyen un grupo de afecciones caracterizadas por la inflamación de los vasos sanguíneos de varios sistemas de órganos. Cada tipo de vasculitis tiene elementos que son específicos a su patología y presentación clínica, no obstante lo cual, también comparten algunos rasgos.

Patología común

La inflamación del vaso sanguíneo puede observarse como un infiltrado de uno o más tipos de células inflamatorias dentro de su pared. A menudo, está asociada con necrosis fibrinoide de dicha pared. La inflamación y lesión de la misma pueden resultar en isquemia del tejido irrigado por el vaso, trombosis y hemorragia.

Las enfermedades vasculítica, que tienen la capacidad de causar isquemias, pueden producir numerosos síntomas, ya que prácticamente todos los órganos están vascularizados. El patrón de síntomas que se observa en las distintas clases de vasculitis refleja los órganos que se ven especialmente afectados, y el tamaño de los vasos comprometidos.

Granulomatosis de Wegener

Se trata de una vasculitis granulomatosa necrotizante, que puede aparecer a cualquier edad, pero tiende a presentarse aproximadamente a los 40 años. La prevalencia es de 10 por 1.000.000 y es pareja entre hombres y mujeres. Es poco frecuente en afrocaribeños.

Patología

Esta enfermedad afecta a las arterias y venas pequeñas, y se caracteriza por un infiltrado inflamatorio granulomatoso necrotizante.

Suele dañar a las vías respiratorias superiores e inferiores, y los riñones. Las vías respiratorias superiores incluyen la nariz y los senos paranasales, y, al ser lesionadas, pueden presentar epistaxis, perforación del tabique nasal y aplastamiento del puente nasal. En los riñones, se produce una glomerulonefritis que puede ser crescéntica. No obstante, el compromiso renal, al igual que sucede con otros órganos, no incluye, necesariamente la presencia de granulomas.

Si bien las vías respiratorias y los sitios de glomerulonefritis representan la distribución clásica, cualquier órgano puede resultar afectado, entre ellos los ojos y el sistema nervioso. Como en otras enfermedades de los vasos, las afecciones neurológicas pueden incluir mononeuritis múltiple.

Existen anticuerpos citoplasmáticos antineutrófilos contra la proteinasa-3 de los anticuerpos de los neutrófilos. Esta variante de ANCAs se denomina c-ANCA (c por citoplasmático), y, si bien puede sugerir la presencia de granulomatosis de Wegener, no es patognomónico.

Poliarteritis microscópica

Afecta a las pequeñas arterias y venas en diversos sistemas orgánicos. La prevalencia es de aproximadamente 6-7 por 1.000.000, y es pareja entre hombres y mujeres. El rango de edad es amplio. La enfermedad renal es especialmente frecuente. Hay presencia de ANCAs, pero tienden a ser del tipo p (p por perinuclear), dirigidos contra la mieloperoxidasa.

Poliarteritis nodosa

Es otra vasculitis necrotizante, que, a diferencia de la granulomatosis de Wegener, afecta a vasos pequeños y medianos. La prevalencia es de 2-3 por 1.000.000 y la relación entre hombres y mujeres es de 2:1. El rango de edad es amplio. En un 20-30% de los casos, está asociado con el virus de hepatitis B.

Patología

En las primeras etapas, el infiltrado inflamatorio en el vaso comprometido está compuesto por neutrófilos y eosinófilos. Hay necrosis fibrinoide. El proceso es transmural y puede extenderse a los tejidos circundantes. En los vasos pequeños, se inflama toda la circunferencia, en tanto que la distribución puede ser segmentada en los vasos de mayor tamaño. Se puede producir una ruptura de vasos.

Más adelante, la respuesta inflamatoria cambia a células inflamatorias crónicas. La pared de los vasos presenta fibrosis y se pueden producir aneurismas.

Esta enfermedad puede afectar a la mayoría de los órganos, si bien no suele comprometer a las arterias pulmonares.

Síndrome de Churg-Strauss

Este síndrome es una vasculitis granulomatosa necrotizante, muy poco frecuente, que afecta a vasos sanguíneos pequeños. Se caracteriza por eosinofilia sanguínea periférica y compromiso pulmonar, semejante al asma. Los síntomas pueden presentarse también en otros sistemas orgánicos.

Arteritis de células gigantes

Esta enfermedad, también denominada arteritis temporaria, es una vasculitis granulomatosa de vasos medianos y grandes, principalmente los de la cabeza. Es poco habitual antes de los 50 años, pero tiene una incidencia de 15-20 por 1.000.000 por año después de los 50. La relación entre hombres y mujeres es de 1:2. Existe una asociación con la polimialgia reumática.

Patología

La arteria presenta una inflamación crónica con granulomas. a menudo discontinua, de modo tal que una arteria afectada puede, no obstante, tener regiones normales. Ésto puede causar dificultades a la hora de determinar la importancia de una biopsia de arteria temporal normal. Se observa una alteración de la integridad de la lámina elástica interna, o un desdoblamiento de la misma.

Además de la jaqueca asociada con la enfermedad en la arteria temporal, también puede producirse una isquemia de retina que provoca ceguera, claudicación mandibular y lingual y accidentes cerebrovasculares. Si bien es poco frecuente, puede haber compromiso del arco aórtico.

Arteritis de Takayasu

La arteritis de Takayasu se produce en vasos medianos y grandes, en general en el arco aórtico y sus ramificaciones. Es una enfermedad rara, y más frecuente en los países del Lejano Oriente. Suele afectar a mujeres jóvenes.

Patología

En principio, la inflamación se localiza en la adventicia y los vasos vasculares de la arteria, y progresa a fibrosis. Está integrada por células inflamatorias crónicas.

Las arterias carótida, subclavia, femoral y renal pueden verse afectadas del mismo modo que el arco aórtico, y el cuadro clínico refleja isquemia en las regiones de dichos vasos.

32 Vasos sanguíneos normales y tipos de aneurismas

Función célula endotelial (EC) normal

- Anti-trombótico
- Mantiene el tono vascular a través de acciones tanto vasoconstrictoras como vasodilatadoras
- Metaboliza hormonas y lipoproteínas
- Transfiere gases
- Aporta solutos/hormonas a los tejidos y elimina metabolitos tóxicos

Sustancias activas segregadas por EC:

- Endotelina-1 (ET-1) es un potente vasoconstrictor
- Prostaciclina (PGI_2), sintetizada del ácido araquidónico, se opone a la agregación plaquetaria y causa relajamiento y vasodilatación del SMC.
- El óxido nítrico (NO), sintetizado de L-arginina, provoca relajamiento y vasodilatación del SMC

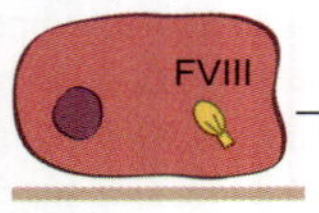

Función celular endotelial activada

- Se produce activación por:
  - Citoquinas y productos bacterianos.
  - Complemento
  - Estrés hemodinámico
  - Lípidos
  - Productos finales de la glucación avanzada
  - Hipoxia
  - Virus
- Participa en la respuesta inflamatoria.
- Regula la expresión de la molécula de adhesión leucocitaria sobre la superficie
- EC se contrae en respuesta a mediadores químicos, incrementando así la brecha entre las células endoteliales y la permeabilidad vascular.
- Segrega PDGF para estimular la fibrogenesis, otros factores de crecimiento para estimular la reparación y VEGF para estimular el crecimiento de nuevos vasos

Función celular endotelial lesionada

- Cuando se lesiona esta función, se torna protrombótica, a través de la regulación de TF, del factor de von Willebrand (vWF), ET-1.
- El TF, sintetizado y expresado sobre la superficie, inicia la cascada de coagulación.
- EL FVII se desplaza desde el depósito de gránulos hacia la superficie, se une a las plaquetas y participa en la cascada de coagulación.
- El ET-1 es un vasoconstrictor potente en estado de salud. En cambio, en la enfermedad, también estimula la migración y proliferación celulares y la fibrogénesis.
- **En caso de lesión: estimulación de la migración de SMC, proliferación y secreción de colágeno, elastina y proteoglicanos** a través de PDGF, ET-1 (inhibición por NO)
- Puede estimular el crecimiento vascular, ya sea para reparar vasos sanguíneos o proporcionar nuevos vasos, por ej., curación
  Secreción de VEGF y la expresión de VEGF1 y 2 receptores (crecimiento pro y antivascular).

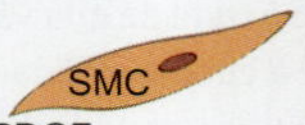

Arteria normal

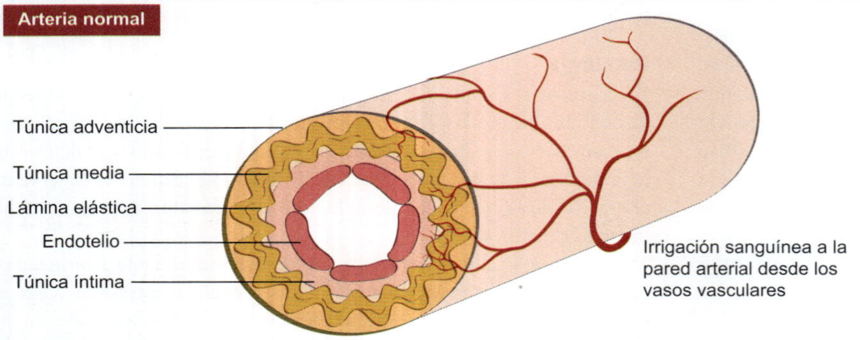

Asociación patológica típica en diversos puntos del árbol vascular

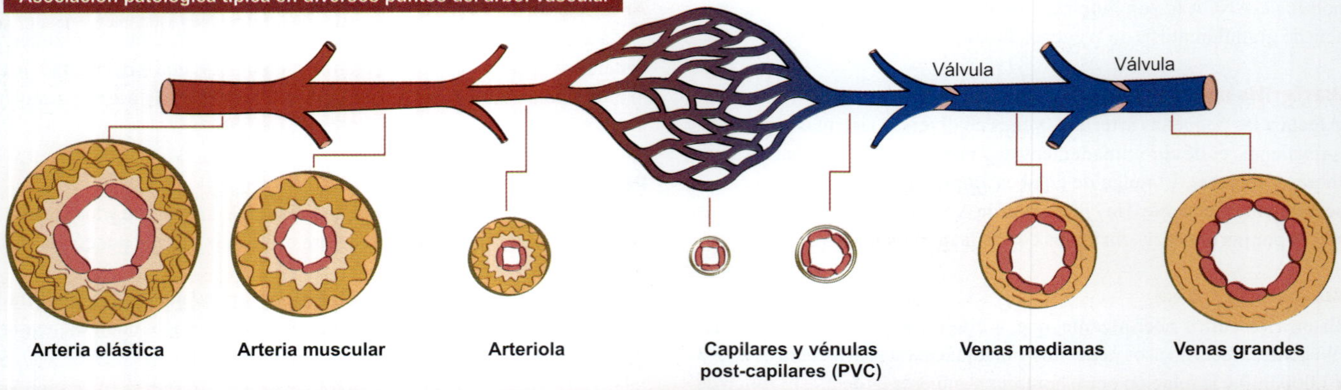

Arteria elástica	Arteria muscular	Arteriola	Capilares y vénulas post-capilares (PVC)	Venas medianas	Venas grandes
Ateroma	Ateroma Las arterias musculares más pequeñas pueden ser dañadas por hipertensión	Hipertensión Vasculitis En este sitio, o en el lecho capilar, se puede alojar una tromboembolia	Deposición del complejo inmunitario en la vasculitis. Si se detiene el flujo, se produce daño endotelial causado por hipoxia. Una vez restaurado, la acumulación de metabolitos tóxicos puede provocar hemorragias	Infarto venoso Tromboflebitis migrans (con tumores malignos)	Trombosis venosa profunda

La ilustración presenta las características más importantes de las arterias y venas de distinto calibre. Las arterias musculares más pequeñas y las arteriolas determinan la tensión arterial media y tienen un tono basal que es regulado, en parte, por los factores segregados por el endotelio, que actúa sobre las células musculares lisas (SMCs), y por el sistema nervioso autónomo. Las SMCs están ubicadas en espiral alrededor de la luz. El equilibrio entre la vasodilatación y la vasoconstricción está dado por el tono basal. Los nervios simpáticos y parasimpáticos corren por la túnica adventicia, y pueden estimular a las SMCs en forma directa, o a través de las células endoteliales.

Endotelio

Este tipo de célula aplanada recubre a todo el árbol vascular, y es una de las células más activas desde el punto de vista metabólico. Se origina en el mesodermo embrionario y *no* es una clase de epitelio.

Las propiedades de las células endoteliales varían a lo largo del árbol vascular (por ej., los vasos grandes, que se encuentran más expuestos a daño endotelial causado por fuerzas de estiramiento, contienen más vWF). A nivel de los capilares, el endotelio es permeable a los gases y permite el desplazamiento de solutos y metabolitos a través de los gradientes de concentración, aunque a menor velocidad y libertad que los gases.

La preservación de la resistencia vascular periférica y la prevención de trombosis constituyen dos de las funciones más importantes del endotelio no estimulado. Existen diversos agentes que pueden activarlo. Dicha activación lleva a un aumento de o a una nueva expresión de genes de:

- Moléculas de adhesión.
- Citoquinas.
- Factores de crecimiento.
- Mediadores vasoactivos.
- Moléculas del MHC: las moléculas del MHC 1 son expresadas constitutivamente, pero su cantidad aumenta con la estimulación. En ocasiones, se pueden inducir moléculas del MHC II en células endoteliales.

Algunos cambios endoteliales son de aparición rápida (minutos), por ej., vasodilatación reversible y el aumento de la permeabilidad vascular asociados con la liberación de histamina o la exposición de factor tisular (TF) sobre la superficie celular. No obstante, la síntesis de proteínas o la alteración de la expresión de un gen requiere horas o días.

El endotelio dañado pierde sus propiedades antitrombóticas y su superficie se torna trombogénica, con adhesión anormal a las células inflamatorias. El incremento de la cantidad de moléculas de MHC1 es presentado sobre la superficie celular. Ésto es de especial significancia en el inicio de una trombosis o una ateroesclerosis.

La célula endotelial cumple un rol fundamental en la angiogénesis (importante en curación, reparación y neoplasia).

Subtipos endoteliales capilares

- **Continuos:** típicos de la piel, músculos, pulmones, y, esencialmente, del sistema nervioso central, donde la zona de unión célula a célula hermética protege al cerebro del ingreso, por transmisión hemática, de sustancias nocivas (barrera hematoencefálica). La membrana basal está completa, recubriendo a los capilares y agregando una capa extra de protección.
- **Fenestrados:** por ej., glomérulo renal o vellosidad intestinal. Existen aberturas entre las células endoteliales a través de las cuales pueden circular libremente los líquidos y solutos, si bien las moléculas más grandes (por ej., albúmina, otras proteínas plasmáticas) y los glóbulos rojos son retenidos. La membrana basal está intacta y los solutos y líquidos deben filtrarse a través de esta malla de colágeno y glucoproteínas con carga negativa, a fin de llegar a su destino.
- **Discontinuos:** por ej.: sinusoides hepáticas o esplénicas. Existen grandes huecos entre las células endoteliales, con huecos consecuentes de la membrana basal. Los eritrocitos y las proteínas plasmáticas se desplazan libremente a través de dichos huecos. Finalmente, la sangre retorna a las venas. También pueden circular leucocitos. Los macrófagos recubren a las sinusoides y engullen las bacterias y otras partículas, eliminándolas de la circulación. Esto es de especial importancia en el bazo, en donde los patógenos de transmisión hemática pueden ser presentados al tejido linfoide, para una respuesta inmune.

(El endotelio linfático es discontinuo en los sacos en forma de bulbo en los que se originan los vasos linfáticos, y recupera su continuidad a medida que aumenta el calibre de los vasos; se desarrolla una capa muscular en las paredes de los vasos linfáticos medianos y grandes).

Células musculares lisas vasculares

Las SMCs pueden contraerse o relajarse en respuesta a diversos estímulos, que pueden ser endoteliales, catecolaminas liberadas por el sistema nervioso simpático o angiotensina II. Después de una lesión, pueden migrar y proliferar en la íntima. Las SMCs tienen también funciones similares a las de los fibroblastos (síntesis de colágeno, elastina y proteoglucanos; factores de crecimiento y citoquinas). Esto es importante en la generación del tapón fibroso que estabiliza a las placas ateromatosas.

Aneurismas

- Los aneurismas se producen cuando existe una erosión grave de la túnica media.
- Un aneurisma es una protuberancia en la pared de un vaso sanguíneo.
- Se producen en las arterias, y en ocasiones en el ventrículo izquierdo (tras un infarto de miocardio), pero es poco probable que ocurran en las venas.
- Los aneurismas se forman en puntos de debilidad:
  - en general, a causa de un ateroma;
  - a veces, debido a una lesión inflamatoria (por ej., sífilis);
  - en ocasiones, por anomalías del tejido conectivo (por ej., síndrome de Marfan);
  - otras veces después de un traumatismo, por ej., ruptura parcial de la túnica media causada, a menudo, por un accidente de tránsito.

Tipos de aneurisma

- **Aneurismas fusiformes:** la mayoría son fusiformes (en forma de huso), (típicos del ateroma).
- **Aneurismas saculares:** con frecuencia, se producen tras la lesión de un vaso focal, por ej.: traumatismo o infección. Las bacterias del torrente sanguíneo pueden alojarse en una placa ateromatosa, (que puede observarse después de operar un órgano rico en bacterias como el intestino), en donde hay, a menudo, bacteriemia transitoria. La pared estenosada sobre una placa ateromatosa, con trombosis subyacente, proporciona el nido para la infección.
- **Aneurisma de Berry:** (debilidad congénita en la túnica media, en los puntos de ramificación de los vasos cerebrales) no está relacionado con ateromas.
- **Disección aórtica** (anteriormente denominada "aneurisma disecante"): éste es sólo un engrosamiento parcial, y no un aneurisma propiamente dicho, no obstante lo cual se lo suele considerar dentro de la categoría de aneurismas. La disección es típica del síndrome de Marfan, pero puede producirse en pacientes de edad avanzada, en quienes la degeneración medial es común- un desgarro de la íntima permite el paso de la sangre a la túnica media con debilidad congénita. Puede romperse nuevamente dentro de la aorta (y formar una aorta con doble luz) o de la adventicia, provocando la muerte por taponamiento cardíaco o hemorragia masiva. La disección aórtica no suele complicar los ateromas.

Complicaciones de los aneurismas

- Ruptura
- Trombosis
- Tromboembolia

33 Cardiopatías congénitas

Cardiopatía cianótica congénita

5–10%

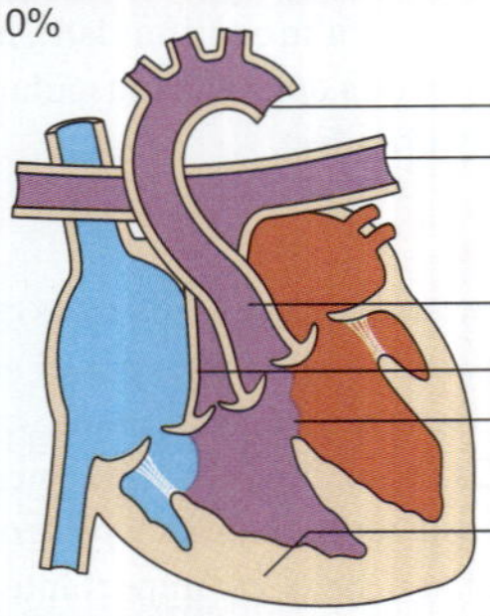

La **tetralogía de Fallot** se origina debido a un desarrollo defectuoso del cojín endocárdico:

- Estenosis pulmonar
- Cabalgamiento aórtico asociado con VSD
- VSD causado por la falta de desarrollo del septum membranoso del cojín endocárdico en el tabique interventricular.
- Hipertrofia ventricular derecha

5–10%

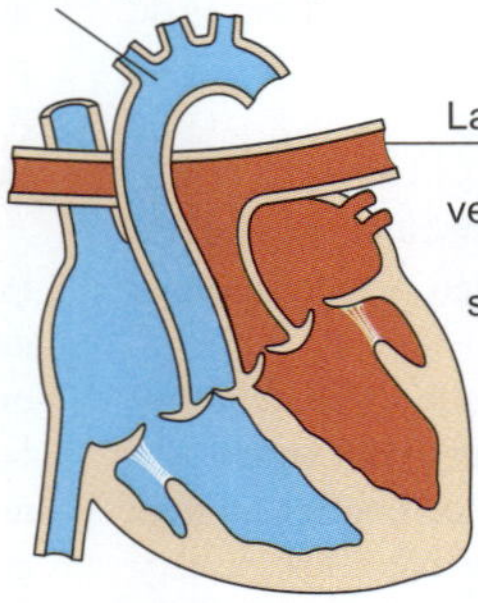

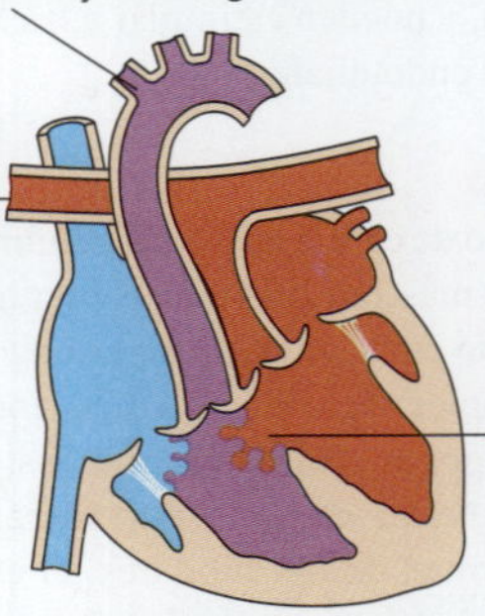

La **transposición de grandes vasos** se produce como resultada de la falta de desarrollo de un tabique en espiral en el tronco arterioso

La vida extrauterina es imposible en ausencia de una derivación entre las circulaciones pulmonar y sistémica, debido a que, en este caso, la circulación sistémica no tiene acceso a los pulmones

Cardiopatía no cianótica congénita

10%

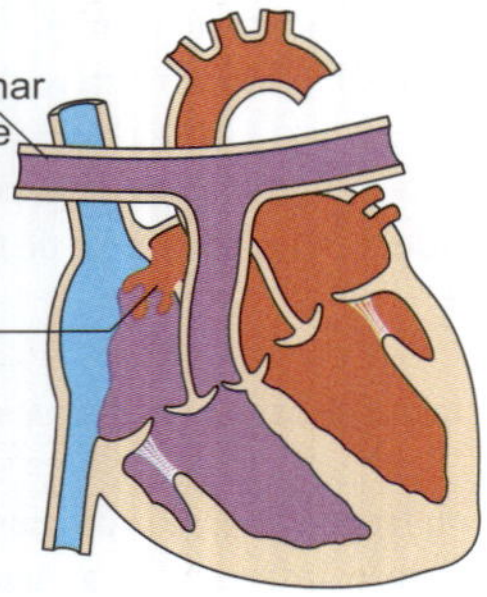

Defecto del tabique auticular (ASD): se produce al no fusionarse el septum primum con el cojín endocárdico. La sangre circula de la aurícula izquierda a la derecha y la arteria pulmonar transporta una mezcla de sangre oxigenada y desoxigenada

7%

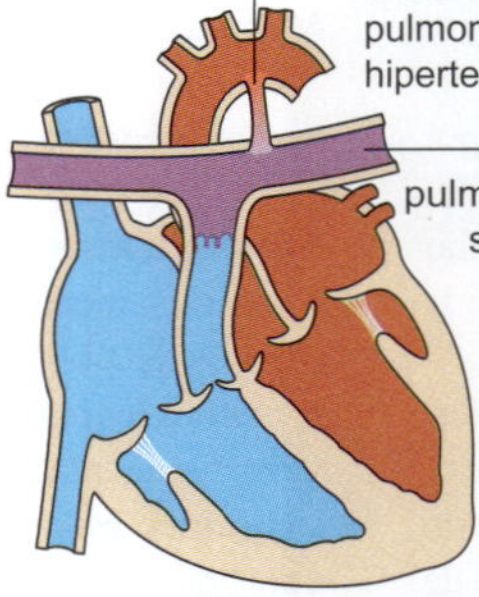

Conducto arterioso permeable (PDA): originado por la falta de cierre y atrofia de dicho conducto en el momento del nacimiento. Las prostaglandinas locales cumplen una función importante en su cierre

40%

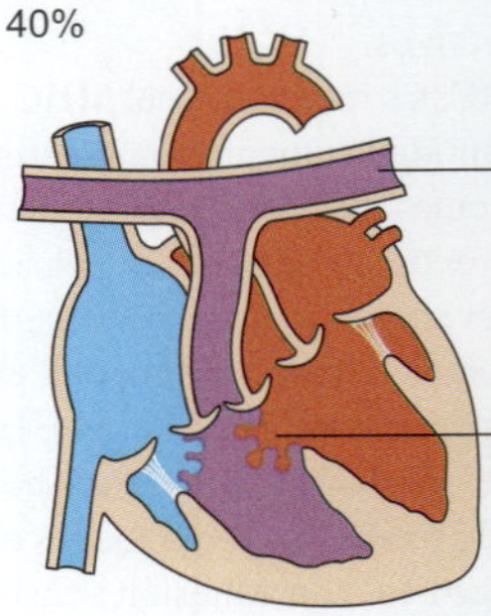

Defecto del tabique ventricular (VSD): causado por la ausencia de desarrollo del tabique membranoso del cojín endocárdico. Es la malformación congénita más común del corazón en nacimientos vivos. Puede asociarse con otras anomalías

Puede haber reversión de la desviación y una cardiopatía "tardía"

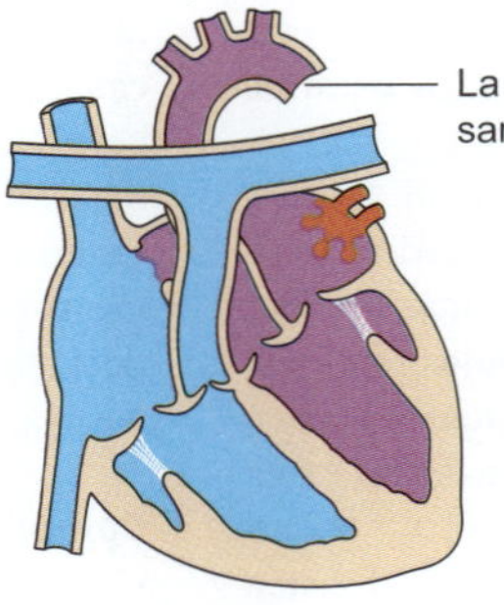

Tanto PDA como VSD tienen más probabilidades de derivar en una cardiopatía cianótica tardía que ASD, debido a la hipertrofia ventricular derecha y la inversión del flujo sanguíneo, debido a que la presión ejercida sobre la circulación pulmonar es mayor en estas condiciones

El momento de mayor desarrollo del corazón tiene lugar entre la tercer y decimosegunda semana de embarazo; a las 4 semanas, el corazón primitivo ya comienza a latir. Así, durante este período de gestación, es especialmente vulnerable a influencias teratogénicas tales como una infección por rubeola materna. Las anomalías cardíacas congénitas pueden ser esporádicas, o estar asociadas a alguna otra enfermedad de fondo, como el síndrome de Down o el de Edward.

El corazón primitivo es una estructura tubular simple, que debe plegarse y dividirse a sí mismo en un lado izquierdo y otro derecho. A su vez, cada lado se subdivide en aurícula, ventrículo y arteria infundibular. Las cuatro cámaras deben conectarse, de manera apropiada, a los vasos sanguíneos relevantes y estar equipadas con válvulas. Muchas cardiopatías congénitas reflejan la interrupción de estos procesos de plegamiento y división.

Los cojines endocárdicos son estructuras de gran significancia en el desarrollo del corazón. Forman el anillo valvular, las válvulas el tabique interauricular y la porción superior (membranosa) del tabique interventricular. Por lo tanto, si su evolución es inadecuada, se producen anomalías en los mencionados componentes.

La cardiopatía congénita se divide en acianótica y cianótica. En la enfermedad acianótica, la sangre en la circulación sistémica se encuentra debidamente oxigenada. En las afecciones cianóticas, se interrumpe el torrente sanguíneo a punto tal que la sangre sistémica no se oxigena de manera adecuada, provocando una cianosis. Por lo general, la enfermedad cianótica en el neonato es más grave y requiere una atención más inmediata que la afección acianótica.

Cardiopatía acianótica congénita

Defecto del tabique ventricular

A excepción de la válvula aórtica bicúspide, ésta es la anomalía cardíaca congénita más común (aproximadamente 40%). Está situada en la porción membranosa del tabique interventricular. Permite una derivación de izquierda a derecha de una proporción de la sangre oxigenada en el ventrículo izquierdo hacia el ventrículo derecho, el que debe entonces bombear nuevamente esta sangre a través de los pulmones.

El defecto del tabique ventricular (VSD) puede evolucionar en una de tres formas. En un 50% de los casos, se produce un cierre espontáneo, en general durante la primer infancia. Otra posibilidad es que conserve el mismo tamaño absoluto, pero que se achique a medida que el corazón crece, disminuyendo así su efecto sobre la dinámica cardíaca. No obstante, si se trata de comunicaciones ventriculares grandes, el volumen de sangre que se desvía hacia el ventrículo derecho le impone una gran carga, no sólo a éste sino que también a la circulación pulmonar. De esta forma, pueden producirse hipertrofia ventricular derecha e hipertensión pulmonar, las que finalmente generan una reversión de la desviación, una vez que la presión en el sistema pulmonar excede a la del ventrículo izquierdo. Cuando ésto sucede, la desviación de derecha a izquierda implica que la sangre desoxigenada es derivada a los pulmones e ingresa en la circulación sistémica, ocasionando cianosis. Este fenómeno se denomina síndrome de Eisenmeiger y es una complicación muy grave.

A veces, los VSDs pequeños no presentan síntomas, y se descubren de manera accidental.

Defecto del tabique auricular

Ésta es la contraparte de un VSD y es responsable de aproximadamente un 10% de las cardiopatías congénitas. Con frecuencia, el defecto se origina en el segundo agujero interauricular, y se ubica en la región de la fosa oval. Las anomalías del primer agujero interauricular están situadas cerca de las válvulas auriculoventriculares, y asociadas al síndrome de Down. Las anormalidades del seno venoso se desarrollan próximas a la entrada de la vena cava superior.

Las alteraciones del flujo sanguíneo son similares a las de un VSD, y, en principio, consisten en una desviación de izquierda a derecha. Muchos pacientes son asintomáticos, y no presentan manifestaciones de la enfermedad hasta la adultez.

Conducto arterioso permeable

El conducto arterioso conecta a la arteria pulmonar con el arco aórtico. En el útero, su función consiste en desviar la sangre de los pulmones hacia la circulación sistémica. Esto es importante, dado que los pulmones no aireados tienen una resistencia vascular relativamente alta contra la cual se debe proteger el corazón derecho. Inmediatamente después del nacimiento, el conducto arterioso se cierra, y se establece la circulación normal. No obstante, en algunos individuos, permanece abierto, permitiendo que la sangre oxigenada de la aorta ingrese nuevamente en la circulación pulmonar. De esta forma, el ventrículo izquierdo bombea una fracción de su flujo de regreso hacia él. La circulación pulmonar también queda expuesta a las tensiones sistémicas generadas por el ventrículo izquierdo, lo que puede resultar en hipertensión pulmonar.

Estenosis aórtica

Es un estrechamiento de la aorta, responsable del 7% de las cardiopatías congénitas. Por lo general, se produce cerca del conducto arterioso, distal a la arteria subclavia izquierda. El incremento de la resistencia periférica induce una hipertrofia ventricular izquierda, y pueden formarse vasos colaterales que intenten evitar la aorta obstruida.

Cardiopatía cianótica congénita

Tetralogía de Fallot

Esta es la anomalía cianótica más común, y es responsable de un 5 a un 10% de todas las cardiopatías congénitas. Está asociada al síndrome de Down y es una insuficiencia del cojín endocárdico. Los cuatro componentes de la tetralogía son: VSD, cabalgamiento de la aorta sobre el defecto, estenosis pulmonar e hipertrofia del ventrículo derecho. El cabalgamiento de la aorta, junto con el VSD y la hipertrofia del ventrículo derecho permiten que la sangre desoxigenada ingrese en la circulación sistémica, produciendo cianosis.

Transposición de grandes vasos

Esta transposición contribuye a un 5-10% de las anomalías cardíacas congénitas, y se produce cuando el tabique que divide al infundíbulo original único del corazón primitivo no logra seguir la trayectoria espiralada adecuada. Esto hace que la aorta surja del ventrículo derecho, y la arteria pulmonar del izquierdo. Como la vena cava y las venas pulmonares están bien ubicadas, se desarrollan dos circulaciones independientes, por lo que la sangre en las arterias sistémicas circula una y otra vez alrededor de un sistema que no integra a los pulmones, provocando, de este modo, cianosis. Esta afección es fatal después del nacimiento, a menos que el conducto arterioso y /o el agujero oval permanezcan permeables y proporcionen alguna forma de conexión entre ambas circulaciones. Aún así, persiste una cianosis marcada y es fundamental que se lleve a cabo su corrección quirúrgica.

34 Hipertensión sistémica

Hipertensión

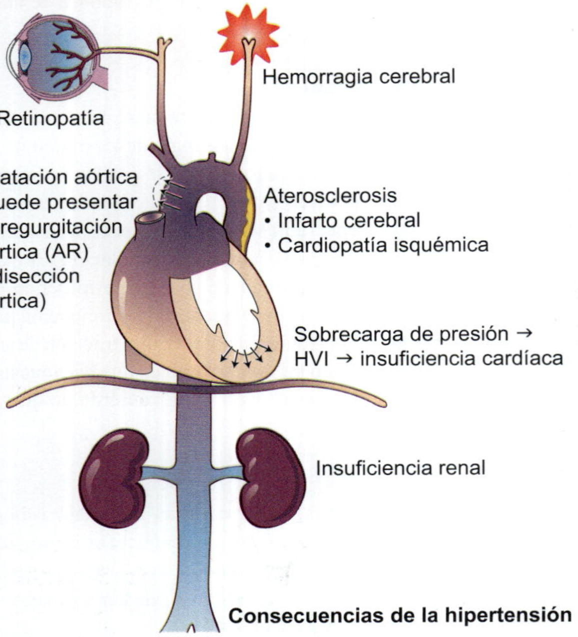

Consecuencias de la hipertensión

La arterioesclerosis y la arterioloesclerosis son típicas en la hipertensión, debido a la fuga de las proteínas plasmáticas del lumen hacia el interior de la pared, por presión-separación del endotelio. La reduplicación de la lámina elástica es común

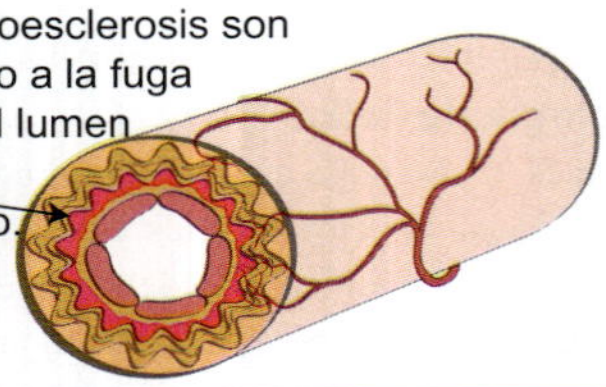

Hipertrofia ventricular izquierda (HVI)

Las causas típicas incluyen hipertensión persistente o estenosis aórtica. El ventrículo izquierdo normal tiene un grosor de 10-15 mm. En la HVI puede medir 20-25 mm o más, y puede afectar a la irrigación sanguínea desde los vasos epicárdicos.

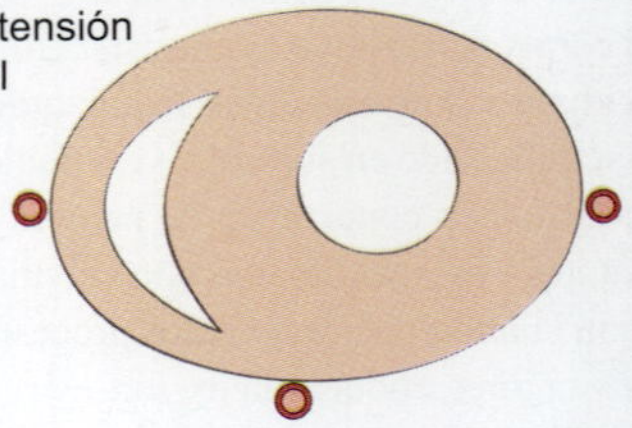

Corte transversal de un corazón de tamaño normal, mostrando la irrigación sanguínea

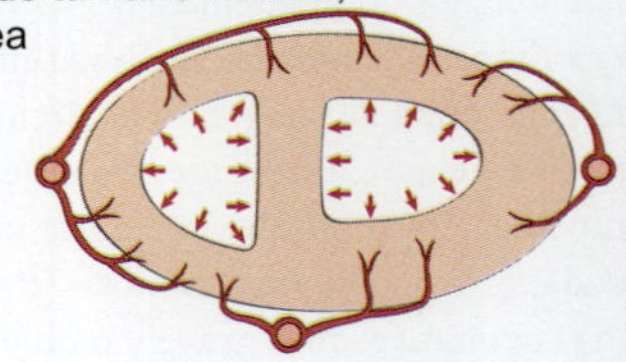

Hipertrofia ventricular derecha (HVD)

Se produce en el corazón pulmonar (LHV causa hipertensión pulmonar, que a su vez provoca HVD) o como resultado de una hipertensión pulmonar sin compromiso del ventrículo izquierdo. El ventrículo derecho normal mide hasta 5mm de grosor, en tanto que en la HVD puede medir 15 mm o más

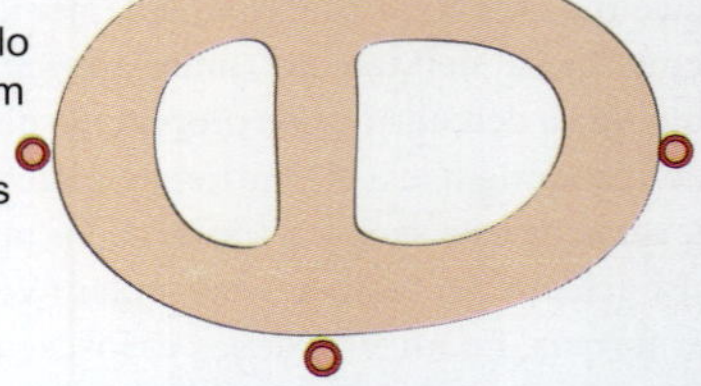

Principales mecanismos que controlan la tensión arterial (BP)

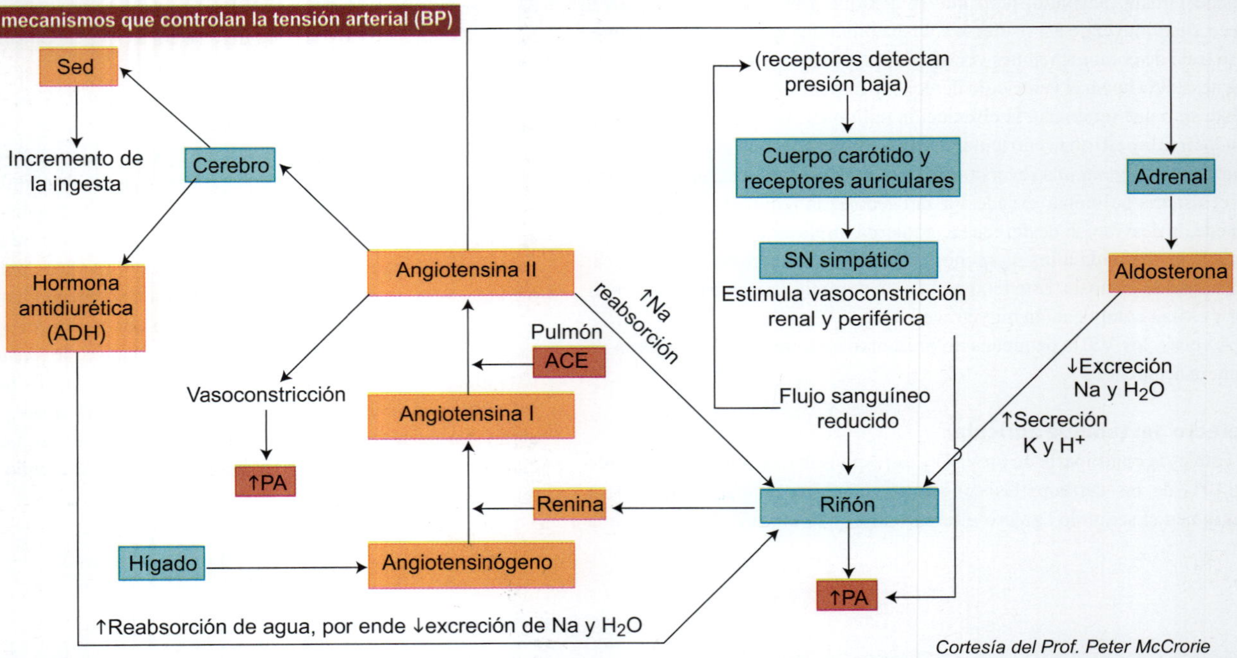

Cortesía del Prof. Peter McCrorie

La hipertensión sistémica se define en términos de la tensión arterial sistólica o diastólica, y se considera que es tal cuando hay una presión sistólica sostenida superior a 140 mmHg y/o diastólica sostenida superior a 90 mmHg. Estos valores reflejan los niveles de tensión arterial en los que conviene iniciar un tratamiento para evitar complicaciones posteriores.

Control de la presión arterial

La tensión arterial es el producto del gasto cardíaco y de la resistencia vascular periférica. El gasto cardíaco en sí mismo depende de la frecuencia cardíaca y del gasto sistólico, y del volumen circulante disponible.

El sistema nervioso simpático es fundamental para la regulación de la contractilidad cardíaca y la resistencia vascular periférica. El incremento de la actividad simpática produce efectos inotrópicos y cronotróficos positivos sobre el corazón, elevando así el gasto sistólico. A nivel sistémico, el aumento del tono simpático causa vasoconstricción, incrementando, de este modo, la resistencia vascular periférica. No obstante, el proceso es más sofisticado que la vasoconstricción general en todos los lechos vasculares, de forma tal que el músculo esquelético, que requiere un flujo sanguíneo mayor durante el ejercicio, tiende a presentar vasodilatación, provocada por el equilibrio de los adrenoreceptores α y β dentro de sus vasos, y el factor sobreañadido de la autorregulación local.

Los baroreceptores dentro del arco aórtico y los cuerpos carótidos perciben la tensión arterial y envían esta información nuevamente hacia el tronco encefálico, donde es integrada con otros parámetros, a fin de modificar el tono autónomo. Mientras que el sistema nervioso simpático es el principal brazo ejecutor en lo que se refiere al control de la tensión arterial, el sistema nervioso parasimpático puede ayudar a bajar dicha tensión al ralentizar el corazón.

Las hormonas, que trabajan junto con el sistema nervioso simpático, incrementan el volumen circulante. Como el riñón es una parte integral de la regulación corporal del equilibrio de sodio y agua, algunas de estas hormonas pueden actuar a través de este órgano, o generarse directamente dentro del mismo.

La renina es liberada por el riñón a través de una compleja respuesta en el aparato yuxtaglomerular, que detecta la disminución de flujo sanguíneo renal. La renina cataliza la conversión de angiotensinógeno (producido por el hígado) en angiotensina I. A su vez, ésta es transformada en angiotensina II, la forma activa, por la enzima conversora de la angiotensina (ACE), que se expresa sobre las células endoteliales, en especial las que se encuentran dentro del pulmón. La angiotensina II tiene efectos vasoconstrictores, y también estimula a la glándula suprarrenal para que libere aldosterona, que permite que el riñón retenga sodio y agua, incrementando así el volumen de líquidos en la circulación. Más aún, la aldosterona puede promover directamente la antedicha retención renal de sodio y agua, alterando el flujo sanguíneo entre los glomérulos. La hormona antidiurética y la sed y la ingesta de líquidos, trabajan en forma conjunta con el sistema renina-angiotensina-aldosterona.

La comprensión del control normal de la tensión arterial permite que se puedan instituir tratamientos adecuados y valorar su mecanismo de acción.

Causas

En el 95% de los casos, la hipertensión es primaria y carece de origen alguno. Las causas secundarias son las siguientes:

1. Renales
- Estenosis de la arteria renal.
- Glomerulonefritis.
- Riñones poliquísticos.
- Producción tumoral de renina.
- Esclerodermia

2. Endócrinas
- Síndrome de Cushing.
- Acromegalia.
- Feocromocitoma.
- Hiperaldosteronismo

3. Varias
- Estenosis aórtica
- Embarazo

Complicaciones de la hipertensión

Ateroesclerosis: la hipertensión es uno de los factores de riesgo para el desarrollo de ateroesclerosis. La presión alta puede dañar al endotelio, haciéndolo susceptible, de este modo, a esta afección.

Arterioesclerosis: el endotelio de las pequeñas arterias y arteriolas también es lesionado por la tensión elevada, y ésto permite que las proteínas se filtren dentro de la pared del vasos, lo que produce un estrechamiento y una isquemia descendente.

Hipertrofia ventricular izquierda: la elevada poscarga que la mayor tensión sistémica impone sobre el ventrículo, induce una hipertrofia del ventrículo izquierdo. Una vez que dicha hipertrofia alcanza un nivel crítico, es decir un grosor ventricular de aproximadamente 15 mm, la penetración de las ramificaciones de las arterias coronarias a través del ventrículo se ve comprometida en términos de la capacidad de suministro de un flujo sanguíneo adecuado, lo que puede conducir a isquemia. Esta última puede precipitar arritmias.

Dilatación aórtica: así como le impone estrés al corazón, la hipertensión incrementa también la carga sobre el arco aórtico, que soporta el peso de la fuerza inicial. La dilatación puede distorsionar la raíz aórtica, provocando regurgitación aórtica o un aneurisma disecante.

Accidente cerebrovascular hemorrágico: además de constituir un factor de riesgo de accidente cerebrovascular isquémico vía ateroesclerosis, la hipertensión puede causar accidentes cerebrovasculares hemorrágicos (ACVs). Se cree que ésto refleja el desarrollo de microaneurismas en la circulación cerebral, secundarios al incremento del estrés sobre la pared del vaso. La ruptura de dichos aneurismas produce un ACV hemorrágico.

Retinopatía: la hipertensión puede inducir cambios en los vasos sanguíneos de la retina, que pueden resultar en placas edematosas y hemorragias.

Nefropatía: la arterioesclerosis hialina en el riñón puede alterar el flujo sanguíneo a los glomérulos, causando atrofia isquémica y necrosis. Los glomérulos afectados quedan escleróticos y dejan de funcionar. Si se daña una cantidad suficiente de glomérulos, se produce un deterioro renal.

Hipertensión acelerada

También se la denomina hipertensión maligna, y es una enfermedad grave, potencialmente fatal, en la que existe una hipertensión severa y descontrolada, asociada con jaquecas, confusión y un alto riesgo de daños de órganos terminales, como por ejemplo: ACV hemorrágico, hemorragia retinal e insuficiencia renal.

35 Ateroesclerosis

Sitios preferentemente afectados por ateroma

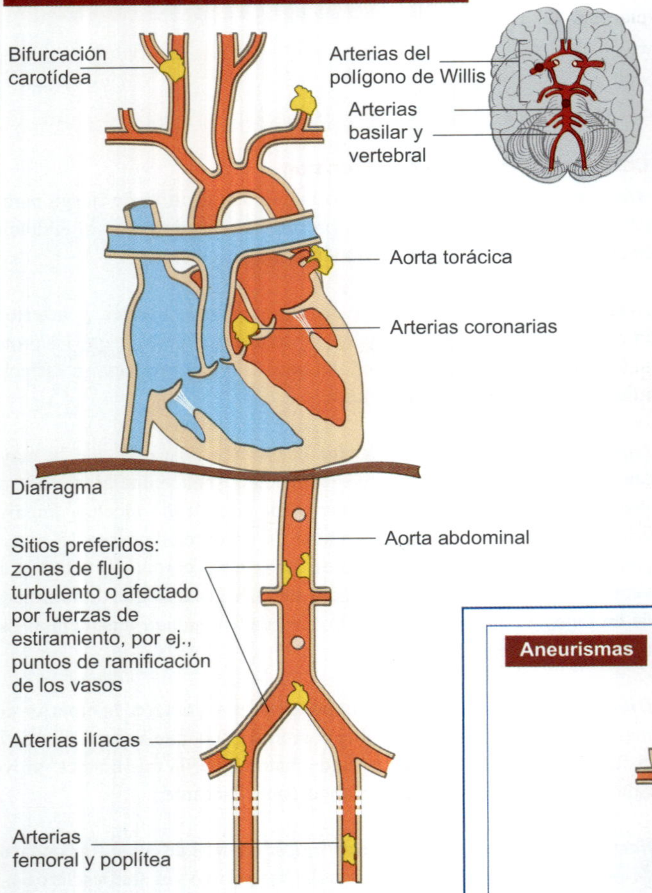

Efectos clínicos del ateroma

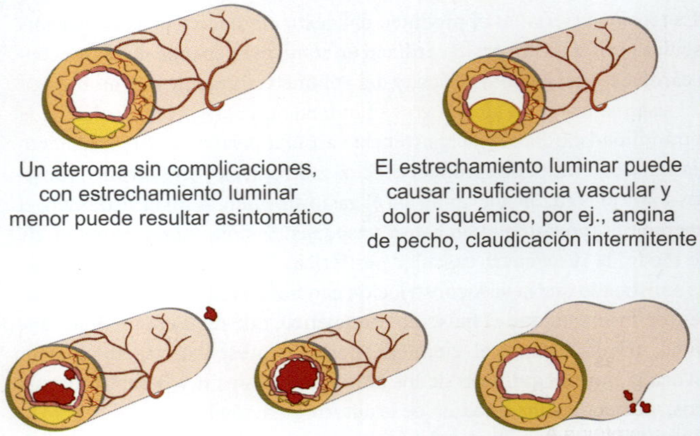

Aneurismas

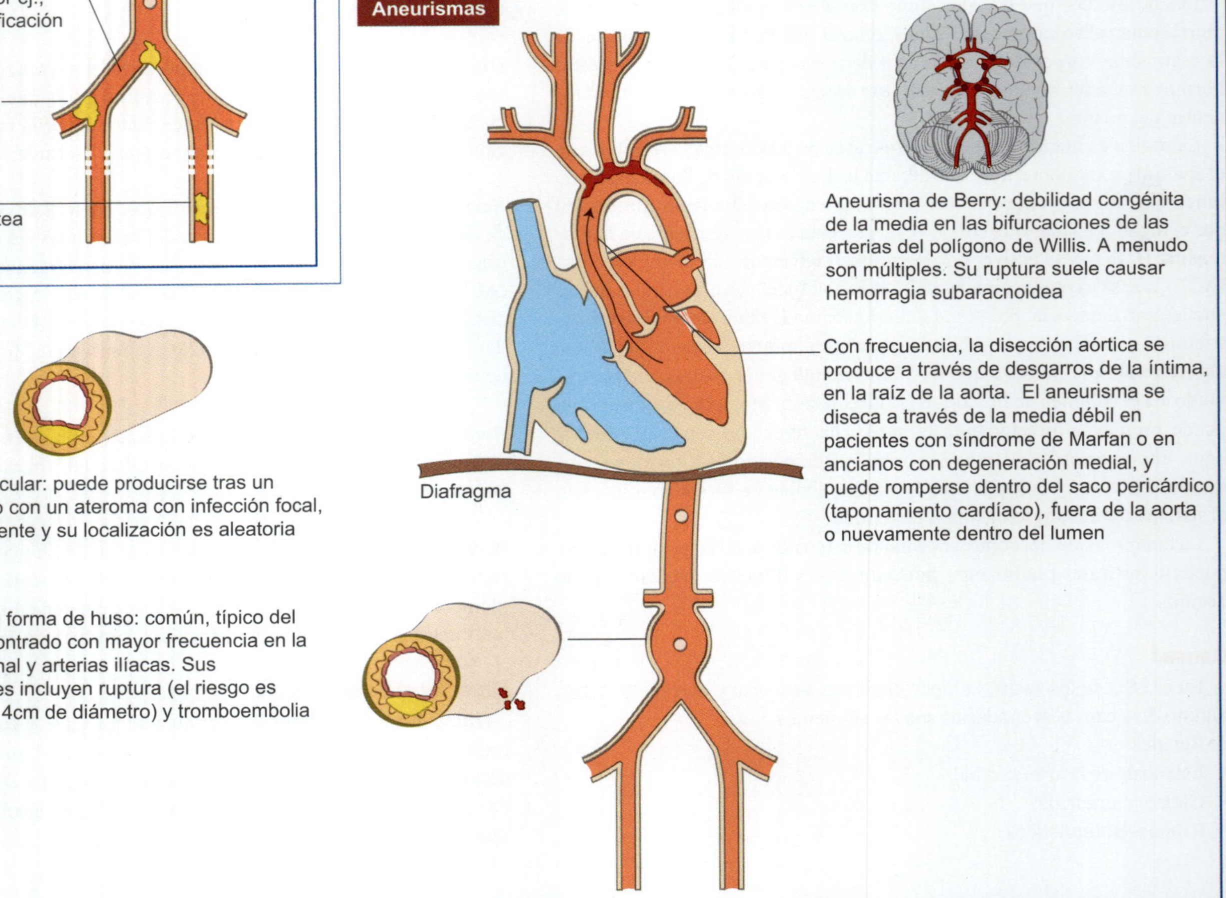

Aterosclerosis y arteriosclerosis

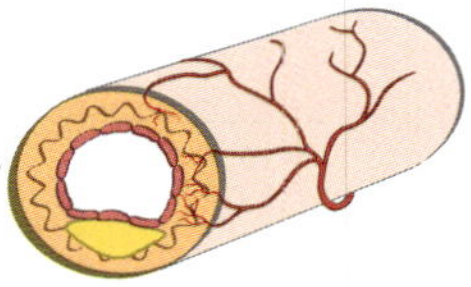

Ateroesclerosis-endurecimiento de arterias causado por ateroma

La fibrosis y calcificación de la placa reducen la distensibilidad de la arteria y provocan su endurecimiento.

Esto no produce hipertensión, ya que los vasos que determinan la resistencia periférica (arterias musculares más pequeñas y arteriolas) no se ven afectados

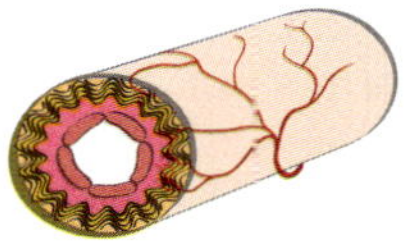

Arterioesclerosis- endurecimiento de arteriolas

La hipertensión constituye la causa habitual, y afecta a las arteriolas, los vasos son los principales responsables de la resistencia periférica (PA = Co x RP).

La alta presión conduce a la duplicación de la lámina elástica, y a un incremento del componente muscular liso de la pared, que estrecha al lumen y engrosa la pared.

Las proteínas plasmáticas son forzadas dentro de la pared arterial, en donde forman una capa eosinofílica amorfa, denominada "alteración o degeneración hialina", que provoca rigidez ("esclerosis")

Evolución de una placa ateromatosa

La expresión de las moléculas de adhesión endotelial es inducida por:

Colesterol
Citokinas
Estrés oxidativo
Estrés por estiramiento
Lipoproteína A
Productos finales de la glucolización avanzada (incrementada en la diabetes)

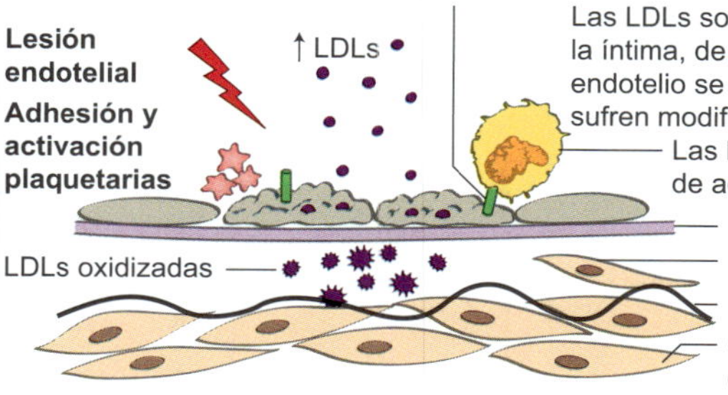

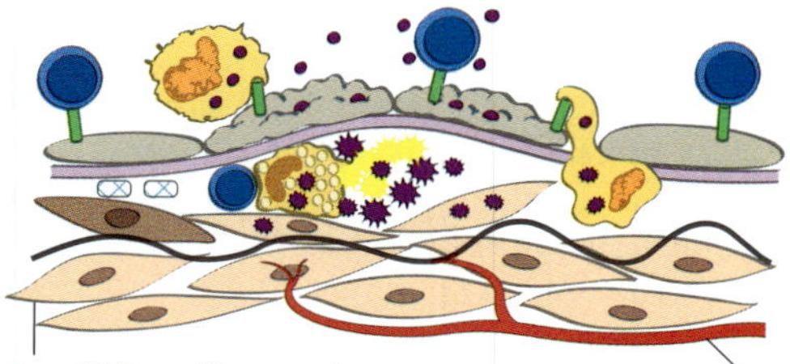

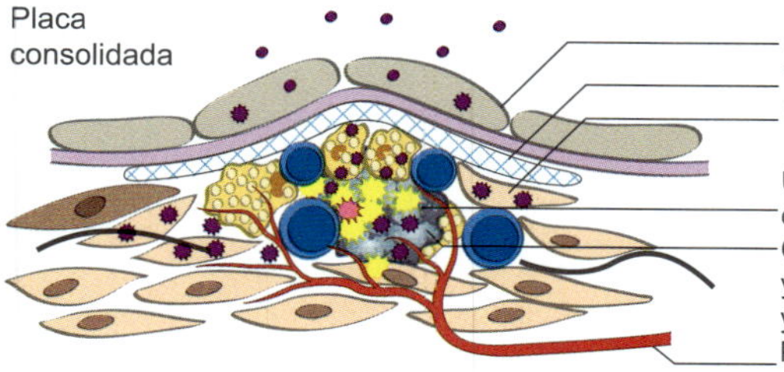

Complicaciones del ateroma

Una trombosis puede complicar al ateroma, debido a la lesión de la célula endotelial

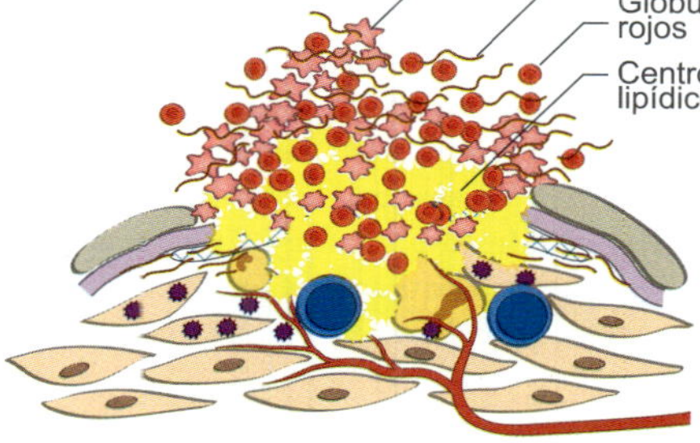

La ruptura de la placa se produce como resultado de un traumatismo de la superficie o una expansión repentina de dicha placa, provocada por la sangre. Esto puede ocurrir gracias a que se lesionan los nuevos y delicados vasos que se forman sobre la base de la placa

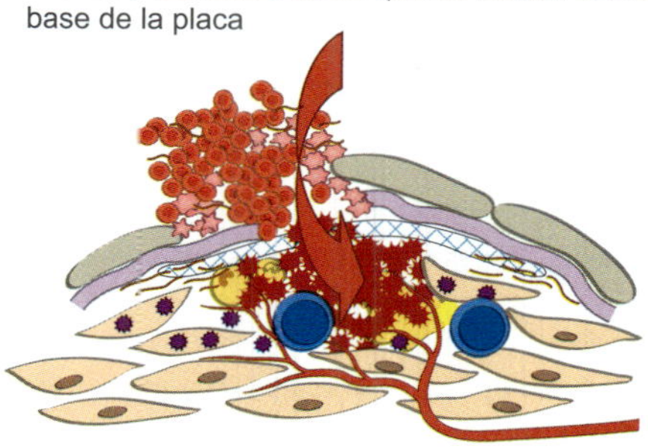

La sangre es forzada entonces a través de un desgarro en el endotelio. Se origina un trombo luminar en forma de reloj de arena, que puede ocluir la luz de una arteria pequeña, como por ejemplo la coronaria

Patología de los Sistemas

Definición

Un ateroma es una acumulación de lípidos, células, colágeno y proteínas de la matriz extracelular, que se desarrolla en aquellos sitios donde se ha dañado el endotelio de las arterias.

Los sitios típicos afectados incluyen las ramificaciones de las arterias mayores (en especial, la bifurcación carótida, y los vasos ilíacos y femorales) y el círculo o polígono de Willis, las arterias coronarias y la aorta abdominal.

Etiología

El daño epitelial constituye el factor etiológico de fondo, que puede deberse a una variedad de causas:

- Humo del cigarrillo (por la formación de radicales libres, o los efectos directos del monóxido de carbono o de ciertas sustancias químicas).
- Fuerzas hemodinámicas (fuerzas de estiramiento): el flujo sanguíneo turbulento en los puntos de ramificación de las arterias puede lesionar a la íntima. Una vez formadas las placas ateromatosas, deforman la superficie y crean turbulencias, exacerbando el problema.
- Hiperlipidemia, que puede ser genética o secundaria.
- Mecanismos inmunes, ya sean microorganismos infecciosos o complejos de anticuerpos-antígenos circulantes.
- Antígenos virales y otros: los estudios en modelos experimentales y en humanos afirman que las infecciones participan en el desarrollo de la ateroesclerosis. Si bien no se ha descubierto ningún agente infeccioso que cause ateromas, los pacientes con enfermedades graves presentan, a menudo, seropositividad a diversas bacterias y virus.
- Irradiación: inclusión de arterias mayores en un campo irradiado para carcinoma (ésta es una causa más teórica que común de ateroma).

En términos de la historia clínica y el tratamiento del paciente, los factores claves a tener en cuenta son los siguientes: si fuma, si padece diabetes mellítus, antecedentes familiares, hipertensión e hiperlipidemia.

Lesión precursora

Existen dos candidatas y ambas pueden ser importantes:

1. "Estría grasa": depósito de lípidos dentro de la pared de una arteria, sin una respuesta inflamatoria significativa, que suele hallarse en adultos jóvenes, por lo general dentro de las arterias pulmonares u otros vasos donde es poco frecuente que se produzca un ateroma. De esta forma, la distribución no refleja el ateroma, aunque el mecanismo de insudación de los lípidos en la íntima puede ser similar.
2. "Engrosamientos de la íntima": estas lesiones se observan en niños muy pequeños y reflejan la distribución del ateroma en las aperturas de los vasos. La degeneración se produce en el tejido conectivo de estas áreas, y pueden hallarse células musculares lisas de la íntima.

Patogénesis

En general, los lípidos de la sangre se filtran en la pared del vaso y las citoquinas liberadas por las células inflamatorias inician y mantienen una respuesta inflamatoria. Si el ateroma se "complica" por ruptura, trombosis o calcificación, pueden producirse secuelas tales como cardiopatías isquémicas, accidentes cerebrovasculares, gangrenas o formación de aneurismas.

A menudo, el paciente con ateroma grave presenta un incremento de los marcadores inflamatorios circulantes, tales como proteína C reactiva, fibriógenos e interleuquinas, útiles para detectar pacientes con placas ateromatosas inestables.

Mecanismos

La lesión del epitelio permite que las lipoproteínas de baja densidad (LDLs), ricas en colesterol, penetren en la túnica íntima de la arteria, ya sea de manera pasiva o activa. Los lípidos se oxidan durante este proceso. El daño celular endotelial también posibilita que el endotelio regule diversas moléculas de adhesión de la superficie celular.

La presencia de lípidos en la íntima estimula una respuesta inflamatoria de los macrófagos, los que fagocitan a los lípidos para convertirse en células espumosas.

Las moléculas de adhesión reguladas sobre el endotelio permiten que los linfocitos T se unan e ingresen en la íntima, donde interactúan con los macrófagos, a fin de fortalecer la respuesta inflamatoria y reclutar más células. Como parte de este proceso, se liberan citoquinas que promueven la proliferación del músculo liso. Las células de este músculo migran hacia la íntima y sintetizan colágeno. La generación de nuevos vasos pequeños es también inducida por citoquinas. Estos vasos nuevos son frágiles.

La generación de una placa ateroesclerótica constituye la culminación de esta serie de sucesos. Esta placa se afinca en la íntima y es cubierta por un endotelio intacto, por debajo del cual se encuentra un tapón fibroso. Debajo del tapón, se puede encontrar una capa celular de macrófagos y linfocitos T, que recubren al núcleo necrótico rico en lípidos de la placa. Dicho núcleo daña la lámina elástica interna y la túnica media.

Complicaciones

La trombosis arterial está íntimamente ligada a la ateroesclerosis. Una placa ateroesclerótica puede desencadenar una trombosis cuando se lesionan sus células endoteliales, exponiendo a la membrana basal o al núcleo necrótico rico en lípidos de la placa. En este caso, pueden producirse diversas complicaciones:

Denudación endotelial: las fuerzas de estiramiento pueden desgarrar al endotelio de la membrana basal. La exposición del colágeno o del factor de von Willebrand acelera la activación de la cascada de coagulación y de plaquetas.

Ruptura de placas: sucede tras una expansión hemorrágica repentina de la placa. Las placas más blandas, con más células espumosas, tienden a romperse más que otras. El equilibrio dinámico entre la formación del tapón fibroso y su degradación por las enzimas de los macrófagos (o por inhibición de las células musculares lisas por factor de necrosis tumoral) es importante. El núcleo cargado de lípidos, altamente trombogénico, friable y que puede desprenderse con facilidad, queda expuesto a la luz de la arteria. Las posibles secuelas incluyen:

- La **tromboembolia** de grandes vasos, que a menudo contienen cristales de colesterol, puede extenderse rápidamente a la circulación e impactar en las pequeñas arteriolas o el lecho capilar, provocando una lesión isquémica.
- **Oclusión vascular** de vasos más pequeños, por ej., trombosis de arteria coronaria e infarto de miocardio.

Tratamiento

Preventivo

La modificación de la dieta o el uso de estatinas, que reducen el nivel de las LDLs, y el dejar de fumar constituyen, probablemente, las medidas de prevención más simples. Se deben controlar la hipertensión y la diabetes.

Tratamiento de un ateroma establecido y de sus secuelas

- Stenting de vasos estenosados.
- Bypass de segmentos arteriales estenóticos u ocluidos.
- Extirpación de tejido gangrenoso (tromboembolia), por ej., dedos de los pies.
- Enfermedad específica, por ej., infarto de miocardio, accidente cerebrovascular.

36 Cardiopatía isquémica

Distribución del infarto de miocardio tras una obstrucción de la arteria coronaria

Posterior

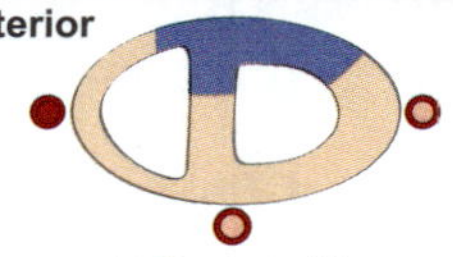

ACD obstruida

Antero-lateral

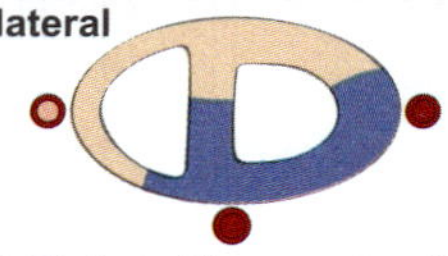

ACI obstruida, con afección de las regiones de CxI y ADI

Anterior

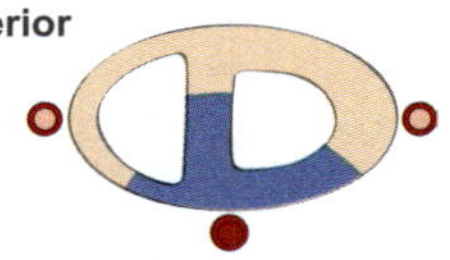

ADI obstruida

Lateral

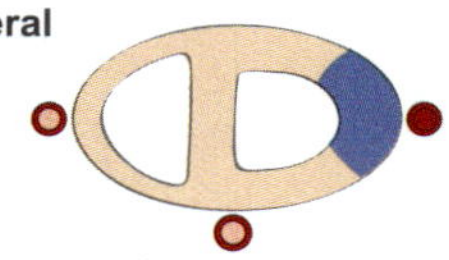

CxI obstruida

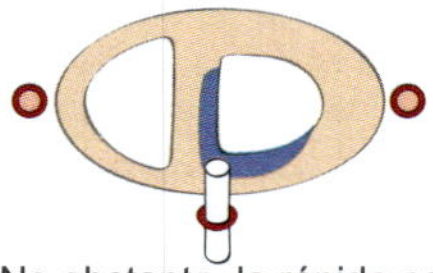

ADI obstruida. No obstante, la rápida colocación de un stent reduce el tamaño del infarto

Subendocardial

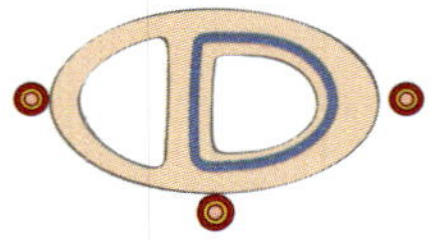

Estenosis triple de vasos causada por ateroma, junto con hipotensión repentina (por ej., hemorragia provocada por úlcera sangrante)

Características generales y microscópicas del infarto de miocardio

Generales		Microscópicas
0-12 horas: invisible al ojo humano	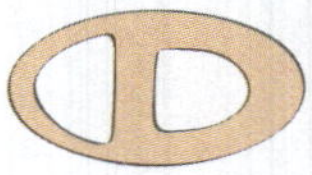	Picnosis nuclear, pérdida de estriaciones, PMNs ocasionales
12-24 horas: manchas, palidez, moteado gradualmente más evidente a los 3 días	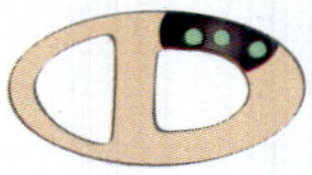	Muchos neutrófilos, pérdida de estriaciones, necrosis coagulativa de miocitos Comienza el crecimiento capilar en el miocardio viable
4-7 días: amarillo suave deprimido, borde hiperémico	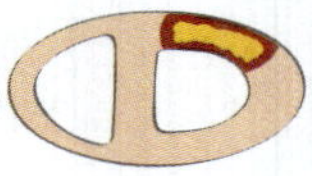	Aumenta la cantidad de macrófagos, disminuye el número de neutrófilos
7-14 días 'lesionado', firme, hiperémico	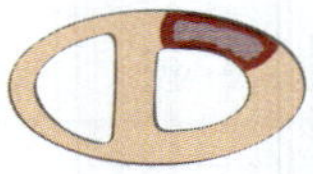	Eliminación de miocitos muertos, incremento de la formación de tejido granular
2-6 semanas: formación de cicatriz	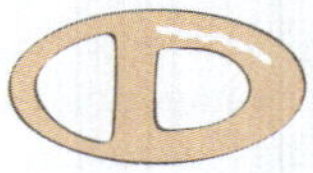	Se reduce la cantidad de capilares y fibroblastos, el tejido cicatricial acelular reemplaza al miocardio

Complicaciones del infarto de miocardio

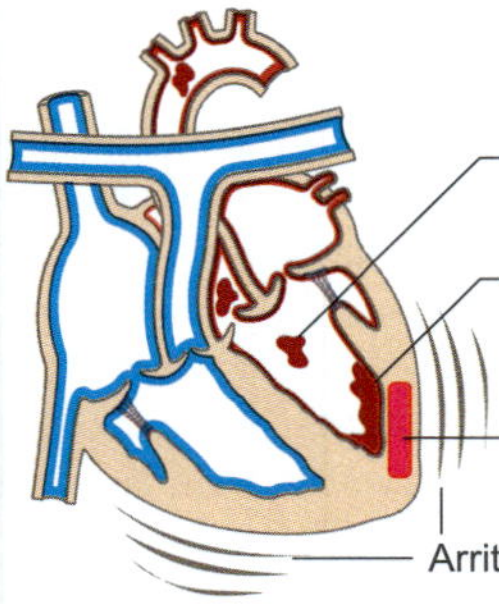

Complicaciones tempranas del IM
- Muerte súbita por insuficiencia ventricular izquierda aguda
- Arritmias fatales (VT y VF)
- Otras arritmias
- Trombo mural y tromboembolia
- (Las complicaciones tempranas por ruptura son poco frecuentes, pero pueden ocurrir)

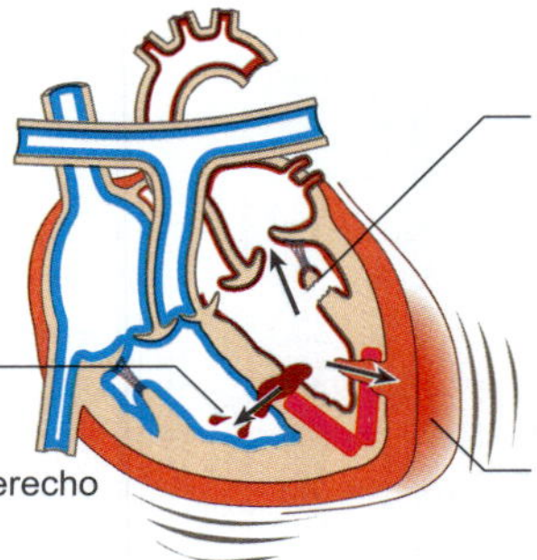

5-10 días
- Muerte súbita
- Arritmia
- Ruptura a través de la pared libre-taponamiento cardíaco
- Ruptura a través del ventrículo- defecto del tabique ventricular agudo.
- Ruptura a través del músculo papilar (incompetencia aguda de válvula mitral)

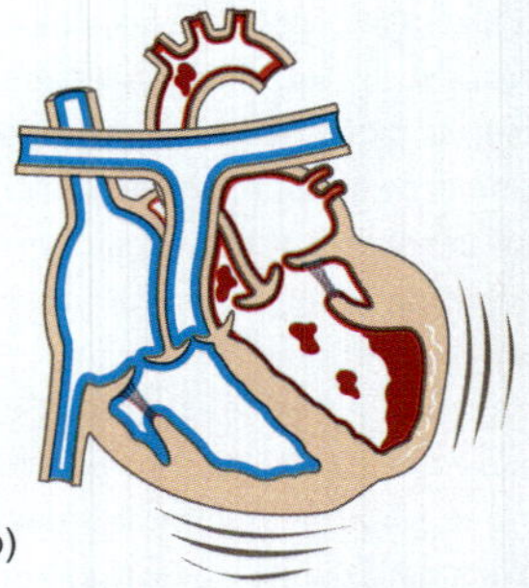

Complicaciones tardías del MI
- Insuficiencia ventricular izquierda o insuficiencia biventricular
- Arritmias
- Formación de aneurismas ventriculares, a menudo con trombo mural y tromboembolia

Distribución de la arteria coronaria normal

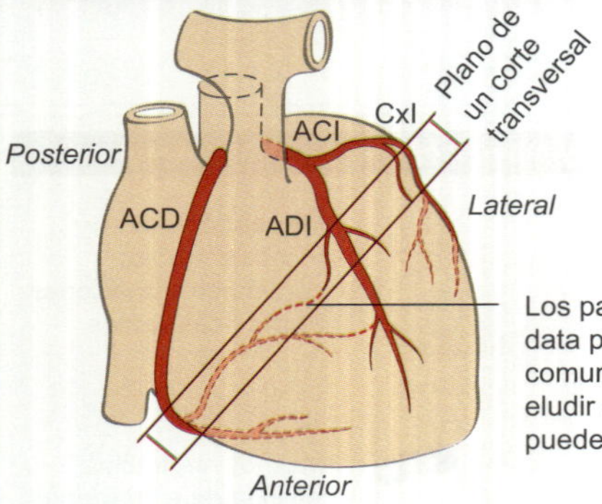

Datos importantes:
ACI y ACD: arterias coronarias izquierda y derecha principales. Se originan inmediatamente por encima de dos de las cúspides de la válvula aórtica; ACD irriga a la pared posterior y al tercio posterior del tabique interventricular.
ADI: rama anterior izquierda descendente: 2/3 del tabique anterior y pared anterior del VI.
CxI: arteria circunflexa, irriga a la pared lateral del VI

Los pacientes con ateroma de arteria coronaria de larga data pueden presentar "colaterales", es decir vasos comunicantes entre las arterias principales, que pueden eludir a los segmentos estenosados. Por ende, se pueden modificar los efectos de una oclusión trombótica

Corazón corte transversal con irrigación típica de la arteria coronaria (en el 15% de las personas, la ACD es dominante e irriga a 2/3 del tabique interventricular, y la pared lateral). El ventrículo derecho (VD) mide sólo 4 mm de grosor, y puede sobrevivir con oxígeno derivado de la luz, así como también de las arterias epicárdicas, en tanto que el ventrículo izquierdo (VI) mide hasta 15 mm y no puede sobrevivir de la misma forma. Por ende, un IM causa más daño en VI que en VD

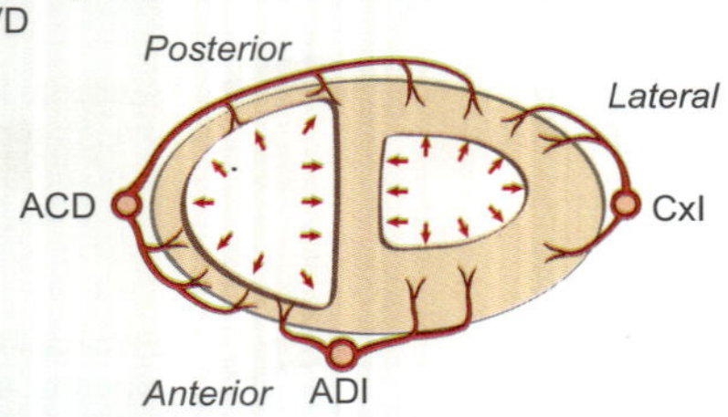

El sistema de conducción del corazón

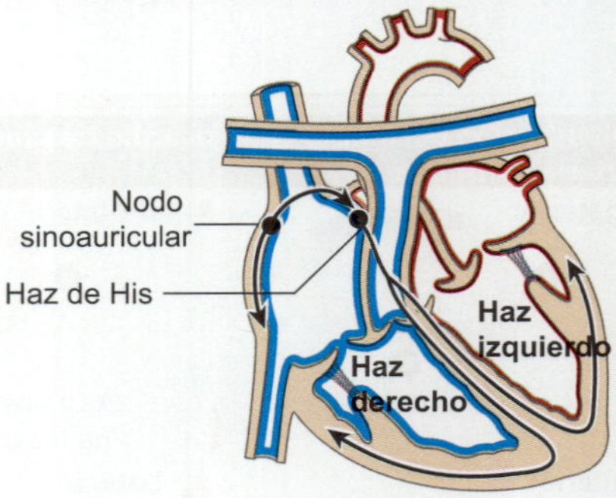

La conducción comienza en la aurícula, en el nodo SA. De allí la onda eléctrica es propagada a los ventrículos a través del haz de His en la dirección señalada por las flechas, hacia los ventrículos derecho e izquierdo. Con frecuencia, el tabique interventricular se ve comprometido por un infarto de miocardio, lo que provoca "bloqueo cardíaco" y otras arritmias. El ECG muestra la actividad eléctrica del corazón en forma gráfica

Definición

Cardiopatía isquémica es el término general que se utiliza para referirse a angina de pecho, infarto de miocardio (IM) e insuficiencia cardíaca isquémica crónica. Todas estas afecciones comparten una isquemia de miocardio secundaria a ateroesclerosis de arterias coronarias como causa primaria.

Angina de pecho

La angina de pecho es el dolor cardíaco que resulta de una isquemia miocárdica secundaria a un sanguíneo inadecuado flujo. En la angina estable, la isquemia es precipitada por el ejercicio, que incrementa las demandas de oxígeno del miocardio por encima de lo que las arterias coronarias ateroescleróticas y estenosadas pueden realmente suministrar. La aparición de la angina es predecible, y puede aliviarse con trinitrato de glicerina sublingual (GTN).

La angina inestable se produce en reposo o durante un esfuerzo mínimo. En este caso, existe una ateroesclerosis de arteria coronaria grave primaria. La angina es precipitada por un cambio súbito de la placa que, no obstante, no alcanza a ocluir a la arteria en su totalidad. El dolor dura más que en la angina estable, y no responde tan bien al GTN. Presagia un riesgo significativo de MI a corto plazo.

La angina de Prinzmetal, o angina inversa es una variante más común en mujeres, y es causada por vasoespasmo de las arterias coronarias, que puede reflejar una estimulación adrenérgica, la liberación local de gránulos de las plaquetas o un desequilibrio entre el óxido nítrico derivado del endotelio (NO; vasodilatación) y la endotelina 1 (ET; vasoconstricción).

Infarto de miocardio

Definición

El infarto de miocardio es una necrosis irreversible de (o parte del) miocardio, causada por un flujo sanguíneo inadecuado.

Epidemiología

La incidencia es de aproximadamente uno por 250 por año, y aumenta con la edad. Los factores de riesgo son los mismos que para la ateroesclerosis: tabaco, hipercolesterolemia, diabetes mellitus, hipertensión, antecedentes familiares, género masculino y cardiopatía o ateroesclerosis previas/conocidas..

Mientras que los IM son comunes tanto en hombres como mujeres, en ausencia de una causa primaria de ateroesclerosis acelerada, son poco frecuentes en mujeres premenopáusicas.

Patología

Casi todos los IM se deben a una trombosis *in situ* de una arteria coronaria, causada por la ruptura de una placa ateroesclerótica. En el 75% de los casos, la placa se fisura en vez de manifestar una úlcera superficial.

En el 90% de los casos, un IM es transmural y se produce tras una oclusión completa de una sola arteria coronaria. La necrosis abarca todo el grosor de la zona infartada del miocardio. La figura muestras las regiones del corazón afectadas por oclusión de arterias coronarias específicas.

El 10% restante de los infartos son subendocárdicos y reflejan una ateroesclerosis severa en las arterias coronarias con enfermedad vascular triple, sumada, en general, a una súbita caída de la tensión arterial. El flujo sanguíneo de la arteria coronaria disminuye de manera drástica, aunque no se produce una oclusión completa. Esta disminución produce isquemia en la porción más vulnerable del miocardio, es decir, el miocardio subendocárdico. Dicha susceptibilidad refleja el hecho de que las arterias coronarias se encuentran fuera del corazón y deben atravesar la región subendocárdica. Desde el punto de vista clínico, los IM subendocárdicos se presentan como infartos sin onda q o sin elevación del ST.

Una vez ocurrido el evento vascular, el proceso dentro del miocardio corresponde a una necrosis coagulativa isquémica, que tiene un tiempo de evolución determinado en lo que se refiere a las características macro y

Tabla 36.1 Características clínicas de la oclusión de las arterias principales

Arteria	Región	Sondas para ECG	Complicaciones específicas
Anterior izquierda descendente (AID)	Tabique interventricular, y una porción considerable del ventrículo izquierdo anterior, parte del ventrículo derecho adyacente.	V1-V6, en especial V3 y V4	Insuficiencia cardíaca, rupturas, edema pulmonar Un bloqueo cardíaco implica daño a una porción importante del miocardio, ya que el infarto de AID sólo puede causar ésto al infartar una amplia proporción del haz de His.
Circunfleja	Pared lateral del ventrículo izquierdo.	I, aVL, V5 y V6	Sin complicaciones específicas
Tronco principal izquierdo	AID y circunfleja combinadas	AID y circunfleja combinadas	Normalmente, resulta fatal, debido a una pérdida miocárdica masiva.
Arteria coronaria derecha	Cara inferior del ventrículo izquierdo, parte del ventrículo derecho. Nodos SA y AV.	II, III y a VF	Incluso los infartos pequeños pueden dañar a los nodos SA y AV, provocando así un bloqueo cardíaco.
Ramas de la arteria coronaria derecha	Ventrículo derecho, denominado "infarto posterior verdadero". Poco frecuente	Colocar las sondas torácicas sobre el lado derecho del tórax para comprobar la elevación de ST. R dominante en V1.	Insuficiencia cardíaca derecha, que ocasiona edema periférico masivo sin edema pulmonar

microscópicas, que resulta muy útil en las autopsias y es muy popular entre los médicos forenses. La figura brinda detalles de las alteraciones que pueden hallarse, y, en resumen, corresponden las de necrosis coagulativa, inflamación neutrofílica aguda, limpieza de macrófagos y reparación fibroblástica. Si un IM es fatal en las primeras horas, la única alteración que podrá encontrarse como causa en la autopsia será un trombo oclusivo.

Complicaciones

Tras un IM, se pueden producir numerosas complicaciones que tienden a tener plazos característicos de aparición. A excepción de las trombosis murales y el síndrome de Dressler (que se cree es una respuesta autoinmune secundaria a la lesión miocárdica), dichas complicaciones reflejan un mal funcionamiento celular causado por isquemia, o hipoxia, o bien debilidad del miocardio debida a necrosis (Cuadro 36.1).

La isquemia de los cardiomiocitos deteriora la función del sistema Na^+/K^+/ATPasa, que altera la capacidad de la célula de preservar su potencial de membrana en reposo. Ésto puede conducir a una despolarización de la célula, y, a su vez, proporcionar un foco para la generación de arritmia. La fibrilación ventricular y la taquicardia ventricular sin pulso constituyen las dos arritmias fatales que requieren una pronta desfibrilación, a fin de restaurar el ritmo sinusal y el gasto cardíaco, y evitar la muerte.

El infarto del sistema de conducción puede provocar bloqueos cardíacos de diversos grados. La arteria coronaria derecha irriga a ambos, el nodo sinoauricular (SA), y el nodo auriculoventricular (AV), e incluso un infarto relativamente menor en el territorio dicha arteria puede producir un bloqueo cardíaco letal si compromete a estas pequeñas estructuras. Por el contrario, si una arteria coronaria izquierda induce un bloqueo cardíaco completo, es probable que lo haga infartando todo el haz de His. La porción de miocardio infartada será igual de extensa, y el paciente podrá sufrir una insuficiencia ventricular izquierda grave.

La función contráctil de las células isquémicas también se deteriora, conduciendo a una insuficiencia cardíaca aguda. Una vez que la isquemia ha progresado a necrosis, la pérdida de la masa muscular también puede provocar insuficiencia cardíaca. El músculo necrótico puede desgarrarse a causa del estrés de la actividad cardíaca continua, produciendo ruptura del tabique interventricular, de la pared libre del ventrículo izquierdo o del músculo papilar.

En el largo plazo, la cicatriz fibrosa que permanece después de la curación del infarto puede ser débil y deforme, resultando en aneurisma ventricular, que puede distorsionar el sistema de conducción y generar arritmias. Además, se puede formar un trombo dentro del aneurisma, que actúa como fuente de embolia.

Pronóstico

Aún con terapia trombolítica, aproximadamente un 40% de los IM son fatales, y una proporción significativa de los mismos lo son dentro de los primeros pocos minutos.

La trombólisis puede limitar la extensión de la lesión miocárdica. Paradójicamente, la reapertura de la arteria coronaria puede provocar una lesión por reperfusión, en la que la restauración del flujo sanguíneo causa daño tisular. Este proceso puede reflejar el transporte corriente debajo de los metabolitos intracelulares tóxicos que se liberan durante el período de isquemia, así como también la lesión mediada por radicales libres que resulta al restaurarse el suministro de oxígeno a los tejidos lesionados. No obstante, los beneficios de la trombolisis sobrepasan los riesgos de este fenómeno.

Si bien la tromobólisis puede constituír el tratamiento más drástico, una simple asipirina tiene un efecto similar sobre la mortalidad gracias a su función antiplaquetaria. Los betabloqueantes también son útiles, dado que calman la contractilidad (limitando así las complicaciones relacionadas con la ruptura), y excitiabilidad miocárdicas. Los inhibidores de ACE pueden prevenir el remoldeado ventricular izquierdo nocivo que se produce después de un IM anterior.

La colocación de stents dentro de las primeras 3 horas es efectiva para limitar la extensión del IM. Lo ideal sería lograr una reperfusión dentro de los 30 minutos del suceso agudo.

37 Trombosis

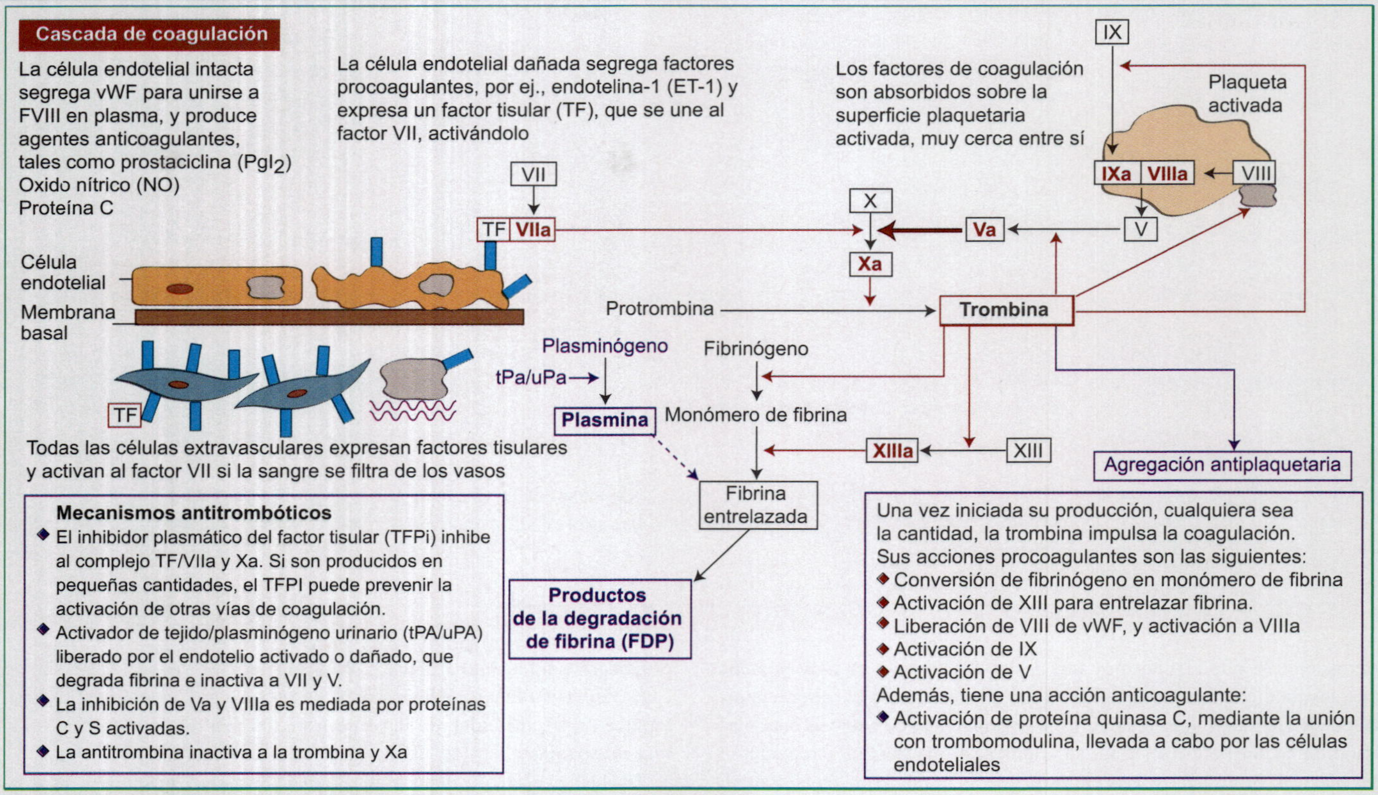

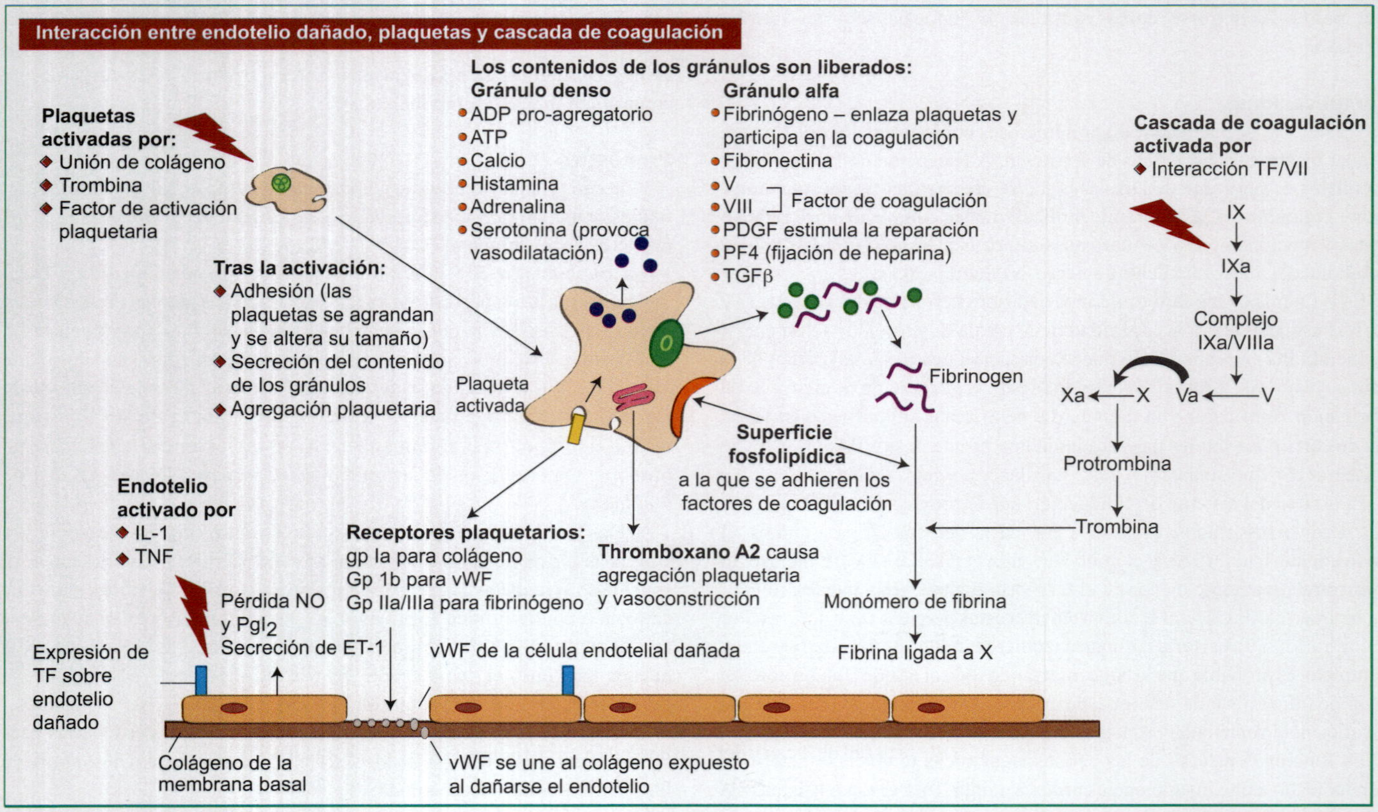

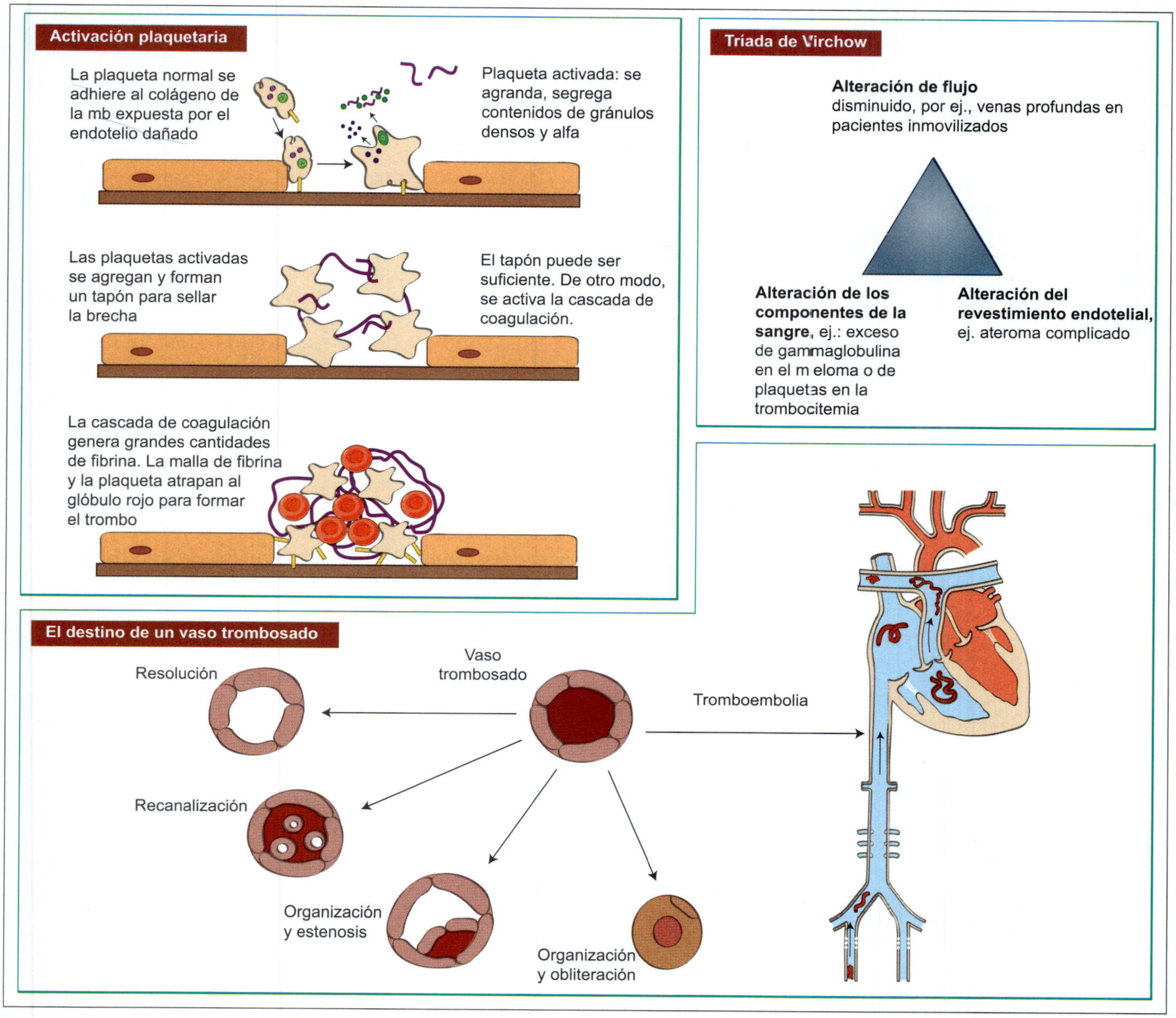

Un trombo es una masa formada de y por los elementos que componen el sistema de coagulación dentro del árbol vascular. Trombosis es el término con el que se designa al proceso que genera un trombo. Un hematoma es un coágulo sanguíneo dentro de los tejidos.

La finalidad de la trombosis es sellar las brechas en la vasculatura, de modo de evitar pérdida de sangre y hemorragia. Por lo tanto, el sistema trombótico necesita estar configurado para responder a acontecimientos que indican la pérdida de continuidad del sistema vascular, pero también debe permanecer latente hasta que dichos sucesos ocurran. Una trombosis inadecuada en un vaso sanguíneo sano puede ocluirlo y provocar un infarto.

Aproximadamente en 1890, Rudolf Virchow describió tres factores fundamentales que deben estar presentes para desencadenar una trombosis: alteraciones de los componentes de la sangre, de la pared del vaso y del flujo sanguíneo (triada de Virchow). De modo similar, el sistema trombótico posee tres componentes: células endoteliales, plaquetas y cascada de coagulación.

Además del traumatismo, los factores dominantes en el inicio de una trombosis patológica varían según los vasos y el cuadro clínico. En las arterias, la lesión endotelial y las alteraciones de flujo debidas a la distorsión provocada por ateromas y aneurismas, constituyen los factores más importantes. Como las venas confían en los músculos esqueléticos para que bombeen la sangre de regreso al corazón, una disminución del flujo causada por estasis venosa por inmovilidad, resulta más importante. En pacientes postoperatorios que permanecen en reposo, la activación endotelial a través de mediadores inflamatorios agudos constituyen un factor significativo.

Hemostasis normal

La función de la hemostasis normal consiste en activar el sistema de coagulación cuando se lo necesita, y dirigir su acción hacia la brecha antes mencionada. Ésto se logra mediante una serie de interacciones complejas entre el endotelio, las plaquetas y la cascada coagulatoria.

Endotelio

El endotelio, en su estado de reposo, tiene una postura antitrombótica, debido a la secreción de prostaciclina, un agente vasodilatador y agregación plaquetaria, y del óxido nítrico vasodilatador (NO).

Una vez activado, el endotelio segrega endotelina 1 (ET-1) vasoconstrictora, expresa factor tisular sobre su superficie y secreta un factor activador de plaquetas (PAF).

La lesión endotelial conduce a la expresión del factor de von Willebrand (vWF) sobre la superficie endotelial. Si se dañan las células endoteliales de forma tal que se desprenden de la superficie, la membrana basal y el colágeno subyacentes quedan expuestos al torrente sanguíneo y desencadenan la hemostasia.

Plaquetas

En general, las plaquetas circulan en estado inactivo, pero cuando se activan, se adhieren entre sí, al endotelio dañado, a la membrana basal expuesta y a la fibrina, con el fin de formar un tapón. Las plaquetas son activadas por trombina, contacto con la membrana basal y PAF.

Las plaquetas activadas presentan receptores de superficie que les permite unirse al vWF, al colágeno o a TF/VIIa sobre las células endoteliales, logrando así un anclaje al sitio de la lesión, entre ellas y a la fibrina de un coágulo.

La activación de plaquetas precipita también la liberación de sus gránulos. El tromboxano A2 es un vasoconstrictor potente que ralentiza el flujo sanguíneo y estimula la agregación plaquetaria. Las plaquetas activadas adsorben los factores de coagulación sobre sus superficies fosfolipídicas, lo que las lleva a una estrecha aposición, facilitando así la cascada.

En el endotelio, se producen pequeñas brechas todo el tiempo, y los tapones plaquetarios las cierran con celeridad, mientras se regenera el endotelio.

Cascada de coagulación

La función de la cascada de coagulación consiste en generar una malla insoluble de fibrina entrelazada en la que queden atrapadas plaquetas, eritrocitos y leucocitos, a fin de formar un coágulo. Los componentes de la cascada son los factores de coagulación, la mayoría de los cuales son proteínas fabricadas por el hígado. Se activan en secuencia, amplificando así una ínfima señal inicial hasta generar grandes cantidades de fibrina.

La activación del factor VII por el factor tisular constituye el principal desencadenante de la cascada. Este factor tisular se expresa sobre todas las células, excepto las endoteliales ilesas. Si se lesiona el endotelio, los glóbulos rojos quedan rápidamente expuestos. Entonces, la cascada sigue una trayectoria espiralada descendente hasta que la protrombina es convertida en trombina. A su vez, la trombina desencadena la transformación de fibrinógeno en fibrina.

La secuencia mediada por el factor VII se denomina vía extrínseca. No obstante, también existe una vía intrínseca que es iniciada por la activación del factor XI mediante trombina o a través de los factores IX y VIII activados sobre las plaquetas. La vía intrínseca permite a las plaquetas nutrirse dentro de la cascada, y a ésta última amplificarse a sí misma.

Las deficiencias de los factores VIII e IX causan problemas hemorrágicos graves (hemofilia y enfermedad de Christmas); las deficiencias del factor VII provocan afecciones hemorrágicas severas durante la vida embrionaria, y un factor tisular anormal es incompatible con la vida.

Localizaciones patológicamente significativas del trombo

Trombosis arterial

El ateroma es la causa más común de trombosis arterial; la lesión endotelial suele ser el desencadenante. Las consecuencias dependen del calibre del vaso: la oclusión de una arteria pequeña provoca infarto del tejido (por ej., infarto de miocardio o accidente cerebrovascular trombótico), en tanto que un trombo sobre la pared de un vaso grande no alcanza para ocluirlo, si bien puede embolizar y producir un infarto distante.

Trombosis cardíaca

Con frecuencia, ésta es secundaria a un estancamiento del flujo, tal como puede ocurrir en arritmias (por ej., fibrilación auricular), infartos de miocardio o valvulopatías.

Trombosis venosa

El trombo tiende a formarse en las cúspides valvulares de las venas medianas y grandes, en donde es mayor la posibilidad de flujo turbulento. Como la lesión de las células endoteliales no es extensa, las plaquetas conforman sólo una pequeña adherencia a la pared venosa y el trombo descendente comienza a subir de manera gradual, como un alga marina que ondea suavemente dentro del torrente. Si se ocluye la vena, llega más sangre a través de los afluentes, transportando más plaquetas y factores de coagulación. De esta forma, el trombo se propaga, aún con pequeñas adherencias a la pared, y puede alcanzar una longitud de 20 cm o más.

La oclusión de venas profundas (trombosis venosa profunda (TVP)) del gemelo o de la vena poplítea puede provocar hinchazón, dolor y oscurecimiento de la piel de la extremidad inferior afectada, si bien también puede resultar asintomática. Si no se la trata, una TVP puede curarse sin complicaciones, aunque pueden subsistir alteraciones locales a largo plazo del drenaje venoso. La complicación aguda de un embolismo pulmonar, en el que parte del trombo venoso se rompe e impacta en la circulación pulmonar es más importante (véase Capítulo 41).

Ya no se recomienda realizar la prueba clásica de detección de TVP (signo de Homan, dorsiflexión abrupta del pie que produce dolor en los gemelos), por cuanto se teme que pueda precipitar una embolia pulmonar, y, por ende, ha sido reemplazada por técnicas por imágenes más sensibles.

Trombólisis

Una vez generado un trombo, debe existir algún modo de extirparlo tras la reparación del vaso dañado. El sistema trombolítico funciona para romper el trombo y eliminarlo. Además, se contrapone a la iniciación de la coagulación en primer lugar, asegurándose que la hemostasis se produzca sólo cuando la señal que la precipita es de una magnitud apropiada como para garantizar su activación.

Secuelas de la trombosis

- **Embolización:** se desprende todo o parte del trombo y es transportado a otro sitio por el flujo sanguíneo. Sus efectos varían según el lugar de origen del émbolo y lugar de impacto del mismo.
- **Eliminación:** el trombo es eliminado por los mecanismos antitrombóticos normales, o por fármacos terapéuticos, como la estreptoquinasa.
- **Recanalización:** se desarrollan pequeños canales recubiertos de endotelio para eludir el segmento trombosado.
- **Reparación:** dado que muchos trombos pueden ser disueltos por la actividad trombolítica, sólo queda organizar y endotelizar nuevamente, de modo tal de restaurar la integridad del vaso sanguíneo. Esto provoca un cierto grado de estenosis luminal.
- **Obliteración fibrosa:** la organización y fibrosis del segmento trombosado provoca obliteración fibrosa de la luz del vaso.

38 Embolia y coagulación intravascular diseminada

Embolia y otras complicaciones de la trombosis arterial y venosa

Trombosis sistémica venosa: por ej., venas profundas de piernas y pelvis: Embolizan dentro de venas progresivamente más grandes hacia los pulmones. A menudo, se enroscan en el camino, permitiendo que un trombo originariamente largo y estrecho obstruya a las arterias pulmonares mayores

Un pequeño porcentaje de individuos posee un agujero oval permeable, que permite una "embolización paradójica" a los vasos arteriales sistémicos

Trombosis arterial emboliza desde el centro del organismo hacia las periferias, obstruyéndose en las arteriolas y capilares, y provocando infartos

Trombo cardíaco (orígenes):
- Apéndices auriculares en la fibrilación auricular
- Endocardio del VI tras un IM
- Válvulas, por ej., enfermedad valvular reumática

Aorta, arterias ilíacas y carótidas (sitios de ateroma)

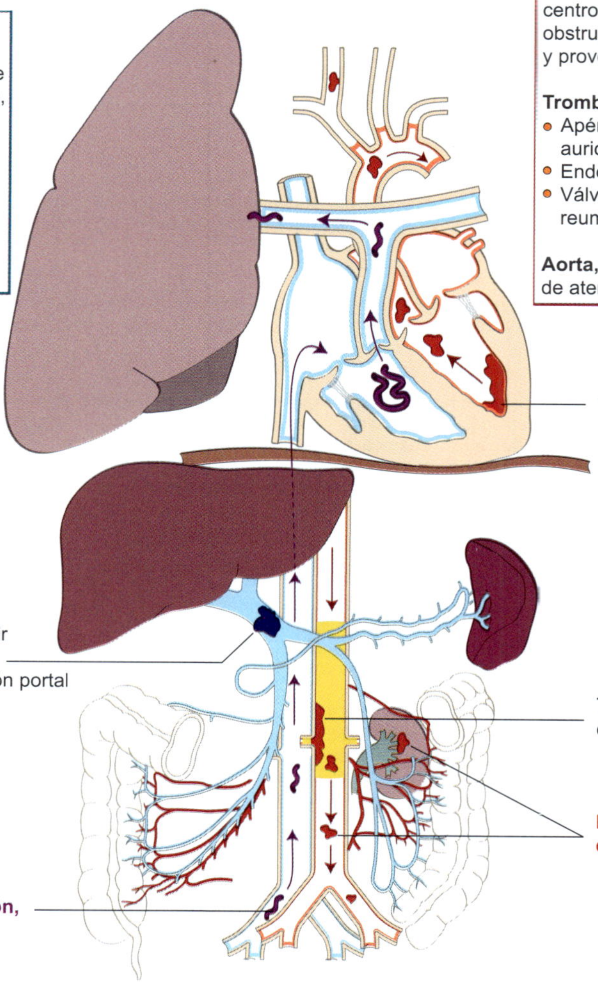

La trombosis arterial emboliza desde el centro del organismo hacia las periferias, y suele causar infartos, por ej., en el cerebro

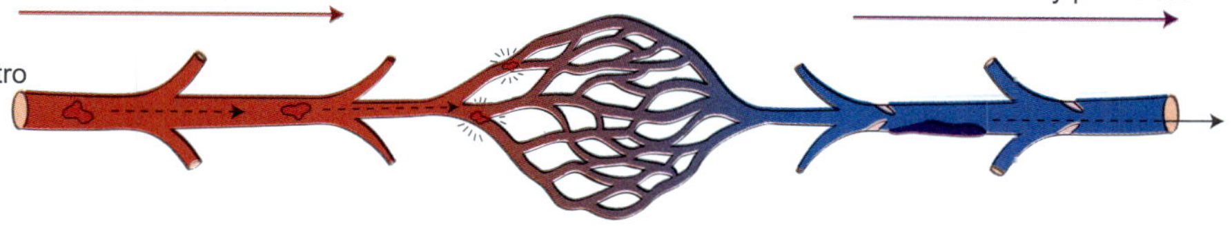

La trombosis venosa sistémica emboliza desde la periferia hacia el centro del organismo y conduce a embolia pulmonar.

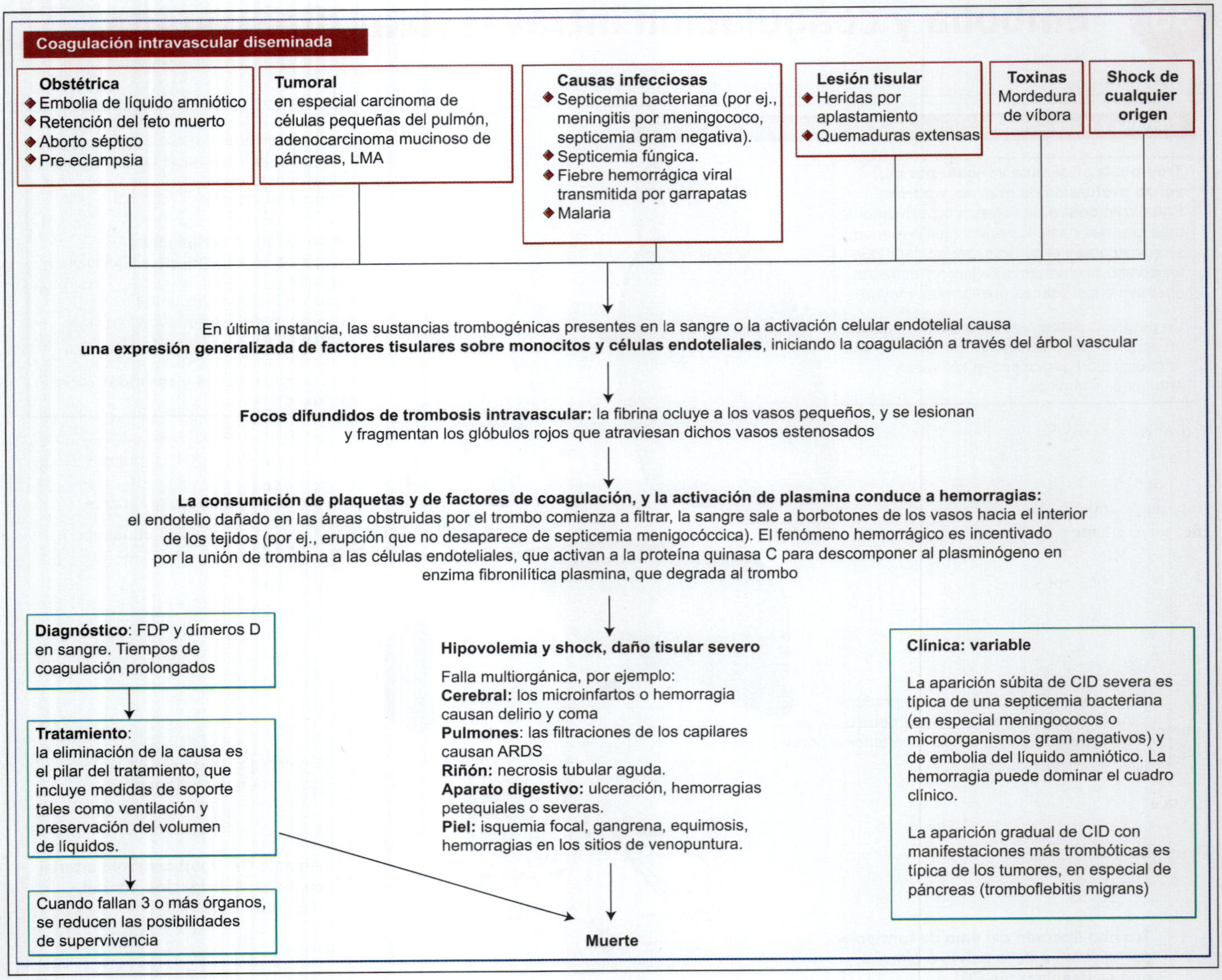

Embolia

Un émbolo es una sustancia transportada en la sangre que se aloja en y obstruye los vasos distantes a su punto de origen.

- Noventa y nueve por ciento de los émbolos están formados por un trombo (tromboembolia), que puede originarse en el lado venoso o arterial de la circulación. En general, el trombo de la vena porta no suele embolizar debido, en parte, a la baja presión dentro del sistema.
- Los glóbulos grasos o trozos de médula ósea pueden embolizar si se movilizan dentro de la circulación; por ej., a través de una fractura de huesos largos por traumatismo. En los pulmones se observan pedazos grandes, pero la profusión de glóbulos grasos puede causar lesiones microcirculatorias, en especial en el cerebro.
- La introducción accidental de aire en el sistema venoso puede producirse a causa del uso de una cánula intravenosa defectuosa (ésto suele ser gradual y provoca trastornos respiratorios a medida que se forman burbujas en los vasos pequeños, pero puede remediarse rápidamente, sin dejar secuelas). Los émbolos causados por un ingreso de aire mayor (por ej., debido a un corte homicida de la vena yugular) pueden constituir un bolo que obstruye la función cardíaca, aunque se requieren aproximadamente de 50 a 100 ml de aire.
- En ocasiones, el líquido amniótico puede entrar en la circulación materna, por ej., durante un aborto ilegal realizado sin los elementos adecuados. Esto es altamente trombogénico, y, a menudo, genera coagulación intravascular diseminada (CID).
- El nitrógeno puede desprenderse de la solución y formar burbujas que obstruyen la microvasculatura del cerebro, articulaciones y otros órganos, y que ascienden a la superficie con mucha rapidez (la denominada “enfermedad del buzo”).

Los efectos de una tromboembolia son dictados por la dirección del flujo y el sitio de origen del trombo.

Tromboembolia arterial

La sangre fluye desde la aorta a los tejidos, pasando desde las arterias más grandes a las más pequeñas. Con frecuencia, la embolia arterial surge de un trombo asociado a un ateroma sobre la pared de un gran vaso, o de un trombo en el corazón. Los émbolos de estas fuentes pueden causar infartos remotos cuando impactan en una arteria más pequeña (por ej., infarto en dedos del pié, segmentos del intestino, riñones). A veces, se pueden observar cristales de colesterol durante el examen microscópico del tromboémbolo. Los infartos arteriales tienden a tener forma de cuña. En general, producen necrosis coagulativa. La ateroesclerosis en la bifurcación de la arteria carótida constituye una fuente común de émbolos al cerebro, y puede producir un estrechamiento que se oye como un rumor.

Tromboembolia cardíaca

Un trombo cardíaco mural puede derivar en fibrilación auricular durante un infarto de miocardio agudo (IAM) o en un aneurisma ventricular. Las vegetaciones de endocarditis también sirven como fuente de émbolos. La embolia puede producirse en cualquier sitio del árbol arterial sistémico, pero tiende a causar complicaciones cerebrovasculares, como ataques isquémicos transitorios o accidentes cerebrovasculares isquémicos.

Tromboembolia venosa sistémica

La sangre venosa drena hacia el corazón desde los tejidos Por lo tanto, el primer sitio de impacto es la circulación pulmonar, y se produce una embolia pulmonar. Los émbolos venosos pequeños pueden tratarse con eficacia mediante un sistema fibrinolítico, y se calcula que sólo un 10% de ellos son clínicamente evidentes. Las embolias más extensas pueden causar la muerte por shock e insuficiencia cardíaca derecha abrupta. Los émbolos de tamaño mediano o la profusión de émbolos pequeños que abruman al sistema fibrinolítico pueden causar insuficiencia respiratoria, dolor torácico pleurítico y hemoptisis.

Sólo en contadas ocasiones, una embolia venosa alcanza a la aurícula derecha, en la que no sólo existe un defecto del tabique auricular, sino que también una derivación de derecha a izquierda. En tales circunstancias, un émbolo venoso puede ingresar en la circulación sistémica, y de este modo, una trombosis venosa profunda puede originar un émbolo paradójico que afecta al territorio arterial.

Trombosis de la vena porta

Se puede producir una trombosis de vena porta secundaria a una septicemia cercana, si existe material infectado que rodee a una fisura portal, tal como ocurre en la perforación de una víscera. A veces, la trombosis de la vena porta puede complicarse y generar una colecistitis aguda.

La trombosis causa una hipertensión portal "prehepática" en la que el hígado es normal. Los efectos sobre la circulación portal son similares a los de la hipertensión portal provocada por cirrosis: la sangre retrocede a lo largo de la vena esplénica, produciendo ingurgitación esplénica, y, probablemente, la apertura de una anastomosis portal-sistémica.

Coagulación intravascular diseminada

Esta es una desregulacion muy grave de los mecanismos de coagulación intravascular que se produce cuando se activan, de manera simultánea, focos de trombosis en todo el árbol vascular. Se conocen varios disparadores, si bien, la mayoría de ellos regula la expresión de factores tisulares sobre monocitos/macrófagos y células endoteliales (que, en general, no expresan ésto sobre sus superficies), que inician la cascada coagulatoria. En las infecciones, ello se produce a través de la formación de un complejo de proteína de unión de lipopolisacáridos, que se une a CD14 sobre los macrófagos/monocitos, resultando en la activación y expresión de factores tisulars.

La formación y eliminación de los trombos múltiples en los vasos sanguíneos pequeños y en el árbol capilar agotan, con rapidez, los suministros de plasma de los factores de coagulación y antitrombóticos. El cuadro clínico será de trombosis o hemorragia, dependiendo del elemento que predomine.

En las enfermedades hemorrágicas, la lesión de las células endoteliales, que a menudo coincide con y es producida por el mismo estímulo que invoca a la CID, produce sangrado y supuración. La cascada coagulatoria abrumada no puede sellar los pequeños defectos causados por el daño celular endotelial. Se genera una gran pérdida de volumen de sanguíneo y falla multiorgánica; los riñones y los pulmones tienden a ser los primeros en verse afectados. Si fallan más de tres órganos, la muerte es prácticamente inevitable.

Desde el punto de vista clínico, la CID se presenta como petequias ampliamente dispersas dentro de la piel y las membranas mucosas- en la autopsia, se las puede observar en el intestino y la membrana mucosa del árbol bronquial y sobre la superficie pericárdica. En una etapa bastante temprana, la detección de los productos de degradación de fibrina en sangre indica la aparición de CID. Todas las pruebas de coagulación, tiempo de tromboplastina parcial activado (APTT) y tiempo de trombina (TT)) resultan anormales en CID, y existe una trombocitopenia.

El tratamiento consiste en eliminar el estímulo (por ej., septicemia), reemplazar la sangre y los factores de coagulación perdidos y sostener a los órganos que están fallando

39 Cardiopatías valvulares

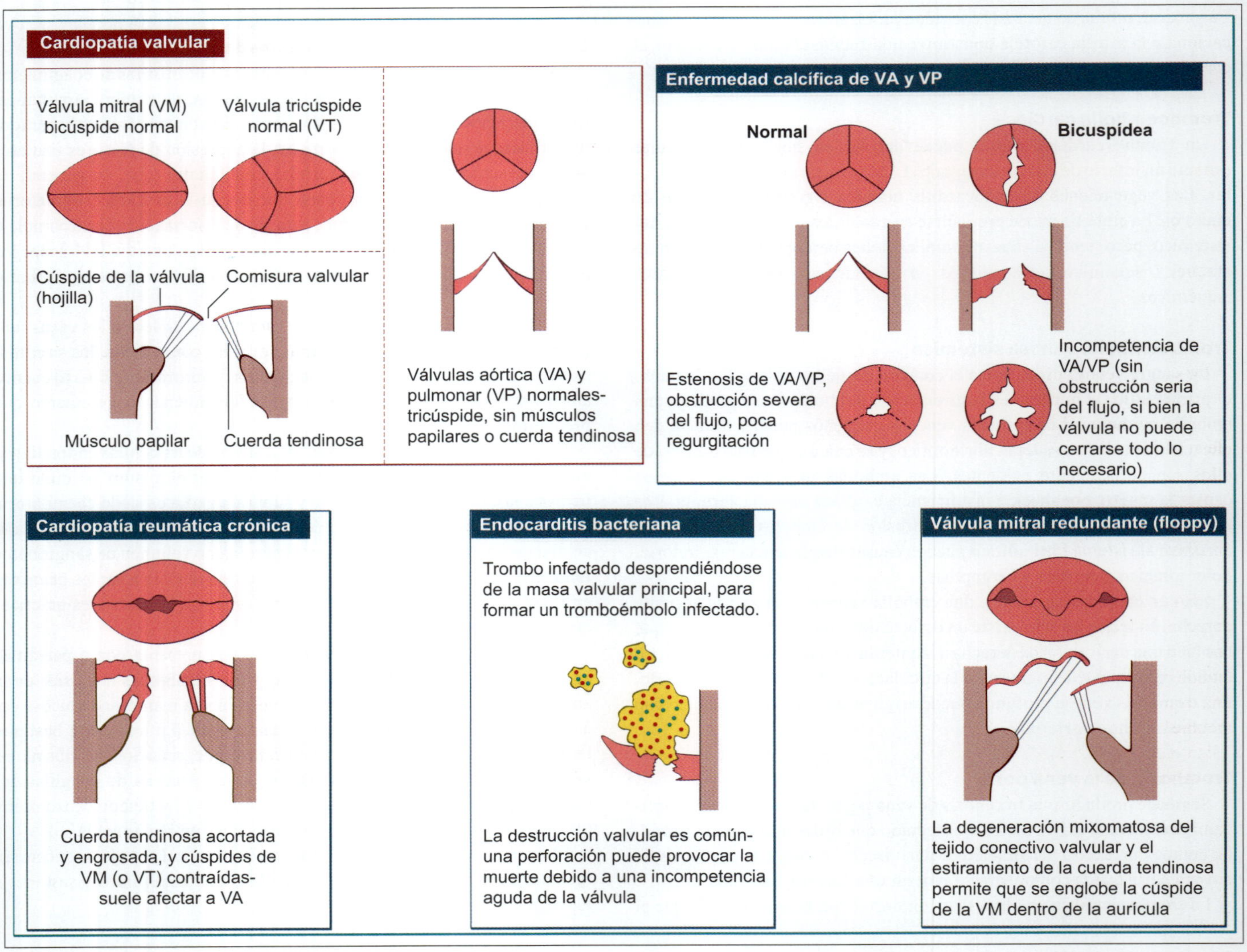

Las válvulas cardíacas son fundamentales para asegurar que el flujo sanguíneo a través de las cuatro cámaras cardíacas se desplace en la dirección correcta, y que la energía de la contracción cardíaca se centre en lograrlo, sin pérdida alguna. Por lo general, las válvulas cardíacas defectuosas son consideradas en términos de dos anomalías funcionales:

- Una válvula estenótica no puede abrirse de manera apropiada, y, por ende, no permite un adecuado flujo sanguíneo a través de ella.
- Una válvula regurgitante no cierra correctamente, y, por lo tanto, permite que la sangre sea expulsada en la dirección equivocada.

En ocasiones, una válvula puede presentar ambas conductas, estenótica y regurgitante.

Las enfermedades valvulares afectan al lado izquierdo del corazón con mayor frecuencia que al derecho. Generalmente, hay mayor compromiso de la válvula aórtica que de la mitral. La disfunción valvular suele asociarse con un murmullo causado por el flujo turbulento a través de la válvula en cuestión. El torrente sanguíneo normal es laminar, y, por consiguiente, silencioso.

Válvula aórtica y válvulas pulmonares

La estenosis de las válvulas ventriculares de salida incrementa la carga sobre el ventrículo afectado, el que responde con hipertrofia, a fin de superar esta mayor resistencia. Si bien esto se logra al principio, las demandas metabólicas del ventrículo crecen y el flujo sanguíneo a través del músculo engrosado se deteriora progresivamente, hasta que el ventrículo queda en riesgo de isquemia durante alguna actividad vigorosa, lo que puede manifestarse como angina, e incluso muerte súbita. La expulsión inadecuada de la sangre del ventrículo causada por el bloqueo impuesto por la válvula estenótica puede provocar disnea o síncope por ejercicio. En la estenosis aórtica severa, el gradiente de presión a través de la válvula supera los 100 mmHg, implicando que el ventrículo izquierdo ha generado una presión de 100 mmHg por encima de la tensión arterial sistólica, tan sólo para superar la resistencia valvular. Este esfuerzo masivo puede sentirse como respiración agitada.

Las válvulas regurgitantes incrementan la carga de volumen sobre el ventrículo. La dilatación constituye la principal respuesta adaptativa. Así, a diferencia de la estenosis aórtica, la regurgitación aórtica está asociada con desplazamiento del latido de la punta. Si bien la dilatación permite una mayor volumen de sangre, la ley de Laplace establece que para generar la misma presión, la tensión de la pared, y por lo tanto, el ejercicio cardíaco, deben incrementarse. Mientras que la ley de Starling posibilita que el corazón se adapte en un principio, se alcanza un determinado volumen en el cual ya no puede seguir haciéndolo y el ventrículo no puede manejar la precarga.

Válvula mitral y válvula tricúspide

Si bien las válvulas auriculoventriculares (AV) también pueden ser afectadas por estenosis o regurgitación, la aurícula tiende a manifestar la misma respuesta patológica a ambas, es decir principalmente dilatación. Aparentemente, la pared mucho más fina del miocardio auricular no puede generar una hipertrofia significativa para contrarrestar la estenosis sin dilatarse.

La dilatación auricular puede desorganizar el sistema de conducción, provocando fibrilación auricular.

Las válvulas AV estenóticas evitan el llenado ventricular adecuado, y, por ende, el gasto cardíaco puede resultar inapropiado durante el esfuerzo, derivando en disnea o síncope.

Causas de la cardiopatía valvular

Existen diversas enfermedades que pueden lesionar las válvulas cardíacas, pero dos de ellas son de particular importancia.

Endocarditis infecciosa

La endocarditis infecciosa es causada por la colonización de las válvulas por microorganismos, en general bacterias. El proceso inflamatorio agudo resultante y la proliferación de la bacteria destruye el tejido valvular, de modo tal que esta enfermedad tiende a causar regurgitación, si bien también puede provocar estenosis por la neovascularizacion y engrosamiento de las valvas, como así también por fusión y curación fibrótica de las valvas dañadas.

La mayoría de los casos de endocarditis infecciosa afectan a válvulas que ya se encuentran lesionadas, ya sea por fiebre reumática, malformaciones congénitas o alteraciones degenerativas, o comprometen a las válvulas prostéticas. Con menor frecuencia, las válvulas normales pueden ser infectadas durante un episodio de septicemia.

Las válvulas lesionadas corren mayores riesgos, debido a que el flujo sanguíneo turbulento local puede, a menudo, generar pequeños trombos sobre su superficie, y permitir que la bacteria acceda al torrente sanguíneo durante una bacteremia transitoria. Dichas bacteremias pueden producirse tras una lesión mucosa relativamente menor, como por ejemplo en el caso de un arreglo dental, y, en general, el sistema inmune se encarga de ellas sin complicaciones. El estreptococo tiende a aprovecharse de las válvulas dañadas, con enterococos y estafilococos comprometiendo a la mayor parte de lo que queda. Con frecuencia, la endocarditis infecciosa de válvulas normales es causada por un *staphylococcus aureus*.

Además de destruir la válvula, la vegetación infectada es una estructura fibrinosa y friable que puede provocar émbolos, resultando en complicaciones tales como accidentes cerebrovasculares, infartos esplénicos y renales y hemorragias en astilla. Más aún, la infección puede diseminarse al anillo valvular y el miocardio adyacentes. Se puede producir un pequeño absceso, y, en el caso de la válvula aórtica, se ubica de forma tal de interferir con el sistema de conducción de la AV. A menudo, la respuesta a la infección eleva los niveles de los complejos inmunes circulantes, por lo que puede provocar enfermedades relacionadas con el depósito de complejos inmunes, como por ejemplo, glomerulonefritis.

El lado derecho del corazón se encuentra relativamente protegido de la endocarditis infecciosa, debido a su status como sistema de baja presión. Las turbulencias y las trombosis, fundamentales en la patogénesis de la endocarditis infecciosa, suelen ser generada por el ventrículo izquierdo, de alta presión. No obstante, esta enfermedad puede aparecer en el lado derecho en pacientes adictos a drogas endovenosas, y es causada, a menudo, por *Staphylococcus aureus*.

Fiebre reumática

Ésta es una enfermedad multisistémica, de etiología inflamatoria, que afecta al corazón, las articulaciones, la piel y el cerebro. Evoluciona en dos a tres semanas después de la infección con ciertas cepas de estreptococos grupo A de Lancefield, y se cree que es causada por una reactividad cruzada entre antígenos bacterianos y aquellos en los órganos afectados. Si bien es poco frecuente en el Reino Unido, es bastante común en India, África y el Medio Oriente. Por lo general, afecta a niños y adultos jóvenes.

El cuerpo de Aschoff constituye la lesión cardíaca característica. Se trata de un foco pálido de material hialino eosinofílico, rodeado por linfocitos y macrófagos (células de Anistschkow). Estos cuerpos pueden afectar a cualquiera de las tres capas cardíacas. El compromiso valvular incluye también inflamación aguda, neovascularización y necrosis fibrinoide focal. Estas alteraciones son seguidas por fibrosis, de modo tal que las válvulas se endurecen y engrosan con fusión de valvas. Esto puede extenderse al cordón tendinoso de las válvulas AV. El corazón puede sufrir también miocarditis, y pericarditis densa y fibrinosa.

Esta enfermedad puede presentar también artritis, nódulos subcutáneos dolorosos, una erupción característica del eritema marginado y corea de Sydenham.

La tendencia fibrótica del proceso de curación en la fiebre reumática implica que las lesiones valvulares resultantes tienden a ser estenóticas. Esta afección es la responsable de la gran mayoría de los casos de estenosis mitral a nivel global. Se debe notar que si la válvula estenótica alcanza un determinado grado de rigidez y deformidad, no podrá cerrarse de manera adecuada, y por lo tanto, también será regurgitante.

40 Cardiomiopatías y pericardiopatías

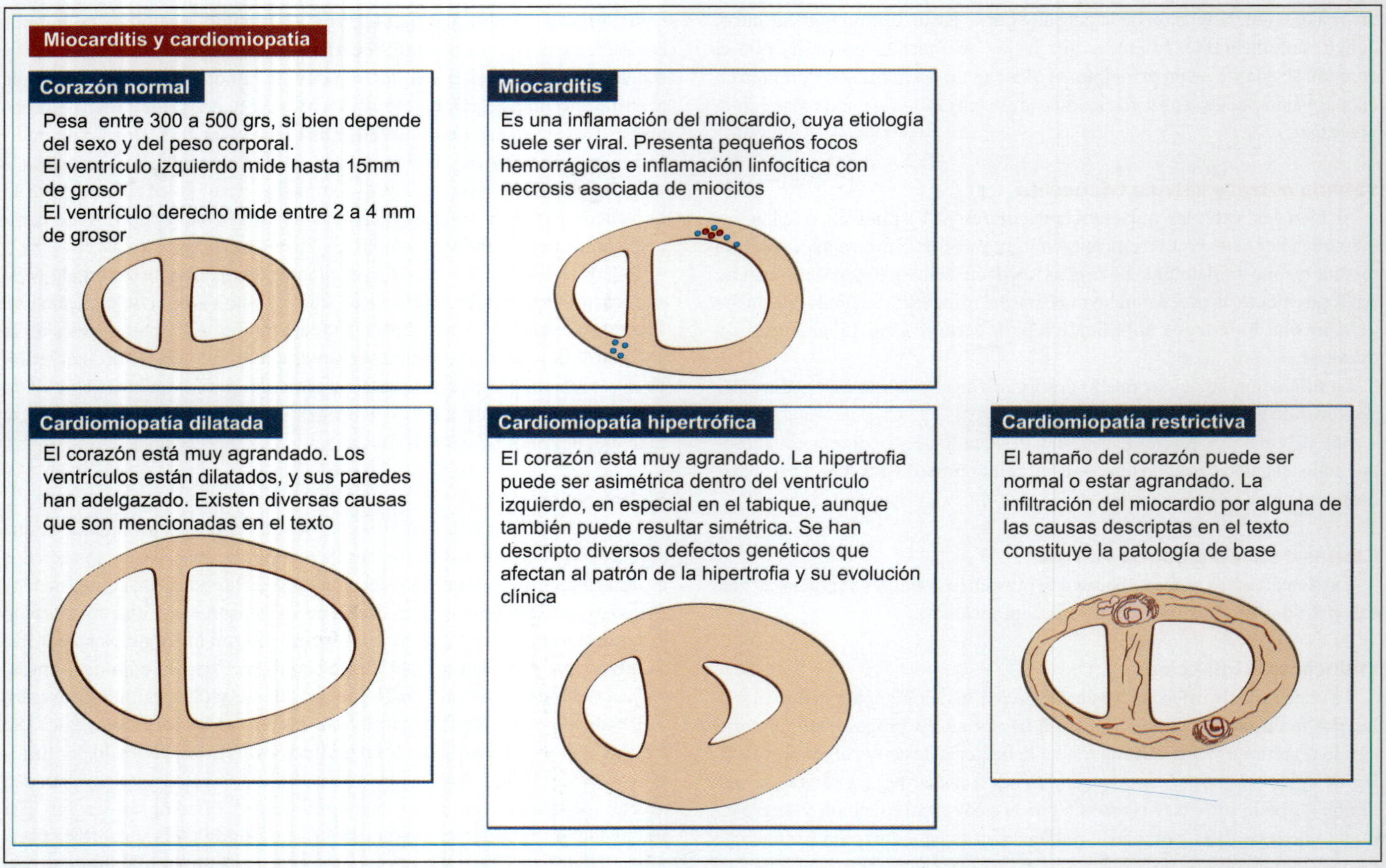

Cardiomiopatía hipertrófica

Es una enfermedad autosómica dominante, en la que se produce hipertrofia del ventrículo izquierdo en ausencia de otra causa. Una cantidad significativa de casos se presentan como nuevas mutaciones esporádicas, sin antecedentes familiares. Existen una variedad de mutaciones que tienden a afectar a una de las proteínas contráctiles, tales como miosina o troponina. Estas distintas mutaciones están asociadas con diferentes grados de gravedad y manifestaciones clínicas de la enfermedad.

Patología

El aspecto macroscópico típico muestra una hipertrofia asimétrica del ventrículo izquierdo, de modo tal que se observa un agrandamiento desproporcionado del tabique ventricular. No obstante, existen variantes en la que la hipertrofia es uniforme.

En cuanto a la observación microscópica, los miocitos cardíacos están dispuestos siguiendo un patrón desordenado y en espiral. Este mismo desorden se repite dentro de los miocitos individuales, debido a la desorganización de sus miofibrillas. Los núcleos de dichos miocitos están agrandados, y contienen grandes cantidades de glucógeno. También puede observarse una fibrosis intersticial que acompaña a las alteraciones miocitarias.

Consecuencias funcionales

El miocardio hipertrofiado es más rígido de lo normal y tiene una capacidad de distensión menor. Por lo tanto, hay deterioro del llenado diastólico. Se puede producir un cuarto ruido cardíaco, dado que la aurícula se contrae de manera forzada en un intento por llenar el ventrículo.

La disminución del llenado ventricular reduce el volumen de sangre disponible para la eyección sistólica. Durante el ejercicio, el incremento de la frecuencia cardíaca acorta el tiempo para el llenado diastólico, empeorando así su insuficiencia.

La hipertrofia distorsiona al ventrículo y, esto puede, a veces, deformar el anillo de la válvula mitral, provocando regurgitación mitral. Los músculos papilares también pueden ser afectados por la hipertrofia y convertirse, de este modo, en una causa independiente de regurgitación mitral. Por lo tanto, un ventrículo que ya sufre de un llenado defectuoso, puede expeler parte de su volumen sanguíneo reducido en una dirección incorrecta.

La mayor contractilidad del ventrículo izquierdo incrementa la velocidad a la cual se eyecta la sangre. Según el principio de Bernoulli, ésto es acompañado por una caída de la presión a través del conducto de salida ventricular izquierdo. Como consecuencia, la laminilla anterior de la válvula mitral es atraída hacia el tabique interventricular ya hipertrofiado, lo que produce una obstrucción dinámica del antedicho conducto de salida. El efecto inotrópico positivo hallado durante el ejercicio puede exacerbar este problema.

El ventrículo izquierdo engrosado e hipertrofiado en grado extremo aumenta sus demandas metabólicas, deteriorándose así el suministro de oxígeno. Los requerimientos metabólicos elevados exigidos por el ejercicio imponen un estrés adicional sobre este sistema.

Correlaciones clínicas

La cardiomiopatía hipertrófica es la causa clásica de muerte súbita e inesperada en atletas jóvenes. Esta enfermedad se caracteriza por su silencio. La muerte puede resultar de una combinación de llenado ventricular inadecuado- la obstrucción de la salida ventricular reduce el gasto cardíaco (incluyendo el flujo sanguíneo a través de las arterias coronarias)- e isquemia miocárdica.

Algunos casos menos drásticos comparten ciertas similitudes con la estenosis aórtica, y por razones también similares. Existe un ventrículo izquierdo hipertrófico, obstruido, en riesgo de isquemia, que no puede mantener un gasto adecuado durante la fase de esfuerzo.

Cardiomiopatía dilatada

Esta es, por lejos, la cardiomiopatía más común, y se caracteriza por la dilatación y contracción deteriorada de uno o ambos ventrículos. Por definición, una cardiomiopatía primaria dilatada excluye a las causas secundarias de cardiopatía isquémica, hipertensión y enfermedad valvular. No obstante, existen otras etiologías:

- Alcohol
- Genética
- Viral
- Fiebre reumática
- Enfermedad autoinmune
- Fármacos: quimioterapia con antraciclinas.
- Enfermedades vasculares del colágeno: lupus eritematoso sistémico (LES), esclerodermia, artritis reumatoidea.
- Enfermedades neurológicas hereditarias: distrofia muscular, distrofia miotónica, ataxia de Friedreich, mal de Refsum.
- Hemocromatosis.
- Tirotoxicosis.
- Cardiomiopatía periparto.
- Deficiencias nutricionales: tiamina, selenio, fosfato.

Patología

Existe una dilatación progresiva de los ventrículos, y el miocardio se ve pálido y fofo. Si se produjera una dilatación de los anillos de la válvula auriculoventricular, ello podría resultar en regurgitación valvular. El ventrículo dilatado puede quedar entonces vulnerable a un trombo mural.

El miocardio dilatado es defectuoso en cuanto a su funcionalidad, de modo que puede ocasionar una insuficiencia cardíaca progresiva.

Cardiomiopatía restrictiva

Esta es la más rara de los tres tipos de cardiomiopatía, y se debe a una anomalía del ventrículo que lo torna rígido, y, por ende, impide el llenado ventricular y reduce el gasto cardíaco. La mayoría de las causas reflejan alguna forma de infiltración e incluyen lo siguiente:

- Amiloidosis.
- Sarcoidosis.
- Hemocromatosis.
- Daños por radiación.
- Enfermedad de almacenamiento de glucógeno.
- Esclerodermia.
- Endocarditis eosinofílica de Loeffler.
- Fibrosis endomiocárdica.

Displasia ventricular derecha arritmogénica

Ésta es una enfermedad genética, que ha sido descripta hace poco tiempo, y que puede incluírse dentro de la lista de causas de muerte súbita de adultos jóvenes. El ventrículo derecho adelgaza, es sustituído por grasas, y tiende a sufrir arritmias.

Miocarditis

La miocarditis es una inflamación poco frecuente del miocardio. En general, su etiología es infecciosa. Existen numerosos virus que puede provocar esta enfermedad, si bien los coxsackie A y B y los enterovirus son los más comunes. Las causas menos habituales incluyen difteria, fiebre reumática y cloroquina.

Es probable que la patogénesis más común sea un ataque mediado por células T contra los antígenos virales expresados sobre la membrana plasmática del miocardio. Hay un infiltrado celular inflamatorio crónico, con destrucción de los miocitos cardíacos.

Su aparición puede ser drástica, con una marcada insuficiencia cardíaca. En ocasiones, hasta puede ser necesario realizar un transplante cardíaco, aunque la mayoría de los casos son más moderados.

Pericarditis

Existen distintos tipos de pericarditis:

- Serosa, por ej., fiebre reumática, LES, esclerodermia, tumores, uremia.
- Fibrinosa: es la más común, y, con frecuencia, se produce durante un infarto de miocardio agudo (IMA). El síndrome de Dressler se presenta varias semanas después de un IM.
- Purulenta/supurativa: en general, de etiología infecciosa.
- Hemorrágica: puede observarse con tumores metastásicos.
- Crónica: pequeñas adherencias, observadas a menudo durante una autopsia, de poca significancia.

La pericarditis suele tener el aspecto de dos rodajas de pan enmantecadas que han sido primero presionadas una contra la otra y luego separadas ("pericarditis de pan y manteca").

Pericarditis constrictiva

En esta enfermedad, el pericardio se engrosa y ya no puede expandirse. Esto interfiere con el llenado ventricular, conduciendo a una reducción del gasto cardíaco. Por lo tanto, algunos de sus síntomas coinciden con los de la cardiomiopatía restrictiva. Cualquier causa de pericarditis aguda puede evolucionar en pericarditis constrictiva, a través de la organización fibrótica de la inflamación aguda, si bien la tuberculosis constituye, históricamente, el origen más común. La mayoría de los episodios de pericarditis aguda no llegan a este extremo.

Tamponamiento

El tamponamiento es una forma extrema de derrame pericárdico, en el que el volumen de líquido acumulado es suficiente para comprimir a la aurícula y a sus venas afluentes, evitando así el llenado cardíaco. Esto produce insuficiencia cardíaca aguda o paro cardíaco, con actividad eléctrica sin pulso. En general, las causas incluyen ruptura de miocardio, disección aórtica, traumatismo o pericarditis aguda grave

41 Trastornos vasculopulmonares

Localización de los émbolos pulmonares y sus efectos

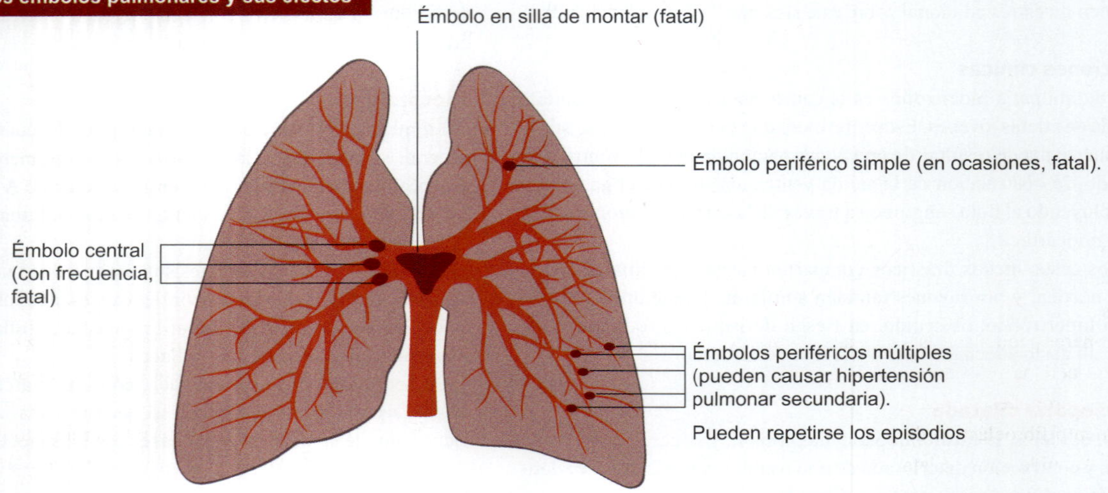

Embolia pulmonar

Una embolia pulmonar (EP) es una enfermedad en la que una embolia impacta dentro de la vasculatora pulmonar. Los factores de riesgo son los mismos, en gran medida, que los de trombosis venosa profunda, debido a que la mayoría de los émbolos pulmonares se originan en las venas profundas de la extremidad inferior y la pelvis. El lado derecho del corazón es un sitio poco frecuente de EP.

Si bien la mayoría de los émbolos pulmonares son tromboémbolos, pueden producirse otros tipos no tan comunes:

- Tejido adiposo maduro/médula ósea- observado después de fracturas.
- Líquido amniótico.
- Células tumorales
- Aire.

Una tromboémbolo tiene la forma del vaso en el que se desarrolla y no de aquel en el que impacta, aunque puede enroscarse en el camino (en route). Posee una estructura y líneas de Zhan. En determinados casos, se pueden observar adherencias fibrosas a la pared del vaso. Ésto contrasta con el coágulo que se forma en las arterias pulmonares postmortem, que es más blando, se ramifica a lo largo de las ramas del árbol vasculopulmonar y carece de estructura. La separación del suero y de los componentes celulares de un coágulo postmortem se denomina "grasa de pollo y jalea de grosella".

Su presentación clínica depende del tamaño de de la EP, no obstante se suelen observar alteraciones patofisiológicas básicas.

- Una EP resulta en una región pulmonar ventilada, pero que pierde súbitamente la perfusión. Si esta región es lo suficientemente extensa, el volumen de tejido pulmonar perdido para el intercambio gaseoso alcanzará para producir hipoxia. La pérdida del flujo sanguíneo deriva en una reducción de la producción de surfactante en pocas horas, produciendo una atelectasia en 12 a 15 horas.
- Una EP reduce la sección transversal de la vasculatura pulmonar. Como se preserva el flujo, aumenta la resistencia. No obstante, se debe perder aproximadamente un 50% del lecho pulmonar antes de que cause hipertensión pulmonar.

Suponiendo que el paciente sobreviva a la EP, los procesos fibrinolíticos pueden eliminar al émbolo en 2 semanas.

En algunos pacientes, existen múltiples émbolos pulmonares pequeños, que afectan a la periferia de los pulmones. Esto provoca una oclusión gradual de la vasculatura pulmonar, y puede reflejar la presencia de mecanismos defectuosos a la hora de eliminar dichos émbolos, y no generación excesiva de los mismos.

Infarto pulmonar

Un infarto pulmonar es una necrosis de parte del pulmón causada por una interrupción del suministro sanguíneo. Como el pulmón recibe sangre de las arterias bronquiales y pulmonares, su infarto es poco frecuente, aún en caso de embolia pulmonar. Aquellos casos en los que sí se produce, existe un deterioro del flujo arterial bronquial y una elevación de la presión venosa pulmonar, tal como ocurre en la estenosis mitral.

El infarto constituye una región de necrosis en forma de cuña, bien delimitada, cuyo ápice apunta al hilio pulmonar, y su base a la superficie pleural.

Hipertensión pulmonar

Una hipertensión pulmonar es una tensión arterial dentro de la circulación pulmonar superior a 30 mmHg. La hipertensión pulmonar primaria es poco habitual, pero existen diversas causas secundarias:

- Cardiopatía congénita con derivaciones.
- Incremento de la presión auricular izquierda.
- Embolia pulmonar
- Enfermedad pulmonar obstructiva crónica (EPOC).
- Enfermedad pulmonar intersticial.
- Enfermedad pulmonar granulomatosa (sarcoidosis).
- Esclerodermia.

- Lupus eritematoso sistémico (LES).
- Artritis reumatoidea.
- Enfermedad pulmonar parasítica.
- Enfermedad de las células falciformes
- Enfermedad hepática crónica.

Como regla general, cualquier enfermedad pulmonar crónica que interrumpe la ventilación puede, en teoría, causar hipertensión pulmonar secundaria.

Hipertensión pulmonar primaria

La hipertensión pulmonar primaria es una enfermedad poco frecuente, de etiología desconocida, que afecta a pacientes dentro de un amplio rango de edades, pero que suele presentarse en niños menores a 10 años o durante la tercer o cuarta década. La relación hombre mujer es de 10:17.

La lesión patológica básica es una arteriopatía pulmonar originada en los plexos. En un comienzo, se produce hipertrofia de la media de las arterias pulmonares pequeñas, las que se asemejan entonces a arteriolas sistémicas. Las células musculares lisas migran luego a la túnica, donde proliferan y producen proteínas de la matriz extracelular, causando un engrosamiento fibroelástico de la íntima. Esto resulta en oclusión de la arteriola, seguida por dilatación en cualquier otro punto de la circulación.

La dilatación localizada puede observarse como un conglomerado de vasos de paredes finas próximos a los sitios de la oclusión. Se denominan lesiones angiomatoides. La proliferación de miofibroblastos dentro de dichas lesiones configura el patrón plexiforme.

En un 10% de los casos de hipertensión pulmonar primaria, la patología está centrada en las venas más que en las arteriolas. Esta es una enfermedad venooclusiva pulmonar, que presenta una amplia proliferación y fibrosis en la íntima venosa. Puede extenderse a las arteriolas.

Hipertensión pulmonar venosa

Refleja una insuficiencia cardíaca izquierda, con transmisión retrógrada de las mayores presiones de llenado en la aurícula izquierda hacia la circulación pulmonar. El incremento de la presión puede ocasionar un edema y extravasación de eritrocitos, lo que causa deposición de hemosiderina. El hierro puede inducir una respuesta fibrótica, junto con una decoloración del marrón. También puede actuar como foco para deposición de calcio y la formación de pequeños cuerpos mineralizados o microlitiasis. A veces, puede existir una metaplasia ósea, si bien es poco frecuente.

Correlaciones clínicas

Mientras que el ventrículo izquierdo es capaz de generar tensiones de hasta 300 mmHg a la luz de un desafío súbito, sin necesidad alguna de adaptación, el ventrículo derecho es un sistema de presión más baja, y, por ende, menos tolerante a un repentino incremento de la poscarga. Por lo tanto, una PE masiva, que impone una tensión adicional al ventrículo derecho puede precipitar una insuficiencia cardíaca derecha aguda.

La hipoalbuminemia es una causa importante de edema periférico, pero, pocas veces induce un edema pulmonar. Esto se debe a la tensión mucho menor en la circulación pulmonar. A grandes rasgos, se puede decir que no se producirá un edema pulmonar por hipoalbuminemia, a menos que la albúmina sea inferior a 0,57 de la tensión arterial pulmonar.

42 Neumonía

Características de la neumonía lobar

Etapa 1

Días 1–2

Lóbulo rojo, congestionado y pesado que pierde líquido cuando se lo presiona

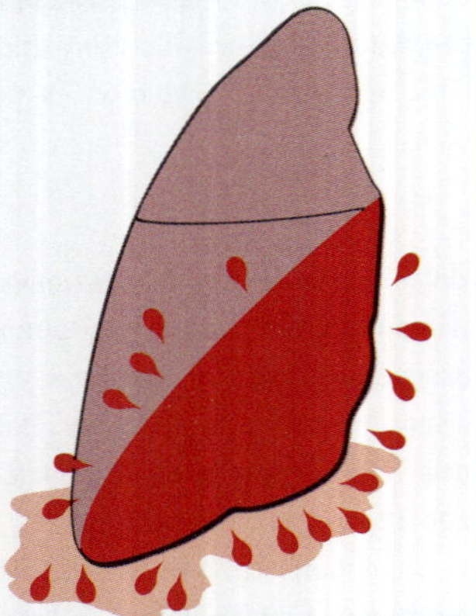

Espacios aéreos llenos con líquido del edema y neutrófilos. Presencia de bacterias

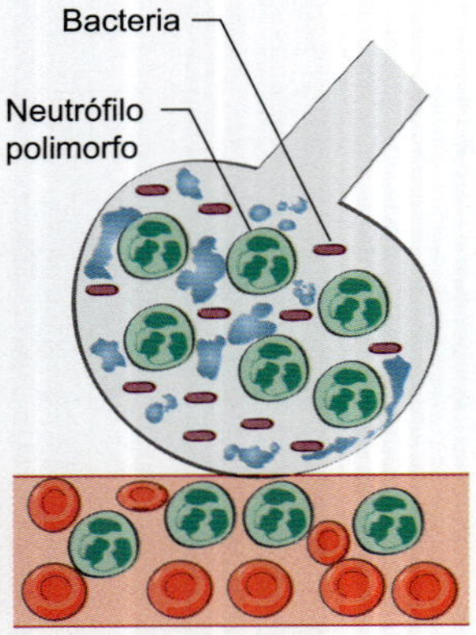

Etapa 2

Días 2–4

Lóbulo sólido, rojo y seco.
Pocas placas fibrinosas sobre la pleura

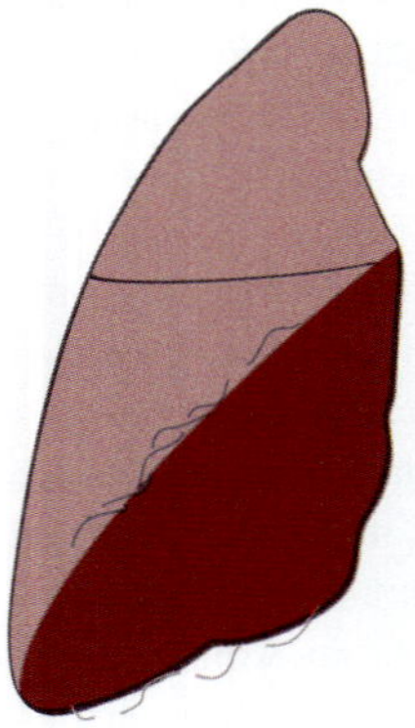

Persisten los neutrófilos, ahora acompañados por glóbulos rojos. Disminuye la cantidad de bacterias. Se desarrolla una red de fibrina

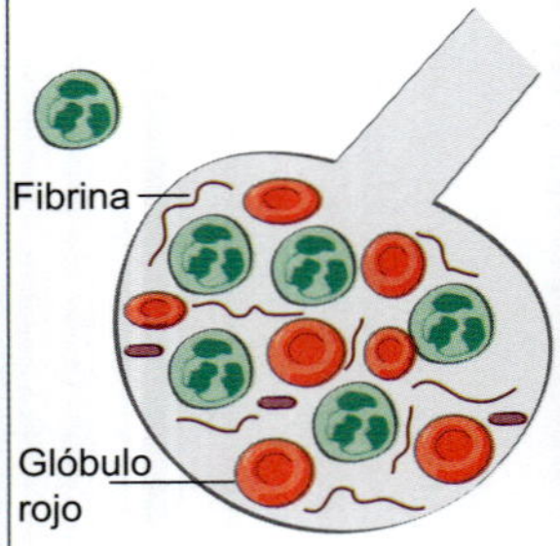

Etapa 3

Días 4–8

Lóbulo sólido, seco, gris y granular
Reacción pleural consolidada

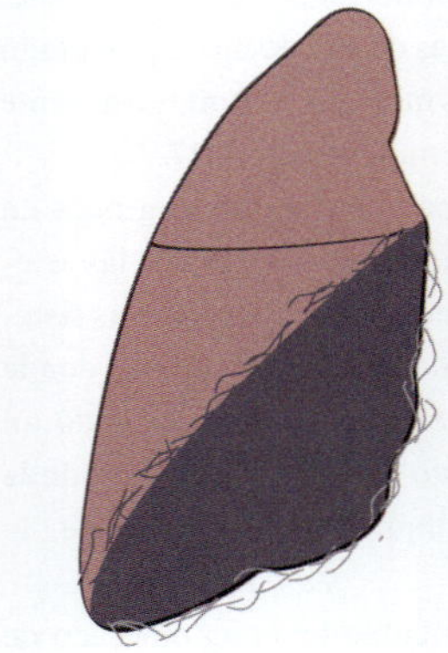

Los neutrófilos siguen siendo abundantes, pero ya sufren una degeneración parcial.
Hay menos glóbulos rojos.
Red de fibrina mucho más densa.
Los macrófagos ingresan en los espacios aéreos

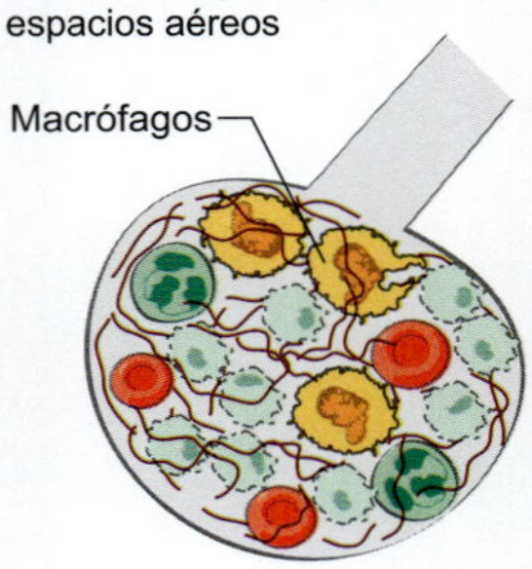

Etapa 4

Día 8 en adelante (1 a 3 semanas)

Se produce una reaireación
Se resuelve el derrame pleural

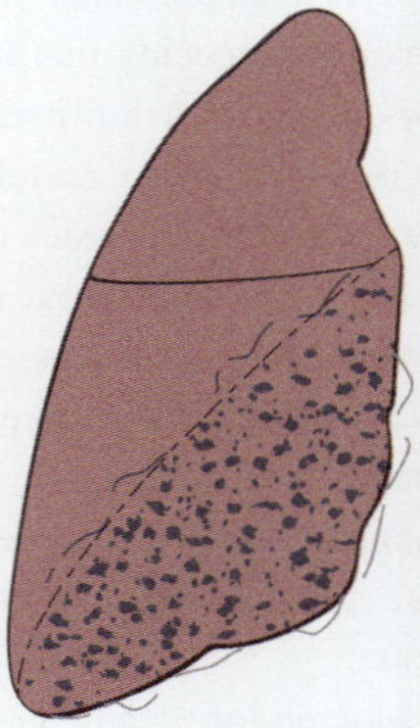

Los macrófagos eliminan la debris.
La resolución es la restauración de la normalidad

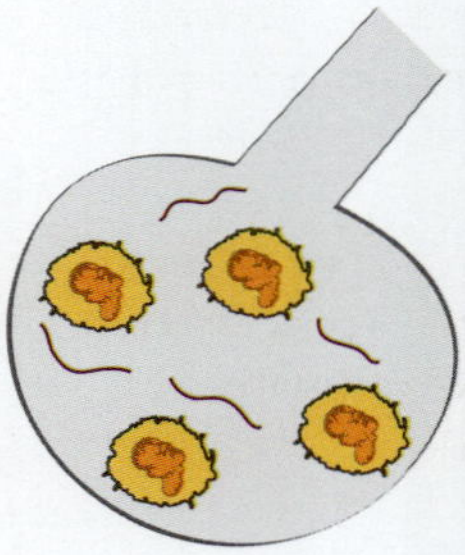

Definición

Una neumonía es una infección aguda de las vías respiratorias inferiores, en las que hay llenado de los espacios alveolares por exudado.

Epidemiología

La neumonía es una enfermedad común, con una incidencia de 100-300 por 100.000 al año. Se presenta en pacientes muy jóvenes o ancianos, si bien ningún grupo de edad está exento. La relación total hombre-mujer es pareja, aunque pueden producirse algunas variaciones dependiendo de los subtipos, en especial la *Klebsiella*, que es más común en hombres.

Microbiología

El *streptococcus pneumoniae* es responsable de la mayoría de los casos; vale la pena destacar que la ciprofloxacina, un antibiótico popular de amplio espectro, no es eficaz contra esta bacteria. El *Mycoplasma pneumoniae* es el segundo microorganismo más común. En general, afecta a adultos previamente sanos que la contraen de manera extrahospitalaria.

Otros microorganismos importantes incluyen: *Haemophilus influenzae* (pacientes con enfermedad pulmonar obstructiva crónica), *Legionella pneumophilia* (enfermedad del legionario), *Klebsiella pneumoniae* (hombres diabéticos, en especial alcohólicos), *Pseudomonas aeruginosa* (pacientes con bronquiectasia e inmunosuprimidos), *Staphylococcus aureus* (puede constituir una infección postgripal grave y destructiva), y *Pneumocystis carinii* (una neumonía fúngica observada en pacientes inmunosuprimidos, en especial aquellos que padecen SIDA).

La infección se propaga por gotas e inhalación. Además de los extremos de edad y el inmunocompromiso, los factores que predisponen a esta enfermedad incluyen situaciones en las que hay un deterioro de la eliminación de las secreciones de las vías aéreas distales, como por ejemplo disfunción ciliar (en fumadores) bronquiectasia y obstrucción por tumor.

Patología

La división tradicional es en neumonía lobar y bronconeumonía. Ambos tipos comparten el proceso de consolidación, en el que los espacios aéreos distales se llenan de un exudado inflamatorio agudo. La neumonía lobar tiende a afectar a adultos sanos; la bronconeumonía se observa en ancianos y pacientes debilitados.

Existen otras clasificaciones que reflejan el patrón de contagio: neumonía extra o intrahospitalaria en pacientes inmunocomprometidos y neumonía por aspiración. Esta categorización tiene la ventaja de que al indicar los posibles microorganismos, permite guiar el tratamiento.

Neumonía lobar

Las características básicas de las cuatro etapas de la neumonía lobar están descriptas en los manuales de patología. No obstante, quizás la peculiaridad más importante que se debe recordar es que se produce en individuos previamente sanos, y, por lo tanto, su pronóstico es excelente. Tal como lo indica su nombre, afecta a un lóbulo y queda confinada, con claridad a ese lóbulo.

Etapa 1. La primer etapa está marcada por una **congestión aguda**, y dura entre 1 a 2 días. Se produce una respuesta inflamatoria aguda a la luz de la infección inicial. Por ende, hay edema y derrames dentro de los espacios aéreos, ricos en neutrófilos y microorganismos. Se congestionan los capilares. Desde el punto de vista macroscópico, el lóbulo afectado se observa pesado, oscuro y rojizo, y produce una gran cantidad de líquido cuando se lo aprieta.

Etapa 2. Entre el segundo y cuarto día se produce la etapa de **hepatización roja**, así denominada por la semejanza del lóbulo comprometido al hígado. Los neutrófilos persisten en el exudado, acompañados por eritrocitos, pero se desarrolla una red de fibrina. El lóbulo afectado aún se ve pesado y su color es oscuro, pero se lo observa sólido y seco. También se puede contemplar en este momento un compromiso pleural, con laminillas gris blanquecinas friables de fibrina.

Etapa 3. Entre el cuarto y octavo día se produce la **hepatización gris**. La red de fibrina es más densa. Los eritrocitos están ahora dispersos, lo que explica la pérdida de la coloración rojiza. Los neutrófilos aún están presentes, pero algunos ya atraviesan un proceso degenerativo. El lóbulo sigue firme y seco, pero, a esta altura, se lo observa granulado y gris. Se asienta la reacción pleural.

Etapa 4. Desde el octavo día en adelante se inicia la **curación**. Los macrófagos entran en acción para eliminar el exudado y la debris en los espacios aéreos, asistidos por las enzimas fibronilíticas. También sana la pleura, si bien aquí puede aparecer una fibrosis, que conduce a adherencias entre las pleuras visceral y parietal. La curación y reaireación completa de los espacios aéreos requiere de una a tres semanas.

Bronconeumonía

A diferencia de la neumonía lobar, la bronconeumonía se centra en los bronquiolos y alvéolos, y no es específica de un lóbulo. Las etapas de evolución de la enfermedad son similares a la de la neumonía lobar, pero, desde el punto de vista macroscópico, su rango de diseminación es mayor, dado que no se confina a un solo lóbulo. Al presionar la muestra de un pulmón afectado, las vías respiratorias comprometidas producen granos de pus.

La curación de la bronconeumonía no es tan completa como la de la neumonía lobar. La extensión del proceso a los bronquiolos genera lesiones y fibrosis. En casos extremos, puede provocar bronquiectasia.

En las autopsias, la neumonía lobar constituye un hallazgo poco frecuente, dado que no suele ser fatal. En general, su consolidación produce tejido pulmonar que es más duro (aunque también purulento) al tacto; cuando se lo presiona con el pulgar, el pulmón normal parece una esponja, en tanto que el consolidado tiene la consistencia de un queso blando.

Correlaciones clínicas

La presencia de catarro productivo es evidente en el proceso de consolidación descripto con anterioridad. En individuos debilitados, los lóbulos inferiores tienden a padecer bronconeumonía dado que sufren una acumulación gravitatoria de secreciones, que puede exacerbarse por la debilidad muscular que deteriora la capacidad de expectorarlas.

La diseminación de la infección a la superficie pleural produce pleuresía. Este es un fenómeno importante, ya que el dolor pleural que resulta de una respiración profunda o catarro, entra en conflicto con la necesidad de toser o respirar en profundidad para eliminar el exudado inflamatorio.

A menudo, la neumonía por *staphylococcus aureus* constituye un fenómeno secundario, que se produce en individuos quienes ya padecen alguna lesión aguda de las vías respiratorias, como sucede en casos de gripe o tos convulsa. Este tipo de neumonía es de evolución rápida, hemorrágica y destructiva, y tiende a formar abscesos o puede causar un rápido deterioro seguido de muerte.

43 Bronquiectasia

Complicaciones potenciales de la fibrosis quística

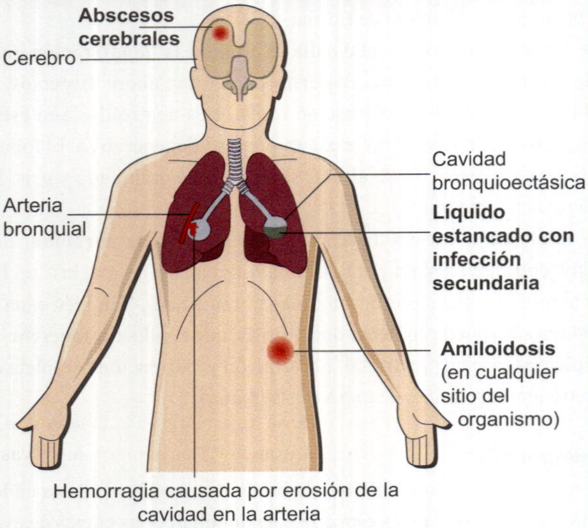

Fibrosis quística (mucoviscidosis), una enfermedad recesiva autosómica

En la fibrosis quística (FQ), se han descripto diversas mutaciones del **gen regulador de la conductancia transmembrana de la fibrosis quística (CFTR) sobre el cromosoma 7.** De ahí la variación en cuanto a **la gravedad de la enfermedad y los sitios afectados.** El pliegue defectuoso de la proteína del CFTR evita que abra y cierre un canal de transporte de iones a través de la membrana que regula el cloruro (Cl-)

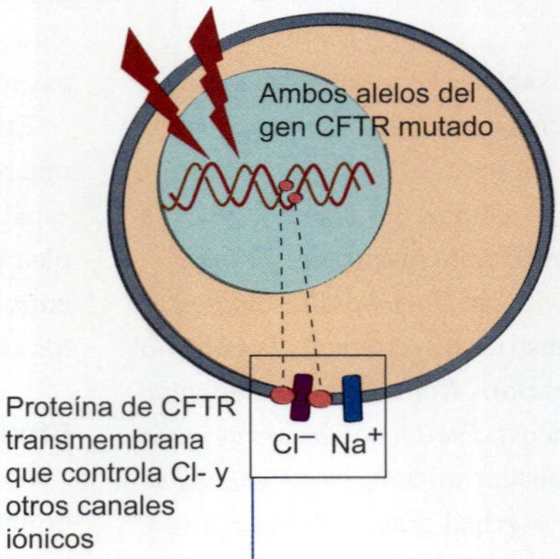

- El CFTR actúa de manera levemente diferente en cada tejido.
- Controla al cloruro, pero también a otros canales iónicos, en especial ENaC y canales de bicarbonato.
- El sodio constituye el anión principal que equilibra el desplazamiento del cloruro. El canal de sodio epitelial (ENaC) puede afectar o ser afectado pro CFTR.
- El agua sigue, en forma pasiva, a los iones sódicos, y no está regulada por canales.

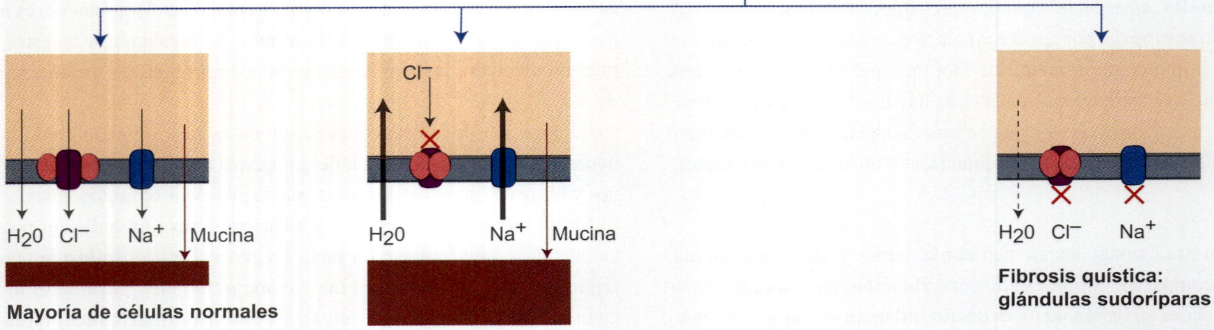

Mayoría de células normales

- Mayoría de células: la secreción de Cl- provoca el egreso de agua de la célula.
- Las células glandulares normales segregan una capa fina de mucina bien hidratada.
- Los iones de Na+ son regulados por diversos canales.

Fibrosis quística: intestino (incluyendo páncreas) o bronquios

- En el **bronquio y el tracto gastrointestinal,** el Cl^- suele ser exportado dentro de la luz, pero queda atrapado en la célula puesto que en la **CF, hay bloqueo del canal Cl-**
- El sodio y el agua entran en la célula, ocasionando **deshidratación de las secreciones mucosas que se tornan viscosas** (densas y pegajosas en extremo) y bloquean a los conductos y túbulos.
- Si también se encuentra afectado el canal de bicarbonato, el páncreas o el intestino no producen secreciones alcalinas. En caso de pH bajo, la mucina forma precipitados desparejos que pueden bloquear conductos (en especial en el páncreas). Las bacterias se adhieren con mayor facilidad a una mucina de pH bajo

Fibrosis quística: glándulas sudoríparas

- En las **glándulas sudoríparas,** el CFTR, provoca usualmente la **reabsorción de Cl^- y Na^+**, pero **ambos** canales quedan bloqueados en CF
- La **sudoración es más salada** que lo usual, lo que contribuye al diagnóstico
- Se produce muy poca sudoración

Definición

La bronquiectasia es una dilatación anormal e irreversible de los bronquios.

Causas

Con frecuencia, el mecanismo de base es una infección necrotizante de los bronquios y bronquiolos. Esto permite predecir, de manera relativa, algunas causas:

- Fibrosis quística.
- Infección pulmonar infantil severa.
- Neumonía, en especial las graves, tales como las causadas por *Staphylococcus aureus* o *Klebsiella*.
- Tuberculosis.
- Aspergilosis alérgica.
- Hipogammaglobulinemia.
- Síndrome de Kartagener.

Si bien existen otras causas, son poco comunes.

Epidemiología

La bronquiectasia debe considerarse más como una complicación de otras afecciones que una enfermedad en sí misma. Su epidemiología es variada, debido a las diversas etiologías de base, y corresponde a la de la causa asociada.

Patología

Al igual que en el caso de enfisema, la definición resume las características fundamentales de la patología. Se han descripto tres patrones principales de dilatación bronquial. En la forma cilíndrica, los bronquios presentan una dilatación uniforme. En la variante varicosa, la dilatación es irregular. En el tipo sacular, los bronquios tienen un saco aéreo en forma de globo, con extremo ciego en su periferia.

Los tres patrones tienen la misma afección de base, que consiste en una inflamación crónica y destructiva que afecta a las paredes de las vías respiratorias medianas. Esta destrucción es seguida por una fibrosis, que conforma un intento funcional inadecuado de reparar el daño. Las vías respiratorias más pequeñas pueden ser obliteradas por la combinación de una inflamación destructiva y la fibrosis resultante.

El proceso inflamatorio induce un aumento de la vascularidad de la pared bronquial, que puede culminar en anastomosis entre las circulaciones bronquial y pulmonar. Las vías aéreas dilatadas y las cavidades que se desarrollan en la bronquiectasia están revestidas, en un principio, por un epitelio columnar ciliado respiratorio. No obstante, tal como sucede con la irritación crónica en la bronquitis clínica, puede sobrevenir una metaplasia escamosa.

Correlaciones clínicas

Al igual que sucede con las cavidades en cualquier otro lugar del organismo, las de la bronquiectasia son vulnerables a la acumulación de secreciones. Las secreciones estancadas permiten la colonización e infección por microorganismos. Esto puede conducir a neumonía o absceso pulmonar. Además, gracias al incremento de la vascularidad asociada con la bronquiectasia, la infección puede comprometer a las paredes de los vasos sanguíneos, en donde pueden originarse embolias sépticas o abscesos remotos. Estos últimos afectan, en especial, al cerebro.

La red de vasos anormalmente densa y anastomosante en la bronquiectasia es susceptible a hemorragias, en caso de producirse lesiones o inflamaciones posteriores. Por ende, una hemaptosis masiva puede complicar aún más el cuadro.

La bronquiectsia es una afección inflamatoria crónica, por lo tanto, también puede verse complicada por amiloidosis.

44 Tuberculosis

Tuberculosis y sus complicaciones

Complejo primario (complejo de Ghon): se observa inflamación granulomatosa con caseificación en este sitio y en los ganglios linfáticos hilares agrandados

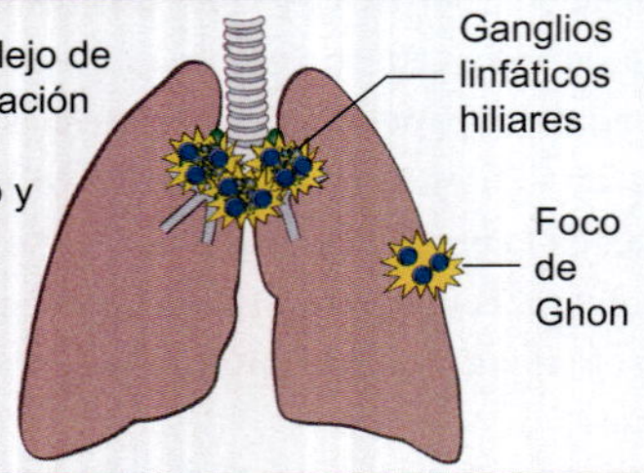

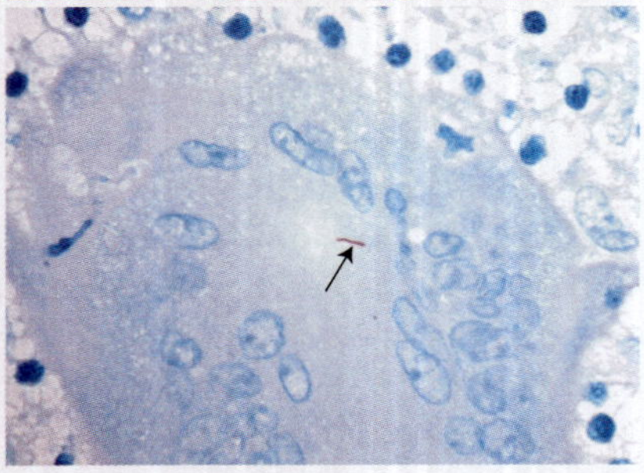

La tinción de Ziehl Neelsen demuestra una *MBT* dentro de una célula gigante de Langhan; la mancha roja no puede borrarse de la capa bacteriana ni con ácido ni alcohol; de allí la denominación "bacilo ácido-alcohol resistente" o BAAR

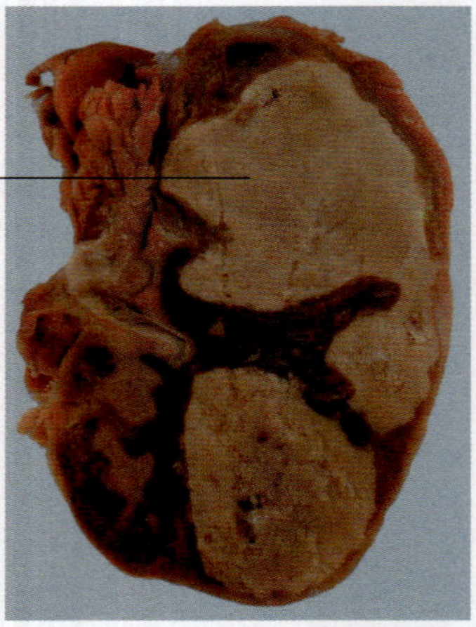

Una necrosis caseosa reemplaza al parénquima renal

Tuberculosis extrapulmonar, ejemplo: riñón

Cualquier parte del cuerpo puede resultar afectada por la tuberculosis. Se piensa que los microorganismos llegan a estos sitios a través del torrente sanguíneo. No obstante, la **tuberculosis intestinal** puede producirse como consecuencia de una infección provocada al tragar esputo que contiene *Mycobacterium tuberculosis hominis* o al beber leche no pasteurizada de ganado infectado con *Mycobacterium tuberculosis bovis*

Posibles secuelas de una tuberculosis primaria

TB secundaria/reactivación con cavitación- la cavidad puede ser luego colonizada por hongos.

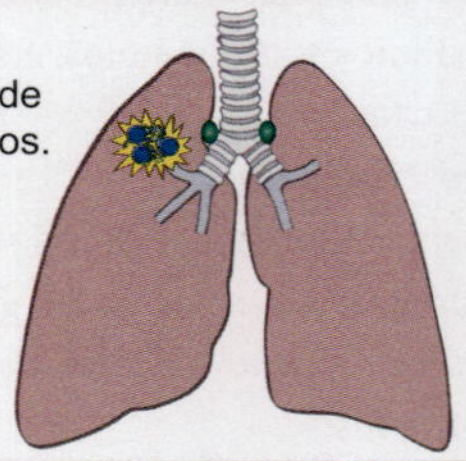

Tubérculos miliares en parénquima pulmonar. Nódulos similares pueden estar diseminadas por todo el organismo (puede ocurrir tanto en la TB primaria como en la secundaria)

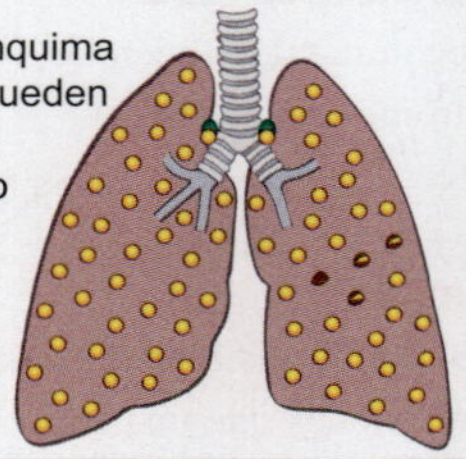

Bronconeumonía tuberculosa: la TB cavitante ingresa en un bronquio y se disemina a través del árbol bronquial, consolidándose en el parénquima pulmonar

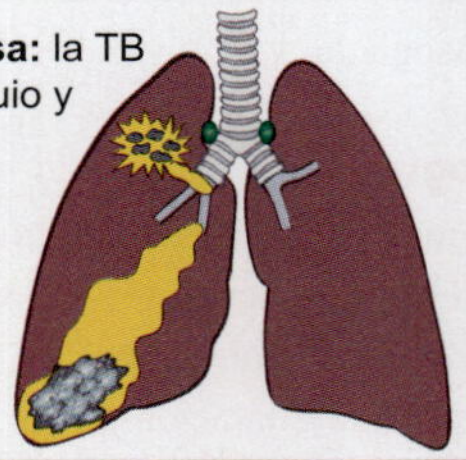

Empiema tuberculoso: la cavidad tuberculosa atraviesa la pleura visceral y el material caseoso se esparce dentro del espacio pleural.

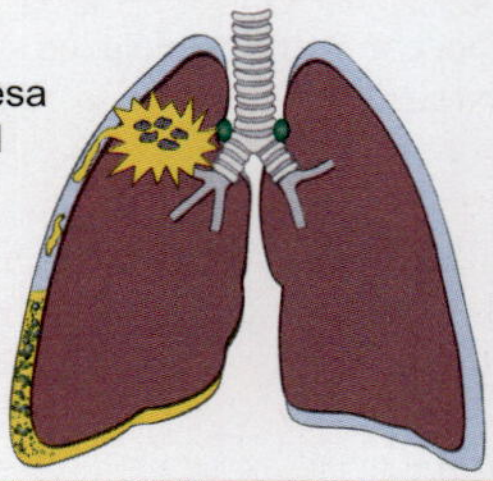

Inflamación granulomatosa en tuberculosis

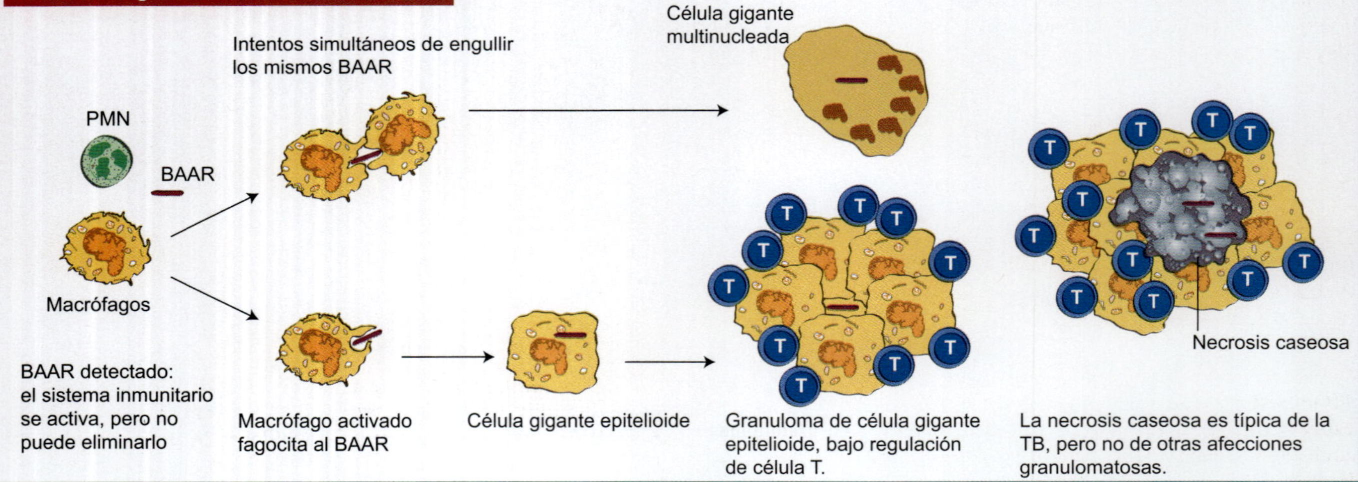

La **tuberculosis (TB)** constituye un problema serio en los países en desarrollo, en especial en individuos con deterioro de la función inmunitaria.
- Aproximadamente un tercio de la población mundial está infectada, de manera asintomática, con *Mycobacterium tuberculosis* latente, que puede reactivarse años después, infectando a futuras generaciones.
- Un noventa y cinco por ciento de las personas expuestas al bacilo de TB desarrollan TB latente; en principio, sólo en un 5% de ellos, se activa la enfermedad.
- La reactivación y las nuevas infecciones son responsables de aproximadamente 8 millones de nuevos casos de TB en el mundo.
- Aproximadamente 3 millones de personas mueren por año de TB.
- El alcoholismo crónico, la diabetes mellitus y la inmunosupresión (por ej., HIV/SIDA o tratamiento con esteroides) incrementan el riesgo de contraer una nueva infección o de reactivar una TB latente.

TB primaria: en general, es pulmonar, y se produce tras inhalar *M. tuberculosis* del aire, bacteria que puede sobrevivir fuera del cuerpo durante horas o días.
- La *M. tuberculosis*, fagocitada por los macrófagos alveolares, evita ser eliminada inhibiendo la formación de fagolisosomas.
- El bacilo tiene una pared celular cerosa, rica en lípidos, que influye en su antigenicidad y virulencia.
- Los histiocitos epitelioides activados (macrófagos) aislan el sitio de la infección produciendo granulomas. Las células gigantes se forman cuando se fusionan los macrófagos. La respuesta a la infección por TB constituye un ejemplo de hipersensibilidad tipo IV.
- Los granulomas sufren necrosis caseosa central, que se asemeja a un queso blanco tipo cottage. Los granulomas se agrupan y luego se descomponen, liberando material infectado hacia los pulmones, provocando catarro, a menudo con esputo sanguinoliento.
- El sitio de infección inicial, aproximadamente de 2-3 mm, en el tejido pulmonar periférico, constituye el "foco de Ghon". Los ganglios linfáticos hiliares supurantes se infectan y forman granulomas. Este foco, sumado a los ganglios linfáticos hiliares agrandados, conforman el "complejo de Ghon".

TB secundaria: puede deberse a una reactivación de la infección primaria o a una reinfección, en general en el ápice del pulmón, en donde se suele observar cavitación (de varios centímetros). Durante la infección inicial, los bacilos de TB son transportados a través de los vasos linfáticos pulmonares hacia los ganglios y por los vasos linfáticos y capilares a otros sitios del pulmón.

TB miliar: la micobacteria, transmitida por sangre, puede diseminarse a cualquier parte del organismo, en donde los tubérculos, que se asemejan a semillas de mijo dispersas, establecen un nuevo foco de infección. Esto puede ocurrir tanto en la TB primaria como en la secundaria, si la infección deteriora un vaso sanguíneo principal. La lesión que se observa en los tejidos afectados es el resultado de una reacción de hipersensibilidad tipo IV.

La supervivencia de *M. tuberculosis* dentro de los macrófagos y las células gigantes depende de su capacidad para:
- Evitar la fusión lisosómica con las micobacterias fagocitadas, lo que normalmente causaría la eliminación bacteriana.
- Impedir que el pH del endosoma caiga por debajo de pH 6.2.
- Impedir la liberación de radicales oxidativos potencialmente asesinos.
- Bloquear la apoptosis, procurando un "refugio seguro" inmunológico en el cual crecer.

Secuelas de la infección por TB
- **TB miliar:** véase arriba.
- **Enfermedad latente:** los bacilos pueden sobrevivir en granulomas amurallados durante décadas.
- **Reactivación de la enfermedad latente:** suele producirse en el pulmón apical, tras una inmunosupresión; por ej., terapia con corticoesteroides. La tensión de oxígeno es mayor en el ápice pulmonar, razón por lo que los bacilos de TB la prefieren. Los macrófagos funcionan mejor a tensiones de oxígeno más bajas, como sucede en una inflamación.
- **Bronconeumonía tuberculosa:** la erosión bronquial permite que la infección se propague a través del árbol bronquial.
- **Neumotórax secundario a TB:** el proceso inflamatorio deteriora las membranas bronquiales y pleurales, lo que posibilita el ingreso de aire en el espacio pleural, provocando colapso pulmonar.
- **Empiema tuberculoso:** el proceso inflamatorio llega al espacio pleural y a la debris caseosa, inflamada e infectada. Se acumulan macrófagos y linfocitos (a pesar del nombre, hay pocos polimorfos presentes).
- **Colonización por hongos:** colonización de TB secundaria cavitante por hongos, en general las especies *Aspergillus*.
- **Tuberculosis extrapulmonar:** por ej., en riñón, trompas de Falopio o en cualquier otro sitio. Suele ser de transmisión hemática. No obstante, la TB intestinal puede ser primaria (leche infectada con *M. tuberculosis bovis*) o secundaria (esputo infectado con *M. tuberculosis hominis*).
- **Meningitis por TB y TB miliar:** prácticamente no se observan en pacientes que recibieron la vacuna BCG.

Diagnóstico clínico de TB
Los síntomas y signos de TB son muy variables. A menudo, si la infección es primaria, la enfermedad es asintomática. Dichos síntomas y signos incluyen:
- Catarro crónico leve.
- Catarro con esputo sanguinoliento.
- Fiebre.
- Pérdida de peso.
- Sudoración nocturna.
- Bronconeumonía, fiebre y disnea.

La TB puede infectar cualquier parte del organismo, imitando otras enfermedades.

Reacción de Mantoux: si la TB ha sido contraída con anterioridad, las células T con memoria circulantes generan una respuesta inmune en pocos días, que se manifiesta como eritema y endurecimiento en el sitio de inyección de la tuberculina. La TB primaria puede tardar 4 semanas en inducir una respuesta inmune, por ende, la reacción de Mantoux puede ser negativa durante las primeras etapas de la infección primaria. Además, sorprendentemente, puede resultar negativa durante la infección propiamente dicha.

Generando inmunidad
La inmunidad a TB puede lograrse mediante la vacuna BCG. Esta cepa viva atenuada de *M. tuberculosis bovis* se aplica como inyección intradérmica y produce hipersensibilidad a sus antígenos, generando respuestas de protección mediadas por linfocitos T. Se debe destacar que no se evita la infección en sí misma, sólo se la contiene, y se puede producir una reactivación si se compromente la inmunidad del paciente.

Gracias al uso de la vacuna BCG, se ha reducido drásticamente la incidencia de TB miliar postprimaria y de meningitis por TB (una complicación más común en niños que en adultos). No obstante, dicha vacuna sólo protege, en forma parcial, contra las formas adultas de TB.

HIV y TB
- Los macrófagos son un reservorio tanto para *M. tuberculosis* como para HIV (HIV también infecta a las células T -CD4+).
- La inmunosupresión causada por HIV/SIDA permite la reactivación de la TB latente.
- La TB activa linfocitos T y macrófagos, estimulando la expresión de genes, incluyendo genes virales integrados. Así se produce más HIV, que puede infectar a más macrófagos y linfocitos- CD4+.
- El HIV afecta aproximadamente a 40 millones de personas en el mundo. La TB es la principal causa de muerte en el 35% de los pacientes HIV positivos, a excepción de aquellos tratados con HAART.

45 Enfermedad pulmonar obstructiva crónica

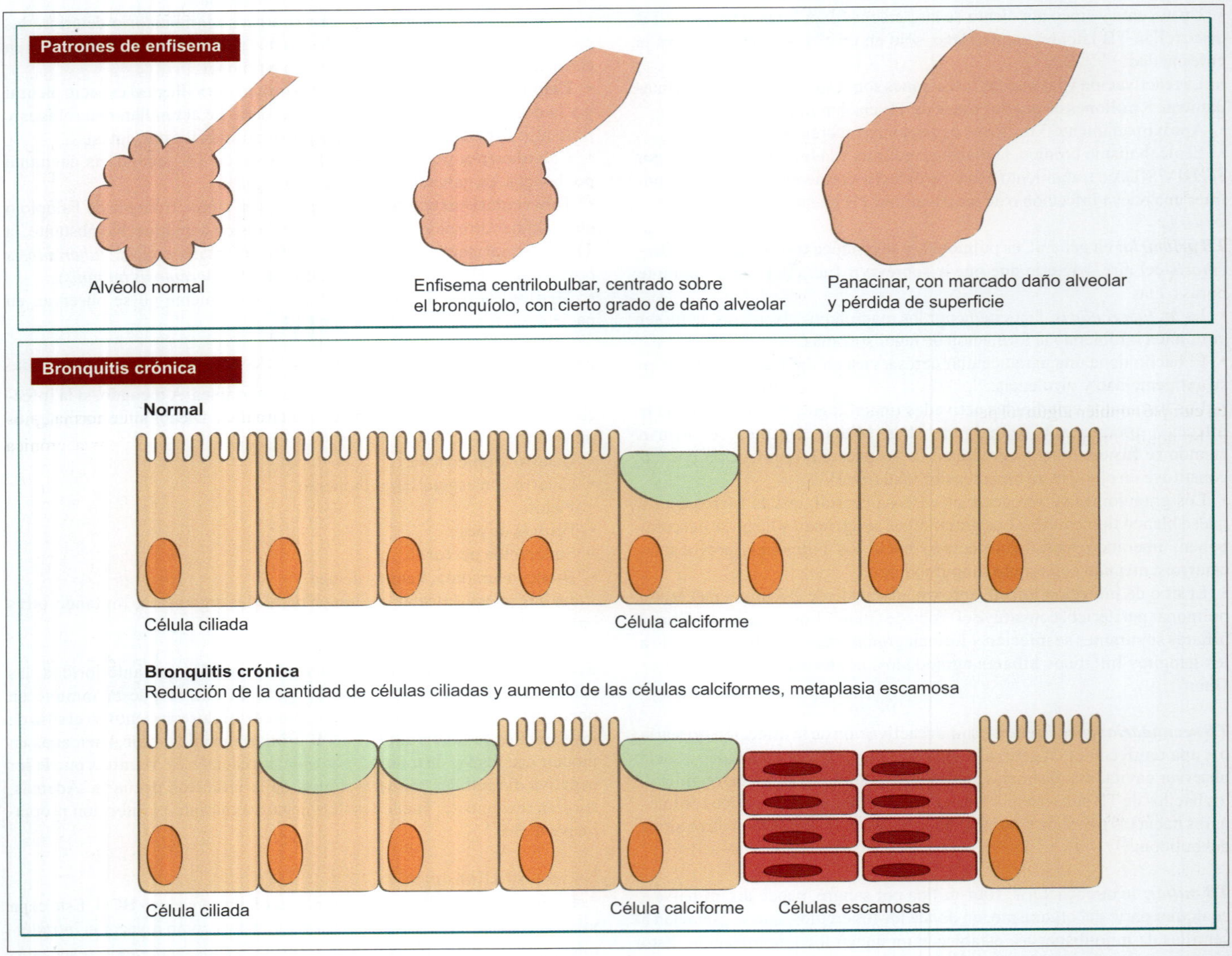

Definición

La enfermedad pulmonar obstructiva crónica (EPOC) es una afección en la que existe una reducción irreversible del cociente FEV_1: FVC (volumen espiratorio forzado en 1 segundo a capacidad vital forzada) a menos del 80% del esperado en ausencia de otra causa.

Por otro lado, la EPOC es una combinación de bronquitis crónica y enfisema, que pueden definirse de la siguiente forma. La bronquitis crónica es un catarro con producción de flema durante casi todos los días del mes, durante 3 meses al año por más de dos o más años consecutivos, en ausencia de otras causas. El enfisema es la dilatación de las vías aéreas distales a los bronquiolos terminales, con destrucción de tejidos en sus paredes. Años atrás, la EPOC recibía el nombre de enfermedad obstructiva crónica de vías aéreas.

Se debe destacar que la bronquitis se define sobre bases clínicas, en tanto que la definición del enfisema tiene en cuenta fundamentos patológicos.

Causas

El tabaco constituye el principal factor etiológico. La polución ambiental cumple también algún rol pequeño. Algunos casos de enfisema, pero no de bronquitis crónica, se deben a una deficiencia de α_1-antitripsina.

Epidemiología

Suele aparecer en individuos de mediana edad en adelanto. Dado que la EPOC está íntimamente relacionada con el tabaco, los efectos de los cambios en la forma de fumar sobre la distribución de esta enfermedad no se verán por varias décadas. Se ha sugerido una prevalencia de bronquitis crónica en un 20% de la población de edad mediana, si bien esta cifra incluye algunos casos asintomáticos.

Patología

En general, la bronquitis crónica y el enfisema coexisten, no obstante lo cual presentan cuadros clínicos diferentes.

Como la bronquitis crónica es causada por la irritación crónica de las vías aéreas, las alteraciones microscópicas pueden reflejar dicha irritación. Las glándulas mucosas se hipertrofian y aumenta la cantidad de células caliciformes, en tanto que disminuye el número de células ciliadas. Además, las caliciformes se extienden a los bronquiolos terminales. Se produce también una metaplasia escamosa, que, junto con una mayor producción de mucosidad, constituyen un intento de la mucosa de defenderse contra el daño inducido por el humo del cigarrillo.

La definición de enfisema mencionada con anterioridad incluye a su patología. El volumen pulmonar aumenta, y en la autopsia se puede observar una superposición con los bordes anteriores del corazón. Sin embargo, mientras que el volumen pulmonar se incrementa, se reduce la superficie funcional para intercambio gaseoso, debido a la destrucción del tejido pulmonar que se da en el enfisema. En algunos casos, la dilatación de las vías aéreas puede llevar a la formación de espacios quísticos denominados vesículas. Si éstas son subpleurales, pueden romperse, provocando un neumotórax. Se ha puesto demasiada atención, de manera innecesaria, en la distinción entre distribución centrilobular y panacinar, teniendo en cuenta que, con frecuencia, ambas coexisten, y que la diferenciación es de poca o nula relevancia clínica en los pacientes asintomáticos. En el primer tipo de distribución, las alteraciones se centran en los bronquiolos terminales, en tanto que en el último hay compromiso de todo el ácino respiratorio.

Correlaciones clínicas y complicaciones

La bronquitis crónica está asociada con la producción de mucosidad. Desafortunadamente, el tabaco deteriora la función del movimiento ascendente mucociliar, que sufre, de manera simultánea, una reducción de la cantidad de células ciliadas. Por ende, hay más mucosidad y menor capacidad para eliminarla.

Como resultado del incremento de la mucosidad, del deterioro de la capacidad de eliminar las impurezas y de la dilatación de los espacios aéreos terminales, el pulmón con EPOC corre el riesgo de ser infectado por bacterias provenientes de otros espacios que no pueden drenar. La exacerbación infecciosa de EPOC es común, en general a causa de la *Haemophilus influenzae*. El llenado de los espacios aéreos de los pulmones (ya comprometidos en términos del paso de aire) con material mucopurulento acentúa aún más la alteración del intercambio gaseoso.

El deterioro del paso de aire afecta al torrente sanguíneo y puede producirse una desincronización entre ventilación y perfusión. También pueden surgir otros obstáculos que impidan la circulación sanguínea normal, provocando una hipertensión pulmonar secundaria. Una hipoxia crónica conduce a policitemia secundaria.

En los manuales de medicina general y respiratoria se pueden hallar detalles sobre "sopladores rosados" y "arenques ahumados azules". Estos dos tipos de pacientes representan extremos de la composición de la enfermedad, reflejando al enfisema predominante y la bronquitis crónica predominante, respectivamente. La mayoría de los pacientes reales manifiestan una combinación de ambos componentes de la EPOC. No obstante, una de las diferencias esenciales entre los dos tipos radica en que el soplador rosado realiza un esfuerzo respiratorio considerable (soplido) para mantener la saturación de oxígeno arterial (rosa), mientras que el arenque ahumado azul pierde la sensibilidad a la hipoxia (azul) y ocasiona una insuficiencia cardíaca izquierda (arenque).

Deficiencia de alfa-1-antitripsina

La deficiencia de alfa-1-antitripsina es un defecto hereditario de la enzima alfa-1-antitripsina. Se manifiesta mediante enfisema y cirrosis de aparición temprana (antes de los 40 años). El enfisema es panacinar.

La alfa-1-antitripsina es una enzima antiproteasa que contrarresta los efectos de las proteasas que rompen las fibras elásticas. Su deficiencia resulta en una hiperactividad de proteasas, con destrucción de tejido conectivo. Cabe señalar que el tabaco inhibe la acción de la alfa-1-antitripsina.

MM es el fenotipo normal para el gen de alfa-1-antitripsina. Existen mutaciones diversas. La enfermedad se desarrolla en individuos homocigotos; las opiniones son controvertidas en cuanto a los heterocigotos. Los genes anormales más comunes son Z y S. Z tiene efectos más marcados.

- Uno de cada 50 europeos caucásicos porta el gen Z. La mutación es de glutamato 342 a lisina. La alfa-1-antitripsina defectuosa se acumula en el retículo endoplasmático rugoso de la célula sintetizadora.
- Uno de cada 25 europeos caucásicos porta el gen S, y se debe a una mutación de glutamato 264 a valina. La enzima defectuosa tiene una susceptibilidad incrementada a ser degradada.

46 Alveolitis fibrosante

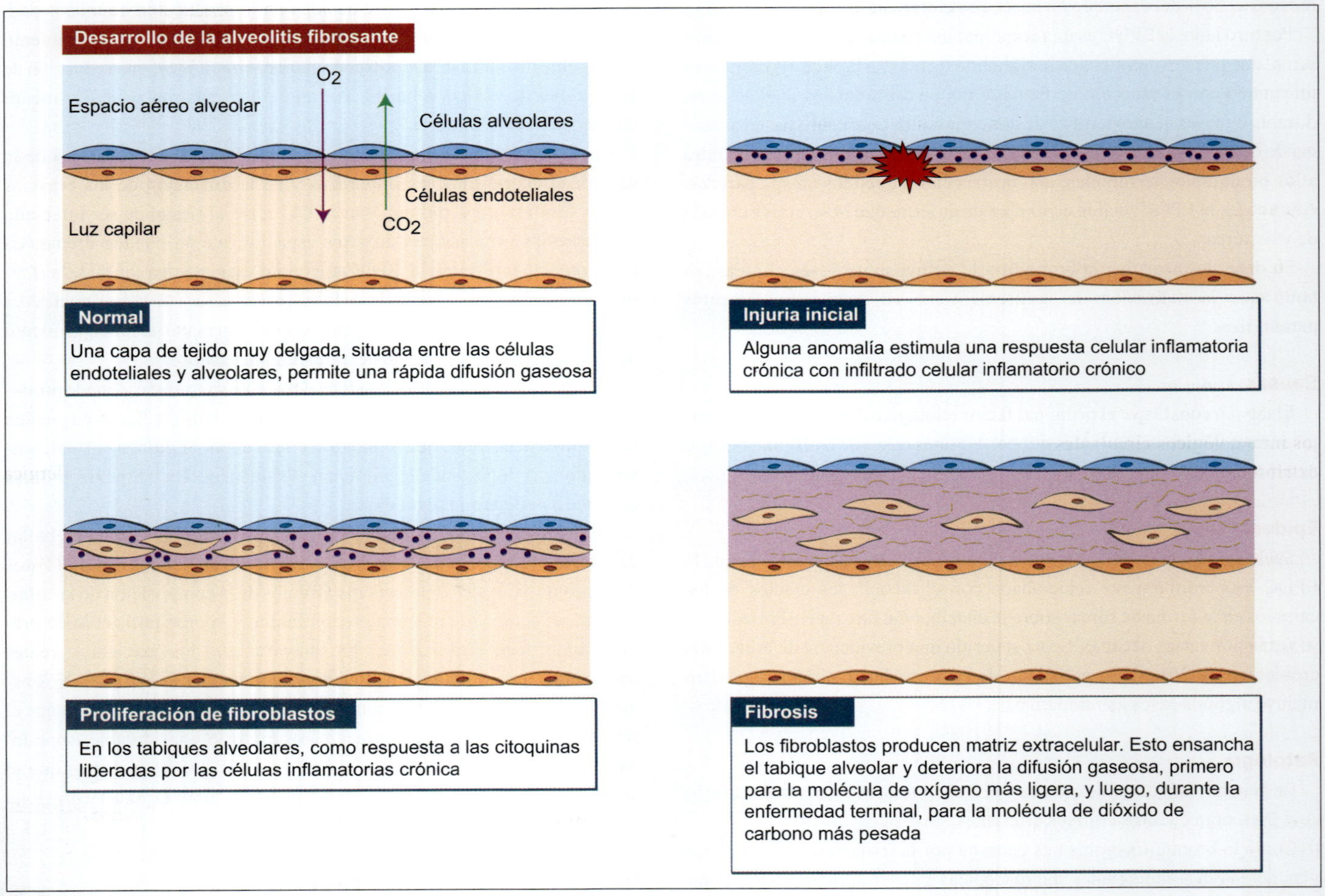

Alveolitis fibrosante

Definición

La alveolitis fibrosante acompaña a una variedad de afecciones en las que existe fibrosis de los espacios aéreos distales.

Causas

- Alveolitis fibrosante criptogénica.
- Alveolitis alérgica extrínseca.
- Enfermedad pulmonar industrial, por ej., asbestos, silicosis, beriliosis, hollín.
- Esclerodermia.
- Lupus eritematoso sistémico (LES).
- Artritis reumatoidea.
- Radiación.
- Fármacos, por ej., bleomicina, amiodarona, oro.
- Acidosis tubular renal.

Epidemiología

La alveolitis fibrosante criptogénica tiene una incidencia de aproximadamente dos por 100.000 por año, y es levemente más frecuente en mujeres. Puede afectar a diversas edades, aunque tiende a aparecer alrededor de los 50 años.

Patología

Las distintas enfermedades asociadas imparten variaciones importantes al cuadro patológico, si bien existen algunas características comunes.

Se trata de un trastorno pulmonar restrictivo, en el que la fibrosis del parénquima pulmonar deteriora la expansibilidad del tejido pulmonar y reduce los volúmenes pulmonares. Además, la fibrosis engrosa las paredes alveolares y, por ende, deteriora la difusión gaseosa entre los alvéolos y los capilares. Como el oxígeno tiene menor capacidad de difusión que el dióxido de carbono, la enfermedad produce hipoxia antes que hipercapnia.

En las etapas más avanzadas, la fibrosis distorsiona la arquitectura macroscópica de los pulmones, a punto tal de formar un pulmón en panal, término descriptivo que incluye su aspecto.

Patogénesis

El mecanismo preciso mediante el cual se induce la fibrosis depende de la enfermedad de base, sin embargo, se puede mencionar a la aparición de una inflamación crónica en respuesta a alguna forma de estímulo o irritación como un punto en común. Dado que la fibrosis es un componente de la respuesta de inflamación crónica y curación, en especial en enfermedades prolongadas, es evidente el nexo que existe entre la activación persistente de dicha inflamación crónica y la alveolitis fibrosante.

En el caso de una enfermedad pulmonar industrial, la sustancia inorgánica inhalada, por ejemplo, el hollín, es la fuerza conductora. La alveolitis alérgica extrínseca será tratada con mayor detalle a continuación. Es causada por una sustancia orgánica inhalada.

Esclerodermia: la esclerodermia es una enfermedad sistémica en la que se produce una fibrosis anormal de numerosos órganos, siendo el pulmón uno de ellos.

Artritis reumatoidea y LES: éstas son, al igual que la esclerodermia, enfermedades del tejido conectivo. Están asociadas tanto con los complejos inmunológicos circulantes (en comparación con la alveolitis alérgica extrínseca) como con los procesos vasculíticos; ambos pueden inducir inflamación crónica de órganos y fibrosis.

Radiación: la radiación provoca lesiones hísticas, y la fibrosis suele constituir la respuesta reparadora típica en diversos órganos.

Alveolitis fibrosante criptogénica (AFC): por definición, se desconoce el agente causante de AFC (también denominada fibrosis pulmonar idiopática). No obstante, se han aclarado otros aspectos de su patología, y uno de los elementos identificados es de gran relevancia clínica.

La AFC está dividida en dos tipos: neumonía intersticial usual (NIU) y neumonía intersticial descamativa (NID). La UIP responde mal a los corticoesteroides, presenta un mayor grado de fibrosis y tiende a evolucionar hasta llegar a la muerte en un par de años, a pesar de la terapia farmacológica. En cambio, la NID exhibe una fibrosis mucho menor, responde bien a los esteroides y su pronóstico también es mejor. El término NID refleja la presencia de grandes cantidades de células mononucleares dentro de los espacios aéreos distales, que dan la impresión de derramar células del revestimiento alveolar.

En las primeras fases de la AFC, el daño es inducido por un agente desconocido que provoca la fuga de las células alveolares tipo 1 y de las endoteliales capilares. Pueden proliferar neumocitos tipo 2. Esto es seguido por un infiltrado celular inflamatorio crónico dentro del intersticio. Luego se produce una proliferación fibroblástica, que evoluciona finalmente en fibrosis severa. Una vez consolidada la enfermedad, el pulmón presenta varias de estas etapas, distribuidas en distintas regiones. No obstante, en la etapa terminal, la afección alcanza su punto final fibrótico y puede verse saturada por cualquiera de las características histológicas antes mencionadas.

Correlaciones clínicas

Tal como se indicara con anterioridad, existe un trastorno pulmonar restrictivo, con reducción de los volúmenes pulmonares, asociado con hipoxia en las primeras etapas, e hipercapnia en las fases tardías.

Alveolitis alérgica extrínseca

Definición

La alveolitis alérgica extrínseca es un trastorno de hipersensibilidad tipo III en el que los complejos inmunológicos son depositados en las paredes de las vías aéreas distales, en respuesta a la inhalación de un agente orgánico en un individuo sensible.

Causas

La lista de agentes inhalados que pueden inducir alveolitis alérgica extrínseca es extensa, pero entre los ejemplos más conocidos o importantes se debe mencionar a:

- Enfermedad del granjero: *Micropolyspora faeni* o *Thermoactinomyces vulgaris* provenientes del heno mohoso.
- Pulmón del cuidador de aves: proteínas de las plumas o excrementos de aves tales como palomas, pavos, pollos y pericos.
- Pulmón del trabajador de malta: *Aspergillus clavutus* de la cebada mohosa.
- Fiebre del humificador: *Actinomyces termofílica.*
- Bagazosis: *Treponema sacchari* de caña de azúcar mohosa.

Patología

El agente inhalado desencadena una reacción de hipersensibilidad tipo III en las vías aéreas distales. En un 70% de los casos existen granulomas, que pueden ser útiles a la hora de identificar la alveolitis alérgica extrínseca como causa de la alveolitis fibrosante.

A menudo, la reacción aguda al microorganismo hace que los pacientes se alejen del sitio de exposición. Esta resolución de los síntomas constituye una importante herramienta de diagnóstico. No obstante, de repetirse la exposición, la enfermedad se hará crónica, y presentará las alteraciones características de la alveolitis fibrosante.

47 Carcinoma pulmonar primario

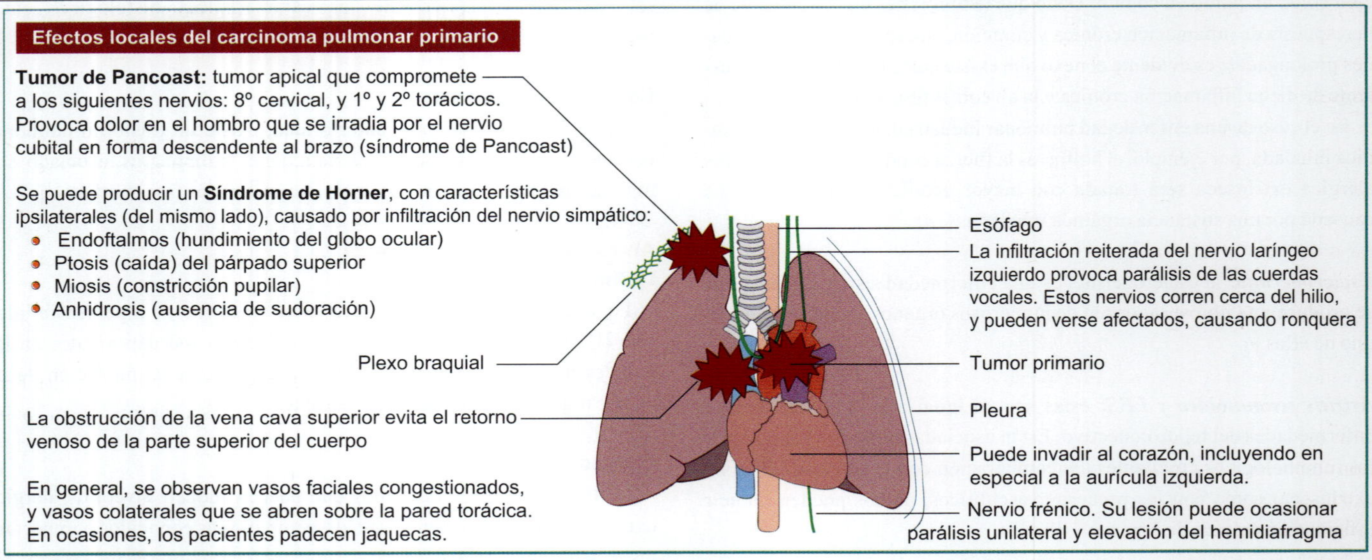

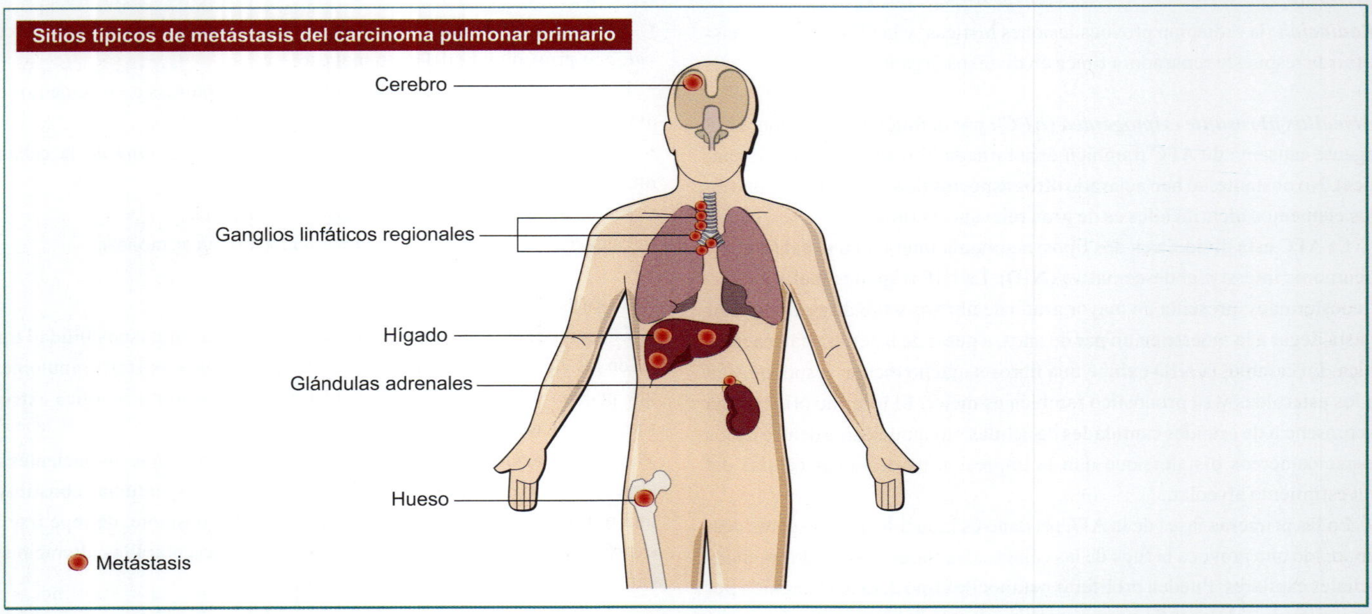

Definición

Un carcinoma pulmonar primario es un tumor maligno derivado del epitelio del pulmón.

Epidemiología

El carcinoma de pulmón es el 3ero. más frecuente a nivel mundial siendo responsable de más de 1.600.000 casos nuevos por año, y con una incidencia de 23 por 100.000 anuales; la tasa de mortalidad es de 19.4 por 100.000. La relación hombre:mujer es de 3:2. En general, aparece durante la séptima y octava década de vida.

Causas

El cigarrillo es, por lejos, la causa más importante, siendo responsable de un 90% de los casos de cáncer pulmonar primario. Otras causas incluyen:

- Asbestos
- Cromo
- Urbanización
- Radón (áreas ricas en granito)
- Alquitrán, hollín y petróleo

- Arsénico
- Alcohol isopropílico
- Níquel

Tipos histológicos

El aspecto más importante de la patología del carcinoma pulmonar primario es la distinción en tipos microscópicos de carcinomas de células pequeñas y de células no pequeñas. Algunas de las propiedades de estos tumores ya han sido descriptas en el capítulo 27.

Carcinoma de células pequeñas

El carcinoma de células pequeña comprende de un 20 a un 25% de los casos de carcinoma pulmonar primario y proviene de células neuroendocrinas dentro de las vías respiratorias. En general, se halla en los bronquios proximales. De alguna manera, el término se relaciona con otros tipos de carcinoma pulmonar, dado que las células tienen, en realidad, un tamaño de dos a tres veces mayor que un linfocito. En parte, debido a su origen neuroendócrino, está asociado con una amplia variedad de síndromes paraneoplásicos, tales como Cushing, Eaton-Lambert y de degeneración cerebelar.

Carcinomas de células no pequeñas

- ***Carcinoma de células escamosas:*** representa de un 30 a un 50% de los carcinomas pulmonares primarios. Al igual que el carcinoma de células pequeñas, suele localizarse en algún sitio estratégico, y presenta una tendencia a la cavitación. La hipercalcemia paraneoplásica es más común con carcinoma de células escamosas que con otros subtipos de carcinoma bronquial.
- ***Adenocarcinomas:*** contribuyen a un 20-30% de los carcinomas pulmonares primarios. A diferencia de otros tipos, son más frecuentes en mujeres, y se localizan, en general, en la periferia pulmonar. Como rasgo característico, se puede menciona su relación menos estrecha con el cigarrillo (aproximadamente 80%).

El carcinoma bronquioalveolar es una variante específica de adenocarcinoma. Crece siguiendo un patrón poco habitual a lo largo de la superficie de las vías respiratorias.

El pulmón constituye también un sitio habitual de metástasis de tumores provenientes de una amplia variedad de órganos, muchos de los cuales serán, finalmente, adenocarcinomas. Se debe considerar esta posibilidad a la hora de evaluar y determinar la etapa de un tumor pulmonar adenocarcinomatoso.

- ***Carcinoma de células grandes:*** esta variante de denominación pragmática constituye un 10-20% de los casos. Su ubicación puede ser central o periférica. Las células son grandes, y atípicas, y carecen de la diferenciación que incluiría a este carcinoma en una de las demás categorías.

Características macroscópicas

La mayoría de los carcinomas pulmonares se original en el bronquio central, en donde forman una masa que puede ulcerar, obstruir de forma parcial, u ocluir las vías respiratorias. La cavitación es un signo específico de carcinoma de células escamosas. Los tumores más periféricos producen una masa que puede distorsionar, endurecer o contraer la superficie pulmonar.

Diseminación

El esófago, la pleura, el pericardio y el corazón son órganos susceptibles a la invasión directa de un carcinoma pulmonar primario. Los nervios laríngeos recurrentes frénico e izquierdo también pueden resultar invadidos. Un tumor de Pancoast es un carcinoma bronquial localizado en el ápice del pulmón, y, por ende, puede penetrar en las raíces inferiores del plexo braquial y la cadena simpática.

Además de los ganglios linfáticos, se puede producir metástasis remota a una variedad de sitios. Los carcinomas pulmonares primarios son uno de los cinco principales tipos de carcinoma que tienden a diseminarse a los huesos. También existe una propensión inusual a extenderse a las glándulas adrenales. El cerebro y el hígado son vulnerables.

El carcinoma de células pequeñas se propaga con rapidez, y, al momento de detectarlo generalmente ya está diseminado.

Clasificación en etapas

El sistema TNM (véase capítulo 28) se utiliza para realizar la clasificación de las etapas del carcinoma. Los signos claves a tener en cuenta incluyen: tamaño del tumor, relación con la carina traqueal, invasión de órganos adyacentes y presencia de derrame pleural.

Correlaciones clínicas

- La lesión bronquial y la cavitación explican el síntoma de hemoptisis.
- La obstrucción bronquial conduce a acumulación de secreciones y susceptibilidad a las infecciones. La obstrucción y el colapso pueden producir disnea, del mismo modo en que lo haría un derrame pleural.
- La invasión del nervio laríngeo recurrente izquierdo resulta en ronquera. Por lo tanto, la consideración de un tumor pulmonar primario es parte vital de la investigación de las alteraciones de la voz.
- La lesión del nervio frénico puede provocar parálisis del hemidiafragma ipsilateral. Por ende, no se debe desestimar con ligereza a un hemidiafragma anormalmente elevado, observado en una placa de tórax.
- La compresión e invasión del esófago causa disfagia.
- La invasión del pericardio puede ocasionar un derrame pleural y, por consiguiente, síntomas de insuficiencia cardíaca. La extensión a la aurícula puede provocar fibrilación auricular.

Pronóstico

El pronóstico de un carcinoma pulmonar primario es malo. La cirugía no es adecuada en el caso de carcinomas de células pequeñas, y en la mayoría de los pacientes con carcinomas de células no pequeñas ya es demasiado tarde para intervenir quirúrgicamente, o dicha intervención es inapropiada. El tabaco constituye el factor etiológico clave, y se relaciona, además y de forma estrecha, con EPOC. Así, muchos pacientes con carcinoma pulmonar primario también padecen EPOC y no pueden tolerar la pérdida del volumen pulmonar presente en una lobectomía o neumonectomía. Por ende, la supervivencia total de 5 años en caso de cáncer pulmonar primario es de un 15%. Los carcinomas de células pequeñas no tratados tienen una supervivencia promedio de 2-3 meses; el tratamiento podría extender este período a 12-18 meses.

48 Otros tumores pulmonares y pleurales

Mesotelioma

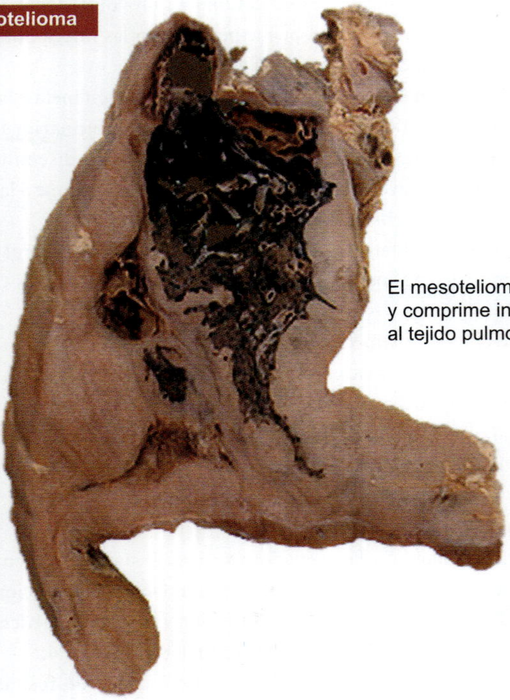

El mesotelioma encapsula y comprime inexorablemente al tejido pulmonar subyacente

Tipos histológicos de mesoteliomas

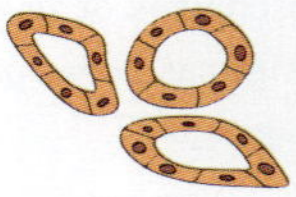

Glandular – difícil de distinguir de un adenocarcinoma sin técnicas inmunohistoquímicas

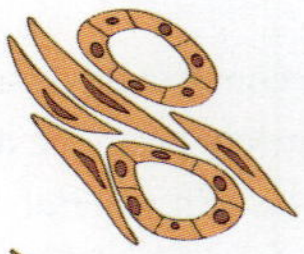

Patrón glandular y sarcomatoso combinado

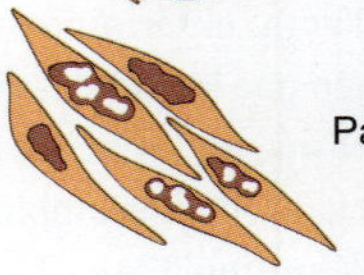

Patrón sarcomatoso

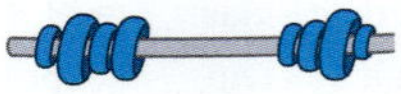

Las fibras de asbestos azules (crocidolitos) son lo bastante pequeñas como para ingresar y alojarse en los espacios aéreos, en donde la irritación crónica contribuye a la formación de tumores. A menudo, se incrustan con hemosiderina, y a partir de allí se las denomina cuerpos ferruginosos. En la coloración de Pearl, la hemosiderina queda teñida de un color azul que permite reconocerla

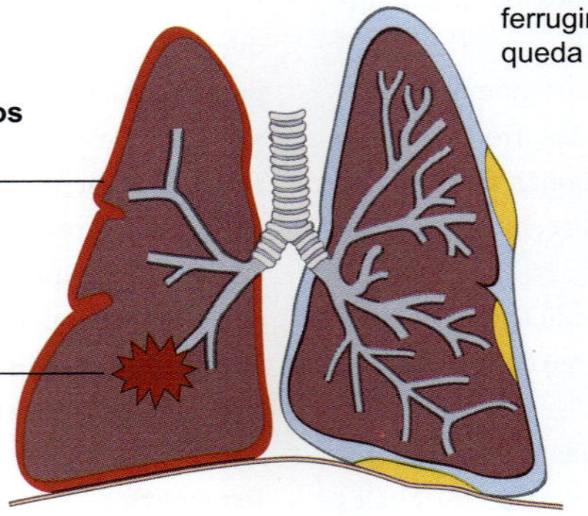

Lesiones malignas asociadas con asbestos

Mesotelioma

Carcinoma bronquial (el riesgo es 50 veces mayor si se trata de un fumador)

Lesiones benignas asociadas con asbestos

Placas pleurales sobre las superficies de:

- **Pleura parietal**
- **Pulmón**
- **Diafragma**

Otros tumores pulmonares

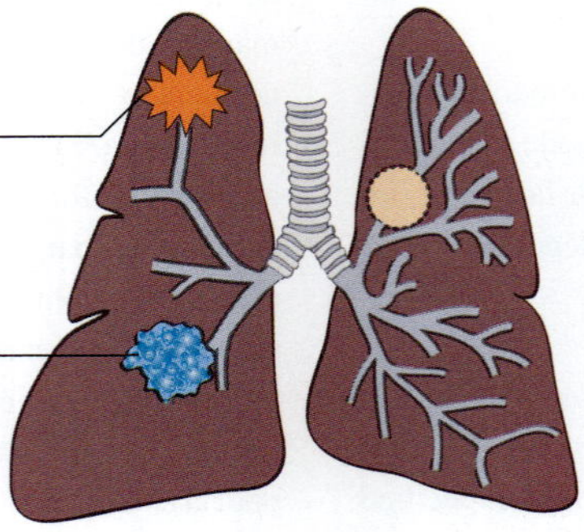

Malignos

Carcinoides (tumores neuroendócrinos): a menudo, estos tumores son de baja malignidad o indolentes.

Linfoma: con frecuencia, de linfocito B. Los linfomas primarios se originan en los MALT bronquiales. Los pulmones pueden verse afectados por un linfoma sistémico, en cuyo caso representa la etapa IV de la enfermedad

Benignos

Hamartoma bronquial: en general, esta lesión "en forma de moneda" puede detectarse radiológicamente. La biopsia muestra elementos benignos combinados, adecuados para el sitio, por ej., músculo liso y cartílago

Mesotelioma maligno

El mesotelioma maligno es un tumor maligno del mesotelio y puede afectar a cualquier cavidad en la que haya mesotelio presente (pleura, peritoneo, pericardio, escroto), si bien, en general, se encuentra en pulmón. La mayor parte de la información que se brinda a continuación se refiere al pulmón.

Epidemiología

La epidemiología del mesotelio está estrechamente relacionada con la exposición a asbestos, de forma tal que la vasta mayoría de los casos tienen antecedentes de dicha exposición. No obstante, el intervalo de tiempo entre la exposición y la aparición del tumor es de 20-40 años, y pocas veces menor a 15 años. De este modo, el paciente puede olvidarse de comentar este hecho, a menos que se lo mencionen específicamente.

La incidencia es de aproximadamente 8 por cada 100.000 por año. Los patrones históricos de exposición indican que la mencionada incidencia está en aumento, con un pico anticipado entre los años 2010 y 2020. La relación hombre: mujer muestra una variación global de 9:1 en Norteamérica, pero cercana a 1:1 en el Reino Unido. Probablemente, ésto muestra los distintos patrones de exposición a asbestos. El intervalo latente entre 20-40 años determina la edad típica de aparición.

Patogénesis

El asbesto es el agente causante, y es un mineral metamórfico fibroso, compuesto de silicato de magnesio hidroso. Su utilidad industrial refleja sus propiedades de resistencia al fuego y al calor. Existen diversos tipos de fibras. La crocidolita es la más peligrosa, seguida por la amosita y por la crisolita unos pasos más atrás (el radio de riesgo relativo sugerido es de 500:100:1). La crocidolita y la amosita pertenecen al grupo anfíbolo. Una de las peculiaridades que afectan la toxicidad es la forma de las fibras. La crocodolita es larga y en forma de aguja, lo que le permite adaptarse al paso de aire y llegar a las partes distales del pulmón.

No se conoce con claridad el mecanismo preciso mediante el cual las fibras originan un mesotelioma, pero puede incluir la inducción de lesión de ADN y la capacidad de las fibras de los asbestos de unir y concentrar otros carcinógenos. En este contexto, se debería tener en cuenta que si bien el asbesto duplica, por sí solo, el riesgo de adenocarcinoma pulmonar, al combinarse con el cigarrillo incrementa, en gran medida, dicho riesgo mucho más de lo que podría esperarse si el paciente solamente fumara, o hubiera estado únicamente expuesto a los asbestos.

Patología

El mesotelioma engrosa la pleura (u otras superficies recubiertas por mesotelio). En las primeras etapas, produce nódulos pequeños, en especial sobre la pleura parietal. A medida que la enfermedad evoluciona, el tamaño de los nódulos crece y las pleuras parietales y viscerales se engrosan y fusionan. La pleura puede tener un grosor de varios centímetros. Este engrosamiento suele extenderse, en forma característica, a las fisuras pulmonares.

En general, el derrame suele estar asociado con el tumor (ya sea derrame pleural, pericárdico o ascitis, dependiendo del sitio primario).

Los mesoteliomas poseen una variedad de aspectos histológicos. En la división más simple, los tumores pueden ser epitelioides (células redondas), sarcomatoides (células en huso) o ambos. Se pueden formar diversos patrones, incluyendo uno que se asemeja a glándulas. No obstante, en todas las variantes, el crecimiento es invasivo.

Diseminación

Los mesoteliomas crecen localmente de modo inexorable, extendiéndose al pulmón subyacente, la pleura y el pulmón contralaterales, el diafragma, la pared del tórax, el pericardio y el mediastino. Pueden hacer metástasis en los ganglios linfáticos regionales, el pulmón y también en hígado, cerebro, huesos y riñones. Sin embargo, no suele detectarse en un estadio diseminado.

Pronóstico

La mortalidad del mesotelioma pleural es del 100%, y la supervivencia promedio es de 12 a 18 meses.

Correlaciones clínicas

La exposición laboral de un cónyuge al asbesto puede afectar también al otro si las partículas del mineral son transportadas al hogar en la ropa. Tradicionalmente, ésto sucedía durante las décadas pasadas, cuando el marido llevaban el asbesto a su hogar en su ropa, que era lavada por su esposa, quien así quedaba también expuesta. No obstante, a menos que se obtuviera una historia clínica muy detallada, este hecho era omitido.

Algunos tipos de mesotelioma pueden asemejarse a un adenocarcinoma. Dado que la pleura constituye un sitio común para el adenocarcinoma metastásico, que induce un derrame, esto debe ser considerado a la hora de realizar un diagnóstico diferencial. Las técnicas inmunohistoquímicas pueden ayudar a resolver la cuestión, pero la provisión de datos clínicos completos también resulta de suma utilidad.

Tumores pulmonares y pleurales secundarios

Los pulmones reciben todo el gasto cardíaco a cada minuto, y este gran torrente sanguíneo, junto con la superficie extensa del lecho vascular, contribuyen a explicar, en parte, la razón por la que constituye un sitio habitual de metástasis. La mayoría de los adenocarcinomas, incluyendo los mamarios, pueden comprometer a los pulmones, de la misma forma que el carcinoma de células escamosas. El primero tiende a ser un cáncer primario oculto, de modo tal que se debe ser muy cuidadoso al momento decidir el tratamiento para un paciente con adenocarcinoma, en quien todavía no se ha determinado la etapa en la que se encuentra mediante una biopsia pulmonar. El pulmón también es un sitio frecuente de sarcomas metastásicos, y, en general, la mayoría de los tumores malignos, que se precien de tales, encuentran su camino hacia él.

Tumores pulmonares benignos

Los tumores pulmonares benignos no son habituales, y son bastante más raros que los tumores primarios malignos. El hamartoma bronquial es el más importante. Esta es una masa circunscripta compuesta de tejidos mesenquimales pulmonares variados, con mucosa respiratoria acompañante. El cartílago es un componente común. A menudo, el tumor se detecta como un hallazgo casual en una placa de tórax. Se diagnostica mediante punción con aguja fina.

Otros tumores pulmonares malignos

Si bien los carcinomas mencionados en el capítulo 47 son responsables de la vasta mayoría de las malignidades pulmonares primarias, existen otras formas, de las cuales los tumores carcinoides y los linfomas son los más frecuentes. Las malignidades mesenquimales son raras, al igual que los carcinomas tipo glándulas salivares.

49 Malabsorción

Bases inmunológicas de la enfermedad celíaca

El gluten es absorbido, de manera pasiva, a través del epitelio del intestino delgado

La gliadina es el componente antigénico del gluten

La tTG en la lamina propria desamina al gluten, modificando su estructura terciaria

En individuos con HLA DQ2 o DQ8 estos péptidos modificados encajan en los surcos del MHC II y son presentados a las células Th por los macrófagos

Las células Th activadas interactúan con los linfocitos B y T

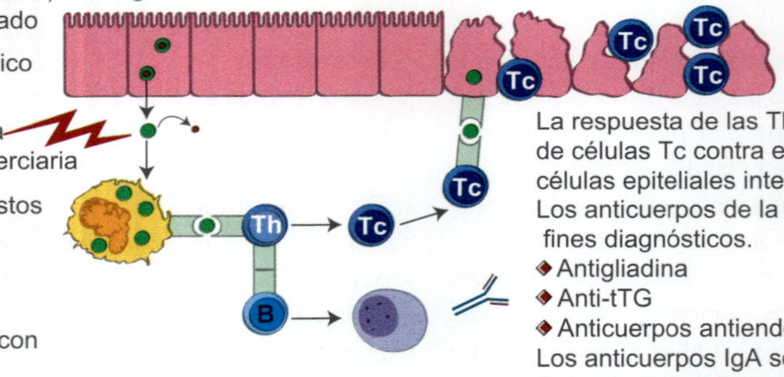

La destrucción de células epiteliales supera a su producción y se desarrolla una atrofia vellosa.

Las células T-CD8+ infiltran al epitelio

La respuesta de las Th2 predominantes generan la activación de células Tc contra el gluten, lo que causa apoptosis en las células epiteliales intestinales cuando se incluye gluten en la dieta

Los anticuerpos de la respuesta humoral son útiles a los fines diagnósticos.
- Antigliadina
- Anti-tTG
- Anticuerpos antiendomisiales

Los anticuerpos IgA son más específicos, pero una minoría de pacientes celíacos carecen de dicha inmunoglobulina

Características microscópicas de la enfermedad celíaca tratada y sin tratar

Vellosidad normal: relación vellosidad (V)-cripta (C): 3-5:1

Recuento de IEL normal de < 25 linfocitos/100 células epiteliales

La lámina propria normal no contiene neutrófilos polimorfonucleares (PMNs), pero sí linfocitos moderados y, en ocasiones, células plasmáticas

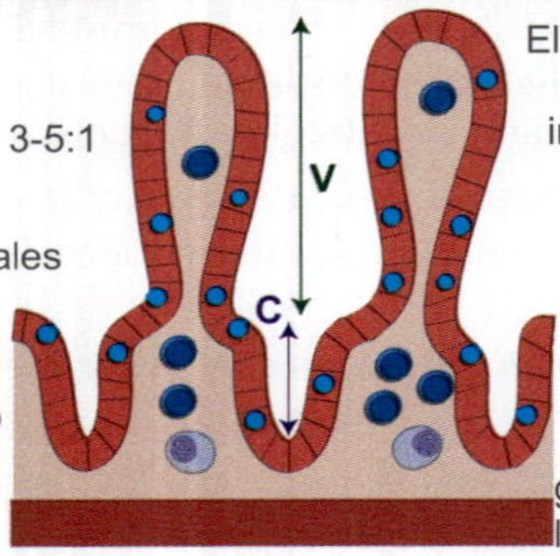

El daño microscópico provocado por la ingestión de gluten se observa a los 3 ó 5 días

Dieta libre de gluten: el regreso a la normalidad tarda de 3 a 24 meses

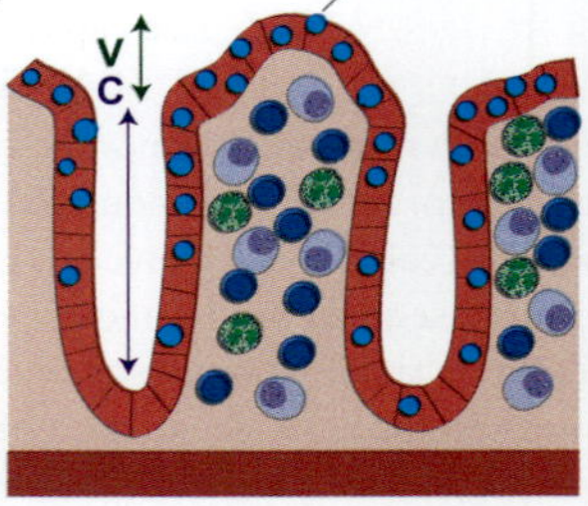

La atrofia de las vellosidades puede ser parcial o total: relación vellosidad-cripta < 1

La cantidad de IEL aumenta de manera considerable, en especial en los extremos de las vellosidades.

Expansión de la lámina propria por células plasmáticas, linfocitos y PMNs ocasionales

Resumen de las causas de malabsorción y diarrea

Causas de malabsorción

Sistema biliar: obstrucción del flujo biliar
- Cálculos

Páncreas: ausencia de producción de enzimas u obstrucción del flujo
- Fibrosis quística
- Pancreatitis crónica

Intestino delgado
- Inflamación/lesión de la superficie de absorción:
  - Enfermedad celíaca
  - Enfermedad de Crohn
  - Esprúe tropical
  - Micobateria atípica
  - Enfermedad de Whipple
  - Linfoma
  - Cicatrización que interfiere con la absorción desde el intestino delgado.
  - Isquemia/irradiación
  - Esclerodermia
- Superficie mucosa anormal congénita:
  - Deficiencia de disacaridasa
  - Abetalipoproteinemia
- Cirugía:
  - Resección de constricciones, fístulas, etc.; intestino delgado - Menor reabsorción de sales biliares→irritación colónica →diarrea secretora
  - Síndrome del asa ciega: sobrecrecimiento bacteriano en intestino redundante.

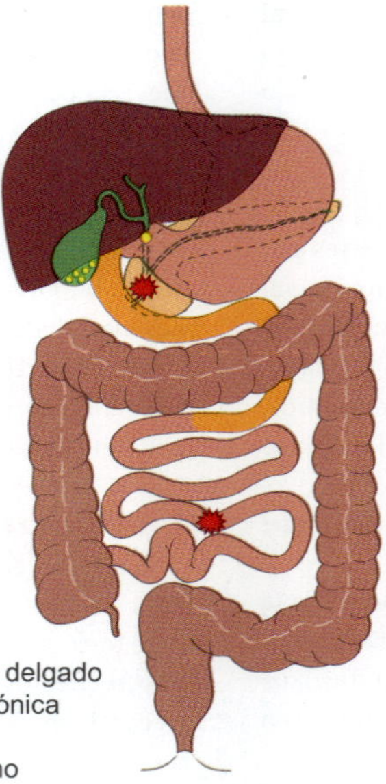

Causas de diarrea

Pancreas y vesícula biliar
- Pérdida de sales biliares o enzimas pancreáticas, por ej., pancreatitis crónica (puede haber predominio de esteatorrea- heces pálidas, flotantes, con muy mal olor, causadas por la malabsorción de grasas).

Intestino delgado
- Malabsorción:
  - Enfermedad celíaca
  - Otras
- Enteritis infecciosa
  - Enterovirus
  - Bacteriana, por ej., *Salmonella, Bacillus cereus, Stahylococcus aureus*
  - Protozoos, por ej., giardiasis

Intestino delgado o grueso:
- Enfermedad de Crohn
- Tuberculosis
- Yersiniosis
- Tumor neuroendócrino

Intestino grueso
- Colitis ulcerosa
- Colitis infecciosa
  - Bacterias: *Shigella, Salmonella, Campylobacter*
  - Colitis causada por la toxina *Clostridium difficile* (colitis pseudomembranosa)
  - Protozoo: amebiasis
- **Otras colitis:**
  - Colitis colagenosa/linfocítica
  - Colitis isquémica
- Neoplasmas
  - Adenoma velloso grande
  - Adenocarcinoma (en especial, rectal)

Malabsorción

Puede producirse en cualquier etapa de las vías de absorción.

Pérdida de enzimas

- Enzimas del borde en cepillo, que procesan lactosa/grasa láctea: deficiencia congénita de disacaridasa.
- Enzimas pancreáticas, que procesan hidratos de carbono, grasas o proteínas: por ej., destrucción del parénquima en pancreatitis crónica o estenosis del conducto pancreático causada por fibrosis quística.

Carencia de sales biliares para emulsificación de lípidos:

- Obstrucción del conducto biliar común por cálculos.
- Carcinoma de la cabeza del páncreas.

Pérdida o lesión de la superficie de absorción:

- Enteropatía sensible al gluten (véase más abajo).
- Esprue tropical (infección bacteriana crónica rara).
- Enfermedad de Crohn,
- Bloqueo en las vías de absorción:

- Enfermedad de Whipple: infección bacteriana crónica rara.
- Linfoma maligno en el intestino delgado: poco frecuente, ya sea linfoma del tejido linfoide asociado a las mucosas (MALT) (véase capítulo 95) o enteropatía por gluten asociada a linfoma de célula T (EATCL), que resulta rápidamente mortal.
- Cicatrización por irradiación.
- Fibrosis asociada con esclerodermia.
- Deficiencia congénita de las proteínas de transporte; por ej., abetalipoproteinemia, en la que los glóbulos grasos se acumulan en el epitelio intestinal.

Pérdida del intestino, en general por cirugía:

- Resección por constricción (por ej., enfermedad de Crohn): como el intestino es más corto, hay menos reabsorción de sales biliares; provoca diarrea por irritación de la mucosa colónica. Si se preserva menos de 60-100 cm del intestino delgado, puede producirse una malabsorción de nutrientes.
- Síndrome del asa ciega: una gastrectomía antral con formación de un asa ciega permite un sobrecrecimiento bacteriano en el intestino delgado remanente. La bacteria metaboliza y utiliza los nutrientes, e interfiere con su absorción.

Enteropatía sensible al gluten o enfermedad celíaca (idiopática o esprue no tropical)

La enfermedad celíaca es una reacción autoinmune anómala al gluten, proteína que se encuentra en el trigo, el centeno y la cebada, en personas susceptibles por razones desconocidas. Está estrechamente asociada con el antígeno leucocitario humano (HLA) -DQ2 (c. 95% de casos) y –DQ8 (c.5%). La incidencia aumenta en pacientes con diabetes mellitus tipo 1 y enfermedad tiroidea autoinmune. Es una causa común, frecuentemente asintomática, de malabsorción. Su prevalencia más alta se da en Irlanda (1 de cada 100). En el resto de Europa del Norte, la prevalencia es de 1 en 300. El HLA-DQ2 es raro en chinos y japoneses, quienes prácticamente no padecen enfermedad celíaca. Los mellizos monocigóticos muestran gran concordancia para este mal (75%), que también afecta a mellizos dicigóticos u otros hermanos (11-13%).

Si bien el HLA-DQ2 está presente en muchos lugares del mundo, sólo una pequeña proporción de estas personas desarrollan enfermedad celíaca. Aunque en algunos pacientes aparece durante la infancia, en otros no puede diagnosticarse hasta la adultez. Puede ocurrir que una infección entérica impida que el intestino delgado procese, de manera completa, las moléculas de las proteínas más grandes, o que algún microorganismo infeccioso presente una homología secuencial con la proteína y que una respuesta inmune tenga una reacción cruzada con el epitelio del intestino delgado.

Las células Tc destruyen las vellosidades, lo que deteriora la función de absorción del intestino grueso. La sintomatología es proporcional a la longitud del intestino involucrado. Se debe notar que la vitamina B12 es absorbida en el íleon terminal, y, por lo general queda libre.

Los síntomas pueden ser drásticos- por ej., diarrea profusa- pero, en general, son más sutiles, por ej., anemia (deficiencia de hierro, de ácido fólico o una combinación de ambos), distensión abdominal, pérdida de peso o malestar general. Los riesgos a largo plazo incluyen osteoporosis y malignidades tales como EATCL, linfoma de células B no Hodgkin, adenocarcinoma del intestino delgado y carcinoma esofágico.

Se forman anticuerpos, útiles para el diagnóstico, contra:

- Gliadina.
- tTG- los más sensibles.
- Endomisio (membrana que rodea a fibras musculares): los más específicos.

Dado que los anticuerpos son producidos, principalmente, en tejido linfoide asociado a la mucosa, son, en gran medida, de tipo IgA, aunque algunos pacientes celíacos carecen de la capacidad de producir IgA, elaborando, en cambio, IgG.

La figura ilustra los mecanismos que explican las características microscópicas observadas en la enfermedad celíaca:

- Inflamación de la lámina propria.
- Incremento de linfocitos dentro del epitelio superficial.
- Atrofia vellosa causada por la pérdida de las células epiteliales, e hiperplasia de criptas, a medida que proliferan células madre en dichas criptas, en un intento por substituir los enterocitos destruidos.

El tratamiento consiste en una dieta libre de gluten. En la mayoría de los pacientes celíacos, se permiten alimentos basados en avena, por cuanto la avenina es su principal proteína. La mucosa intestinal puede tardar entre 3 meses y dos años en volver a la normalidad, aunque tan sólo hacen falta entre 3 y 5 días para que reaparezcan los signos clínicos y microscópicos de la enfermedad si se interrumpe tan sólo una vez la dieta libre de gluten.

Diarrea

La diarrea, definida clínicamente como la excreción de > 300 g de heces por día (más que la cantidad de veces que se mueve el intestino a diario), constituye una de las principales quejas de la malabsorción.

Las causas incluyen:

- Enfermedad celíaca
- Laxantes
- Imposibilidad de reabsorber las sales biliares si el intestino delgado está acortado o lesionado; normalmente se reabsorben y reciclan el 95% de las sales. Esto irrita al epitelio colónico.
- Los tumores neuroendócrinos ("tumores carcinoides") pueden causar diarrea por la secreción de hormonas asociadas al intestino.
- Algunos fármacos interfieren con la absorción de agua (por ej.,NSAIDs, algunos laxantes).
- Las infecciones son las causas más comunes de diarrea, en general del tipo secretorio, y pueden deberse a una invasión directa de bacterias o toxinas.
- Toxinas:

- La toxina del cólera actúa sobre cAMP en la mucosa colónica, provocando la excreción de iones de cloruro y agua, y evitando la absorción de agua, lo que produce una forma rápida de diarrea deshidratante, reconocida clínicamente como "heces en agua de arroz".
- La toxina *Clostridium difficile* también ocasiona diarrea secretora profusa. Es una complicación grave de la terapia con antibióticos, que destruye la flora intestinal normal y permite que la bacteria prolifere.

50 Ulceras pépticas y Helicobacter pylori

Gastritis asociada a *Helicobacter pylori*

Esquema modificado con permiso del Prof. Neil Shepherd

Patógeno: *H.pylori* (cag-A, Vac, Ice-A y otros) y/o
El huésped genera una respuesta inflamatoria enérgica ante la mayor secreción de IL-1β o IL-8 por parte de las células gástricas

H.pylori coloniza al antro (pH más bajo en el estómago debido a que la secreción ácida se realiza a través del cuerpo)

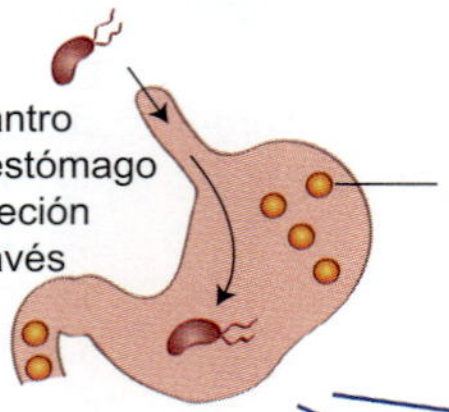

Microorganismo no patógeno y/o
El huésped genera una respuesta inmunitaria leve con baja secreción de IL-1β o IL-8

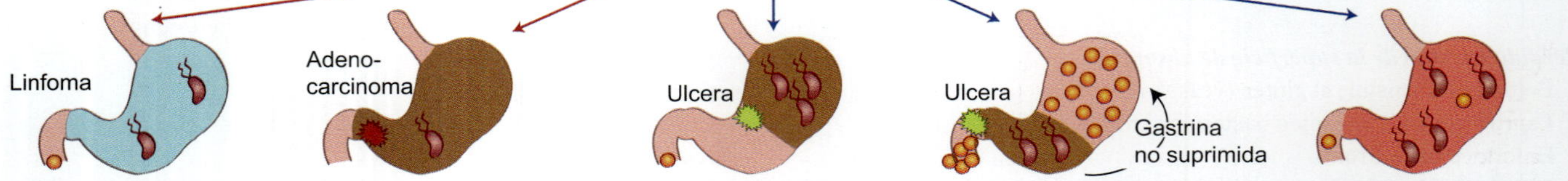

La inflamación crónica persistente provoca la formación de tejido linfoide asociado a la mucosa (**MALT**)
Se desarrollan **mutaciones**, a menudo translocaciones que acercan a los genes que proliferan a las proximidades de los genes de cadena pesada

MALtoma gástrico (linfoma de célula marginal) (0,5%).
En general, compromete al estómago de manera difusa

La inflamación severa persistente causa **atrofia** y aclorhidria
Se produce una **metaplasia intestinal** en respuesta a la alteración del ambiente.
La **displasia** se presenta como una serie de mutaciones que se acumulan en el epitelio hiperproliferativo. Esto puede deberse a *H. pylori* o a sustancias ambientales, por ej., nitrosaminas

Mutaciones posteriores

ADENOCARCINOMA GASTRICO (1–3%)
La máxima incidencia se observa en el antro

A medida que se extiende la inflamación en dirección proximal, disminuye la secreción y *H.pylori* predomina en el cuerpo.
Dicha inflamación interfiere en la producción de mucosidad y HCO_3, permitiendo así que la pepsina y el ácido ataquen a la pared gástrica

ULCERA PEPTICA GASTRICA (0–10%)
Es más frecuente en la incisura

Reducción de la secreción de somastatina causada por lesión de las células D antrales, sin retroalimentación negativa para secreción de gastrina. Producción intensa de ácido.
Se desarrolla una metaplasia gástrica en el duodeno, en respuesta a los niveles elevados de ácido, que también producen inflamación.
H.pylori puede colonizar al epitelio metaplásico

ULCERA PEPTICA DUODENAL (5–15%)
Más frecuente en la primera porción del duodeno

La inflamación se va expandiendo, de manera gradual, hasta afectar a todo el estómago, con inflamación de bajo grado y leve disminución de la producción de ácido

ASINTOMATICA (80%)
Los niveles bajos de ácido protegen contra el desarrollo de adenocarcinoma en la unión gastroesofágica

Mecanismos protectores normales en estómago y duodeno

Se forma pepsina a partir del pepsinógeno dentro de un ambiente rico en ácido

Las células mucosas del cuello segregan, de forma continua, una manta mucosa

Capa amortiguadora de bicarbonato segregada por las células epiteliales en cuello gástrico/istmo

Las células parietales segregan HCl y factor intrínseco

Las células principales segregan pepsinógeno, que no se activa hasta que disminuye el pH

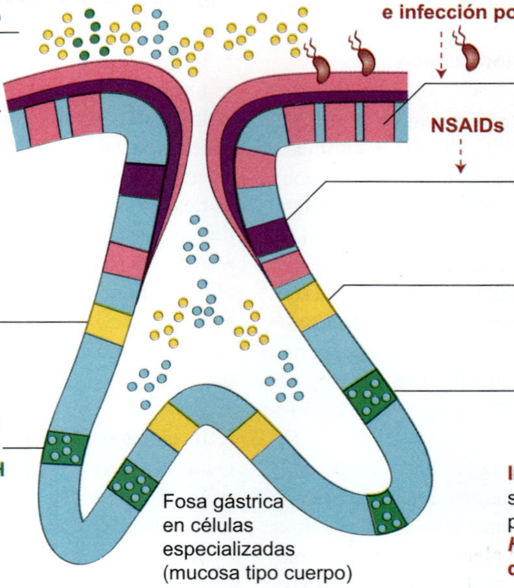

Dañado por fármacos, alcohol e infección por *H.pylori*

La capa mucosa se vale de las células cervicales para la producción de mucina intacta; cualquier estímulo inflamatorio puede afectar dicha producción

La secreción de bicarbonato es estimulada por las prostaglandinas, cuya síntesis es **inhibida por NSAIDs**

La secreción ácida es fomentada por gastrina, histamina o acetilcolina (ACh) del nervio vago

La secreción de pepsinógeno es estimulada por gastrina y ACh

Inhibida por somatostatina, segregada en respuesta a un pH gástrico bajo
***H.pylori* daña a las células que secretan somatostatina**

Estimula la GASTRINA

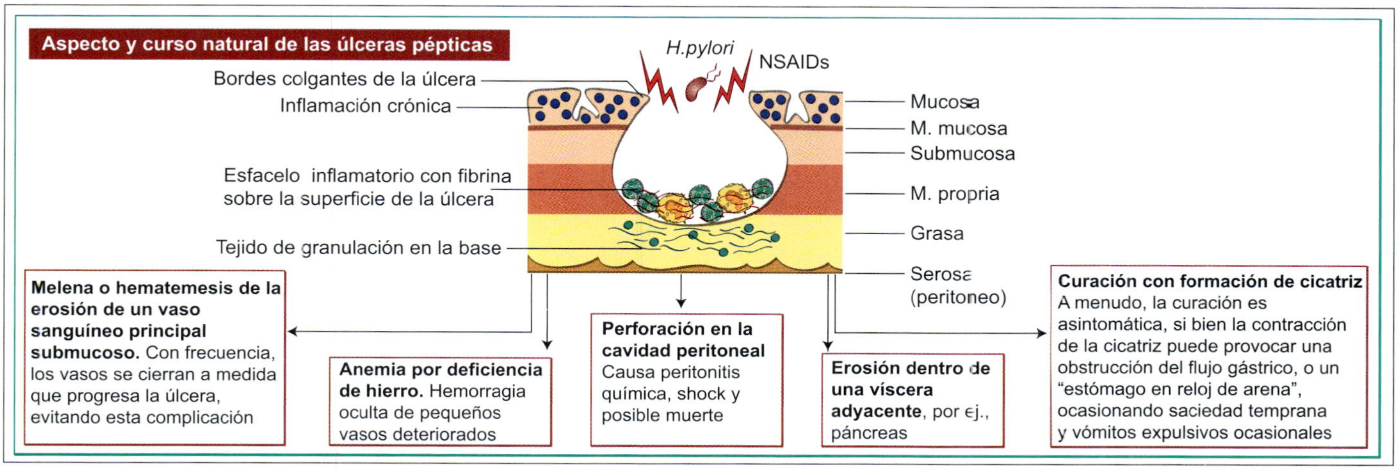

Las úlceras pépticas benignas suelen producirse en el estómago y el duodeno, aunque en ocasiones también en el esófago inferior, si es que existe reflujo ácido. Otros sitios posibles incluyen las anastomosis gastroesofágicas o gastroyeyunales y, el divertículo de Meckel (muy poco frecuente), que contiene mucosa gástrica ectópica.

Se utilizan diversos términos:

- Erosiones agudas: lesiones pequeñas con pérdida epitelial superficial focal que se produce tras algún episodio de estrés, por ej., quemaduras graves o infección sistémica.
- Úlceras agudas: afectan a la mucosa en toda su extensión y no cicatrizan. Suelen observarse en asociación con fármacos terapéuticos (por ej., aspirina) o niveles de alcohol elevados.
- Úlceras pépticas duodenales y gástricas crónicas: presentan penetración en los niveles más profundos de la pared, y están asociadas con cicatrización fibrosa. Se producen tras una gastritis crónica, a menudo debido a una infección por *H. pylori* o fármacos antiinflamatorios no esteroides (NSAIDs).

Helicobacter pylori (HP)

El *H. pylori* es un patógeno humano, que se disemina por vía fecal-oral, descubierto en 1983. La infección es común en todo el mundo, y endémica en algunas regiones o sectores de la sociedad de bajo nivel socioeconómico, que suelen contraer HP durante la infancia. Las mejoras en las condiciones de vida e higiene han permitido reducir los niveles del H. pylori durante las últimas dos décadas. Los conocimientos actuales sobre este agente patógeno y el tratamiento de la infección también han contribuido a la antedicha reducción.

El *H. pylori* es un cocobacilo en espiral Gram negativo flagelado que habita, preferentemente, en el ambiente ácido del estómago, y se une vía un receptor específico sobre el epitelio gástrico. La expresión de ureasa, que cataliza la hidrólisis de urea a amoníaco y dióxido de carbono para liberar energía, le da a este microorganismo parte de su capacidad para sobrevivir en este sitio. El amoníaco protege a la bacteria contra el ácido gástrico. La ureasa es sumamente inmunogénica. Es más, el contacto entre los peptidoglicanos superficiales y la pared gástrica estimula una inflamación aguda. En general, esto es insuficiente para erradicar la infección así que se produce una infección crónica. El flagelo del HP le permite asentarse en la barrera mucosa, que lo protege de la respuesta del huésped y de los antibióticos.

Algunas cepas de HP poseen proteínas que fomentan su patogenicidad. La proteína cagA es inyectada en el epitelio gástrico y estimula la proliferación celular. El subtipo 1 de la toxina Vac induce apoptosis y perfora a las células epiteliales gástricas, posibilitando así la fuga de nutrientes. Además, interfiere con la señalización celular y la respuesta de los linfocitos T. Otras proteínas (por ej., Ice-A) también son importantes dentro de este contexto.

La incidencia de carcinoma gástrico es alta en algunas regiones endémicas por HP (por ej., Sudamérica, el Lejano Oriente, Occidente), pero baja en otras (por ej., África y Asia). Por lo tanto, si bien el HP puede contribuir a la formación de un carcinoma gástrico, la patogenicidad del microorganismo y la susceptibilidad del huésped también son significativos.

Aproximadamente un 80% de las personas con gastritis por HP no presentan síntomas clínicos evidentes; de 0 al 10% muestran dispepsia sin formación de úlceras, y de 5 a 15% padecen úlceras pépticas. Sólo de 1 a 3% de los infectados desarrollan adenocarcinomas gástricos, mientras que un 0,5% presenta un MALTomas gástricos.

NSAIDs

Los NSAIDs inhiben la ciclooxigenasa que cataliza la síntesis de prostaglandinas, las que estimulan a las células epiteliales en el istmo y cuello para que segreguen un tampón (buffer) de bicarbonato, que es atrapado por debajo de la capa de mucina superficial. El bloqueo de esta vía deja al epitelio gástrico susceptible a lesiones ácidas en aquellas zonas en la que la capa de mucosa es muy delgada, tal como puede ocurrir en el caso de ingestión de fármacos o infección por HP.

Ulcera duodenal

La úlcera duodenal está estrechamente relacionada con la infección por HP (hasta hace poco tiempo, dicha relación alcanzaba un porcentaje superior al 95%; en la actualidad están aumentando las úlceras por ingestión de fármacos). La infección (con predominio de patrón antral) suele contraerse durante la adultez. El *H. pylori* disminuye la producción de somatostatina, al dañar, en forma directa, a las células duodenales que la producen, de modo tal que se interrumpe el mecanismo de retroalimentación negativa normal sobre la secreción de gastrina por las células G antrales, y aumenta la secreción de ácido por las células parietales gástricas (en un patrón de infección antral, estas células quedan exceptuadas). El duodeno se inflama y sufre una metaplasia gástrica, en respuesta al elevado suministro de ácido proveniente del estómago, en especial en la primer porción. El *H. pylori* puede infectar el epitelio gástrico metaplásico, y causar aún más inflamación. Dicho epitelio puede ser más vulnerable a los efectos de los NSAIDs, si bien no es necesaria una metaplasia gástrica para que estos fármacos provoquen una úlcera duodenal.

Ulcera gástrica péptica

La infección por HP prolongada, que compromete al cuerpo del estómago, puede causar una úlcera péptica local, a pesar de una producción normal o reducida de ácido clorhídrico. Anteriormente, el 70-80% de las úlceras pépticas gástricas estaban asociadas a HP, en la actualidad, está aumentando el porcentaje de úlceras relacionadas con la ingesta de fármacos. En general, las úlceras pépticas gástricas afectan a la incisura. La incidencia de cáncer asociado con úlceras de este tipo es de <1%.

Características patológicas de las úlceras pépticas

Las úlceras pépticas crónicas tienen bases limpias y suaves, y bordes que sobresalen. Las úlceras gástricas pueden medir de 1 a 10 cm de diámetro. Las duodenales son más pequeñas y pueden ser simétricas. Las características microscópicas están resumidas en el esquema.

51 Enfermedades esofágicas

Factores que contribuyen a la esofagitis por reflujo y al esófago de Barrett

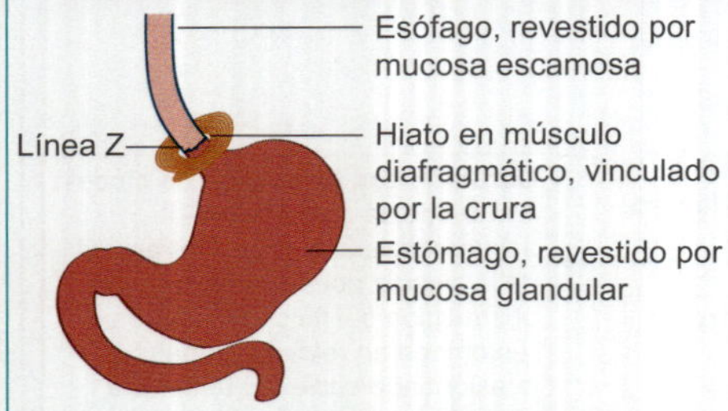

- **Normal**: existe un mecanismo valvular en la unión gastroesofágica, al que contribuye la presión de la crura del diafragma, el ángulo de entrada del esófago y las presiones de los contenidos de las cavidades torácica y abdominal

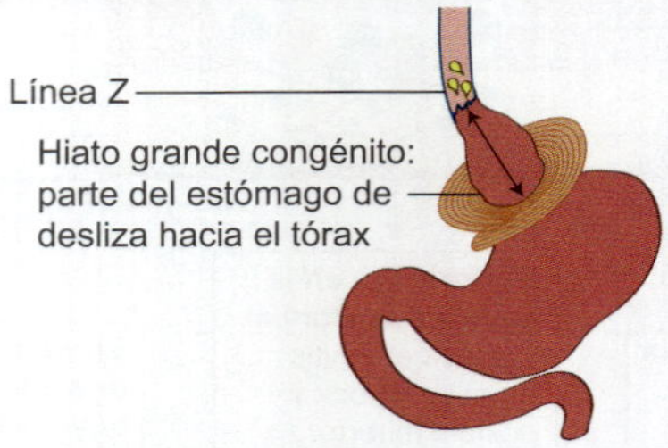

- **Hernia hiatal**: parte del estómago es jalado hacia el tórax, permitiendo así el reflujo del contenido gástrico dentro del esófago. La obesidad y el embarazo aumentan la presión sobre el estómago y su contenido.
- El ácido lesiona a la mucosa escamosa, que puede sufrir metaplasia de Barrett

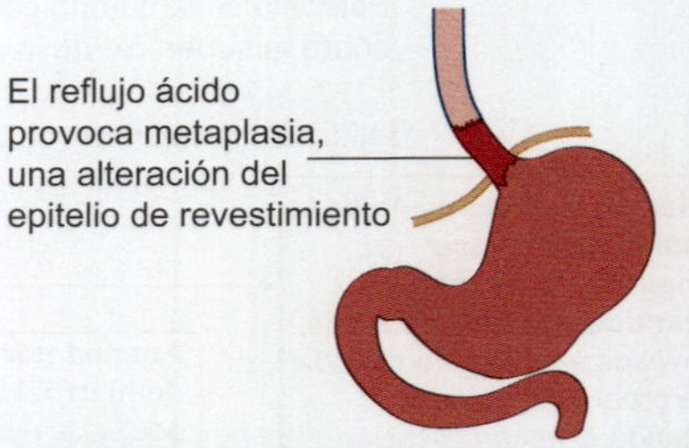

- **Esófago de Barrett**: el esfínter permite el reflujo del contenido gástrico en el esófago.
- La mucosa escamosa es sometida a metaplasia, a fin de originar un revestimiento glandular que, en general, es una mezcla de mucosa gástrica e intestinal.
- Los ácidos biliares secundarios tienen efectos carcinogénicos.

Consecuencias del reflujo en la unión gastroesofágica

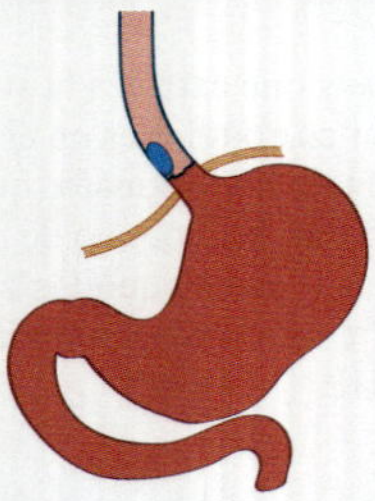

Úlcera péptica en mucosa escamosa

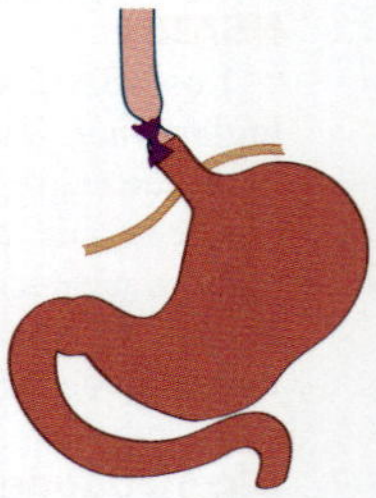

Constricción péptica benigna en mucosa escamosa

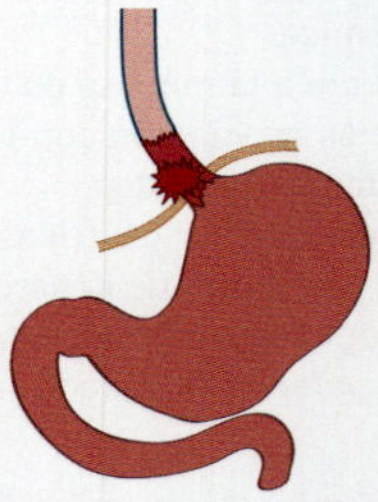

Adenocarcinoma en metaplasia de Barrett: la diseminación de estos tumores es similar a la de los tumores estomacales, cuando se presentan en o por debajo del cardias

Sitios típicos de diseminación del carcinoma de células escamosas del esófago

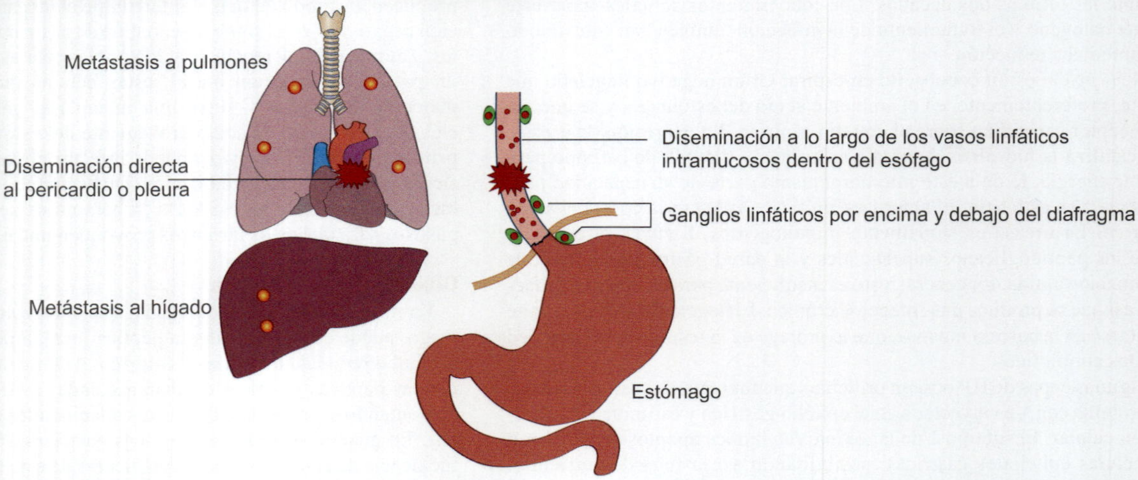

Enfermedad del reflujo gastroesofágico (ERGE)

Esta enfermedad afecta principalmente al mundo occidental y su incidencia (normalmente entre 20 y y40%).

Etiología y patogénesis

A diferencia del esfínter muscular estriado esofágico superior bien delimitado, el esfínter esofágico inferior está menos delineado, consta de tejido blando y la presión externa de la crura diafragmática circundante aumenta su eficacia. La mayor tensión intra abdominal (por obesidad, embarazo) puede causar reflujo del contenido gástrico en el esófago, lesionando así la mucosa escamosa, que carece de una barrera que proteja su mucosa.

En la hernia hiatal, la unión gastroesofágica sube hacia el tórax. De este modo, se pierde parte del control del esfínter esofágico inferior, permitiendo el reflujo.

Patología

Posiblemente, existe una úlcera péptica, causada por el ácido clorhídrico, que puede producir una estenosis a medida que el esófago va sanando por fibrosis. El examen microscópico revela, al principio, una inflamación aguda, y más adelante inflamación crónica y cicatrización.

Aproximadamente un 10 a un 15% de los pacientes con ERGE tiene esófago de Barrett (esófago alineado columnar, EAC), en el que el epitelio escamoso sufre metaplasia gástrica y/o intestinal de la mucosa columnar. En vez de un epitelio escamoso rosa pálido, hay una mucosa roja violácea similar a la del estómago y la línea Z bien definida de la unión gastroesofágica se borronea y desplaza proximalmente.

El EAC predispone al desarrollo de adenocarcinoma esofágico, y el aumento de su incidencia es una de las principales razones del incremento de los casos de adenocarcinoma esofágico en Occidente.

El tratamiento de EAC y ERGE con fármacos supresores del ácido puede mejorar los síntomas, y permitir que se revierta la metaplasia de la mucosa, que regresa a la normalidad, no obstante lo cual la incidencia de cáncer en individuos con ERGE y hernia hiatal es aún 2 a 3 veces mayor que en personas no dispépticas.

En el EAC puede producirse una displasia; en el 50% de los pacientes con displasia de alto grado diagnosticada por biopsia, coexiste un carcinoma esofágico invasivo. Si se observa a los individuos con displasia de alto grado, se puede hallar que un 80% de ellos presenta cáncer invasivo a los 2 años (la cifra es de 20% en las displasias de bajo grado). Como la displasia y el adenocarcinoma pueden tener una evolución de 15 a 20 años, los pacientes son, a menudo, bastante ancianos e inestables como para sobrevivir a una cirugía radical. Existen nuevas técnicas, como la terapia fotodinámica, que constituyen toda una promesa para la ablación de displasias y cánceres tempranos.

Carcinoma de células escamosas

El carcinoma de células escamosas (CCE) es el tumor esofágico más común en todo el mundo, aunque, en la actualidad y en el mundo occidental, el adenocarcinoma lo ha superado. La variación geográfica es asombrosa, incluso en regiones de un mismo país (por ej., la provincia de Hisin en China tiene una incidencia de 170 por 100.000 anuales, Hong Kong de 20 por 100.000, y el Reino Unido, de 3-6 por 100.000). La máxima incidencia se da en Irán, Kazakhstan y China.

En América Latina, la cantidad de casos se encuentra entre el 3.3 x 100.000.

Existe un amplio rango de asociaciones de distinto tipo.

1. Asociaciones estrechas:
- Bebidas y tragos alcohólicos.
- Lesiones térmicas provocadas por té muy caliente.
- Uso de tabaco u opio (en especial cuando se mastican los vestigios de una pipa).
- En China, la asociación con infecciones por HPV es de 20-40%.
2. Asociaciones menos estrechas:
- Nitrosaminas y contaminación por hongos de los alimentos.
3. Asociaciones poco frecuentes:
- Mujeres con redes esofágicas y anemia por deficiencia de hierro (síndrome de Plummer-Vinson-Kelly (PVK).
- La acalasia es un trastorno muscular en el que no hay o han sido destruidas las células ganglionares esofágicas, por razones congénitas, lo que deteriora la relajación del esfínter esofágico inferior.

Características generales

Este carcinoma suele afectar al tercio medio del esófago (especialmente en hombres), y al tercio superior (especialmente en mujeres). En general, los tumores son anulares y provocan estenosis. El pronóstico es muy malo, si bien, en ocasiones el CCE puede presentarse como una masa polipoide que protruye en la luz, con una menor tendencia a diseminarse de manera temprana.

Características microscópicas

Son las mismas que para CCEs observados en otros sitios (capítulo 27).

Adenocarcinoma esofágico

En el Reino Unido, la incidencia es de 8 por 100.000 por año, y está asociado con:

- Enfermedad por relujo gastroesofágico y metaplasia columnar (riesgo doble): el esófago de Barrett es muy común. Los cálculos respecto a quienes pueden desarrollar adenocarcinoma varían de 1 a 10%.
- Acidez del reflujo: esta es una variación genética de la acidez gástrica, por ej., los escoceses tienen niveles de ácido gástrico más elevados que los chinos.
- La presencia de bilis en el reflujo incrementa el riesgo de cáncer.
- Existe una relación inversa con la gastritis por *H. pylori:* la reducción de los casos por HP está asociada con un aumento de la incidencia de adenocarcinomas de esófago y cardias; la cantidad de adenocarcinomas asociados con *H. pylori* del antro gástrico se encuentra en franca disminución.

Características generales

Los tumores del cardias gástrico se comportan de la misma forma que otros tumores estomacales, en tanto que los tumores de la unión gastroesofágica y del esófago inferior se asemejan más a un CCE. El adenocarcinoma es poco frecuente en el tercio medio del esófago, y si lo hubiera, se produce una metaplasia prolongada del segmento columnar.

Características microscópicas

Son las mismas que se observan en el estómago (véase capítulo 52).

Patrón de diseminación

- La diseminación directa a lo largo del esófago es típica, y, se produce, a menudo, utilizando los vasos linfáticos mucosos y submucosos. La propagación directa por la pared hacia el mediastino es frecuente y complica una escisión quirúrgica completa.
- La diseminación linfática a los ganglios linfáticos es habitual en los estadíos iniciales, afectando, en general, a los ganglios situados a ambos lados del diafragma y a otros en sitios más distantes.
- La diseminación venosa también es frecuente, si bien todas, excepto las esofágicas muy distales, drenan en las venas sistémicas. En aproximadamente un 50% de los pacientes se observa metástasis hepática, y pulmonar en un 40%.
- La diseminación transcelómica pleural o pericárdica es poco habitual.

Pronóstico

Aproximadamente un 10% de los pacientes sobreviven 5 años. La profundidad de la invasión mural, la metástasis a los ganglios linfáticos y la invasión venosa extramural son factores que influyen en el pronóstico.

La cirugía constituye la única esperanza de curación. La quimioterapia preoperatoria puede hacer retroceder cánceres avanzados y mejorar los resultados. Los pacientes con displasia de alto grado o adenocarcinoma superficial que no pueden tolerar una cirugía mayor deben ser tratados con ablación por láser.

52 Tumores del estómago e intestino delgado

Asociaciones típicas de enfermedades relacionadas con los sitios de adenocarcinoma

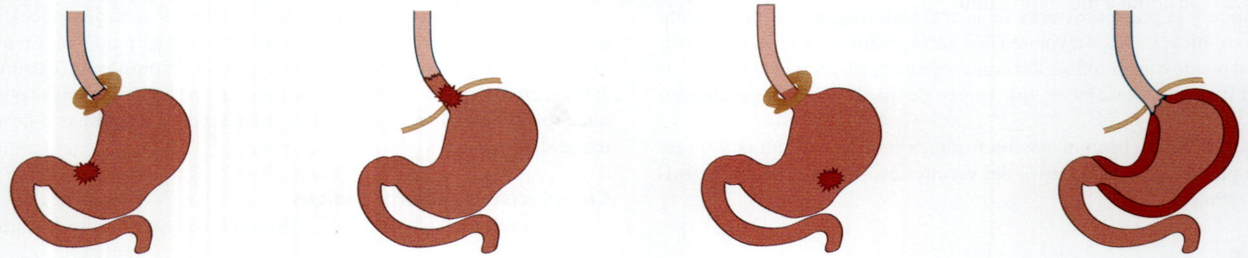

- Estómago distal, en particular sobre la curva más pequeña, cerca de la incisura.
- Asociado, a menudo, con *H.pylori*
- En la actualidad, la incidencia del carcinoma distal se encuentra en disminución, lo que refleja, probablemente, una mejoría de los factores socioeconómicos y la reducción de la prevalencia de la infección por *H.pylori*

- Cardias: la incidencia de los carcinomas proximales está en aumento.
- Posiblemente, esto refleja un incremento de los casos de obesidad, con esofagitis por reflujo y metaplasia de Barrett asociados.

- Cáncer del cuerpo del estómago: asociado con pangastritis y atrofia gástrica
- La infección por *H.pylori* y la gastritis autoinnmune (anemia perniciosa) constituyen los principales factores de riesgo

- Linitis plástica: "estómago en bota de vino". Esto es causado por un adenocarcinoma difuso tipo anillo de sello, que infiltra la pared de todo el estómago.
- A menudo, no hay una lesión visible de la mucosa, ya que gran parte del tumor se encuentra sobre la pared, provocando encogimiento y falta de distensibilidad estomacal. Un dato fundamental a la hora de realizar el diagnóstico es que resulta difícil inflar el estómago al momento de la endoscopía

Patrón típico de diseminación del adenocarcinoma estomacal

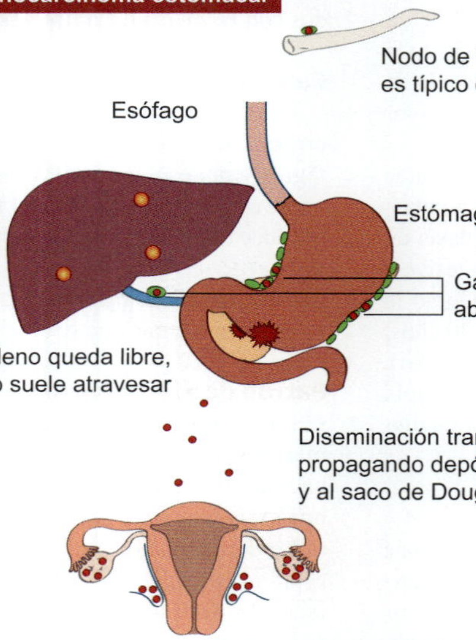

Adenocarcinoma gástrico

Epidemiología

Su incidencia es muy alta en algunos lugares del mundo (la más elevada se da en Japón, con una incidencia de 88 por 100.000 vs. 14 por 100.000 en el Resto del Mundo). Constituye un 15% de las malignidades gastrointestinales. La relación hombre-mujer es de 2:1, en América Latina: la incidencia es de 11.7 por 100.000.

Factores de riesgo

- Infección por *Helicobacter pylori*
- Antecedentes familiares.
- Nitrosaminas dietarias e hidratos de carbono policíclicos.
- Anemia perniciosa.
- Pólipos adenomatosos y poliposis.
- Grupo sanguíneo A.

La incidencia de carcinomas antrales ha disminuido en forma estable debido a la reducción de la gastritis por *H. pylori*. Aparentemente, existe un "movimiento proximal", por cuanto los tumores del cardias aumentan mientras que los del cuerpo permanecen inalterables.

La colonización del estómago por HP constituye el factor más importante, y sus efectos reflejan lo siguiente:

- Cepas patogénicas (cagA, vac y otras).

• Una distribución de la infección (pangastritis o gastritis predominante del cuerpo), que puede reflejar su duración, por ej., contraída durante el período neonatal o la infancia.
• La respuesta del huésped: existe una variación genética de los genes que codifican IL-1β y TNFα; ambos pueden suprimir el nivel de producción estomacal de ácido clorhídrico. La velocidad de progresión de la gastritis por *H. pylori* de antral a multifocal aumenta en pacientes con menor producción de ácido.

Características generales

El adenocarcinoma gástrico puede ser ulcerado (frecuente) o polipoide (raro). Estas úlceras difieren de las pépticas porque tienen una base necrótica, irregular y evertida, y bordes elevados y "enrollados". No obstante, no siempre resulta sencillo realizar esta distinción macroscópica, por lo que se recomienda llevar a cabo múltiples biopsias de los bordes de cualquier úlcera gástrica.

Características microscópicas

Un adenocarcinoma gástrico puede presentar un patrón tipo intestinal o difuso de glándulas.
• **Tipo intestinal:** este patrón está más asociado con la evolución de la metaplasia y displasia intestinal en cáncer, tal como se observa en el *H. pylori*.
• **Tipo difuso:** algunas láminas de células en anillo de sello gástrico que contienen mucina se infiltran, de manera difusa, en la pared gástrica. Este patrón está asociado con el "estómago en botella de cuero". A menudo, no presenta anormalidades mucosas discernibles en la endoscopía, dado que el tumor se encuentra en capas más profundas. El endoscopista debe sospechar si observa falta de distensibilidad estomacal, y los estudios por imágenes pueden mostrar una pared engrosada. Se necesitan biopsias profundas que incluyan a la submucosa a fin de realizar un diagnóstico histológico

Patrón de diseminación

La figura ilustra el patrón de diseminación.

Pronóstico

La profundidad de la invasión, la metástasis a los ganglios linfáticos y la invasión venosa extramural constituyen los factores de pronóstico. La tasa de supervivencia global de 5 años es del 12%, si bien alcanza el 90% en la etapa 1.

La cirugía constituye la mejor posibilidad de curación, sin embargo, la mayoría de los tumores aparecen cuando ya es demasiado tarde para dicha intervención. La quimioterapia preoperatoria, que puede revertir cánceres avanzados y permitir la cirugía, ha logrado mejorar los resultados.

Otros tumores

Linfomas (véase capítulo 95)

El MALToma, mejor denominado "linfoma de la zona marginal extraganglionar de tipo MALT", es muy frecuente en el estómago, pero también puede hallarse en el intestino grueso o delgado. En los estómagos normales, no hay tejido linfoide asociado con la mucosa (MALT), sino que se desarrolla en respuesta a la colonización por *H. pylori*.

Con el tiempo, los MALTomas habrán de transformarse en linfomas de alto grado, de tipo difuso de linfocitos B grandes, que se comportan de la misma forma que los tumores que se originan en los ganglios linfáticos.

Tumores neuroendocrinos

Los tumores neuroendócrinos (también denominados tumores carcinoides) son poco frecuentes y más comunes en apéndice, ileon, estómago y por último en colon y recto (en ese orden). Se producen en adultos y constituyen un 5% de los tumores gastrointestinales. También pueden originarse dentro del pulmón, en donde su comportamiento suele ser más indolente.

A menudo, estos tumores son pequeños y pueden segregar una variedad de hormonas neuroendócrinas, de las cuales la 5HT (serotonina) fue la primera en ser descripta. El ácido hidroxilindolacético (HIAA), un producto de la descomposición de 5HT, puede detectarse en la orina. La serotonina se inactiva en el hígado, por lo tanto, los síntomas se observan, en general, sólo en pacientes con metástasis hepática, cuyas hormonas son liberadas al torrente sanguíneo sistémico.

La presentación clásica es con un "síndrome carcinoide" de diarrea episódica, eritema y palpitaciones. La secreción de 5HT puede estimular la proliferación endocárdica y causar estenosis tricúspide y/o pulmonar, y/o fibrosis endomiocárdica.

Se pueden reconocer tres patrones en el estómago:
• Pólipos superficiales multiples: éstos pueden curarse mediante resección endoscópica, pero aparecen nuevas lesiones que requieren una "depuración" frecuente.
• Neoplasia endócrina múltiple (NEM) asociada con pólipos (véase capítulo 91): el pronóstico es bueno, pero requiere de cirugía.
• Esporádicos: a menudo, el pronóstico es malo, similar al adenocarcinoma.

En el intestino delgado, de un 15 a un 35% de estos tumores son múltiples. Con frecuencia, los tumores neuroendócrinos en el apéndice son extraídos mediante apendicetomía, ya sea como un hallazgo casual o como el origen de la inflamación (por obstrucción de la luz). Suelen curarse.

Pronóstico

El índice de proliferación (proporción de células que se dividen) constituye el mejor indicador del pronóstico, es muy difícil de predecir. El índice de estos tumores son más indolentes que los adenocarcinomas, y la evolución clínica de metástasis, resección y más metástasis puede extenderse por varias décadas.

Tumores gastrointestinales estromales

Se cree que estos tumores raros se originan en las células marcapasos neuronales del intestino, las "células intersticiales de Cajal". Son más comunes en el estómago y el intestino delgado, aunque pueden producirse en cualquier sitio del tubo digestivo, e incluso en el mesenterio y omento. Su tamaño y actividad micótica constituyen los mejores indicadores para predecir su comportamiento. El tratamiento recomendado consiste en su escisión quirúrgica, con estudios de imágenes de seguimiento a fin de detectar su diseminación (en general, al hígado).

Los tumores gastrointestinales estromales se asemejan, en lo que respecta a sus características generales y microscópicas, a tumores de músculos lisos, si bien desde el punto de vista inmunohistoquímico son negativos para marcadores musculares lisos y positivos para CD117. Esta última es una molécula del receptor de superficie de tirosina quinasa, para el cual existe un bloqueador de receptor específico (denominado Glivec o imatinib, sintetizado originalmente para el tratamiento de la leucemia mieloide crónica). La respuesta a la terapia en pacientes con tumores GI estromales metastásicos ha sido radical.

53 Enfermedades mecánicas del aparato digestivo

Vólvulo

- La rotación del intestino grueso o delgado impide la irrigación sanguínea, causando infarto hemorrágico.
- El intestino infartado es vulnerable a las bacterias, lo que provoca septicemia y shock.
- El intestino gangrenoso habrá de perforarse si no se lo trata; se requiere una extirpación quirúrgica de todo el intestino afectado.

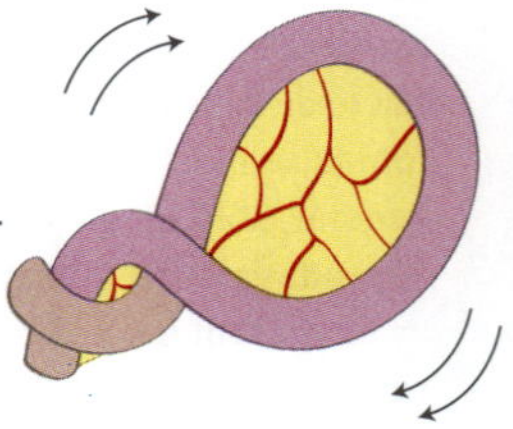

- Las arterias mesentéricas tienen paredes gruesas y son las venas de paredes finas las que sucumben ante la presión ejercida por la torsión del pedículo. La sangre puede ingresar en el intestino, pero no salir, ocasionando un infarto hemorrágico.
- El estancamiento de la sangre hace que la pared del intestino cambie de color, a una tonalidad púrpura.
- Si no se alivia esta situación, puede producirse una gangrena

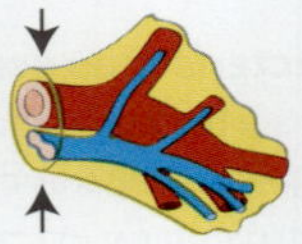

Intususcepción

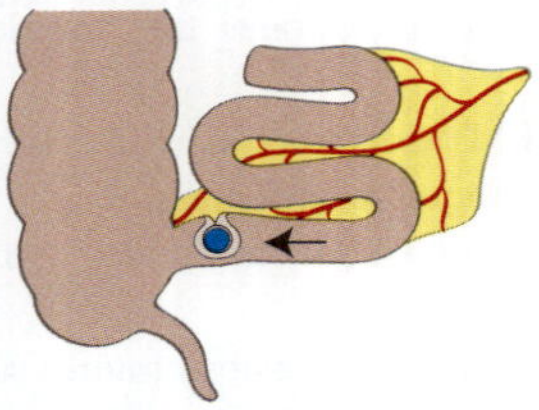

- Un tejido linfoide hiperplásico (niños), pólipos (niños y adultos), o tumores primarios o secundarios (adultos) pueden ser cabeza de la intususcepción.

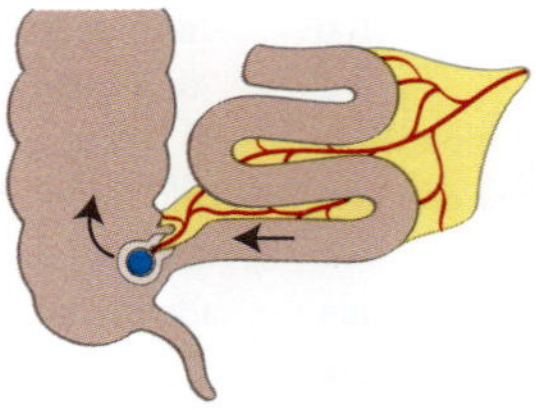

- La peristalsis desplaza a la cabeza de la intususcepción hacia el intestino adyacente, arrastrando al mesenterio

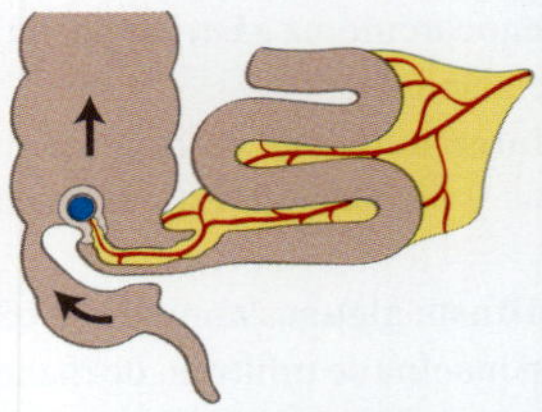

- Los vasos del mesenterio son comprimidos en el cuello de la intususcepción, provocando infarto hemorrágico y shock

Enfermedad diverticular y posibles consecuencias

1. Divertículos con fecalitos.
2. La erosión de fecalitos a través de la pared causa la formación de abscesos, que puede conducir a perforación y peritonitis.
3. La hipertrofia muscular, la inflamación y la cicatrización pueden provocar constricción.
4. La erosión de la punta de un divertículo puede llevar a la formación de fístulas, por ej., con vejiga, vagina o trompa de Falopio

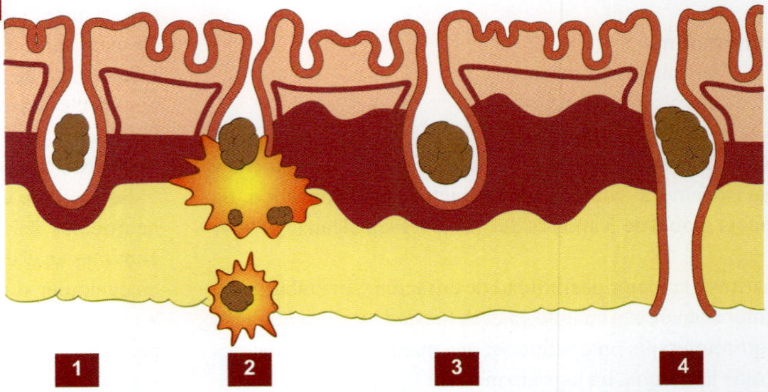

Además de las estenosis causadas por cáncer o enfermedad de Crohn, la obstrucción mecánica del tubo digestivo se debe, principalmente, a diverticulitis, torsión (vólvulo), intususcepción u oclusión vascular (arterial o venosa), con un grupo más pequeño de trastornos neuromusculares y de otro tipo.

Diverticulosis

En general, la diverticulosis es asintomática pero frecuente; su incidencia aumenta con la edad (50% en pacientes de 80 años). Los problemas aparecen cuando sobreviene una inflamación o cicatrización. El colon sigmoide es el principal afectado, si bien otras regiones del mismo pueden resultar comprometidas.

Su presentación varía según la gravedad y extensión de la enfermedad, y, a menudo, se manifiesta con dolor abdominal, una masa obstructiva o hemorragia rectal. En ocasiones, las hemorragias, si son cuantiosas, requieren de transfusión sanguínea.

Patología

Los divertículos colónicos son protrusiones de la mucosa y submucosa colónicas, a través de la pared del músculo liso del intestino grueso. Se cree que son originados por una alta tensión luminal prolongada, que permite que la mucosa "estalle", generalmente en sitios en donde la pared intestinal es más débil a causa de los vasos sanguíneos penetrantes. La dieta occidental rica en hidratos de carbono y pobre en fibras facilita este proceso, dado que requiere un esfuerzo peristáltico mayor para impulsar las heces por el colon. Por ende, el músculo liso se hipertrofia, engrosando y endureciendo la pared, permitiendo así el antedicho "estallido" en zonas de debilidad relativa.

Las heces dentro de un divertículo pueden erosionar y ulcerar la pared, provocando inflamación y, a veces, perforación. Esto se denomina diverticulitis. Las consecuencias incluyen estenosis, abcesos, formación de fístulas o peritonitis.

Tratamiento

Una dieta rica en fibras mejora el tránsito fecal y reduce el riesgo de complicaciones de la diverticulosis. A menudo, se debe realizar su resección quirúrgica, en casos con estenosis, fístula o masa inflamatoria.

Vólvulo

El vólvulo es la rotación de una porción del intestino sobre su pedículo. Se produce principalmente en el colon sigmoide largo, cargado de materia fecal, con un mesenterio penduloso. Los vólvulos cecales o del intestino delgado son poco frecuentes. La rotación del pedículo intestinal comprime a las venas mesentéricas de pared delgada, si bien el flujo arterial queda protegido por paredes arteriales musculares más gruesas. La sangre entra en el intestino, pero no puede escapar. De este modo, el intestino se llena de sangre estancada, provocando infarto venoso.

Patología general y microscópica

El segmento afectado es hemorrágico o de color púrpura/negro. En cuanto a las características microscópicas, las estructuras de la pared intestinal son eliminadas por la hemorragia, y sus contornos parecen fantasmales.

Tratamiento

Si la intervención quirúrgica se realiza a tiempo, es posible revertir la rotación del intestino y asegurarlo a la pared abdominal, a fin de evitar su recurrencia. Se deben tomar medidas para evitar la causa precipitante.

A menudo, ya ha ocurrido otro infarto, y se debe extirpar el intestino necrótico. Si se demora la cirugía, se puede producir una gangrena y las bacterias de las heces pueden filtrarse en las venas funcionales, provocando septicemia o perforación, tras lo cual sobreviene una peritonitis fecal.

Intususcepción

La intususcepción es un trastorno en el que parte del intestino se desliza dentro de otra, que básicamente lo digiere debido a la peristalsis. La porción de intestino afectada debe tener un mesenterio lo bastante largo como para permitir su desplazamiento. Por ende, el intestino delgado, en especial, el ileon terminal constituye el sitio habitual.

En general, la intususcepión se produce en niños, como un trastorno secundario a una hiperplasia linfoide del intestino delgado, causada por una infección viral (por ej., parches de Peyer en el ileon terminal). Esta hiperplasia voluminosa actúa como un bolo alimenticio, y es empujada, mediante peristalsis, a lo largo del intestino. No obstante, el "bolo" está conectado a la pared intestinal. De este modo, la adherencia mural es impulsada hacia y luego "enfundada" por el intestino adyacente, junto con el mesenterio y los vasos sanguíneos, tras lo cual se produce un infarto hemorrágico debido a que las venas mesentéricas de paredes delgadas son sometidas a compresión, en tanto que las arterias de paredes gruesas permanecen permeables.

Los pólipos de Peutz-Jeghers son pólipos hamartosos poco frecuentes, que pueden encabezar una intususcepción. Los niños afectados padecen un síndrome con pigmentación labial y de la mucosa bucal, y, corren mayor riesgo de contraer enfermedades del aparato digestivo y malignidades (por ej., cáncer de mama) durante la adultez.

Un tumor pedunculado, a menudo un pólipo benigno, aunque en ocasiones también un tumor polipoide maligno, constituye el foco de infección en niños de más edad y adultos quienes sufren intususcepción. La presentación es con obstrucción y dolor abdominal. A veces, se puede palpar una masa. Es importante recordar que, a excepción de los niños, esta enfermedad es causada, generalmente por un neoplasma.

Patología general y microscópica

Al igual que en el vólvulo, existe una necrosis hemorrágica del segmento afectado. Microscópicamente, se puede observar una necrosis hemorrágica.

Tratamiento

Si se revierte antes de que se produzca un infarto, se puede salvar al intestino. En neonatos, un enema de bario puede lograr ésto sin necesidad de cirugía. El tejido infartado debe extirparse.

Otras causas de infarto intestinal

Tromboembolia arterial

Con frecuencia, ésta es el resultdo de un ateroma que afecta a la aorta y las arterias mesentéricas superior e inferior. Los fragmentos del tromboémbolo, que a menudo contienen una debris ateromatosa rica en colesterol, se precipitan en las arcadas vasculares (muy entrelazadas) que irrigan al intestino. Por lo tanto, los infartos de grandes segmentos intestinales son poco habituales. La presentación es con episodios rápidos de cólicos abdominales dolorosos, obstrucción subaguda o hemorragia digestiva típica. En general, es muy poco lo que puede observase en una colonoscopía.

Los pacientes con estenosis ateromatosa de los orígenes de la arteria mesentérica pueden desarrollar una "angina mesentérica" (dolor abdominal agudo después de comer), dado que no se puede satisfacer el incremento de la demanda del flujo sanguíneo al intestino. Los stents arteriales, insertados a través de un catéter en la arteria femoral pueden producir una gran mejoría.

Vasculitis

La inflamación arterial o venosa puede resultar en infarto en sitios impredecibles. La púrpura de Henoch-Schölein afecta principalmente a niños, y tiene un buen pronóstico. No obstante, en otras formas de vasculitis, como la poliarteritis microscópica, el pronóstico es malo.

Trombosis venosa espontánea

Es poco frecuente, y en ocasiones, es secundaria a una sepsis o puede producirse en síndromes protrombóticos.

54 Colitis ulcerosa y enfermedad de Crohn

Características generales útiles para distinguir a la colitis ulcerosa de la enfermedad de Crohn

Colitis ulcerosa

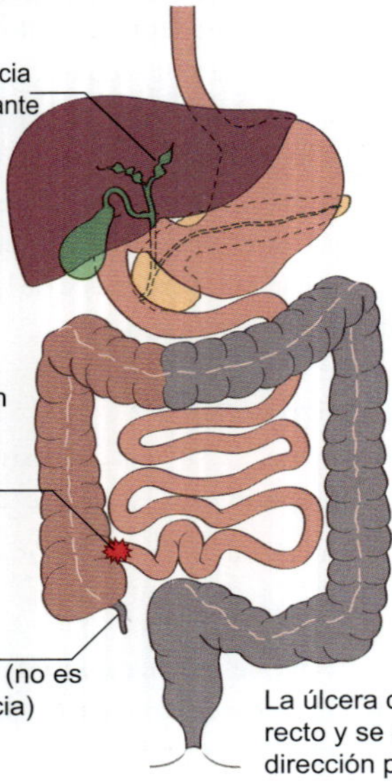

- Sólo afecta al colon
- Úlceras geográficas
- Compromiso confluente
- Las constricciones son poco habituales

Enfermedad de Crohn

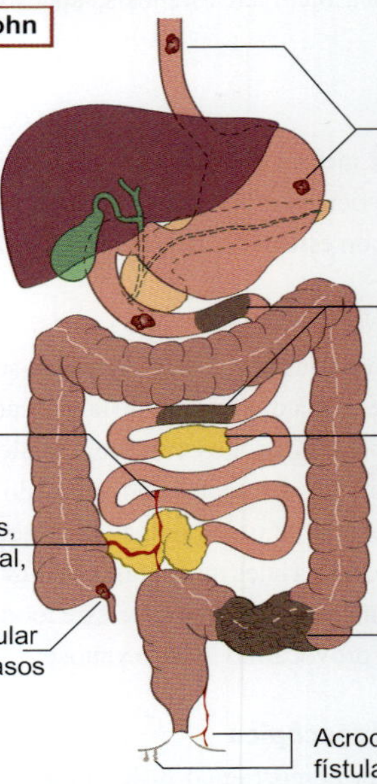

- En dos tercios de los pacientes hay compromiso del ileón (engrosamiento en forma de manguera de IT).
- Situado principalmente del lado derecho, en general deja libre al recto, pero en el 75% de los casos afecta a la zona anal.
- Las constricciones son habituales, al igual que el engrosamiento de paredes.
- Las fístulas son frecuentes

Características microscópicas de la colitis ulcerosa y de la enfermedad de Crohn (esquematizada en el colon)

Colon normal

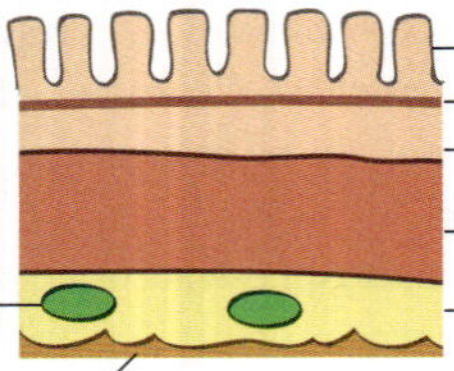

Manifestaciones de la colitis ulcerosa

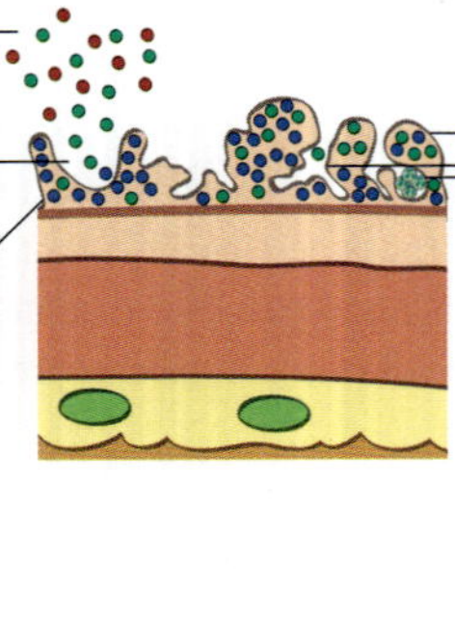

Manifestaciones comunes a ambas afecciones

Inflamación crónica y aguda combinada de mucosa

Ramificación de criptas

Abscesos en criptas

Manifestaciones de la enfermedad de Crohn

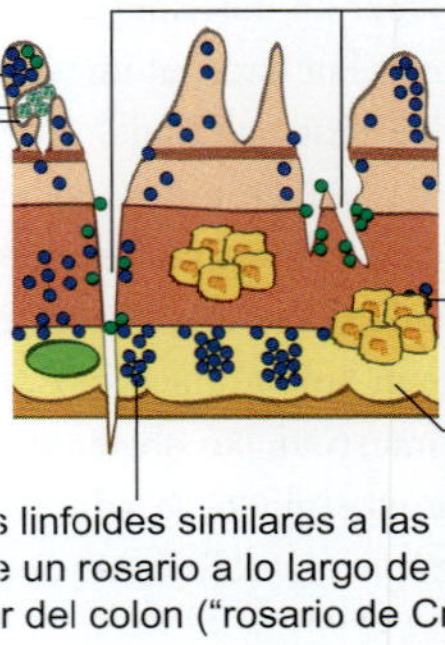

Definición

- La colitis ulcerosa es un trastorno inflamatorio crónico, de etiología incierta, que compromete sólo al intestino grueso, si bien puede producir síntomas fuera del aparato digestivo.
- La enfermedad de Crohn es una afección inflamatoria crónica, de etiología desconocida, que puede afectar a todo el aparato digestivo y producir síntomas fuera del mismo.

Ambas enfermedades se denominan, en conjunto, enfermedad inflamatoria intestinal (EII).

Epidemiología

La prevalencia de colitis ulcerante en el Reino Unido es de 80-160 por 100.000, en tanto que la de la enfermedad de Crohn es de 40-80 por 100.000. Las incidencias anuales son de 14 y 7 por 100.000, respectivamente.

El pico de aparición de la enfermedad de Crohn se da entre los 20 y 30 años, registrándose un segundo pico menor entre los 60 y 70 años. El rango de edad en el caso de la colitis ulcerante es más amplio y está menos definido, aunque los pacientes son, a menudo, niños y jóvenes.

Etiología y patogénesis

Ambas enfermedades poseen una notable coincidencia clínica y patológica. Las familias con alta incidencia de EII pueden incluir a pacientes con alguna de las dos afecciones. Ambas pueden comprometer al colon, pero sólo la enfermedad de Crohn afecta al intestino delgado, y, con poca frecuencia al estómago, esófago y faringe. En los dos casos pueden producirse recaídas y remisión.

Se debe mencionar que el tabaco incrementa la incidencia y gravedad de los ataques de Crohn y se dice que duplica el riesgo de aparición de la enfermedad, si bien disminuye el grado de severidad y la posibilidad de recaída en la colitis ulcerante.

Aparentemente, los factores genéticos son importantes en lo que respecta a la modulación de la respuesta del paciente al estímulo que daña a la mucosa intestinal, que puede ser infeccioso o bacteriano. Algunas familias con Crohn tienen un gen *NOD2* anormal. El producto del gen ayuda a modular la inflamación de la mucosa intestinal. La respuesta inmune es dirigida a lo largo de la trayectoria de Th1 más que de Th2. La respuesta inflamatoria anormal, ante la estimulación de la bacteria intestinal, puede impedir que se regulen la liberación de citoquinas y permitir el reclutamiento y activación de células inflamatorias.

La presencia de p-ANCA en un 70% de los pacientes con EII también implica una alteración de la función inmunitaria.

Se ha sugerido que las micobacterias son los microorganismos que causan la enfermedad de Crohn, aunque aún se discute si esto es así.

La distinción entre ambas afecciones (basada, en gran medida en factores patológicos) resulta fundamental, teniendo en cuenta los diferentes comportamientos clínicos de ambas enfermedades, en especial la propensión de Crohn a reaparecer tras una intervención quirúrgica y su falta de adaptación a la creación de un neorecto después de una colectomía.

Características macroscópicas

La colitis ulcerosa comienza en el recto y se disemina de manera proximal y continua, pero sólo daña al colon (puede afectar al ileón terminal en algunos casos agudos). En cambio, la enfermedad de Crohn puede comprometer a cualquier porción del aparato digestivo, su distribución es discontinua y lesiona, principalmente , al ileón terminal; a menudo, no afecta al recto.

La colitis ulcerosa presenta úlceras geográficas, confluentes; Crohn produce úlceras aftosas pequeñas o mucosa con aspecto de adoquín. En Crohn pueden hallarse "envolturas grasas", no así en la colitis ulcerosa; las fístulas y las estenosis son típicas también de Crohn y no de CU.

Características microscópicas

Ambas enfermedades presentan infiltrados celulares inflamatorios crónicos y agudos dentro de la mucosa intestinal. La inflamación está asociada con una lesión mucosa, que se manifiesta en una distorsión de la arquitectura de las criptas glandulares, así como también en atrofia de las mismas. Dicha inflamación incluye criptitis y pequeños abscesos dentro de las criptas.

La inflamación en la colitis ulcerosa está confinada a la mucosa (en caso de enfermedad fulminante, puede producirse una extensión más profunda). A menudo, las ulceraciones transmurales en la enfermedad de Crohn presentan úlceras fisurantes "similares a cuchillos" y agregados linfoides, que se asemejan a las cuentas de un collar, a lo largo de la capa serosa.

Los granulomas no caseosos son comunes en Crohn, incluso en los ganglios linfáticos regionales Se debe ser cauto a la hora de interpretar la importancia diagnóstica de los pequeños granulomas asociados con lesiones de las criptas mucosas, por cuanto éstos pueden hallarse en cualquiera de las dos enfermedades, si bien los granulomas submucosos constituyen un rasgo distintivo muy convincente.

La inflamación transmural en la enfermedad de Crohn explica la asociación con fístulas, estenosis y envolturas grasas.

Características clínicas

Colitis ulcerosa

La presentación típica es con diarrea, que a menudo es grave y está acompañada por hemorragia rectal y mucosidad copiosa. En la endoscopía, se observa hemorragia por contacto. El megacolon tóxico constituye una complicación de emergencia, caracterizada por dilatación colónica aguda, asociada con riesgo de perforación. Se produce en un 5-10% de los pacientes, con frecuencia, como el primer episodio.

Enfermedad de Crohn

La presentación de esta enfermedad es más variable que la de colitis ulcerosa, debido a las diversas partes del aparato digestivo que puede afectar. Un 80% de los pacientes padece diarrea, aunque la hemorragia rectal es poco frecuente. Puede producirse constipación y, en raras ocasiones, obstrucción intestinal. En el 50% de los casos hay dolor abdominal. La enfermedad ileocecal puede provocar una masa en la fosa ilíaca derecha.

En un 75% de los pacientes con enfermedad colónica se observa un acrocordón anal, y un 33% de ellos presentan granulomas. En cambio, dicho acrocordón sólo se detecta en un 25% de aquellos con enfermedad de Crohn ileal.

La pérdida de peso es común (70%), en tanto que una malabsorción completa sugiere una enfermedad ileal terminal.

La formación de fístulas perianales ("perineo en regadera") es rara, pero es un fuerte indicador de Crohn, mientras que las fisuras anales, si bien son habituales, también se producen en otras enfermedades.

Enfermedades extraintestinales

Ambas afecciones pueden presentar fiebre, anemia y uveitis. Las manifestaciones epidérmicas incluyen eritema nodoso y pioderma gangrenoso. La colitis ulcerosa puede estar acompañada por sacroileitis o colangitis esclerosante primaria.

Pronóstico

La colectomía es curativa en la colitis ulcerosa, en tanto que en el caso de Crohn sólo trata la enfermedad local. Aproximadamente un 50% de los pacientes con Crohn requerirán cirugía, y, la mitad de ellos necesitará una o más intervenciones posteriores.

El riesgo de carcinoma colorectal es elevado en la colitis ulcerosa, y aumenta a medida que se extienden la enfermedad y la duración de los episodios activos. El riesgo total asciende a 16,5% tras 30 años.

El riesgo de carcinoma colorectal en la enfermedad de Crohn prolongada es igualmente elevado, y existe una incidencia levemente mayor de linfoma.

55 Pólipos adenomatosos, cáncer colorectal y carcinoma anal

Desarrollo de un adenocarcinoma tras una serie de mutaciones de oncogenes y genes supresores de tumores

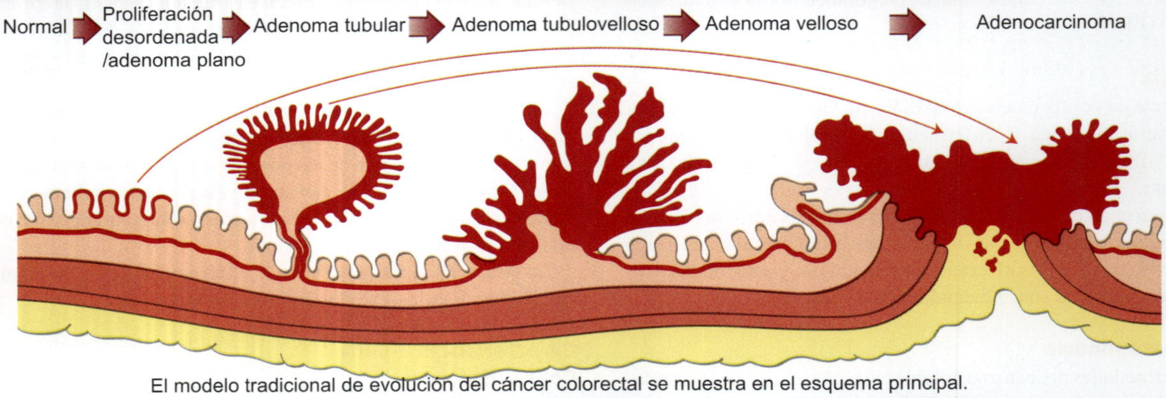

El modelo tradicional de evolución del cáncer colorectal se muestra en el esquema principal.
No obstante, se puede originar un cáncer, en forma directa, a partir de cualquiera de estas lesiones

Primeras manifestaciones de los tumores colorectales y anales

Tumores del lado derecho

- A menudo, polipoides: luz amplia y distensible que permite el crecimiento tumoral
- Las obstrucciones son poco frecuentes, dado que las heces aún son relativamente fluidas.
- Anemia (deficiencia de hierro) causada por sangre oculta
- Hemorragias más extensas: melena.
- Masa palpable en fosa ilíaca derecha
- Diarrea derivada de la secreción de mucina
- Diseminación directa a la pared abdominal, peritoneo
- Vasos linfáticos: ganglios linfáticos mesentéricos
- Drenaje venoso a través de la vena porta
- Posible diseminación transcelómica
- Recurrencia local si hay compromiso de los márgenes

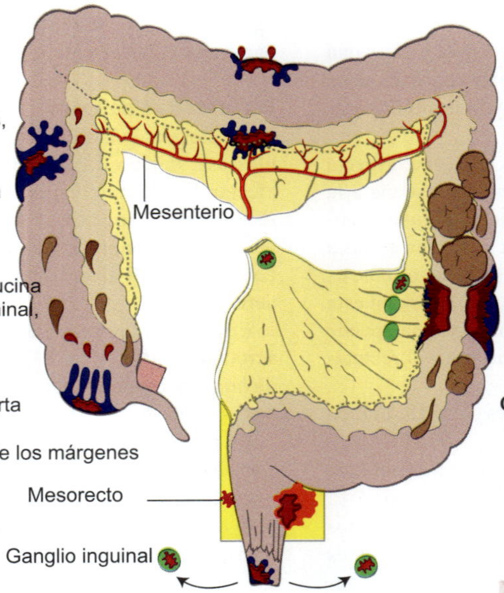

Tumores del lado izquierdo

- Generalmente ulcerosos, redondeados
- Las obstrucciones son más comunes, la luz es más angosta y las heces más sólidas.
- Hemorragia rectal
- Lesión en forma de "corazón de manzana" en enema de bario
- Constipación o diarrea
- Tenesmo
- Diseminación directa a vagina, útero, vejiga, intestino delgado y sacro.
- Vasos linfáticos: ganglios linfáticos mesorectales
- Drenaje venoso vía la vena porta
- Diseminación transcelómica variable
- Recurrencia local si hay compromiso de los márgenes

Cáncer anal- con frecuencia, carcinoma escamoso

- Se presenta con bulto anal o hemorragia
- Diseminación directa a la vagina o perineo
- Vasos linfáticos: ganglios linfáticos inguinales
- No se observa diseminación transcelómica
- Recurrencia local en tejidos perineales/perianales

NB. La escala en etapas de Duke no aplica a SCC anal

Etapas del adenocarcinoma colorectal de Dukes y porcentaje de pacientes en esta etapa (%)

	Supervivencia 5 años
A = confinado a pared intestinal (15% de pacientes)	**(80-95%)**
B= a través de la pared intestinal, pero no en ganglios (35% de pacientes)	**(55-67%)**
C= afecta a los ganglios linfáticos (50% de pacientes)	**(30-45%)**

(C1 ganglios pericólicos, C2 ganglios positivos en el lugar de la ligadura)

NB 20% de los pacientes con cáncer colorectal presentan síntomas tardíos, con metástasis distante, y son inoperables

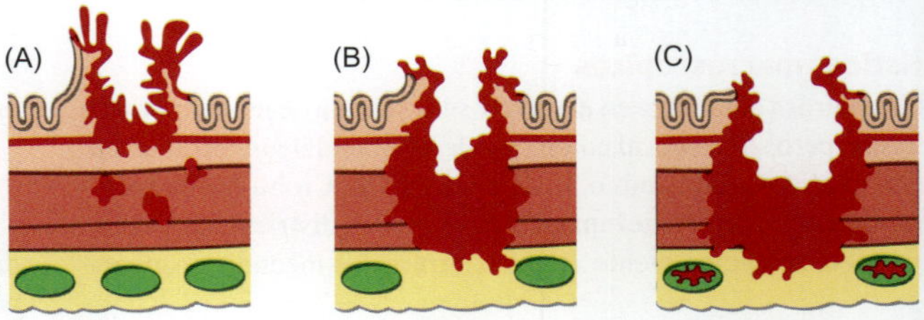

Factores más importantes en el pronóstico del carcinoma colorectal

- Presencia de tumor en el margen circunferencial (punto en el que la grasa mesorectal o la adherencia mesentérica son separadas de la pared de la cavidad abdominal o pélvica)
- Metástasis de ganglios linfáticos, en especial si se encuentran afectados ≥ 4 ganglios
- Presencia de invasión venosa, en especial extramural
- Perforación serosa causada por el tumor

Pólipos adenomatosos

Los adenomas constituyen los principales pólipos en el aparato digestivo, ya que son displásicos, y, por ende, propensos al cáncer. El pólipo hiperplásico se ubica segundo en importancia. En la actualidad, está creciendo el interés en los "adenomas aserrados", que combinan rasgos adenomatosos e hiperplásicos.

Los pólipos "pedunculados" tienen precisamente pedúnculos, en tanto que aquellos que carecen de los mismos se denominan "sésiles". Su morfología puede ser tubular, tubulovellosa o vellosa. El riesgo de cáncer aumenta según el tamaño del adenoma (>10 mm), la severidad de la displasia y la extensión de la arquitectura vellosa. Recientemente, se han descripto adenomas no polipoides "planos", que, aparentemente, conllevan un alto riesgo de cáncer.

En la década del '80, Volgestein y col. caracterizaron varias de las mutaciones presentes en la secuencia pólipo-carcinoma. Antes de evolucionar en adenocarcinomas colónicos, los adenomas sufren una acumulación progresiva de mutaciones. El cáncer colorectal es un ejemplo de la "hipótesis multi-hit" (hipótesis de generación múltiple) de la carcinogénesis. En general, una persona con un adenoma habrá de generar otros. Es importante que se lleven a cabo colonoscopías con cierta regularidad, a fin de identificar y extraer estas lesiones potencialmente cancerosas.

Carcinoma colorectal

Los adenocarcinomas abarcan un 98% de los cánceres colónicos. En contadas ocasiones, se pueden observar otros tumores tales como linfomas, tumores neuroendócrinos (carcinoides) o sarcomas, si bien no serán tratados en este libro.

Epidemiología

El carcinoma colorectal (CCR) es el tercer cáncer más frecuente en el mundo con una incidencia de 17 x 100.000 muertes. La incidencia es más elevada en el mundo "occidental"; en América Latina es de 11 por 100.000. La incidencia es levemente mayor en hombres que en mujeres; el 80% de los pacientes tienen más de 50 años.

Etiología

- Los carcinógenos implicados en el CCR incluyen aminas heterocíclicas (en la carne quemada), niveles de bilis fecal más elevados de lo normal (estimulados por un exceso de lípidos) y las especies de oxígeno reactivo debidas a oxidantes presentes en los alimentos y a la estimulación de la inflamación.
- Una dieta baja en fibras y la falta de ejercicio retrasan el tránsito de las heces, aumentando así la exposición de la pared intestinal a estos agentes. Una dieta rica en verduras puede brindar mayor protección, al reducir el tiempo del tránsito fecal, aportar antioxidantes para combatir los radicales libres, unir (mediante fibras) los carcinógenos intraluminales y general ácidos grasos volátiles protectores mediante la fermentación de fibras.
- Los carcinógenos asociados con el alquitrán del tabaco, que son absorbidos dentro del torrente sanguíneo en los capilares pulmonares, pueden afectar a cualquier parte del organismo.
- La enfermedad intestinal crónica conlleva un mayor riesgo de CCR, lo que refleja la distribución y extensión de la afección (en la colitis ulcerosa, el riesgo se incrementa entre 5 a 15 veces; en la enfermedad de Crohn se triplica).
- En pacientes entre 30 y 50 años de edad se sospecha una predisposición genética (5% de los casos). A menudo, existen antecedentes familiares de CCR. Los ejemplos incluyen:
  - Mutación del gen (poliposis familiar cólica) de la poliposis adenomatosa hereditaria (APC).
  - Mutaciones de los genes de reparación de ADN (carcinoma colorectal hereditario sin poliposis, HNPCC).

Patogénesis

Se han propuesto dos vías genéticas principales para explicar el desarrollo del CCR esporádico, sugiriéndose luego también una tercera:

1. En el 80-85% de los casos, esta vía sigue la secuencia tradicional de mutaciones de adenoma-carcinoma, incluyendo al gen APC (5q), gen ras (12 p), pérdida de DCC (18q) y p53 (17p). La distribución de estos tumores se da fundamentalmente del lado izquierdo, y refleja la incidencia de pólipos adenomatosos.
2. En un 15-20% de los casos, la vía es diferente: se acumulan mutaciones debido a la supervisión deficiente relacionada con la enzima de reparación de ADN. El HNPCC hereditario suma aproximadamente un 5% de los pacientes. Aquí, los tumores predominan sobre el lado derecho, y pueden mostrar alteraciones mucinosas o del anillo de sello. Etapa por etapa, estos tumores parecen tener un pronóstico levemente mejor que aquellos en la vía esporádica, no obstante lo cual se dice que responden menos a la quimioterapia.
3. Recientemente, se ha propuesto una tercera vía, que incluye a los adenomas serrados.

Cuadro clínico

Se debería investigar cualquier cambio persistente de los hábitos de evacuación. A menos que se pruebe otra etiología, se debe suponer que la anemia por insuficiencia de hierro es provocada por una hemorragia del tubo digestivo (cabe notar que la menstruación constituye la primer causa de este tipo de anemia en mujeres premenopáusicas).

Características del pronóstico

- Etapa del tumor: sistema de clasificación por etapas de Dukes o TNM (véase capítulo 28); peor si se trata de la etapa 4 o si existen más ganglios comprometidos.
- Un tumor en el margen quirúrgico mesorectal o retroperitoneal aumenta las tasas de recurrencia local.
- La invasión venosa extramural se correlaciona con una diseminación distante.
- La perforación serosa ocasionada por el tumor aumenta el riesgo de propagación transcelómica.
- El grado histológico no es de gran importancia en lo que se refiere al pronóstico.

Tratamiento

Consiste en una escisión quirúrgica. A menudo, los tumores invasivos de gran tamaño responden bien a la quimioterapia/radioterapia profunda preoperatorias.

Pronóstico

En el Reino Unido, la tasa de supervivencia de 5 años asciende al 50%. En un 70% de los pacientes con CCR se desarrollará una metástasis distante, que comprometerá sólo al hígado en un 30-40 % de dichos enfermos.

La metástasis hepática puede tratarse mediante una resección parcial del hígado; la tasa postoperatoria de supervivencia de 5 años es de 35-40%, en comparación con el 25% registrado en aquellos pacientes sometidos solamente a quimioterapia.

Cáncer anal

El cáncer anal es poco frecuente. El ano tiene un revestimiento escamoso, por lo que el carcinoma de células escamosas (CCE) constituye el tipo más común. En contadas ocasiones, puede generarse un melanoma o tumores de otra clase.

El CCE tiene una estrecha asociación con las cepas del virus del papiloma humano (HPV), similares a aquellas asociadas con CCE de cuello de útero. A menudo, existen antecedentes previos de llagas perianales o peneanas, o displasia cervical. Los pacientes homosexuales corren un riesgo mayor. La incidencia de displasia y carcinoma aumenta en pacientes HIV positivos.

Con frecuencia, la displasia antecede al desarrollo de un CCE, y, en una comunidad de alto riesgo, se deben llevar a cabo frotis anales, de la misma manera en que se realiza el test de Papanicolaou en las mujeres.

Patrón de diseminación

La diseminación se produce a través de los vasos linfáticos hacia los ganglios inguinales, no hacia los ganglios mesorectales. El hígado no suele constituir el sitio habitual de metástasis hemática, dado que es irrigado por la arteria rectal inferior y el drenaje ocurre vía las venas sistémicas, y no la porta.

56 El hígado normal y los efectos de la lesión hepática

Componentes del lóbulo hepático normal

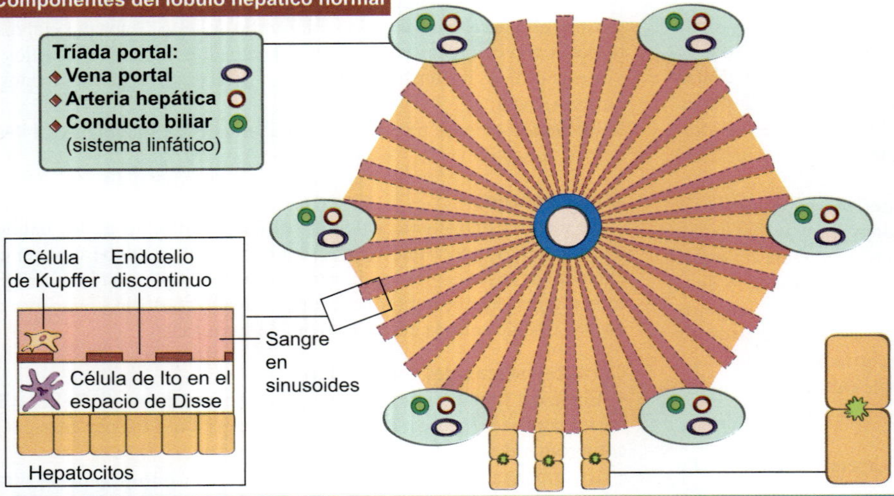

Funciones del hígado normal

- Metabolismo de la bilirrubina
- Metabolismo de lípidos
- Metabolismo de aminoácidos, proteínas y amoníaco
- Síntesis proteica
- Metabolismo de carbohidratos
- Metabolismo de fármacos
- Funciones inmunes

Las células hepáticas adyacentes forman el **canalículo biliar**, que drena en los canales de Hering, que a su vez drena en los conductos biliares (la bilis fluye hacia los tractos portales).

Conceptos acinar y lobular de la estructura hepática normal

El ácino hepático

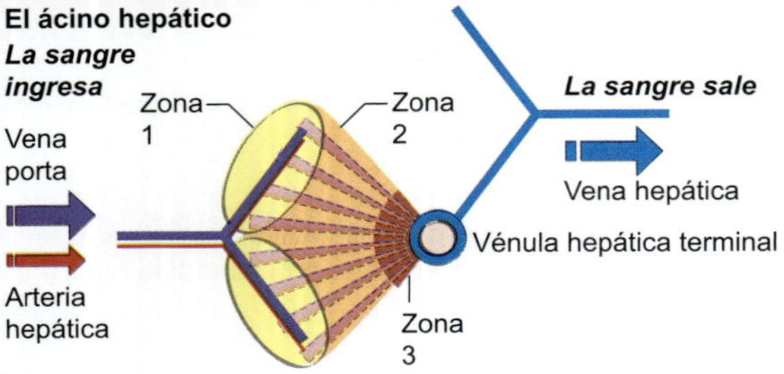

El concepto acinar considera al hígado como un conjunto de acinos relacionados a las ramas de la vena porta y la arteria hepática:

- Zona 1: es la región más cercana a los vasos portales.
- Zona 3: es la más cercana a la vénula hepática terminal

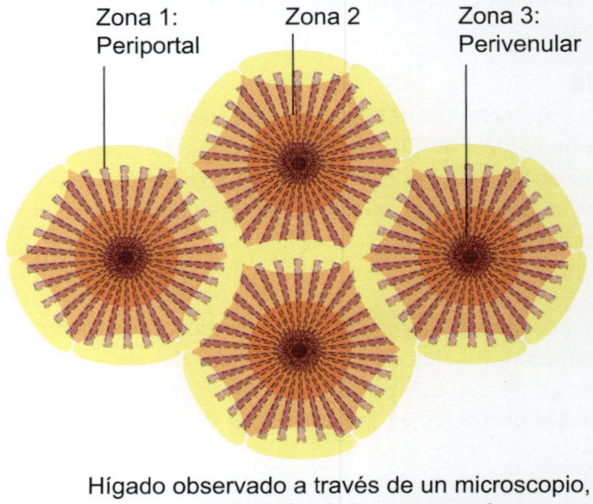

Hígado observado a través de un microscopio, con señalización de las zonas acinares

Efectos de los ataques agudos o crónicos sobre el hígado

Necrosis hepática aguda, por ej., sobredosis de paracetamol: la agresión aguda causa una necrosis hepatocítica aguda, pero la estructura del hígado queda intacta y se puede producir su regeneración, siempre y cuando el paciente sobreviva. El ataque no se repite y el hígado regenerado es normal.

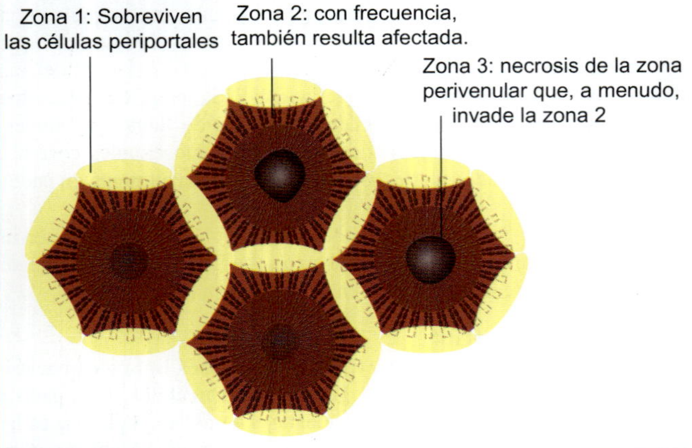

Daño hepático crónico, por ej., cirrosis alcohólica. Si el hígado es dañado, de manera crónica y reiterada, por un estímulo como el alcohol, que causa necrosis e inflamación de las células hepáticas, se lesiona su estructura y se produce una cicatrización, alterando el flujo sanguíneo a través de los sinusoides. Las cicatrices que conectan las zonas 1 y 3 son las que provocan mayor perjuicio. Una vez dañada la estructura hepática, el uso continuo de alcohol genera una inflamación persistente. El hígado forma nódulos regenerativos. La combinación de fibrosis difusa, que distorsiona la arquitectura hepática normal, y nódulos regenerativos se denomina cirrosis.

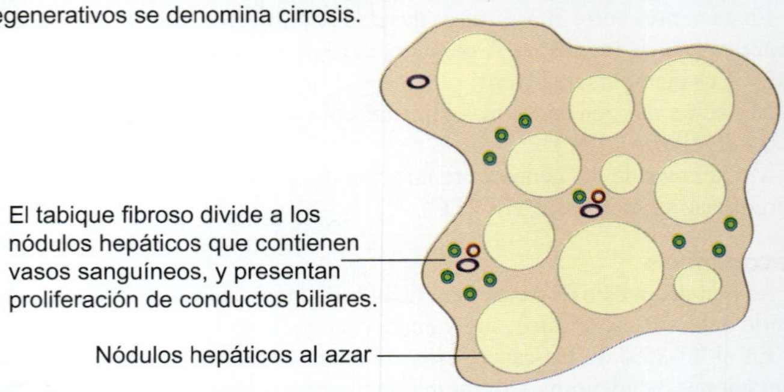

El hígado normal

El hígado normal pesa aproximadamente 1500 g. Sus numerosas funciones están resumidas en el esquema que acompaña a este capítulo.

Está compuesto por hepatocitos, dispuestos en trabéculas (paredes), de aproximadamente 1-2 células de espesor, revestidos por células endoteliales que se discontinúan para permitir un contacto completo entre la sangre dentro de los sinusoides y dichos hepatocitos. El espacio de Disse está ubicado entre el endotelio y las células hepáticas. La absorción y secreción de sustancias se produce en este sitio. Las células de Ito (células estelares, que almacenan vitamina A) se encuentran dentro del mencionado espacio, y son de gran importancia como fuente de formación de tejido fibroso en la enfermedad hepática crónica.

Las células de Kupffer, macrófagos del sistema reticuloendotelial, revisten a los sinusoides y fagocitan a las partículas y bacterias que llegan desde el intestino.

La sangre en los sinusoides proviene de la vena porta (75%) y de la arteria hepática (25%), ambas corren por los tractos portales, junto con los conductos biliares. Estos tractos se ramifican en el pedículo dentro del hilio hepático y están recubiertos por una funda de tejido conectivo. La región periportal se denomina zona acinar 1. La sangre se introduce en los sinusoides y drena dentro de la vénula hepática terminal (o vena central), que luego se vacía en las venas hepáticas; la presión intrasinusoidal se equilibra a aproximadamente 3 mmHg por encima de la presión de la vena cava inferior. De este modo, se puede preservar el flujo.

La bilis es secretada dentro del canalículo, formado en la unión entre los hepatocitos adyacentes, y es conducida desde el centro del lóbulo hepático (región perivenular) hacia los tractos portales gracias a la acción de los filamentos citoesqueléticos contráctiles, dispuestos en paralelo al mencionado canalículo. Éste se fusiona con los canales de Hering, revestidos por epitelio aplanado, en la región periportal, y luego se vacía dentro de los conductos biliares, con el epitelio cuboidal en los tractos portales, desde donde drenan hacia el exterior del hígado, y en los conductos hepáticos derecho e izquierdo, que se funden para formar un conducto hepático común.

La zona acinar 3 es una zona "en riesgo"

La sangre drena vía diversas venas hepáticas en el interior de la vena cava inferior, que recorre 2-3 cm y luego se abre en la aurícula cardíaca derecha. La hipertensión generada por una insuficiencia cardíaca se transmite con rapidez al hígado, donde supera velozmente la tensión sinusoidal diferencial de 3 mmHg, comprometiendo así al flujo a través de los sinusoides. De este modo, el tejido hepático alrededor de las vénulas hepáticas terminales (zona acinar 3), se lesiona con facilidad,. Esta región posee la tensión de oxígeno más baja, sin embargo, curiosamente, es la zona en la que se concentran las enzimas que metabolizan fármacos, por lo que es muy susceptible al daño tóxico.

Pacientes cirróticos con alteración del flujo sanguíneo

La vena porta transporta todos los nutrientes que se absorben desde el intestino, para ser metabolizados, resintetizados o bien almacenados por el hígado, según los requerimientos del momento. La arteria hepática funciona para nutrir al sistema biliar y otras estructuras hepáticas. Si disminuye el aporte portal, entonces se produce un proceso autoregulatorio que compensa el inconveniente incrementando el flujo arterial hepático. Esto sucede en la cirrosis, cuando la obstrucción y desviación del flujo sanguíneo portal ocasiona hipertensión portal, y un aumento del suministro arterial hepático. En pacientes cirróticos con hemorragias masivas provenientes de una anastomosis sistémica portal, la súbita caída de la tensión arterial sistémica, y en consecuencia, del aporte de la arteria hepática, conduce a una necrosis isquémica multifocal del hígado.

Regeneración hepática

Regeneración tras una lesión hepática aguda

Las complejas funciones metabólicas del hígado no han podido ser reproducidas aún por aparatología alguna. Su capacidad de regeneracióنes excepcional en quienes han sobrevivido a un ataque agudo. Puede substituir entre la mitad y dos tercios de su volumen. Teniendo en cuenta este dato, en caso de transplante, un solo hígado puede servir para dos receptores.

Las células ovales (células madre), que se encuentran situadas en las proximidades de la placa limitante (el límite de los tractos portales) en los canales de Hering, son las encargadas de llevar a cabo la antedicha regeneración, a fin de reemplazar la gran pérdida celular. Son muy versátiles, por cuanto pueden diferenciarse ya sea en hepatocitos o conductos biliares. A menudo, la regeneración aguda se caracteriza por una proliferación de conductos, así como también por la formación de hepatocitos nuevos.

Las células madre de la médula ósea pueden repoblar al hígado, pero se desconoce la real extensión de este mecanismo. Por ejemplo, en el caso de infección viral aguda por hepatitis B o C, la substitución de cada uno de los hepatocitos dañados se realiza mediante la división de los hepatocitos adyacentes. El hígado es uno de los tejidos "permanentes" en términos de su capacidad de regeneración, y si bien puede reemplazar tejidos lesionados, tiene poca actividad mitótica inherente, en comparación a los epitelios epidérmicos e intestinales que son tan "lábiles".

Regeneración tras una lesión hepática crónica

Se produce cuando existe una inflamación reiterada o persistente, por ej., en hepatitis viral crónica, esteatohepatitis alcohólica o no alcohólica, y enfermedades hepáticas autoinmunes o metabólicas. La estructura del hígado es distorsionada por fibrosis y se desarrollan nodulos de regeneración.

Insuficiencia hepática

Se caracteriza por encefalopatía, hemorragia e ictericia, acompañadas, con frecuencia, por hipoglucemia, acidosis metabólica e hipoxia.

El síndrome hepatorenal o hepatopulmonar se produce en algunos pacientes. La insuficiencia renal o pulmonar puede deberse a una vasoconstricción refleja en estos órganos mediada, probablemente, por endotelina-1. En consecuencia, se reduce el flujo glomerular, causando falla renal aguda, y desviación de la sangre a través de los pulmones, lo que provoca hipoxia.

- **Insuficiencia hepática crónica:** es más común que la aguda, y sucede cuando el hígado cirrótico se descompensa como resultado de la progresión del daño. Por lo general, antecede a la muerte. En estos paciente,se suelen hallar también indicios de cirrosis.
- **Insuficiencia hepática aguda:** se produce con necrosis hepática masiva, a menudo secundaria a una sobredosis de fármacos (en especial, paracetamol), a una infección (por ej., hepatitis fulminante) o algún otro tipo de toxicidad (por ej., envenenamiento por hongos, reacción idiosincrática a antibióticos).

57 Ictericia, cálculos biliares y carcinoma de vesícula biliar

Vesícula biliar con cálculos ricos en colesterol

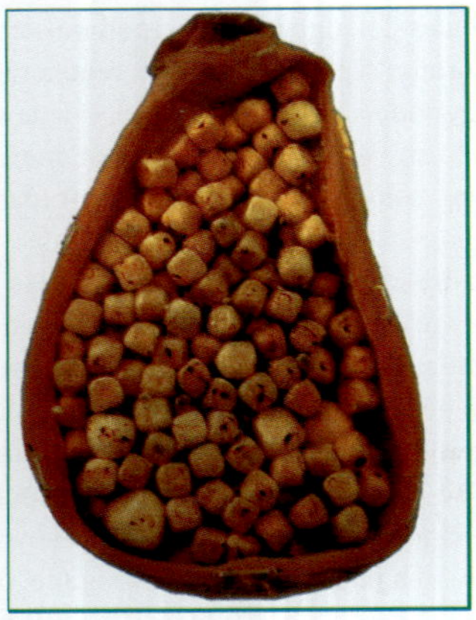

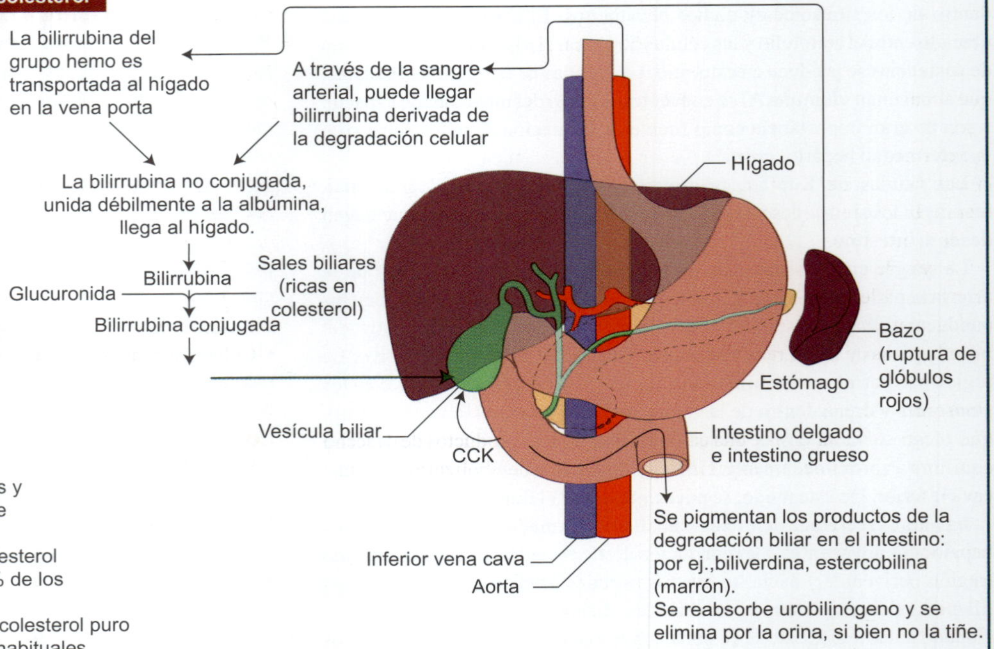

Si se altera el equilibrio entre pigmentos y sales biliares, el exceso de sustancia se precipita fuera de la suspensión.

- Los cálculos combinados ricos en colesterol (de sales biliares) constituyen un 90% de los cálculos de vesícula biliar.
- En ocasiones, se forman cálculos de colesterol puro
- Los cálculos de pigmentos son poco habituales.

Tipos de ictericia y etiologías atípicas

Prehepática, por ej., hemólisis
Bilirrubinemia no conjugada: el color de la orina y las heces es normal, por cuanto la conjugación biliar es igualmente normal. El hígado no puede satisfacer la carga impuesta por dicha conjugación, y se acumula bilirrubina en sangre

Intrahepática, por ej., hepatitis viral, toxicidad farmacológica
Bilirrubinemia predominantemente conjugada: orina oscura. La bilirrubina se acumula en el hígado y refluye a la sangre. En general, queda alguna conjugación, y capacidad de secreción remanentes, por lo que las heces no se ven pálidas.

Posthepática (intrínseca: obstrucción de conducto biliar común por cálculos biliares o tumores; extrínseca: compresión por cáncer pancreático o aumento de tamaño de los ganglios linfáticos).
Bilirrubinemia conjugada: la bilirrubina conjugada refluye desde el hígado hacia la sangre. Es soluble en agua y se elimina por orina, sudor y lágrimas, que se ven oscuras. La ausencia de pigmento biliar explica la palidez de las heces.

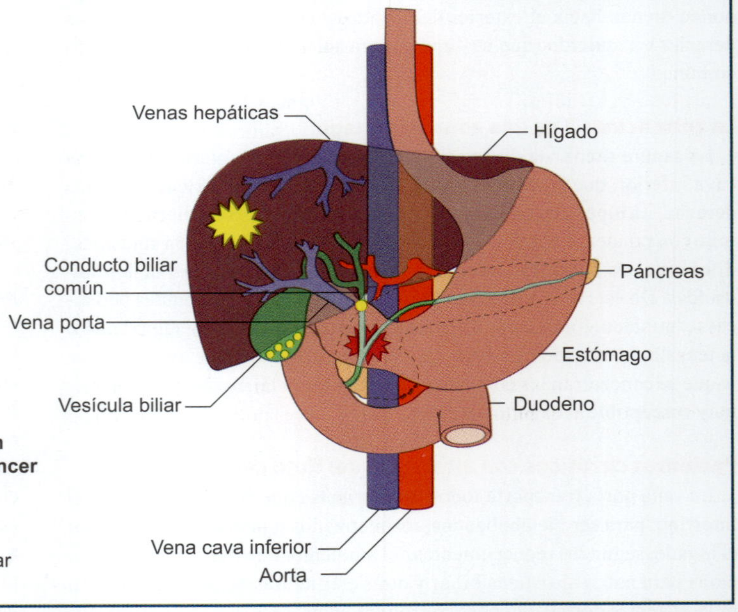

Causas de la ictericia

La ictericia se produce cuando hay un incremento de bilirrubina en sangre (el nivel normal es de <15 mmol/L).

Los pigmentos biliares son derivados del grupo hemo, uno de los principales componentes de la hemoglobina (Hb), también hallado en la mioglobina y las enzimas citocromo oxidasa. Los glóbulos rojos son reemplazados cada 120 días. El hierro de la Hb es reciclado y el grupo hemo es oxidado en bilirrubina, que es transportada en la sangre, unida débilmente a la albúmina, hacia el hígado. Aquí se conjuga con el ácido glucurónico, para hacerlo hidrosoluble a los fines de la secreción dentro de la bilis.

Los factores que alteran este trayecto provocan retención de bilirrubina en el cuerpo, tiñendo de amarillo la esclerótica del ojo y la piel. Los pigmentos biliares son los que imparten el color a la materia fecal, si bien, en general, no afectan a la orina, a menos que exista una obstrucción del flujo biliar, y reflujo de bilirrubina a la sangre, que es luego eliminada por vía urinaria. El depósito crónico de pigmentos biliares en la piel provoca una picazón intensa.

Las causas de la ictericia pueden ser pre, intra o posthepáticas.

Prehepáticas:

- La presencia en sangre de una cantidad excesiva de productos de desecho del grupo hemo supera la capacidad del hígado de metabolizarlos y eliminarlos. La anemia hemolítica, causada por esferocitosis hereditaria, constituye un ejemplo de ésto. El hígado aún conjuga bilirrubina, pero de manera insuficiente ante la abundancia de dicho pigmento, por lo que se produce una icteria.
- El color de la orina y de las heces es normal.

Intrahepáticas:

- La hepatitis puede alterar el transporte, la conjugación o la excreción de bilis. Con frecuencia, la ictericia refleja un deterioro grave de los mecanismos sintéticos o citoesqueléticos del hígado. La hepatitis viral será tratada en el capítulo 60.
- Las reacciones idiosincráticas a ciertos fármacos pueden paralizar el aparato citoesquelético, necesario para el desplazamiento biliar, ocasionando colestasis con o sin inflamación.
- A menos que exista un daño hepatocelular masivo, el hígado retiene parte de su capacidad para conjugar bilirrubina, y no se observan heces pálidas, y la orina se ve menos oscura que en la ictericia posthepática.

Posthepáticas:

- La obstrucción o la pérdida de los conductos biliares impiden la excreción biliar.
- Hay bilirrubina conjugada en sangre, parte se elimina por la orina (que es más oscura de lo habitual) en tanto que las heces tienen menor cantidad de pigmentos, por lo que se ven más pálidas.
- La absorción de grasas se encuentra deteriorada, lo que puede conducir a esteatorrea (heces pálidas, voluminosas y fétidas).
- Los cálculos biliares constituyen la causa más común, seguidos por carcinoma de la cabeza del páncreas.

Cálculos biliares

La bilis, elaborada por el hígado, es almacenada y concentrada en la vesícula biliar. Es liberada, a demanda, por la contracción provocada por la secreción de colecisticinina (CCK) de las células neuroendócrinas del intestino, cuya liberación es estimulada por la llegada de alimentos grasosos al duodeno. La bilis es una solución compuesta por sales biliares (creadas por la acción de 7α hidroxilasa sobre el colesterol, formando sales del ácido quenodesoxicólico) o bien pigmento biliar (derivado de la oxigenación del grupo hemo y las moléculas relacionadas con la bilirrubina). Un desequilibrio de alguno de estos dos componentes puede precipitar la solución y la aparición de cálculos de colesterol o de pigmentos. Los primeros constituyen aproximadamente un 90% de todos los cálculos biliares.

Cuadro clínico

El tamaño, la forma y la cantidad de cálculos biliares varía de manera considerable. Son muy comunes en la población, en especial en mujeres de mediana edad, y suelen ser asintomáticos. Los síntomas se manifiestan si obstruyen el conducto cístico o biliar común. Con frecuencia, el dolor agudo constituye su principal manifestación, puede durar varias horas, y, a menudo, es iniciado por algún alimento rico en grasas. Puede irradiarse al hombro (reflejando la inervación del diafragma, que es irradiado por la vesícula biliar inflamada). Si se obstruye el conducto biliar común (CBC), se produce ictericia.

Secuelas de los cálculos biliares

- Colecistitis: aguda o crónica (común)
- Adenocarcinoma de vesícula biliar (poco frecuente).

Colecistitis

Se puede producir una colecistitis aguda tras el impacto de un cálculo biliar sobre el cuello de la vesícula biliar o un conducto cístico, con erosión y úlcera e inflamación aguda. A menudo, se soluciona mediante un tratamiento conservador, dejando la colecistectomía, de ser necesario, para más adelante.

No obstante, la tumefacción causada por la inflamación o la presencia del cálculo pueden obstruir a la pequeña arteria cística que irriga a la vesícula biliar, provocando infarto y necrosis gangrenosa. Esto constituye una emergencia quirúrgica, dado que puede romperse dentro de la cavidad peritoneal, provocando pérdida de bilis y peritonitis química.

La colecistitis crónica puede reconocerse, desde el punto de vista histológico, por un engrosamiento fibroso de la pared de la vesícula biliar, con inflamación crónica. En general, existe una evaginación de la mucosa a través de la pared (similar a la diverticulitis colónica), denominada formación de seno de Rokitansky-Aschoff. Se pueden hallar cálculos dentro de dichos senos.

Adenocarcinoma de vesícula biliar

Este adenocarcinoma comprende a un 95% de los carcinomas de vesícula biliar, es poco frecuente en la Argentina (2 por 100.000), y casi siempre está relacionado con alguna enfermedad de la vesícula biliar, si bien, en ocasiones, está asociado con carcinoma colorectal hereditario sin poliposis (HNPCC). La mayoría de los casos se producen en mujeres entre 60 y 70 años. No existe asociación con colangitis esclerosante ni colitis ulcerosa, a diferencia de lo que ocurre con el cáncer de conducto biliar.

Su presentación es tardía, una vez que ya se ha diseminado fuera de la vesícula biliar. Con frecuencia, el tumor se origina en el fundus de la vesícula, y, de este modo, no provoca síntomas de obstrucción. En algún caso, un paciente podrá experimentar displasia vesicular durante una colecistectomía por cálculos; la operación en esta etapa premaligna es curativa.

El adenocarcinoma es común en algunas partes del mundo, por ej., Sudamérica (en Chile, México y Bolivia, la incidencia es de 21 por 100.000). Se cree que es una predisposición genética debida, probablemente, a la mezcla de genes hispánicos con genes indígenas durante siglos anteriores.

El cáncer de conductos biliares (colangiocarcinomas) no está relacionado con enfermedades de la vesícula biliar, y será tratado en el capítulo sobre tumores hepáticos (capítulo 63).

58 Enfermedades hepáticas alcohólicas y no alcohólicas

Efectos del alcohol sobre el organismo

- Cerebro: encefalopatía de Wernicke, psicosis de Korsakoff.
- Corazón: cardiomiopatía dilatada, fibrilación auricular.
- Orofaringe y esófago: aumento del riesgo de carcinoma de célula escamosa.
- Esófago inferior: ruptura de Mallory-Weiss.
- Estómago: gastritis alcohólica.
- Hígado: alteraciones grasas, esteatohepatitis, cirrosis.
- Pancreatitis aguda y crónica.
- Efectos secundarios de la cirrosis: hipertensión portal, várices esofágicas, venas cutáneas dilatadas alrededor del ombligo (cabeza de medusa). Otros sitios de anastomosis sistémica-portal incluyen “zonas desnudas” de la pared retroperitoneal y hemorroides.
- Se puede producir un síndrome alcohólico fetal con una unidad de alcohol diaria, que provoca anomalías en cerebro, corazón, huesos y sistema genitourinario

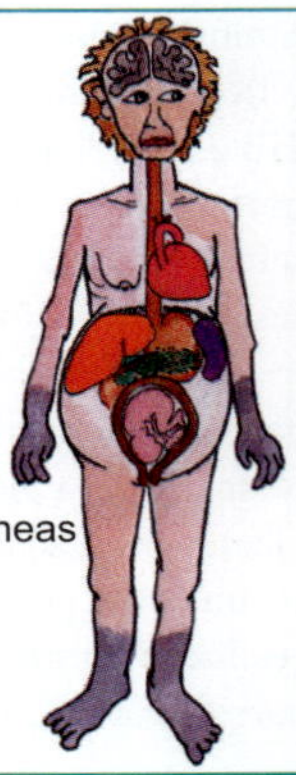

- Aislamiento social, violencia, lesión traumática (por ej., accidentes de tránsito), problemas financieros, trastornos psiquiátricos.
- Sistema nervioso: neuropatía sensitiva distal con distribución típica en “guantes y medias”.

Metabolismo del alcohol

Características clínicas

Las mujeres tienen menos deshidrogenasa alcohólica que los hombres, de modo que, a una misma dosis, llegan a niveles más elevados en sangre.

Se producen polimorfismos genéticos en la enzima aldehído deshidrogenasa, por ej., un punto de mutación en ~50% de la población del sudeste asiático reduce la actividad de dicha enzima, provocando eritema facial violento, mareos y nauseas tras la ingestión de alcohol, de manera casi inmediata.

Se cree que el acetaldehído causa el síndrome de alcoholismo fetal.

El acetaldehído genera “resaca” por el consumo excesivo de alcohol. En el tratamiento del alcoholismo, se utilizan fármacos que bloquean el metabolismo del acetaldehído, permitiendo su acumulación en el cerebro.

Vía metabólica

Alcohol
↓ Deshidrogenasa alcohólica en citoplasma hepático o mucosa gástrica.
Acetaldehído
↓ Aldehído deshidrogenasa en mitocondria hepática
Acido acético

Esteatosis y esteatohepatitis alcohólicas y no alcohólicas y relación con el síndrome metabólico (texto en azul)

Diabetes mellitus: la lipasa lipoproteica activada por una hiperglucemia moviliza los AGL de los depósitos de grasa → AGL llevados al hígado

Incremento de la ingesta de lípidos en la dieta (obesidad) → AGL llevados al hígado

El alcohol moviliza a los ácidos grasos libres (AGL) de los adipocitos → **AGL llevados al hígado**

Hiperlipidemias hereditarias, por ej., los receptores de apolipoproteínas anormales provocan una disminución de la capacidad de depuración del LDL de la sangre → AGL llevados al hígado

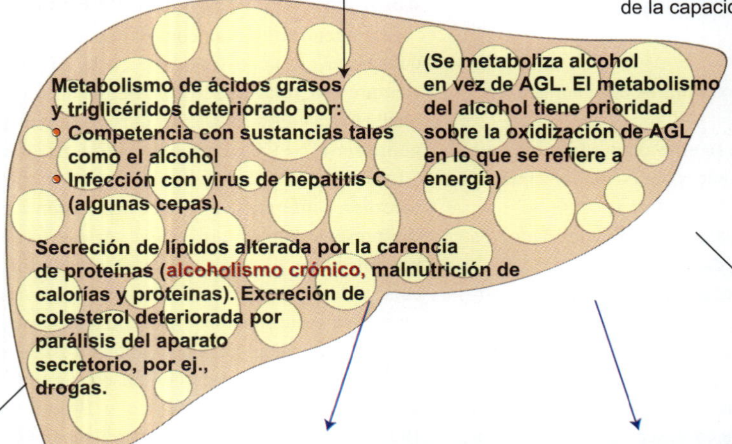

Hígado graso

- La oxidación de los lípidos almacenados en los hepatocitos genera la formación de radicales libres → Inflamación y fibrosis (esteatohepatitis)
- La acumulación de grasas puede causar resistencia insulínica en los hepatocitos → Diabetes mellitus tipo II
- La grasa puede activar la angiotensina → Hipertensión sistémica
- La acumulación de lípidos en los hepatocitos puede interrumpir el flujo sanguíneo normal en los sinusoides hepáticos. → Hipertensión portal

• El desarrollo de una enfermedad hepática grasa, que puede derivar en esteatohepatitis, fibrosis y cirrosis, es una consecuencia consabida del consumo excesivo de alcohol. Recientemente, se ha reconocido que algunos pacientes que no beben alcohol pueden presentar un cuadro similar, en especial si padecen algún síndrome metabólico. Los mecanismos son diferentes, pero las características generales y microscópicas son las mismas.

Hígado graso (esteatosis): las causas incluyen factores endógenos tales como obesidad, diabetes mellitus, enfermedad hepática no alcohólica e hiperlipidemia, y exógenos como por ej., abuso de alcohol, fármacos (corticoesteroides) o hepatitis C (algunos genotipos). En pacientes con hepatitis C viral (HCV) con grasa,la fibrosis se desarrolla con mucha rapidez.

Consecuencias del hígado graso:

• La grasa daña en forma directa a los hepatocitos, lo que puede activar los mecanismos apoptóticos y alterar las funciones de lisosomas y mitocondrias.

• La alteración adiposa puede desencadenar una resistencia a la insulina en los hepatocitos.

• Al agrandar físicamente a las células hepáticas, la grasa puede modificar la microcirculación del hígado, al provocar una estenosis sinusoidal.

• Estimulación de fibrosis hepática a través de la producción de citoquinas derivadas de la grasa (adipoquinas) y estrés oxidativo.

• La grasa activa la angiotensina, causando hipertensión.

Esteatohepatitis:

• Si existe también una inflamación, las secuelas del hígado graso son serias. El cuadro típico presenta inflamación aguda, si bien también suele haber un cierto grado de inflamación crónica.

• La hialina de Mallory es típica de la esteatohepatitis (está formada por aglomeraciones de proteínas citoesqueléticas).

• En general, se produce fibrosis en personas con alteraciones grasas considerables, en la forma de proyecciones puntiagudas desde los tractos portales hacia el interior del parénquima y también alrededor de las vénulas hepáticas terminales.

• Aproximadamente un 10% de los alcohólicos crónicos presentan cirrosis.

Enfermedad hepática alcohólica

En alcohólicos crónicos, el hígado graso es causado por diversas razones:

• El alcohol actúa directamente sobre la grasa periférica, estimulando la degradación de triglicéridos y el transporte de una mayor cantidad de ácidos grasos libres (AGL) hacia el hígado, en donde son absorbidos en forma pasiva y de manera poco regulada.

• La degradación metabólica del alcohol en la vía de CYP2E1 genera un exceso de NADP en comparación a NADPH- un equilibrio energético positivo que el hígado percibe como un estímulo para sintetizar lípidos nuevos.

• Las mitocondrias están tan ocupadas en metabolizar el alcohol que tienen poco tiempo y espacio para la degradación oxidativa de lípidos, provocando así una acumulación de lípidos en los hepatocitos.

• El acetaldehído puede unirse a tubulina, deteriorando el transporte de lípidos fuera de los hepatocitos.

• El lípido es transportado en la sangre como una lipoproteína, y como muchos alcohólicos padecen de deficiencia proteica, disminuye también la producción lipoproteica.

El riesgo de daño hepático en alcohólicos crónicos es el siguiente:

• **Hígado graso:** se produce en un 90% de los casos y es reversible si se detiene la ingesta de alcohol y no existen otros factores tales como obesidad o diabetes, que predisponen a esta afección.

• **Esteatohepatitis:** ocurre en un 10-35% de los alcohólicos. Puede constituir una enfermedad aguda, en la que existe una tasa de mortalidad del 40-60% en caso de agravamiento severo. Además, se puede observar fibrosis hepática, lo que indica que se trata de una afección crónica. Si no hay fibrosis, la esteatohepatitis puede revertirse. Aproximadamente un 60% de los pacientes que sobreviven habrán de padecer cirrosis.

• **Fibrosis perivenular:** en general, se produce sin inflamación crónica, y se observa en un 40% de los bebedores, pero tarda hasta 25 años en desarrollarse.

• **Cirrosis:** ocurre en un 10-15% de los alcohólicos.

• **Carcinoma hepatocelular:** Sobreviene en un 10-15% de los pacientes con cirrosis alcohólica.

Enfermedad del hígado graso y esteatohepatitis no alcohólicas (EHGNA/EHNA)

En general, estos pacientes padecen diabetes mellitus tipo II, principalmente debido a la resistencia a la insulina. Suelen ser obesos (aunque no siempre) y tienen más de 45 años. Aproximadamente un 20% de ellos sufren un síndrome metabólico.

Los factores de riesgo para la progresión a fibrosis en la esteatohepatitis no alcohólica (EHNA) incluyen: índice de masa corporal (BMI) >25 (es decir, obesidad), diabetes y niveles elevados de aspartato aminotransferasa (AST). Algunas teorías sugieren que los individuos que padecen complicaciones hepáticas serias tienen una menor capacidad para estimular la proliferación de células hepáticas progenitoras y para sanar.

Las estimaciones indican que un 50-70% de los pacientes obesos y/o diabéticos habrán de presentar hígado graso, de los cuales un 20-30% habrán de desarrollar esteatohepatitis con o sin fibrosis, y, por último, un 2-5% habrán de padecer cirrosis. Aún no se conocen, a ciencia cierta, los porcentajes de riesgo de carcinoma hepatocelular. Se creen que los cambios pueden revertirse hasta una etapa tardía.

Se ha sugerido que las bacterias, que llegan al hígado a través del sistema de drenaje portal desde el intestino, pueden ocasionar que las células de Kupffer en los sinusoides produzcan especies reactivas de oxígeno (ROS). En un hígado ya comprometido por la presencia de grandes cantidades de lípidos, la inflamación resultante tiende a conducir a una fibrosis.

El hígado graso se desarrolla de un modo levemente diferente al que se observa en la enfermedad hepática alcohólica:

• La resistencia a la insulina en la diabetes mellitus tipo II, que deriva en hiperinsulinismo e incremento del nivel de glucosa en sangre, causa la activación de la lipasa lipoproteica en los adipocitos, que liberan AGL de los triglicéridos almacenados al interior de la sangre.

• La hiperglucemia estimula la glicólisis y la liberación de AGL en el hígado.

• El hígado absorbe los AGL de manera pasiva y luego los oxidiza en la mitocondria para crear energía, o los une con fosfolípidos y apolipoproteínas, para formar lipoproteínas de muy baja densidad (VLDLs), que son segregadas en la sangre.

59 Hepatitis autoinmune y colangiopatías

Hepatitis autoinmune

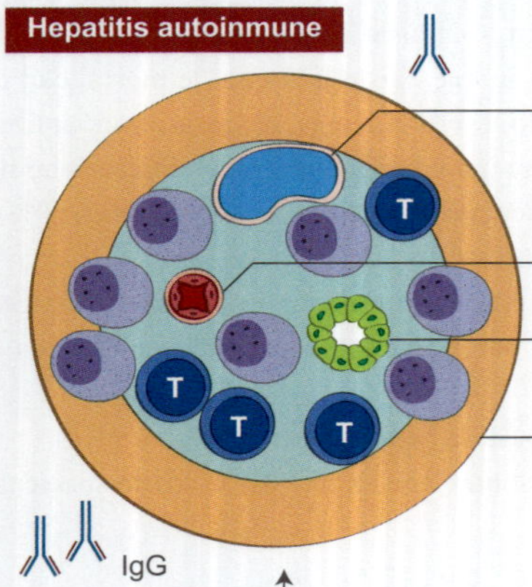

Inflamación crónica rica en células plasmáticas, principalmente en tractos portales, y también en parénquima

El paciente típico es una mujer de edad mediana, aunque puede afectar también a jóvenes.

Pruebas serológicas:
Incremento de IgG
Anticuerpos- diversos, dependiendo del subtipo de AIH, por ej., anticuerpos antimicrosomales de hígado y riñón, anticuerpo antinuclear.

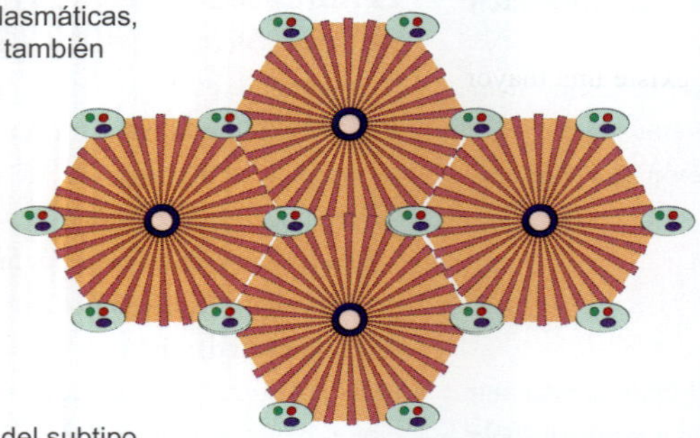

Vista en baja resolución del hígado

Cirrosis biliar primaria

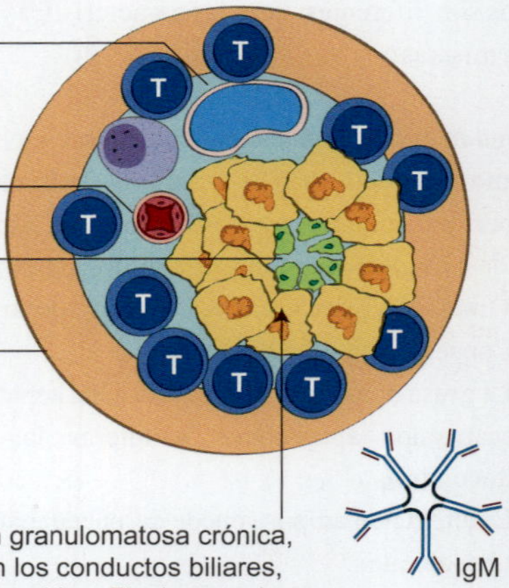

Inflamación granulomatosa crónica, centrada en los conductos biliares, que son destruidos. Finalmente, la bilis no puede ser excretada y la presencia de sales biliares en la piel causa un prurito intenso (pruritis)

El paciente típico es una mujer de mediana edad, a menudo con otra enfermedad autoinmune.

Pruebas serológicas
Incremento de IgM
Anticuerpos antimitocondriales en 90%
Fosfatasa alcalina elevada

Colangitis esclerosante primaria

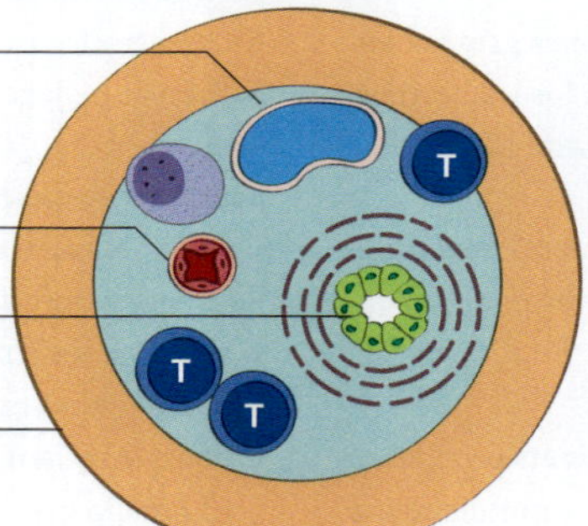

- Los conductos biliares son destruidos y reemplazados por capas de tejido fibroso (fibrosis con apariencia de capas de cebolla). Hay presencia de un infiltrado celular inflamatorio crónico moderado.
- Al igual que en CBP, la destrucción de los conductos biliares deteriora la excreción de bilis, en tanto que el prurito y la ictericia constituyen los principales problemas.
- Aumenta la incidencia de colangiocarcinoma.

Pruebas serológicas:
incremento de fosfatasa alcalina

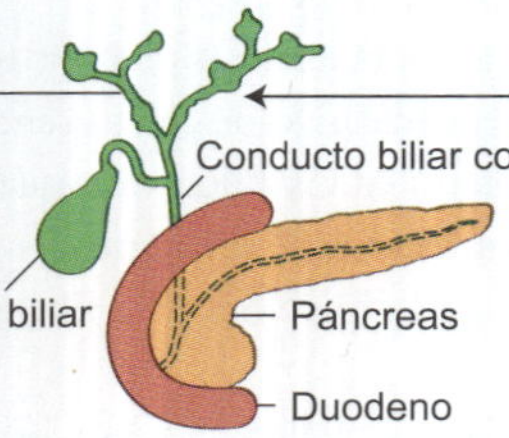

Diagnóstico clínico:
el ERCP muestra constricciones y patrón en cuentas de collar o rosario en los conductos biliares intrahepáticos

A menudo, los pacientes son hombres jóvenes con colitis ulcerosa

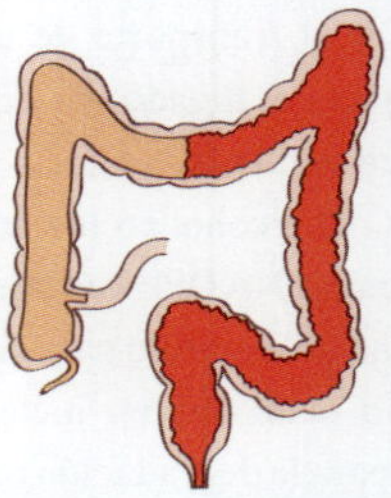

Hepatitis autoinmune

Epidemiología

Al igual que la mayoría de las enfermedades autoinmunes, la hepatitis autoinmune (HAI) afecta, en especial, a mujeres de edad mediana (la relación hombre mujer es 8:1). También puede presentarse en grupos más jóvenes.

Cuadro clínico

No existe una presentación característica: los pacientes pueden no manifestar síntomas, por lo que el funcionamiento anormal del hígado suele descubrirse de manera casual, o bien pueden padecer una hepatitis fulminante o una cirrosis ya consolidada.

Diagnóstico clínico

Existen diversos tipos de hepatitis autoinmunes: los pacientes típicos tienen transaminasas hepáticas anormales y niveles elevados de IgG, el 80% de ellos tienen algunos o todos los anticuerpos que se mencionan a continuación en sangre, pero carecen de anticuerpos antimitocondriales:

- Anticuerpo antinuclear.
- Anticuerpo antimicrosomal de hígado y riñón.
- Anticuerpos antimúsculo liso.

La biopsia hepática muestra inflamación crónica con una alta proporción de células plasmáticas. Algunos pacientes ya padecen cirrosis al momento del diagnóstico.

Tratamiento

El tratamiento inicial consiste en la administración de esteroides y otros inmunosupresores, dejando la posibilidad de transplante para una etapa más avanzada.

Secuelas

Al igual que ocurre en cualquier otra enfermedad hepática crónica no tratada, la hepatitis autoinmune puede evolucionar en fibrosis, cirrosis, y en ocasiones, carcinoma hepatocelular. En pacientes con enfermedad grave y presentación aguda, la progresión es rápida, y existe una mayor probabilidad de desarrollar el antedicho carcinoma.

Cirrosis biliar primaria (CBP)

Epidemiología

En general, esta enfermedad afecta a mujeres de edad mediana (el 90% de las pacientes son de sexo femenino), si bien algunos pacientes puede presentar la enfermedad entre los 20 y 30 años. La CBP es una afección autoinmune de los conductos biliares intrahepáticos. Aún no se comprende totalmente su patogénesis.

Cuadro clínico

Los síntomas incluyen: prurito, que suele ser intratable, causado por la deposición de sales biliares en la piel, y cansancio. La ictericia aparece más adelante.

Diagnóstico clínico

Si bien existe un incremento del nivel de bilirrubina, la presencia de anticuerpos antimitocondriales, específicamente del subtipo PDC-E2 y el aumento de la cantidad de anticuerpos IgM constituyen las pruebas serológicas de diagnóstico más importantes. Además, hay un alza de los niveles de fosfatasa alcalina (FA) y de γ-glutamiltransferasa, en tanto quelas transaminasas suelen elevarse sólo de manera leve. A menudo, aumenta también el colesterol.

La biopsia de hígado muestra destrucción del conducto biliar por infiltrado linfocitario Tc-CD8+, asociado con granulomas no caseosos, ya sea en los tractos portales o en el parénquima. Hay una gran inflamación crónica y acumulación de cobre y de la proteína de unión al cobre (este mineral es excretado por la bilis). Curiosamente, existe poca estasis biliar, y, cuando sí está presente, se la observa en el lóbulo hepático, y no en los conductos biliares. A diferencia de lo que ocurre en la cirrosis biliar secundaria, no hay pus dentro de la luz de los conductos biliares remanentes.

Tratamiento

El ácido ursodeoxicólico, derivado originariamente de la bilis de osos chinos, incrementa la excreción biliar y reduce los síntomas de ictericia. El transplante constituye el único tratamiento eficaz.

Secuelas

La enfermedad avanza, de manera inexorable, hacia un patrón característico de cirrosis, en el que los tractos portales quedan entrelazados por una fibrosis con apariencia de rompecabezas (jigsaw fibrosis), que evoluciona en una cirrosis micronodular fina, en un lapso de aproximadamente 15 a 20 años. En esta etapa, la muestra biopsada es de color verde brillante, por cuanto hay producción hepática de bilis, pero ésta no puede ser exportada del hígado. Por lo general, la muerte es causada por una falla hepática, várices hemorrágicas o infección.

Cirrosis biliar secundaria

Es provocada por una obstrucción del conducto extrahepático, con estasis biliar e infección ascendente. Las causas incluyen cálculos biliares y carcinoma obstructivo (por ej., colangiocarcinoma primario o cáncer de la cabeza del páncreas). En niños, esta enfermedad puede ser ocasionada por una atresia biliar congenita (un segmento congénitamente no permeable del conducto biliar común) o una fibrosis quística. La infección genera supuración y formación de abscesos dentro del árbol biliar, con cicatrización fibrosa circundante. La biopsia de hígado muestra neutrófilos polimorfonucleares (PMNs) dentro de los conductos biliares y tejidos adyacentes, y una fibrosis marcada, con dilatación de dichos conductos por la bilis. La cirrosis sobreviene más adelante, nuevamente con una apariencia característica de rompecabezas.

Colangitis esclerosante primaria

Epidemiología

La colangitis esclerosante primaria (CEP) se produce en individuos de todas las edades, incluyendo adultos jóvenes, y un 75% de los casos están asociados con colitis ulcerosa. La relación hombre-mujer es 2:1. Cabe destacar que en Europa no se observa esta estrecha relación con la colitis ulcerosa. Sólo aproximadamente un 4% de los pacientes con este tipo de colitis padecen PSC (la asociación con la enfermedad de Crohn es aún más débil).

Cuadro clínico y diagnóstico

- En pacientes con colitis ulcerosa ya diagnosticada, la presentación típica incluye cansancio, prurito e ictericia, o elevación de FA.
- Incremento de los niveles de FA
- Los MRCP o ERCP muestran dilataciones similares a las cuentas de un collar, y estrecheces múltiples en el árbol biliar. Los cálculos biliares pueden causar constricciones, si bien éstas no suelen ser múltiples.
- La biopsia de hígado permite observar fibrosis periductal concéntrica (fibrosis con apariencia de capas de cebolla), escasez de conductos biliares, acumulación de cobre y de proteínas de unión al cobre, y fibrosis marcada de los tractos portales.
- El grado de inflamación es variable.

Tratamiento

Ácido ursodeoxicólico. Se puede considerar la posibilidad de trasplante.

Secuelas

La enfermedad avanza hacia una falla hepática con el transcurso de los años. Existe riesgo de colangiocarcinoma, pero no se ha podido identificar aún al grupo en peligro.

Reacción de los conductos biliares

La lesión de los conductos biliares, al igual que otras diversas formas de enfermedades hepáticas como por ejemplo la cirrosis, pueden estimular una proliferación de los conductos biliares en la placa limitante entre el tracto portal y el lóbulo del hepatocito.

Reacciones idiosincráticas a los fármacos

Éstas pueden presentar características muy similares a la de la enfermedad biliar primaria o HAI (o hepatitis viral). Por lo general, las reacciones farmacológicas se dividen en hepatíticas o colestáticas.

60 Hepatitis viral

Virus de la hepatitis B (virus ADN de la familia Hepadna)

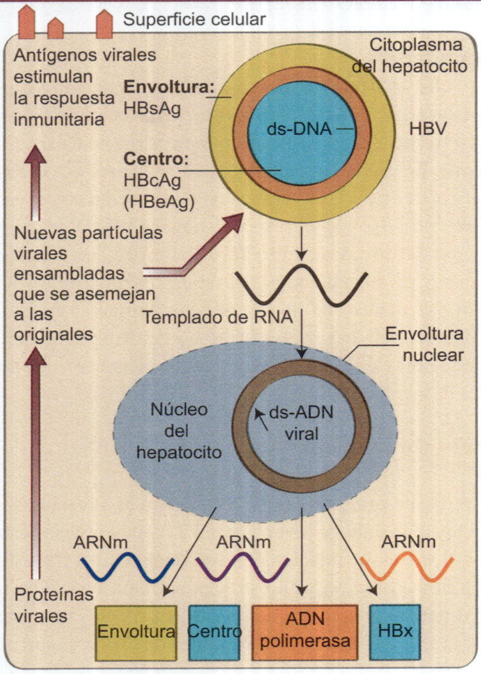

La HBV ingresa en el hepatocito; su ADN polimerasa permite que se realice una copia de ARN

↓

El nuevo ADN es sintetizado por transcripción reversa del templado de ARN. Con frecuencia, se producen mutaciones. El nuevo ADN se desplaza a través de la envoltura nuclear del huésped

↓

La transcripción de ADN utiliza la maquinaria y recursos de la célula huésped para fabricar ARNm

↓

El ARNm es convertido en proteínas virales, utilizando los ribosomas y aminoácidos del huésped. Se ensamblan nuevos virus

↓

Los antígenos virales expresados vía las moléculas del MHC I sobre la superficie del hepatocito provocan una destrucción mediada por células T citotóxicas

En ocasiones, el ADN HBV es incorporado dentro del genoma del huésped. Si la célula infectada no es destruida por células T citotóxicas, ésto aumenta el riesgo de carcinoma hepatocelular

Virus de la hepatitis C (flavivirus ARN)

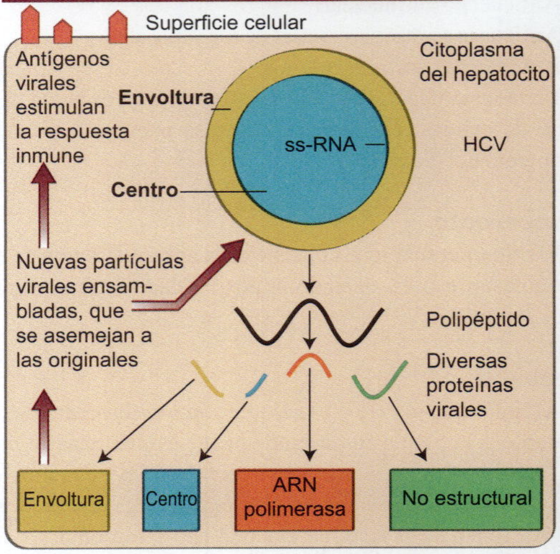

La HCV ingresa en el hepatocito. Su ARN polimerasa traduce al ARN viral de un solo filamento en una molécula proteica de polipéptido largo.

El polipéptido se divide en diferentes proteínas virales, incluyendo proteína central, proteínas envolventes y diversas proteínas no estructurales

Las mutaciones son comunes

Infección por virus de la hepatitis B: secuencia de aparición de antígenos y anticuerpos en la sangre

Una buena respuesta del linfocito T citotóxico elimina la infección (90% adultos). Se forman anticuerpos contra antígenos de HBV (en principio IgM, luego IgG). El ADN HBV no puede detectarse en sangre tras la viremia inicial.
Los hepatocitos infectados son eliminados; ésto puede tardar varios meses. Los anticuerpos anti HBs brindan protección contra infecciones futuras y constituyen la base de los programas de vacunación contra HBV (□□ de los pacientes fallece de hepatitis fulminante)

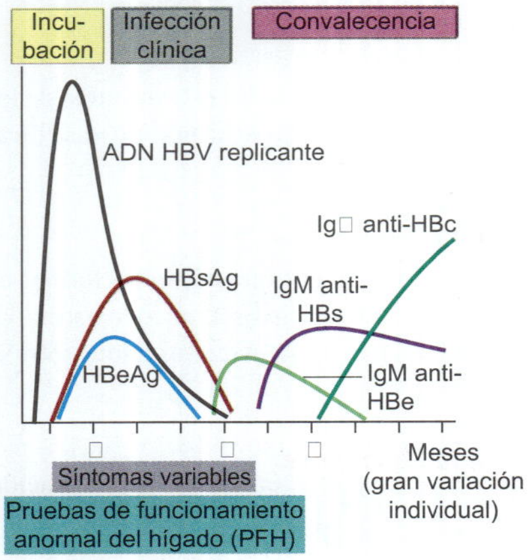

Una mala respuesta de la célula T citotóxica permite una infección persistente (10% de adultos, 90% de niños). No se produce respuesta alguna de anticuerpos y hay presencia de ADN replicante en la sangre, por ende, estos pacientes pueden transmitirle la enfermedad a otros.
La HBV puede suprimir la producción de IFN, ↓ la respuesta del huésped. Las mutaciones pueden empeorar la inflamación.
Aproximadamente en □□□ de los pacientes se desarrolla cirrosis, □□□ de ellos padecerán carcinoma hepatocelular (HCC). Con frecuencia, el resto continúa estable

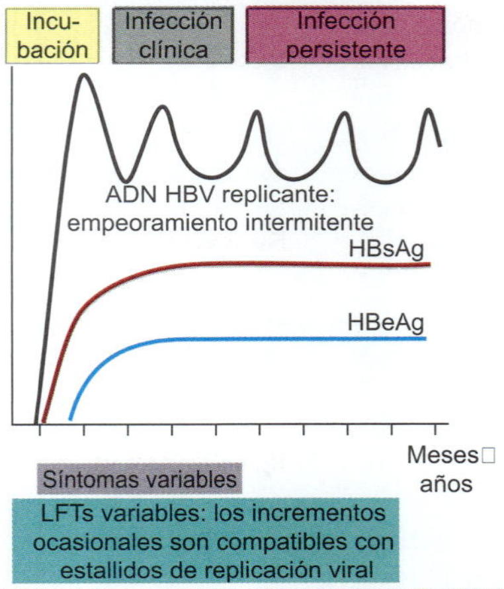

Infección por virus de la hepatitis C: la enfermedad crónica se produce en aproximadamente un 80%

Los antígenos virales expresados vía las moléculas del MHC I sobre la superficie del hepatocito producen destrucción mediada por células T citotóxicas.
La HCV puede reducir la eficacia de la respuesta inmune del huésped, inhibiendo a IFNβ.
El alto índice de mutación indica que la erradicación espontánea del virus se produce sólo en un □□-□□□, y la vacunación no es eficaz

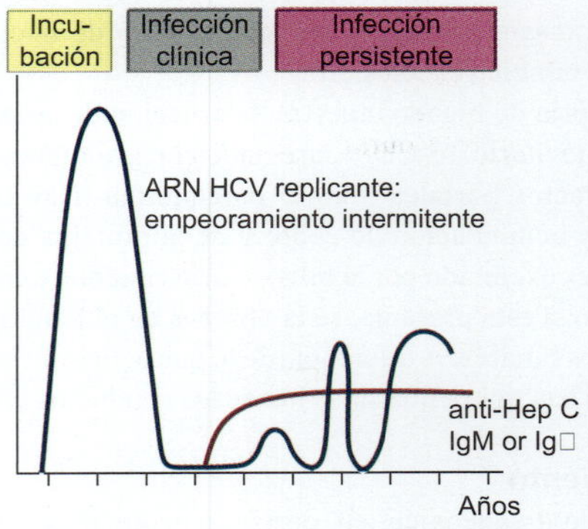

Se produce una inflamación persistente, con riesgo de cirrosis en aproximadamente □□□ de aquellos en quienes no se logra eliminar el virus.
En pacientes cirróticos, existe el riesgo de desarrollo de carcinoma hepatocelular

La hepatitis viral es una inflamación del hígado de etiología viral. Las hepatitis causadas por virus de A a E son hepatotrópicas, en el sentido de que infectan específicamente a las células hepáticas. No obstante, otros virus tales como el de Epstein-Barr (EBV) y el citomegalovirus pueden afectar al hígado como parte de una infección más sistémica.

Aproximadamente un 80% o más de los individuos que contraen hepatitis C habrán de padecer una versión crónica de la enfermedad, a diferencia de casi un 10% de los pacientes con hepatitis B. Se ha sugerido que la hepatitis C será,en el año 2020, más grave que el SIDA.

Hepatitis A

El virus de la hepatitis A (HAV) es un virus ARN no envolvente, del tipo picornavirus, de 27 nanómetros de diámetro, que tiene un solo filamento y cuyo genoma posee 7500 nucleótidos de longitud. El contagio es por vía fecal-oral, con un período de incubación de 15 a 45 días.

Con frecuencia, es una infección autolimitante, que el hígado depura por completo. La recuperación puede tardar varios meses, pero, casi siempre es total. La hepatitis fulminante es rara. No se produce hepatitis A crónica.

Hepatitis B

El virus de la hepatitis B (HBV) es un virus ADN de doble filamento y 42 nm de diámetro, con un genoma de 3200 pares de bases de longitud. Está compuesto de un nucleocápside central, rodeado por una envoltura externa, derivada principalmente de la membrana lipídica de la célula huésped.

La HBV constituye un gran problema mundial. Se calcula que aproximadamente 350 millones de personas pueden infectarse en todo el mundo, y que 3000 millones ya han estado expuestas. En el sudeste asiático y en África, de un 8 a un 10% de los habitantes padecen HBV crónica, en comparación con un 5% en India y Medio Oriente, y 1% en Europa Occidental y Estados Unidos de Norteamérica.

La transmisión es por vía parenteral (sangre, semen, secreciones vaginales, saliva, e incluso, lágrimas). Un volumen de sangre infectada tan bajo como 1 μL alcanza para transmitir la HBV. El período de incubación es de 30 a 180 días.

El mecanismo de contagio más importante en términos globales es vertical entre la madre infectada y su bebé en el momento del nacimiento; el HBV no atraviesa la placenta. Los niños toleran la infección, que se vuelve crónica en un 90% de los casos. La tolerancia perdura hasta la pubertad, luego el sistema inmune responde al virus, desarrollándose una respuesta inflamatoria crónica. En cambio, la infección por HBV crónica se produce sólo en un 1 a 10% de los individuos que contraen la enfermedad de adultos.

Serología

Los diversos marcadores virales son importantes en esta infección. El antígeno de superficie (HBsAg) es el primer marcador en incrementarse. Los anticuerpos IgM contra dicho antígeno están presentes en caso de infección aguda. Los anticuerpos IgG denotan una infección previa. Un HBsAg que persiste durante, al menos, 6 meses, señala que existe una infección crónica.

Los anticuerpos IgM contra el antígeno central (HBcAg) constituyen el principal indicador de infección aguda. La presencia del antígeno e (HBeAg) implica una replicación activa y un paciente infectado. Si el paciente tiene anticuerpos contra el HbeAg, se considera que no está infectado. Esto es significativo en pacientes con HBV crónica.

Se estima que los pacientes con niveles sanguíneos de ADN- HBV > 103 copias del genoma/L están infectados. Esto es importante, por cuanto algunos enfermos tienen virus mutados, en los que los estudios de HBeAg son de poca utilidad.

Cuadro clínico

En general, el HBV tiene un pródromo similar al de la gripe, que antecede a la aparición de ictericia, la que coincide con una hepatomegalia dolorosa. La recuperación de la ictericia puede tardar varias semanas, y la de la fatiga asociada, varios meses.

La vacuna contra la hepatitis B, disponible desde 1982, es efectiva para brindar protección contra esta infección, aún durante el período neonatal.

Pronóstico

- La infección es fulminante en un 1%
- La infección aguda puede desaparecer por completo o volverse crónica, tal como se indicara con anterioridad. Aproximadamente, y teniendo en cuenta estimaciones anuales, entre el 0,5 y 2% de los pacientes con HBV crónica se seroconvierten,de forma espontánea, pasando de ser HBsAg positivos a negativos, si bien el virus permanece latente, pudiendo reaparecer en el futuro.
- Los pacientes que permanecen HBeAg positivos durante 5 años tienen un 50% de riesgo de padecer cirrosis. A su vez, en un 10% de ellos se habrá de desarrollar un carcinoma hepatocelular.
- La infección crónica adquirida durante el período perinatal en la infancia se manifiesta con una aparición temprana de fibrosis o cirrosis y carcinoma hepatocelular (20-30 años).
- El uso de interferón y agentes antiretrovirales en la HBV crónica permite que aproximadamente un 15% de los pacientes entren en un estado no replicativo, en el que la enfermedad no puede detectarse, aunque aún pueden producirse recaídas.
- Los bajos niveles de ADN HBV circulante y los altos niveles de transaminasas (que implican una reacción inflamatoria intensa al virus) favorecen un buen pronóstico.

Hepatitis C

El virus de la hepatitis C (HCV) es un virus ARN de un solo filamento, de 30-60 nm de diámetro y 9400 nucleótidos de longitud. Existen diversos genotipos, y tienen distintas patogenicidades.

La hepatitis C es endémica en muchas partes del mundo. Por lo general, se estima que 170 millones de personas están infectadas. La mayoría de los países informan una incidencia de 10,5-4,9% (representa el 25% de las hepatitis virales).

El contagio es por vía parenteral y la sangre constituye el líquido más involucrado. La transmisión sexual es menos importante que en casos de HBV o HIV. La transmisión vertical de madre a hijo es poco frecuente (5-10%), y es más probable en aquellos con alta titulación sanguínea de hepatitis C ARN replicante. El contagio se debe, principalmente, a algún traumatismo al momento del nacimiento. Las cesáreas reducen este riesgo. La coinfección con HIV aumenta el riesgo de transmisión vertical, con índices que oscilan entre 5,6 y 36% en este subgrupo.

La HCV induce una respuesta de la célula Tc-CD8+ vía las moléculas del MHC tipo I, sobre la superficie de los hepatocitos. El riesgo de fibrosis se relaciona, en gran medida, con factores genéticos del huésped y la presencia de grasa en el hígado. Las enzimas hepáticas no reflejan, de forma adecuada, el grado de inflamación o fibrosis, por lo que se debe realizar una biopsia. Los pacientes coinfectados con HIV muestran una progresión más rápida de dicha fibrosis.

El ARN HCV replicante en la sangre indica la presencia de infección.

Existen tres genotipos comunes: I, II y III. El tratamiento durante 6 meses con PEG-IFN y ribavarina puede curar el 80% de los tipos II y III, y sólo el 50% del tipo I. El virus puede modular sus antígenos de superficie, y, hasta la fecha, no se ha podido elaborar una vacuna.

Hepatitis D

El virus de la hepatitis D (HDV) es un virus ARN defectuoso, de 36 nm de diámetro, que tiene un genoma circular cerrado, de 1679 nucleótidos de longitud. Este virus requiere la presencia de una HBV para poder replicarse, y, por ende, sólo se lo puede hallar en pacientes con HBV.

La transmisión por por vía parenteral. Se contrae junto con la HBV, ya sea de manera simultánea o después de la misma. El período de incubación es de 10 a 180 días.

La infección por HDV exacerba a la HBV, y el riesgo de hepatitis fulminante asciende a un 5-20%. Si la HDV es adquirida como coinfección, el riesgo de cronicidad es el mismo que para la HBV sola, pero si sobreinfecta a un paciente con HBV incurable, la cronicidad es invariable. Además, se incrementa el riesgo de carcinoma hepatocelular.

Hepatitis E

El virus de la hepatitis E (HEV) es un virus ARN no envolvente, de 32-34 nm de diámetro, y 7500 nucleótidos de longitud, que se asemeja a la HAV.

Fue descripto por primera vez en mujeres hindúes embarazadas, y es más común en India, Asia, África, y América Central. La transmisión es por vía fecal-oral, con un período de incubación de 14-60 días.

Si bien se solía pensar que la infección por HEV era poco frecuente, la información actual sugiere que es más habitual de lo que se creía, en parte debido a que su presentación es relativamente inespecífica, o a que se la confunde con hepatitis relacionadas con fármacos. Se conocen 4 genotipos, de los cuales los tipos III y IV son observados en hombres de mediana edad, procedentes del mundo occidental. Además, se ha establecido que los cerdos pueden actuar como reservorio para la infección en muchos de estos casos, aunque aún no se ha podido dilucidar su mecanismo de contagio, a través de la vía fecal-oral, desde estos animales a los seres humanos.

La hepatitis fulminante afecta a un 1-2%, pero este porcentaje se eleva a un 20% en mujeres embarazadas. No se produce HEV crónica. Los pacientes con enfermedad hepática crónica corren el riesgo de hepatitis fulminante y muerte.

Hepatitis G

El virus ARN G es un tipo poco frecuente de hepatitis, que se produce tras una transfusión.

Patología

Hepatitis aguda

La hepatitis viral aguda afecta a todo el hígado, que se agranda de manera uniforme. Muchos hepatocitos constituyen células difusas abultadas, vacuoladas y esparcidas. Se produce una necrosis lítica. El infiltrado celular inflamatorio está compuesto por células inflamatorias crónicas, principalmente linfocitos, que están mejor adaptados para enfrentarse a una infección viral. Las células de Kupffer sufren hiperplasia como parte de la respuesta inmunitaria. Estas alteraciones son más pronunciadas en la zona perivenular.

La infección no daña, de manera significativa, la estructura de la reticulina del hígado, lo que permite que éste utilice su excepcional capacidad de regeneración. Una vez eliminada la infección, los hepatocitos sobrevivientes se hipertrofian y dividen para reemplazar a sus colegas muertos. Por último, se produce una excelente regeneración hepática.

Si la infección es fulminante, son muchos los hepatocitos sometidos a necrosis. Si la muerte se produce con rapidez, se puede observar que el tamaño del hígado es normal, si bien la bilis lo ha teñido de amarillo. Si ocurre más tarde, se puede observar encogimiento hepático, con zonas hemorrágicas blandas. En los pacientes sobrevivientes, la capacidad de regeneración de este órgano puede generar, nuevamente, buenos resultados, siempre y cuando se haya logrado eliminar la infección.

Hepatitis crónica

Será tratada en el capítulo 61.

61 Cirrosis

Variaciones de la tensión arterial a través del lóbulo hepático normal

El flujo hepático normal de sangre depende de las diferencias de presión a través del lóbulo hepático, desde los tractos portales a las venas hepáticas. Se muestran los puntos en los que se puede obstruir dicho flujo de salida

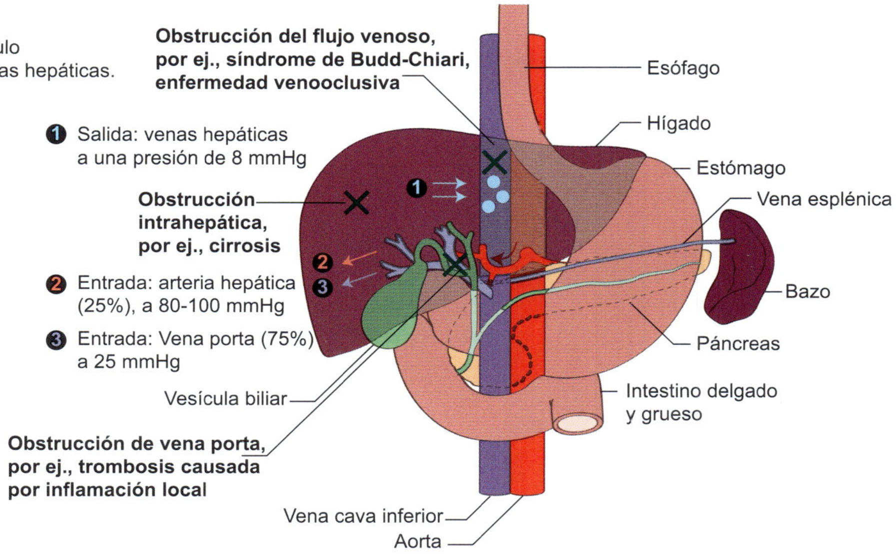

Efectos de la hipertensión portal causado por cirrosis

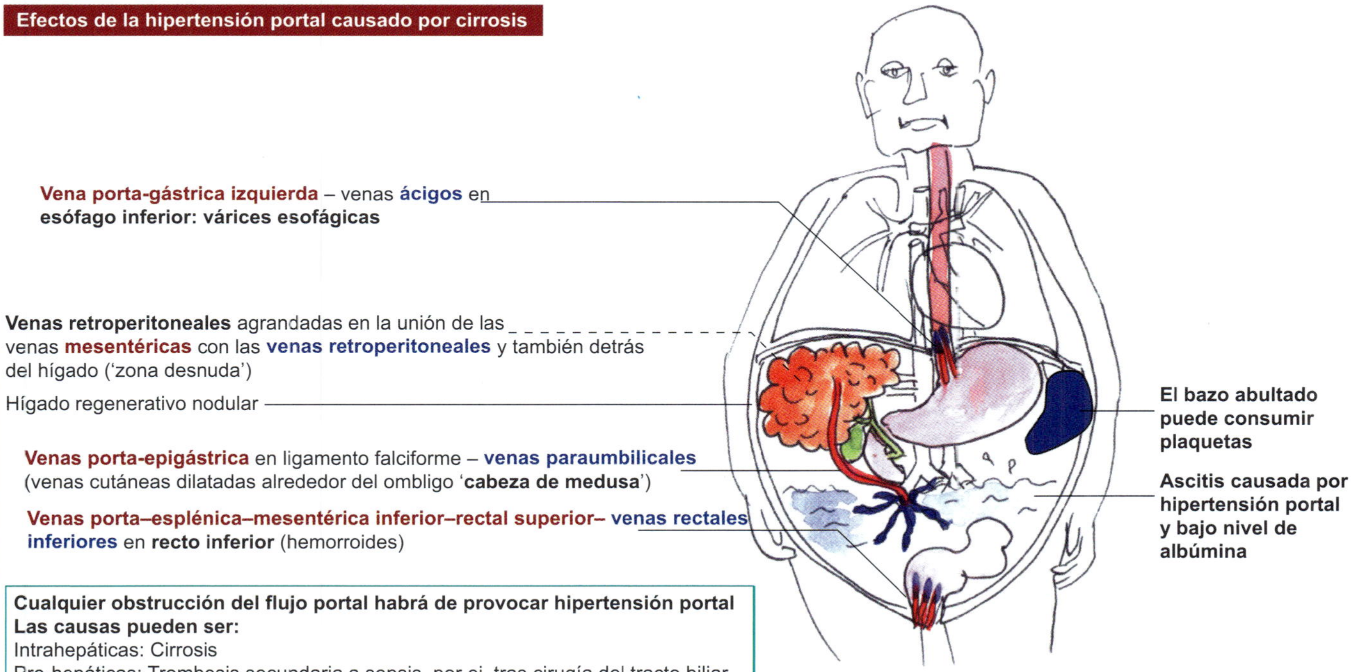

Cualquier obstrucción del flujo portal habrá de provocar hipertensión portal
Las causas pueden ser:
Intrahepáticas: Cirrosis
Pre-hepáticas: Trombosis secundaria a sepsis, por ej. tras cirugía del tracto biliar o ruptura de víscera

Definición

La cirrosis es una enfermedad crónica, en la que existe una alteración generalizada y permanente de la estructura normal del hígado, causada por una red de laminillas y bandas anastomosadas de tejido fibroso, que lo dividen en nódulos. En Latinoamérica, la mortalidad por cirrosis es de 20 x 100.000 y en aumento.

Causas

En general, la cirrosis es el resultado de una inflamación persistente, que daña al hígado y provoca necrosis de hepatocitos. La lista de causas incluye:

- Postvirales (hepatitis B, C y D)
- Alcohol
- Esteatohepatitis no alcohólica
- Hepatitis autoinmune activa crónica
- Cirrosis biliar primaria
- Colangitis esclerosante primaria
- Cirrosis biliar secundaria
- Deficiencia de alfa-I-antitripsina
- Hemocromatosis
- Enfermedad de Wilson
- Enfermedad de Gaucher
- Tirosinemia
- Insuficiencia cardíaca derecha crónica
- Síndrome de Budd-Chiari
- Enfermedad venoclusiva
- Fármacos y toxinas- isoniazida, metotrexato, arsénico

Las hepatitis B y C (40%), el acohol (40-50%), las enfermedades biliares (20%) y la hepatitis autoinmune (5%) constituyen las causas más comunes en Latinoamérica. La esteatohepatitis no alcohólica también está creciendo en importancia.

La cirrosis no es una consecuencia inevitable de una inflamación crónica persistente. Por ejemplo, sólo un 10-15% de los alcohólicos crónicos la padecen.

Patología

Hepatitis crónica

La hepatitis crónica puede ser causada por diversas afecciones incluyendo HBV, HCV, enfermedad hepática alcohólica, cirrosis biliar primaria, enfermedad de Wilson y hemocromatosis. En todos los casos, existe un estímulo persistente que daña al hígado e induce una respuesta inflamatoria crónica.

La inflamación puede producirse dentro del tracto portal y/o el lóbulo hepático, y, está compuesta por células inflamatorias crónicas, en especial linfocitos en la mayoría de los casos. Una inflamación confinada a alguno de estos compartimentos tiende a estar asociada sólo con una enfermedad moderada, y trastornos bioquímicos sin progresión a cirrosis. No obstante, si se desarrolla una hepatitis de interfase, aumenta el riesgo de cirrosis.

La hepatitis de interfase se denomina también necrosis segmentaria (peacemeal necrosis), y años atrás, fue la característica definitoria de la lesión anteriormente conocida como hepatitis activa crónica. En este tipo de hepatitis, la inflamación del tracto portal deteriora a los hepatocitos en el borde del tracto portal y del lóbulo hepático (placa limitante), con presencia de necrosis hepatocítica.

La necrosis en puente está relacionada con la hepatitis de interfase. En ella, existe una zona de necrosis de hepatocitos que conecta dos tractos portales o un tracto portal y una vena central. Esta necrosis corta la red de reticulina, y la daña.

La inflamación persistente y la lesión de estos patrones induce una fibrosis como parte de la respuesta hepática a la lesión. En un principio, se observa como una expansión de los tractos portales, que se extiende luego a los tabiques fibrosos. Con posterioridad estos tabiques, comunican a dichos tractos entre sí, o los conectan a las venas porta o ambos. A medida que avanza la fibrosis en puente, la red de reticulina sufre más daños, deteriorando así la capacidad de regeneración hepática. Por último, la fibrosis es tan masiva que el hígado es dividido en nódulos múltiples por bandas anastomosadas de tejido fibroso, tras lo cual la alteración de su arquitectura normal se torna irreversible y funcionalmente significativa. Durante estos episodios, los hepatocitos continúan tratando de regenerarse.

Cirrosis

Al igual que en el caso de enfisema, la definición de cirrosis encierra muchos de los aspectos clave de su patología. A menudo, se la describe como macro o micronodular (nódulos <3 mm), no obstante, en la práctica, la mayoría de las cirrosis pertenecen a ambos tipos. Tanto la cirrosis alcohólica como la biliar primaria tienden a ser micronodulares por algún tiempo, y luego se forman nódulos más grandes. La nodularidad es aparente sobre la superficies capsular y cóncava del hígado. Con frecuencia, el hígado cirrótico es más pequeño de lo normal, pero puede agrandarse durante las primeras etapas de la enfermedad, o cuando existe una marcada infiltración adiposa.

Desde el punto de vista microscópico, los tabiques fibrosos se extienden desde los tractos portales, para conectarlos ya sea con otros tractos portales o con venas centrales. La red de estos tabiques produce los nódulos, y este cambio puede apreciarse microscópicamente, en especial en la cirrosis micronodular. Además, la fibrosis también incrementa el tamaño de dichos tractos.

En las cirrosis consolidadas, de etiologías diversas, existe una proliferación de conductillos biliares en el borde de las zonas portales distorsionadas. Esto puede reflejar un intento de compensar el drenaje biliar comprometido, derivado de la enfermedad cirrótica, o bien el hecho de que las células madre pluripotentes, que pueden formar células hepáticas o conductos biliares, están tratando de llevar a cabo una regeneración hepática, para oponerse a la lesión que induce a cirrosis.

A menudo, existe un infiltrado celular inflamatorio crónico dentro de las bandas fibrosas y las zonas portales. Con frecuencia, ésto indica la persistencia de la inflamación crónica que ocasionó el daño hepático. La hepatitis de interfase aún es evidente.

Correlaciones clínicas

El hígado posee numerosas funciones, que se ven alteradas, sin excepción alguna, en la cirrosis.

- La pérdida de hepatocitos compromete el proceso de síntesis. En un hígado no cirrótico, la masa hepática debería representar, aproximadamente, un 1% del peso corporal total, a fin de funcionar de manera adecuada.
- La hipoalbuminemia es característica de la cirrosis, y puede producir edema, ascitis y derrames pleurales, si bien no constituye el marcador más eficaz de la síntesis hepática, debido a la prolongada vida media de la albúmina (6 meses). Los factores de coagulación reflejan con precisión la capacidad de síntesis del hígado y, por lo general, se utiliza el radio internacional normalizado (IRN). La cirrosis reduce la capacidad hepática de producir factores de coagulación, y, por ende, genera una coagulopatía.
- Las transaminasas hepáticas elevadas reflejan la lesión de los hepatocitos. En la cirrosis avanzada, la pérdida hística es tan grande que el hígado carece de masa hepatocítica para elevar las transaminasas a la luz de una lesión posterior. Por otro lado, una cirrosis "compensada", con poca inflamación y bandas fibrosas tenues, puede no mostrar anomalía alguna en las pruebas del funcionamiento hepático. Por lo tanto, si el nivel de transaminasas no aumenta en la cirrosis, ello no constituye, necesariamente, un dato útil.
- La preservación de las vías normales del flujo sanguíneo hepático es esencial para permitir que el hígado realice diversos procesos de destoxificación, y que se manejen, de forma adecuada, los distintos componentes de la sangre. La fibrosis cirrótica altera esta relaciónnormal. Más aún, como la lesión y la pérdida de hepatocitos conforman la base de la cirrosis, existe también una pérdida de la masa hepática funcional.
- Antes de que la sangre pueda llegar a la circulación sistémica desde el sistema portal, se deteriora su destoxificación. La pérdida de hepatocitos

reduce la capacidad del hígado de manejar el volumen de sangre portal, y las alteraciones estructurales permiten que ésta se desvíe a las ventas centrales, sin pasar, de manera adecuada, a través de los sinusoides. Por consiguiente, el material absorbido puede ingresar en la circulación sistémica, sin haber sido previamente procesado por el hígado. Si dicho material llega al cerebro, puede inducir trastornos metabólicos, en especial en lo que respecta al amoníaco y al ácido gama-aminobutírico (GABA), y se cree que puede ser responsable, en parte, de la aparición de una encefalopatía hepática.

• La destoxificación defectuosa afecta también a la administración de medicamentos. Se reduce el metabolismo de primer paso, y luego se comprometen los pasos subsiguientes, intensificando así los efectos de diversas drogas.

• La hipertensión portal es una complicación posterior, que resulta de la distorsión del sistema venoso portal intrahepático. Puede conducir al desarrollo de una anastomosis portosistémica. Se produce una exageración de las conexiones normales que existen entre las circulaciones portal y venosa sistémica. Bajo circunstancias normales, el flujo a través de estas anastomosis potenciales no tiene importancia funcional alguna. No obstante, en la cirrosis afecta al desplazamiento de la sangre portal. El esquema muestra los sitios de anastomosis.

• Las várices esofágicas constituyen una forma particular de anastomosis portosistémica. Se originan de las anastomosis entre las venas porta y las venas ácigos/gástrica izquierda en el esófago inferior. La exposición de las venas sistémicas a la elevada presión portal causan su dilatación, haciéndolas visibles como estructuras vasculares distendidas y tortuosas por debajo de la mucosa esofágica. Estas venas distendidas pueden verse con facilidad en una endoscopía, y se denominan várices. Las várices esofágicas pueden ser vulnerables a traumatismos o rupturas espontáneas. Si sangran, la hemorragia puede ser rápida y masiva, constituyendo una situación de emergencia, que puede resultar fatal. En caso de cirrosis, una coagulopatía coexistente puede agravar el cuadro.

• La ascitis puede resultar de hipoalbuminemia e hipertensión portal, y verse complicada por el desarrollo de una peritonitis bacteriana espontánea.

• El síndrome hepatorenal es un fenómeno en el cual la función hepática defectuosa induce una disfunción renal secundaria (véase capítulo 56).

• Un carcinoma hepatocelular puede complicar el cuadro de cirrosis, cualquiera sea su etiología, si bien es más común en casos de alcoholismo, hepatitis B y hemocromatosis. La frecuencia varía según la causa de la cirrosis, y, de este modo, se pueden reflejar ciertos efectos adicionales del agente etiológico sobre el hígado.

En resumen, las complicaciones más importantes de la cirrosis incluyen:

• Deterioro de la función de síntesis- hipoalbuminemia y coagulopatía.
• Alteración del proceso de destoxificación y del metabolismo de fármacos.
• Hipertensión portal-várices.
• Ascitis y peritonitis bacteriana espontánea.
• Encefalopatía hepática.
• Síndrome hepatorenal.
• Carcinoma hepatocelular.

62 Pancreatitis aguda y crónica

Páncreas normal

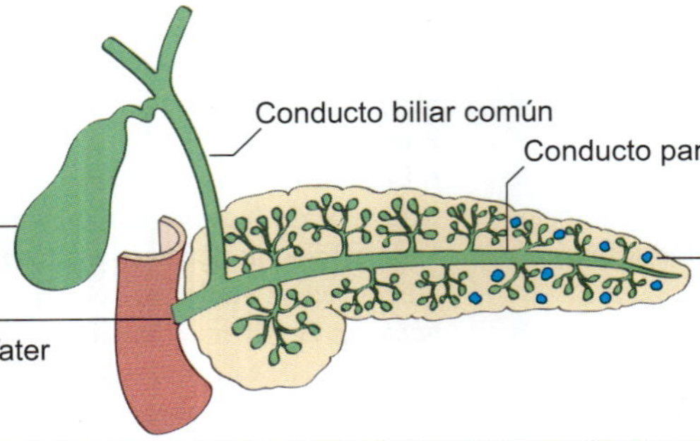

Etiología y patogénesis de la pancreatitis aguda

- Obstrucción aguda del conducto pancreático, reflujo del contenido dentro de los conductillos terminales y acino. Por ej., cálculos biliares, lesión iatrogénica en ERCP
- Alcoholismo: la secreción de mucina espesa y viscosa obstruye y destruye los conductos
- Infección parenquimal (por ej., viral, paperas, virus coxsackie B)
- Medicamentos (por ej., morfina): causan espasmo de esfínter
- Hereditaria: las anomalías anatómicas pueden predisponer a reflujo del contenido del intestino delgado y de bilis. Pancreatitis hereditaria poco habitual (mutación del gen del tripsinógeno)
- Hipoperfusión: ej.: shock, oclusión trombótica (por ej.: CID), vasculitis

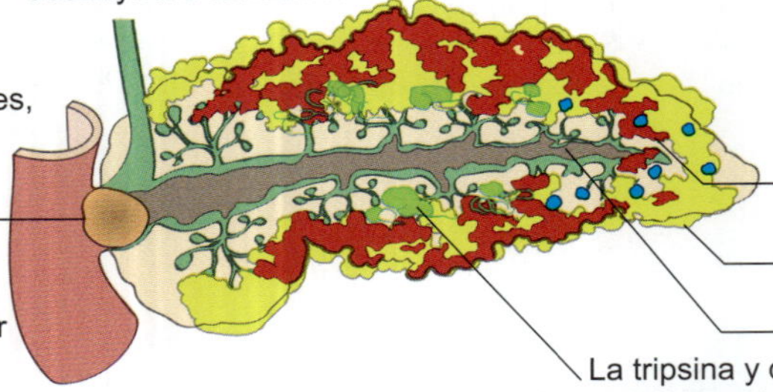

Una respuesta inflamatoria aguda, sumada a la destrucción enzimática, provoca daño tisular

- Recuperación en semanas o meses, a menudo tras una larga estadía en terapia intensiva
- Abscesos pancreáticos o pseudoquistes
- Shock y muerte causada por CID y falla multiorgánica

Pancreatitis crónica

El alcohol constituye la etiología más común, aproximadamente un 40% de las causas son idiopáticas. Otras etiologías poco habituales incluyen: obstrucción de conducto prolongada, fibrosis quística y pancreatitis hereditaria

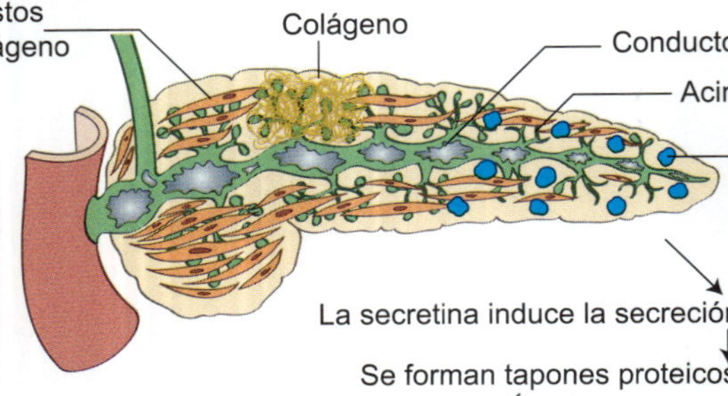

La secretina induce la secreción de líquido pancreático viscoso

↓

Se forman tapones proteicos y bloquean a los conductos

- La acumulación de secreciones daña a las células acinares → Las enzimas se filtran de las células lesionadas y se activan en una escala relativamente local. → La inflamación persistente conduce a cicatrización fibrosa y pérdida de tejido pancreático exocrino
- Los tapones proteicos pueden calcificarse, formando una secuencia de cálculos en forma de cuentas de un rosario a lo largo de los conductos. → Los cálculos pueden causar una obstrucción aún mayor y ulcerar al epitelio de revestimiento, estimulando la inflamación

Resultados:

- Diabetes mellitus (en algunos casos)
- La pérdida de enzimas causa malabsorción: a menudo, con esteatorrea considerable.
- Se pueden formar pseudoquistes pancreáticos

Pancreatitis hemorrágica aguda

Epidemiología y causas

En Estados Unidos y Europa la incidencia de muertes varía entre 4.8 y 42 cada 100.000 por año. Las causas incluyen:

- Cálculos biliares (50%).
- Alcohol (20-25%), por lo general, tras haber bebido mucho.
- Idiopática (la tercera más común).
- Viral (paperas, virus Coxsackie).
- Fármacos (diuréticos de asa, azatioprina, esteroides, valproato).
- Hipertrigliceridemia.
- Hipercalcemia.
- Pancreatografía retrógrada endoscópica (ERCP).
- Traumatismo
- Cirugía
- Isquemia.
- Tumores.
- Obstrucción ampular

El alcohol es directamente tóxico para las células pancreáticas.

Patogénesis

La súbita liberación de enzimas del páncreas dañado dentro de los tejidos adyacentes causa la destrucción de tejidos grasos, proteicos y elásticos. La quimotripsina activa al complemento y provoca shock, coagulación intravascular diseminada (CID) y hemorragia.

Características generales

El páncreas sufre hemorragias severas y la necrosis grasa puede ocasionar manchas o islas de tejido blanco dentro de la grasa adyacente. Tras un episodio agudo, se pueden formar pseudoquistes- una cantidad escasa de líquido reemplaza al tejido pancreático, constituyendo una masa que puede provocar molestias, o convertirse en el nido de una infección. Es difícil de extirpar, pero se la puede drenar dentro del estómago a través de una "enterostomía".

Características microscópicas

La porción de páncreas exocrino viable, que puede identificarse dentro de la masa de necrosis coagulativa que substituye al tejido pancreático, es muy pequeña. Con frecuencia, los islotes de Langerhans se encuentran preservadas, posiblemente debido a su irrigación sanguínea independiente y a la falta de continuidad con el sistema de conductos.

Cuadro clínico

Se producen vómitos y dolor abdominal superior agudo e intenso, que, a menudo, se irradia a la espalda. El diagnóstico diferencial principal es el de úlcera péptica perforada, que podría causar síntomas de peritonitis. En una placa radiográfica abdominal simple, se puede observar aire debajo del diafragma.

El paciente puede sufrir un shock hipovolémico, provocado por la exudación del líquido plasmático dentro del espacio retroperitoneal y el íleo paralítico puede causar estancamiento del fluído en el intestino. Si el tejido pancreático necrótico se infecta con alguna bacteria proveniente de las proximidades, es probable que la inflamación secundaria del colon desencadene una CID y shock hipovolémico.

Diagnóstico clínico

- Los niveles de amilasa en suero se elevan mucho y con suma rapidez. Si bien puede incrementarse en cualquier cuadro inflamatorio u obstructivo abdominal, los niveles en estas últimas afecciones son, con frecuencia, inferiores a los que se alcanzan en una pancreatitis aguda consolidada.
- La lipasa pancreática constituye el principal marcador serológico.
- El signo de Rosving predice resultados poco alentadores: acidosis metabólica, bajos niveles de calcio en suero, de albúmina y de oxígeno en sangre arterial, sumados a niveles elevados de urea, glucosa, transaminasas hepáticas, recuento de plaquetas o lactato deshidrogenasa.

Tratamiento y pronóstico

Es muy importante realizar un diagnóstico preciso, a fin de evitar una laparotomía, dado que ésta eleva la tasa de mortalidad de manera significativa. El episodio puede ser agudo y finalizar en 2 días, o el paciente puede requerir una terapia prolongada para tratar el dolor, el shock, la hipovolemia, la CID y la falla orgánica (por ej., insuficiencia renal aguda y síndrome de distrés respiratorio agudo). A menudo, estos pacientes fallecen, pero quienes sobreviven pueden permanecer internados durante semanas o meses.

La tasa de mortalidad es alta en pacientes con shock. Otros pueden padecer una versión leve de la enfermedad, de corta duración. Con frecuencia, los sobrevivientes se recuperan bien.

Pancreatitis crónica

Epidemiología y causas

La incidencia y prevalencia de las pancreatitis crónica es menor que la aguda pero ha aumentado en las últimas décadas. Afecta más a hombres que a mujeres. Las causas incluyen:

- Alcohol (60-85%)
- Fibrosis quística.
- Neoplasia pancreática.
- Hemocromatosis.
- Conducto pancreático obstruido.
- Hiperlipidemia.

Patología

El proceso de base en la pancreatitis crónica es una inflamación crónica del páncreas, en general secundaria a una obstrucción de los conductos pancreáticos, provocada por secreciones pancreáticas anormalmente espesas, o por una masa.

A menudo, el páncreas se encuentra levemente abultado y y extremadamente firme, debido a la aparición de fibrosis. Se puede observar una dilatación de los conductos, y una similitud macroscópica con el adenocarcinoma, que resulta imposible de distinguir.

La inflamación destruye el tejido acinar pancreático, si bien las islotes de Langerhans permanecen prácticamente ilesas entre un mar de fibrosis. Pueden llegar a dañarse, pero, con frecuencia, en una etapa más tardía.

Cuadro clínico y diagnóstico

Dolor abdominal, malestar y pérdida de peso (la ictericia es poco habitual). A menudo, los síntomas son similares a los del cáncer pancreático. Los pacientes pueden presentar malabsorción, en especial de grasas (esteatorrea).

Cualquier lesión que causa una obstrucción del conducto pancreático a largo plazo puede provocar pancreatitis crónica, incluyendo adenocarcinoma pancreático. El diagnóstico debe realizarse combinando modalidades clínicas tales como estudios por imágenes, enzimas en suero y marcadores de cáncer. En general, el nivel de amilasa está levemente elevado. Los marcadores Ca19,9 y Ca125 también pueden encontrarse levemente incrementados- niveles más altos indicarían un posible cáncer.

Los estudios por imágenes pueden mostrar un páncreas normal, o bien un agrandamiento del mismo, similar a un tumor.

La biopsia no está bien vista, dado que muchos cirujanos creen que puede comprometer la cirugía curativa. Resulta difícil saber, a ciencia cierta, donde tomar la muestra, dado que tanto la pancreatitis crónica como el cáncer producen un estroma sólido y fibrótico.

La citología biliar durante una ERCP constituye una herramienta no invasiva, que puede diagnosticar cáncer pancreático en aproximadamente un tercio de los casos, si es que las células tumorales están exfoliadas dentro de la bilis.

Tratamiento y pronóstico

El tratamiento es de apoyo, por ej., alivio del dolor, abstinencia de alcohol; el páncreas está cicatrizado y si se repiten los episodios, el cuadro puede empeorar. Resulta esencial que se evite el alcohol. La enfermedad avanzada reduce las enzimas pancreáticas, provocando una malabsorción que requiere el uso de suplementos enzimáticos en polvo. Por último, se puede producir una diabetes mellitus, aunque, habitualmente, en una etapa tardía.

63 Tumores del hígado, árbol biliar y páncreas

Tumores hepáticos malignos

Hígado no cirrótico

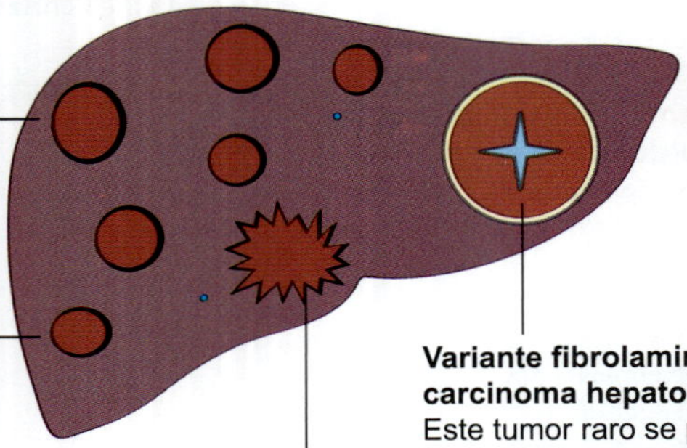

Carcinoma metastásico:
el 95% de los tumores hepáticos son metastásicos. Una gran proporción proviene del intestino, si bien en hígado constituye el sitio predilecto para tumores de diversos tipos.

Variante fibrolaminar de carcinoma hepatocelular.
Este tumor raro se presenta en jóvenes, tiene un buen pronóstico, y no está asociado con cirrosis. Los indicios radiológicos a los fines de diagnóstico son los siguientes: bordes encapsulados bien circunscriptos, y presencia de una cicatriz estelar central. (Se puede observar un aspecto macroscópicamente similar en una afección similar a un tumor benigno, hiperplasia nodular focal).

Carcinoma hepatocelular
en ocasiones, se origina en hígados no cirróticos en jóvenes, con transmisión vertical de hepatitis B.

Hígado cirrótico

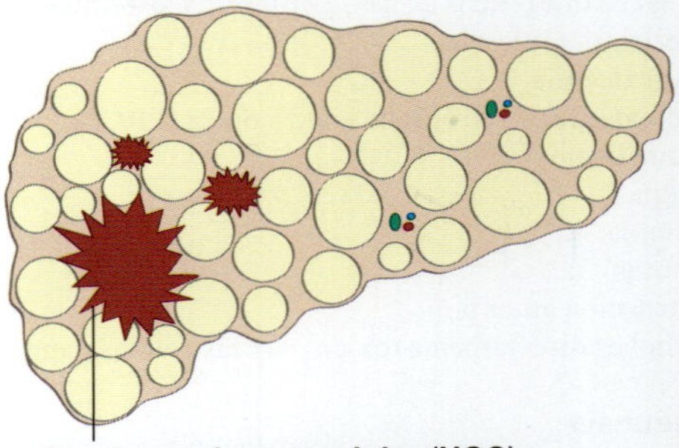

Carcinoma hepatocelular (HCC)
El tumor está entremezclado con nódulos hepáticos regenerativos asistemáticos. Con frecuencia, es multifocal. Dentro de este contexto, es probable que este tumor sea un HCC.
Los niveles elevados de alfa-fetoproteínas y el aumento de tamaño del nódulo constituyen signos de advertencia.
El trasplante es la mejor opción de tratamiento, pero pocas personas presentan la enfermedad en una etapa lo suficientemente temprana.

Adenocarcinoma pancreaticobiliar

Carcinoma de vesícula biliar
- Éste es un tumor poco habitual en el mundo, se encuentra casi siempre asociado con cálculos biliares.
- El adenocarcinoma es el tipo más común.
- En Sudamérica, puede existir una predisposición genética al cáncer de vesícula biliar.

Colangiocarcinoma (CC)
- El CC extrahepático se presenta con ictericia obstructiva, por ej., en la bifurcación de los conductos hepáticos (tumor de Klatskin) (flecha grande), o la porción intrapancreática del CBD (flecha pequeña).
- El colangiocarcinoma intrahepático puede causar, o no, ictericia tardía.
- El colangiocarcinoma es sumamente agresivo. Su incidencia aumenta en pacientes con colangitis esclerosante primaria o infección parasitaria con trematodos hepáticos.

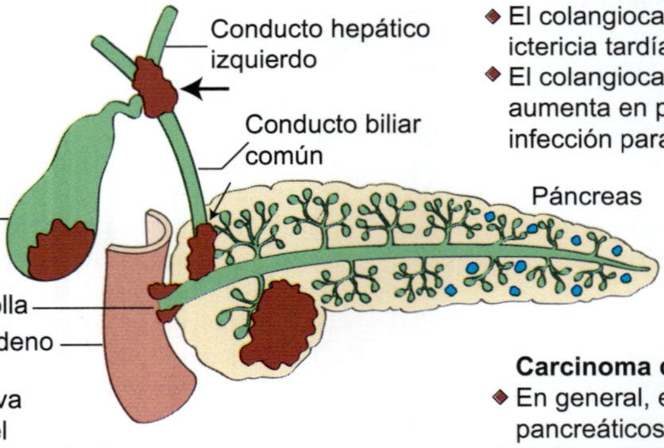

Carcinoma ampular
- Se presenta con ictericia obstructiva en una etapa más temprana que el cáncer pancreático, y el 50% de los pacientes pueden curarse mediante su resección.
- Los adenocarcinomas son poco frecuentes en este sitio.
- Su incidencia aumenta en pacientes con poliposis colorectal familiar (FAP), y afección colorectal sin poliposis.

Carcinoma de páncreas
- En general, el adenocarcinoma se origina en los conductos pancreáticos más pequeños.
- El 70% afecta a la cabeza del páncreas, y puede presentarse con ictericia obstructiva.
- Si bien se suele decir que no es doloroso, la mayoría de los pacientes padecen pancreatitis crónica, que causa dolor intenso y agudo, que se irradia a la espalda.

Tumores hepáticos secundarios

Un 95% de los tumores hepáticos son metastásicos. El hígado constituye el sitio más común de metástasis, por cuanto los tumores del aparato digestivo tienden a propagarse vía la vena porta. Como recibe aproximadamente un 25% del gasto cardíaco, también es susceptible a metástasis de tumores extraintestinales.

Tumores hepáticos primarios benignos

Adenoma de células hepáticas

En general, afecta a mujeres adultas jóvenes que se encuentran bajo tratamiento anticonceptivo con píldoras (puede entrar en remisión una vez discontinuada dicha terapia).

Hemangioma cavernoso

Es el más común de los tumores hepáticos benignos, y, con frecuencia, se lo descubre como un hallazgo incidental durante un estudio por imágenes.

Tumores hepáticos primarios malignos

Carcinoma hepatocelular (HCC)

El carcinoma hepatocelular constituye la mayoría de los tumores hepáticos primarios. A nivel mundial, el riesgo está estrechamente relacionado con la hepatitis B y el consumo de granos contaminados con aflatoxina. Por lo tanto, el HCC es común en hombres africanos y asiáticos (incidencia 40 por 100.000). En Latinoamérica la incidencia es de 4.5 por 100.000 y en la Argentina de 3.2 por 100.000).

El HCC suele ser una complicación de la cirrosis, en especial de la causada por hemocromatosis (se desarrolla en un tercio), alcohol (10-15%), virus, deficiencia de alfa-antitripsina o enfermedad de Wilson. El riesgo de HCC en un paciente con hepatitis B y HBeAg positivo es 200 veces mayor que en individuos con HBeAg negativo. (Dentro del contexto de transmisión vertical de la hepatitis B, el HCC puede producirse en jóvenes adultos que no padecen cirrosis).

Patogénesis

La mutación de ADN es provocada por diversas causas. Los ejemplos son los siguientes:

- La HBV puede integrarse dentro del genoma del hepatocito.
- El alcohol aumenta la formación de radicales libres.
- La HCV es un virus ARN que puede inhibir la apoptosis.
- El hierro interactúa en forma directa con el ADN, generando radicales libres.

Detección clínica del carcinoma hepatocelular en un hígado cirrótico

- Niveles altos de alfa-fetoproteína en suero, que están elevados en el HCC (el nivel normal es <10 U/L).
- Nódulo que aumenta de tamaño en las ecografías seriadas (no obstante, el HCC suele ser multinodular y multifocal).
- Ascitis que contienen células tumorales.

Características generales: se puede tratar de una única masa grande o de un tumor multifocal, que ocupa una gran porción del hígado, en general con evidencia cirrosis de fondo.
Características microscópicas: existen diversos patrones, la mayoría de los cuales se asemejan a células hepáticas. La demostración de la presencia de bilis dentro del tumor es diagnóstica.
Pronóstico: el tumor es maligno en extremo, y a menudo ya se encuentra avanzado al momento de su presentación. Su resección o una cirugía de trasplante son posibles en muy pocos casos. La mayoría de los pacientes fallecen en 2 años. (El HCC fibrolaminar es poco habitual, afecta a jóvenes y personas de mediana edad, y no está asociado con cirrosis. El pronóstico es más favorable, y la resección del hígado puede ser curativa).

Hepatoblastoma

Este es un tumor maligno infantil raro, y puede incluir elementos mesenquimáticos y epiteliales.

Angiosarcoma

Se trata de un tumor extremadamente maligno y rápidamente letal, de los vasos sanguíneos hepáticos. Es poco habitual y está asociado con la exposición al monómero de cloruro de étilo, arsénico o la ya obsoleta sustancia de contraste denominada Torotrast.

Tumores del árbol biliar

Colangiocarcinoma (adenocarcinoma primario del conducto biliar)

Este tumor maligno raro (aproximadamente 2 por 100.000 en el mundo), es más común en hombres, y puede complicar a una colangitis esclerosante primaria (PSC) o a una enfermedad parasitaria, como por ej., el helminto *Clonorchis sinensis*. El riesgo de colangiocarcinoma aumenta en pacientes con carcinoma colorectal sin poliposis hereditario (HNPCC).

La obstrucción del flujo de salida biliar eleva los niveles de fosfatasa alcalina en suero. A menudo, si existe daño hepático, también se incrementan las transaminasas.

Se puede producir una ictericia antes de que el tumor se propague fuera de los conductos biliares. Sólo es posible intervenir quirúrgicamente los tumores del árbol biliar inferior, si bien, en ocasiones, se puede recurrir a un transplante hepático para tumores más grandes. No obstante, la diseminación distante constituye la presentación usual. La mayoría de los pacientes mueren en un lapso de dos años.

Carcinoma de vesícula biliar. Véase capítulo 57

Adenocarcinoma ampular

Se trata de un tumor raro, que, en general, se presenta con ictericia causada por una obstrucción del conducto biliar común. Se requiere una cirugía radical (a menudo, operación de Whipple modificada). En un 5% de los pacientes con FAP, se desarrolla un adenocarcinoma duodenal, generalmente en la región ampular. La tasa de supervivencia de 5 años es de aproximadamente un 50%.

Tumores pancreáticos primarios

El adenocarcinoma de los conductos pancreáticos representa el 85-90% de los carcinomas pancreáticos. Este tumor agresivo tiende a aparecer entre los 60 y 80 años. En el mundo la incidencia es de 3.9 por 100.000 y en la Argentina es del 7.3 por 100.000. En el 6% de los casos, existen antecedentes familiares de la enfermedad, lo que quintuplica el riesgo en parientes de primer grado. Los pacientes con mutaciones genéticas hereditarias, tales como HNPCC, mutaciones de BRCA-1 y síndrome de Li-Fraument corren un riesgo mayor, al igual que aquellos con pancreatitis hereditaria.

La porción afectada del páncreas se engrosa de manera difusa y se ve muy firme, dado que la mayoría de los cánceres pancreáticos producen un estroma denso, si bien el tumor puede pasar desapercibido a simple vista.

El adenocarcinoma compuesto de túbulos dispuestos en un estroma desmoplásico es bastante común, aunque existen diversas variantes. La infiltración perineural es característica.

La única posibilidad de cura consiste en una cirugía radical (procedimiento de Whipple o pancreaticoduodenectomía), pero son pocos los pacientes que consultan antes de que se propague la enfermedad. En general, la tasa de supervivencia a 5 años es del 4% (en Estados Unidos de Norteamérica y Japón se registran índices más altos, del orden del 25-46%). La tasa de mortalidad quirúrgica asciende aproximadamente a 5%.

Otros tumores pancreáticos

Los tumores benignos o del cuerpo o de la cola del páncreas se presentan como una masa abdominal o un hallazgo incidental durante una cirugía por alguna otra afección no relacionada. Si bien no es lo habitual, pueden originarse en el acino pancreático (tumores acinares, de malignidad dudosa o de bajo grado), o en las células neuroendócrinas de una isleta. También se pueden producir tumores estromales, aunque éstos son aún más raros.

64 Anomalías congénitas y hereditarias del riñón y el aparato urinario

Desarrollo renal embrionario

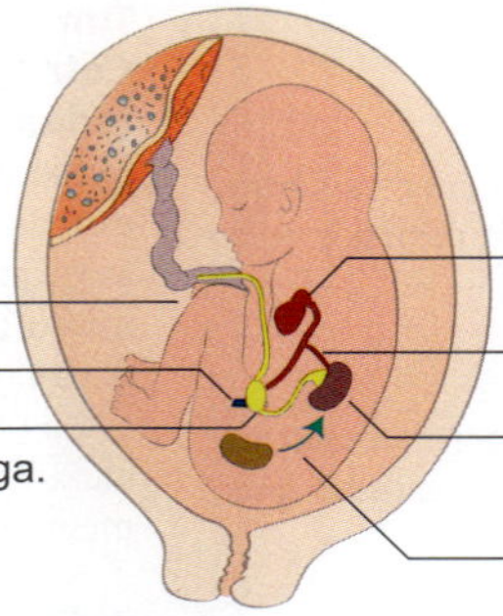

Enfermedad congénita/hereditaria renal

En tanto que el uréter normal se implanta oblicuamente dentro de la vejiga, de forma tal que la contracción vesical, durante la micción, lo comprima, ocluyéndolo y evitando el reflujo, los uréteres duplicados o los de los riñones pélvicos no se implantan del mismo modo, y, por lo tanto, son más vulnerables al reflujo y sus posibles complicaciones.

Los remanentes uracales pueden formar pequeños divertículos o quistes separados entre la vejiga y el ombligo

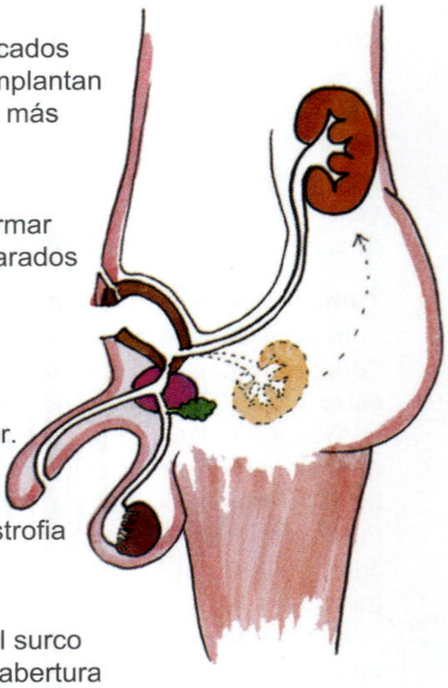

La vejiga se forma por el pliegue y fusión de la pared abdominal anterior. Si ésto no sucede, la pared de la vejiga se abre sobre la superficie abdominal, lo que se denomina exostrofia

Hipospadias: el cierre incompleto del surco ureteral puede dejar semicerrada la abertura en el eje del pene, o completamente abierta hacia la superficie

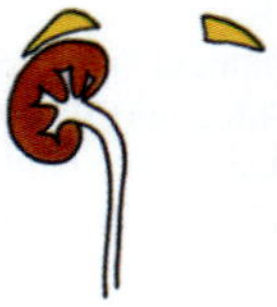

Agenesia renal: no se forma uno de los riñones. Hay que tener ésto en cuenta en un potencial donante de rinón

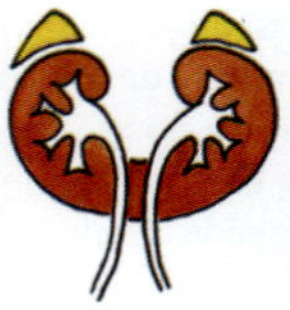

Riñón en herradura: ambos polos se rozan y fusionan durante la migración, en general, se trata de los polos inferiores. A menudo, existe una reduplicación ureteral. Los uréteres curvados sobre las arterias renales o sobre la arteria mesentérica inferior pueden causar hidronefrosis

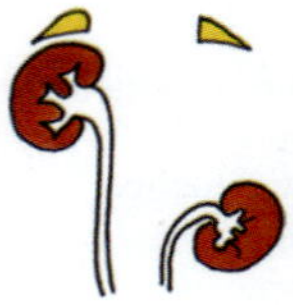

Riñón pélvico: un lado no migra, probablemente debido a que las arterias umbilicales se lo impiden

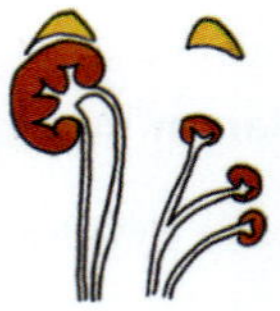

Duplicación: ureteral e incluso renal. Algunas personas pueden presentar 3 ó 4 pequeños brotes renales de uréteres individuales, o uréteres bífidos que se fusionan más adelante. Con frecuencia, dichas anomalías están asociadas con reflujo e infecciones urinarias recurrentes

Enfermedad renal poliquística

Se cree que la enfermedad renal poliquistica se debe a que el sistema de conductos colectores (derivados del conducto mesonéfrico) no puede unirse, de manera adecuada, con el túbulo contorneado distal (derivado del metanefros). La acumulación de orina conduce a un englobamiento de los conductos y a la formación de quistes

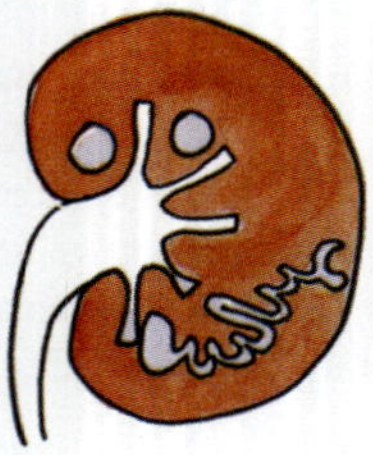

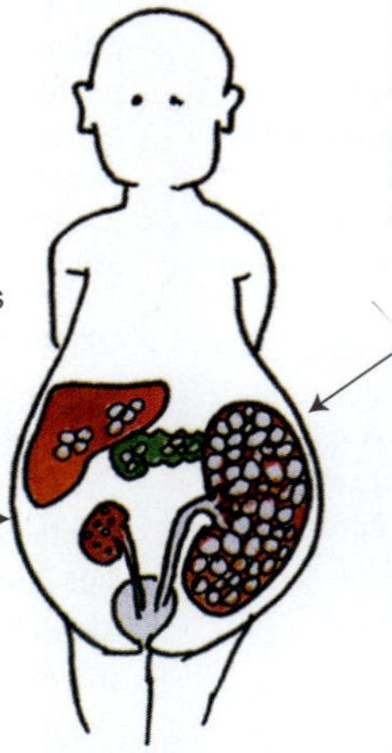

La PQR infantil es una enfermedad recesiva hereditaria (deben mutar los alelos tanto maternos como paternos), que se produce un 1 de cada 5.000 nacimientos. El riñón presenta un moteado fino causado por la presencia de múltiples quistes pequeños, que se originan en los conductos de recolección.

La PQR adulta es una afección hereditaria autosómica dominante (con mutación de alelo ya sea materno o paterno). Se produce en 1 de cada 500-1000 nacimientos. A menudo, no se manifiesta hasta la adultez, momento en el que ya ha aumentado en gran medida el tamaño de ambos riñones, ocupando, prácticamente, la cavidad abdominal. La totalidad del riñón es reemplazada por quistes de paredes finas, de 1 a 2 cm de diámetro, formados en cualquier porción del nefrón. Aproximadamente un 15-30% de los pacientes con PQR adulta tienen quistes biliares de paredes finas en el hígado, y quistes ductales en el páncreas

En el embrión, el riñón se desarrolla en la pelvis, migrando luego a su posición lumbar normal, en el retroperitoneo posterior. A medida que asciende, se modifica su irrigación vascular proveniente de la aorta.

El riñón deriva de tres elementos distintos:

1. **Metanefros:** éste forma los túbulos renales y el parénquima.
2. **Conducto mesonéfrico:** da origen a los uréteres, la pelvis renal y los conductos colectores.
3. **Penachos glomerulares:** son brotes de la aorta primitiva que invaginan dentro del mesonefros y estimula la formación de túbulos. Invaginan el extremo de los túbulos primitivos para conformar la cápsula de Bowman.

La vejiga deriva principalmente del endodermo de la cloaca, pero el conducto mesonéfrico da origen al trígono vesical, y aquí es donde los uréteres se implantan dentro de ella. En vida intrauterina, se continúa con el uraco en el cordón umbilical, dejando atrás, a veces, un divertículo (remanente uracal). En contadas ocasiones, se produce un defecto considerable de la pared abdominal y la vejiga queda expuesta sobre la superficie, lo que se denomina extrofia vesical.

La uretra se forma cuando la placa uretral se pliega para originar un tubo.

Las anomalías renales y del tracto renal son los trastornos congénitos y de desarrollo más comunes en bebés sobrevivientes (aproximadamente 2% de las malformaciones congénitas). Existe una diferencia entre *enfermedades congénitas*, que son alteraciones del desarrollo embriológico presentes en el nacimiento, y *enfermedades hereditarias*, que se producen debido a mutaciones genéticas, y pueden ser evidentes o no al nacer el individuo.

Anomalías hereditarias

La enfermedad renal poliquística (PQR) constituye la enfermedad renal hereditaria más habitual, que se manifiesta de forma tardía y es causada por el gen PKD-1.

Anomalías congénitas y de desarrollo

Las malformaciones congénitas del aparato urinario son sumamente comunes, por ejemplo:

- **Riñón:**
  - Agenesia unilateral (incidencia de 1 en 500).
  - Riñón en forma de herradura: los polos son empujados uno contra el otro durante el ascenso; por lo general, los polos inferiores se fusionan y no pueden sortear la rama mesentérica inferior de la aorta. La incidencia es de uno en 600.
  - Riñón pélvico: no migra, posiblemente porque la bifurcación de las arterias umbilicales se lo impide.
- **Uréter:** por ej., duplicación: división temprana del brote ureteral en dos partes.

Se pueden producir diversos grados de duplicación ureteral. En algunos casos, el uréter es duplicado en toda su longitud, en tanto que en otros sólo se copia su porción superior. Luego, ambos componentes se fusionan para formar un uréter inferior común.

La duplicación renal está asociada con un sistema pelvicaliceal también duplicado dentro del riñón que drenan. Esto significa que el riñón está dividido en dos unidades diferenciadas en lo que respecta a la recolección y drenaje de orina.

La duplicación anormal del uréter está relacionada con una implantación inadecuada del uréter dentro de la vejiga. Bajo circunstancias normales, el uréter ingresa en la vejiga de manera oblicua. Esto provoca una compresión de dicho uréter cuando se contrae la vejiga, proporcionando, de este modo, protección contra el reflujo de la orina nuevamente hacia el uréter y el riñón. En los sistemas duplicados, el uréter extra suele implantarse de un modo incorrecto, razón por la que es susceptible al mencionado reflujo. Así, se puede producir dilatación ureteral, hidronefrosis y una tendencia a infecciones urinarias reiteradas. Con frecuencia, el componente inferior de un sistema como éste es el que presenta la implantación defectuosa.

- **Vejiga:** por ej., exostrofia: la pared de la vejiga anterior no puede cerrarse, por lo que la pared posterior queda expuesta en la superficie abdominal. La exostrofia vesical es una afección grave, dado que la mucosa de la vejiga, y su continuación, es decir los uréteres y los sistemas renales pelvicaliceales quedan expuestos, en forma directa, al ambiente externo.
- **Uretra:** por ej., hipospadias: fusión incompleta del surco uretral.
- **Remanente uracal:** quiste o fístula en el ápice de la vejiga. En este sitio, se puede desarrollar un adenocarcinoma.

Síndrome de Potter

Ésta es una malformación del tracto renal, que constituye un ejemplo de una anomalía congénita denominada **secuencia**, que se caracteriza por diversos componentes diferentes, todos los cuales se originan de una malformación inicial que luego causa complicaciones. En este síndrome, la agenesia renal bilateral o directamente la ausencia de función renal constituyen dicha anomalía original. La agenesia renal implica que no hay producción fetal de orina. Esto conduce a oligohidramnios (disminución de la cantidad de líquido amniótico). A su vez, éste reduce el espacio con el que cuenta el feto dentro del útero, dado que ya no flota libremente en el líquido amniótico. Esta pérdida de espacio produce cambios faciales característicos, ocasionados por efectos mecánicos, que incluyen: orejas bajas, mentón retrocedido, y nariz ancha y aplanada. La posición de las extremidades inferiores también se ve afectada, de modo tal que quedan flexionadas en las caderas y extendidas en las rodillas, dando la impresión de haber sido "curvadas hacia arriba". Además, se produce una hipoplasia pulmonar secundaria a la disminución del volumen de líquido amniótico.

65 El nefrón y aspectos renales de la hipertensión

El nefrón

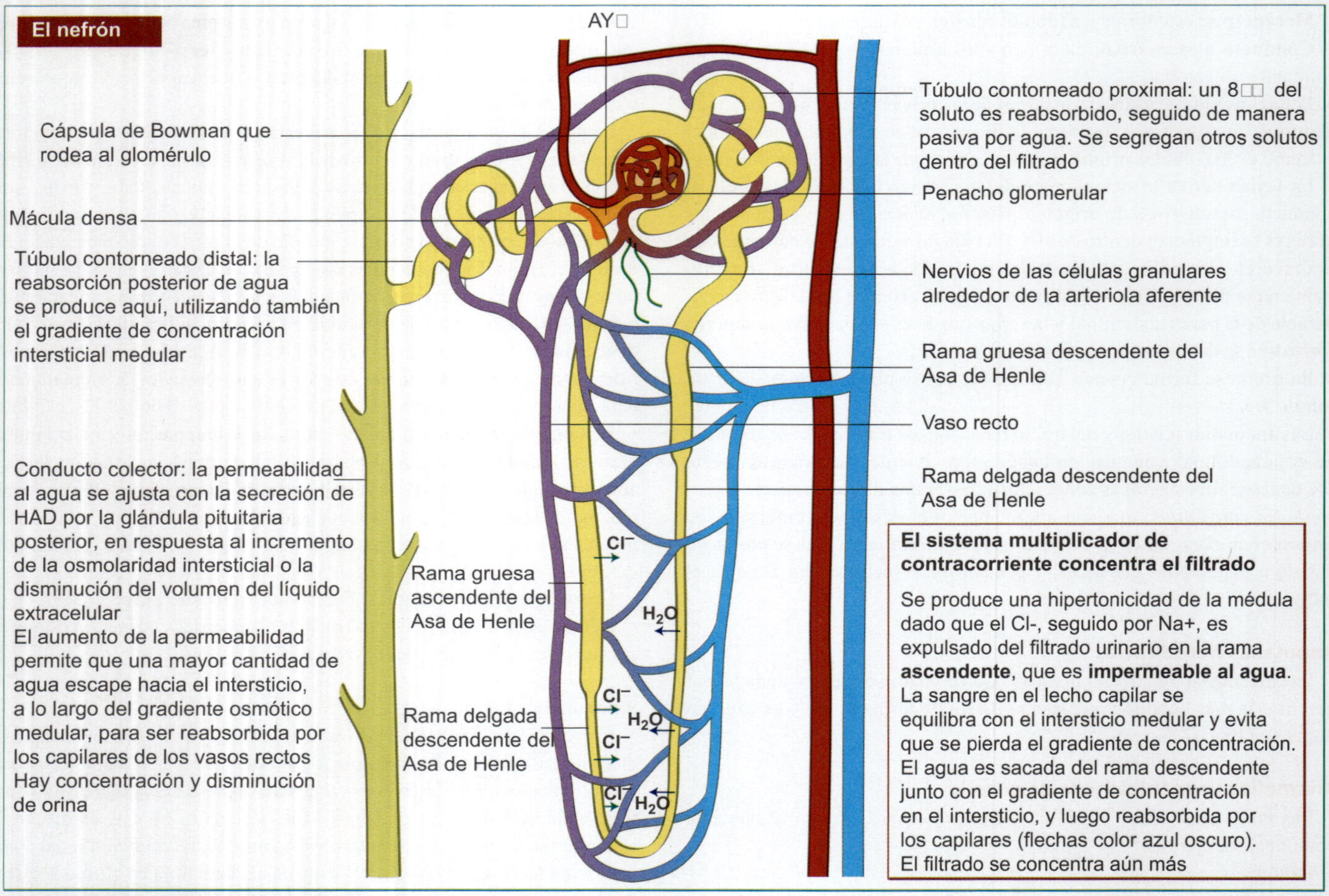

El sistema multiplicador de contracorriente concentra el filtrado

Se produce una hipertonicidad de la médula dado que el Cl-, seguido por Na+, es expulsado del filtrado urinario en la rama **ascendente**, que es **impermeable al agua**.
La sangre en el lecho capilar se equilibra con el intersticio medular y evita que se pierda el gradiente de concentración.
El agua es sacada del rama descendente junto con el gradiente de concentración en el intersticio, y luego reabsorbida por los capilares (flechas color azul oscuro).
El filtrado se concentra aún más

Enfermedades vasculares del riñón

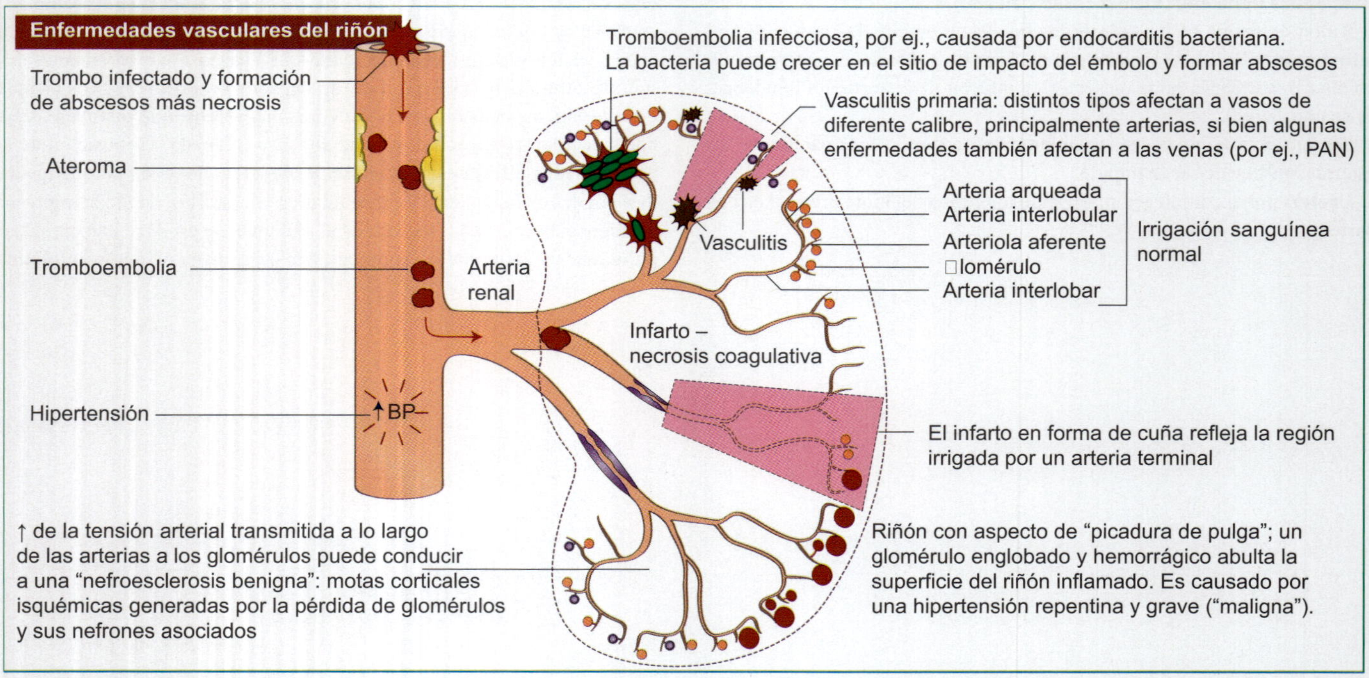

El glomérulo y el sistema de túbulos constituyen el nefrón.

Glomérulo: se trata de una red de capilares, en forma de nudos, invaginada en la cápsula de Bowman. El glomérulo es el sitio donde se filtra la sangre: El endotelio capilar fenestrado es permeable a todos los líquidos y solutos, aunque no a células o proteínas plasmáticas. La presión dentro del penacho es elevada, dado que tanto los vasos aferentes como los eferentes son arteriolas. La presión hidrostática que impulsa al líquido fuera del capilar supera a la presión oncótica del plasma dentro de dicho penacho, lo que permite la filtración.

Células mesangiales: constituyen el centro de apoyo del glomérulo junto con la matriz que segregan. Fagocitan a las partículas que se filtran del penacho glomerular.

Cápsula de Bowman: es una especie de embudo hueco que se forma en el embrión, cuando el penacho glomerular invagina el extremo ciego del túbulo renal en desarrollo. Las células epiteliales de esta cápsula que están en contacto con los capilares del penacho (capa visceral) se denominan podocitos, debido a los pedículos que extienden hacia los capilares que los envuelven.

Una cavidad separa a las capas interna y externa (visceral y parietal) del epitelio: el filtrado de plasma proveniente de los glomérulos es recolectado aquí y canalizado en el túbulo contorneado proximal. Los podocitos envuelven a los capilares. Cada uno de ellos se contacta con la membrana basal a través de más pedículos, que, a su vez, tienen moléculas colectoras similares a cepillos (nefrinas) sobre sus superficies. Los espacios entre los pedículos se denominan poros hidrófilos, los que permiten que el líquido ingrese a la luz de la cápsula de Bowman (véase capítulo 66).

Membrana basal: probablemente, esta membrana configura la parte más importante del sistema de filtrado. Está compuesta de una matriz de colágeno con carga negativa, formada en parte por el epitelio (podocito) y en parte por el endotelio del capilar. Cuando estas capas se encuentran, el microscopio electrónico muestra una membrana basal oscura (lámina densa). Las partículas y los solutos la pueden atravesar, dependiendo de su tamaño y carga. La carga negativa cumple un rol fundamental al evitar la filtración de las proteínas de bajo peso molecular, como la albúmina.

Control de la tensión arterial: el control de la tensión arterial es mediado parcialmente por el sistema renina-angiotensina, que es activado por un flujo de baja velocidad a través del penacho glomerular. La renina es segregada por células en la mácula densa, una porción del túbulo contorneado distal que se encuentra cerca del complejo yuxtaglomerular (AYG). Además, hay nervios simpáticos que detectan la disminución del flujo en las arteriolas aferentes.

Enfermedades vasculares del riñón

Si los capilares que forman el penacho glomerular se dañan irreversiblemente, por lo general, se atrofia la totalidad del nefrón. Para poder comprender las enfermedades renales vasculares, se debe apreciar la estructura de la irrigación arterial renal y el hecho de que las ramas terminales son arterias terminales y que la irrigación arterial a la corteza es también terminal. La oclusión de una arteria terminal conduce a infarto de tejido, con una distribución en forma de cuña distal a la obstrucción. En el riñón, ésto suele conducir a necrosis coagulativa.

La arteria renal se ramifica directamente fuera de la aorta, a nivel de las vértebras D12/L1, inmediatamente por debajo del origen de la arteria mesentérica superior, si bien un cuarto de las personas también tienen arterias renales accesorias. Los riñones reciben el 25% del gasto cardíaco.

Las arterias renales se dividen en las siguientes ramas secuenciales: interlobar, arqueada, interlobular, arteriola aferente, glomérulo y arteriola eferente. Esta última se divide luego en capilares que rodean a los túbulos colectores, o, si el glomérulo se encuentra cerca de la médula, se divide en vasos rectos, que se extienden dentro de la misma junto a los conductos colectores. Así, la irrigación vascular renal incorpora dos lechos capilares dispuestos en serie: el penacho glomerular y luego el lecho capilar, que conecta a las irrigaciones arteriales y venosas. Las vénulas de drenaje forman venas que reflejan la distribución de las arterias, y la vena renal lleva a la sangre de regreso a la vena cava inferior (VCI)

Estenosis de arteria renal: es congénita o secundaria a la presión, por ej., generada por un uréter anormal o ateroesclerosis (en general, en pacientes diabéticos). La disminución del flujo sanguíneo en el riñón afectado puede desencadenar hipertensión a través de la activación del sistema renina-angiotensina (una de las causas raras y tratables de hipertensión).

Daño inmune mediado por arteriola renal: por ejemplo, poliarteritis nodosa (PAN) y granulomatosis de Wegener.

Lesión glomerular: por ej., hipertensión, enfermedades del complejo inmunitario, coagulación intravascular diseminada y síndrome urémico-hemolítico. La glomerulonefritis será tratada en el capítulo 66.

Daño hipertensivo: éste puede ser "benigno", con engrosamiento hialino de arteriolas aferentes y de arterias interlobulares e interlobares, y esclerosis gradual de los glomérulos afectados. La pérdida de múltiples nefrones provoca un encogimiento renal, y fruncimiento tenue de toda la superficie cortical.

Las alteraciones de la hipertensión maligna se producen debido a una proliferación rápida de músculo liso dentro de los vasos afectados; también se desarrolla una isquemia causada por estenosis luminal. La inflamación del riñón es ocasionada por un edema secundario a las filtraciones excesivas desde los capilares glomerulares dañados. A menudo, es acompañada por hemorragias petequiales, que le imparten un aspecto de "picadura de pulgas" a la corteza renal. La falla renal sobreviene con rapidez.

66 Glomerulonefritis

El glomérulo normal

El endotelio capilar está fenestrado.
Es permeable a líquidos y solutos, pero no a células o proteínas plasmáticas.
La presión hidrostática supera a la presión oncótica plasmática, y hay desplazamiento de líquidos

Aparato yuxtaglomerular: células mesangiales especializadas que actúan junto con la mácula densa (en el túbulo contorneado distal adyacente), para regular la tensión arterial a través del sistema renina-angiotensina

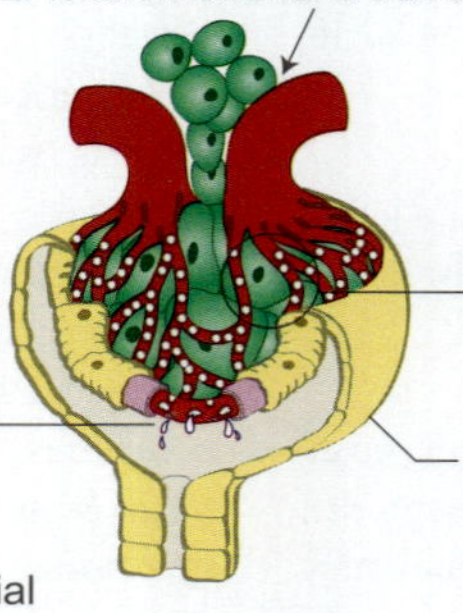

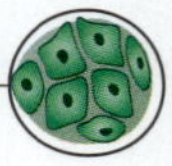

Las células mesangiales y su matriz forman el centro de apoyo de los glomérulos. Fagocitan partículas que se filtran del penacho glomerular

Cápsula de Bowman: embudo en forma de taza

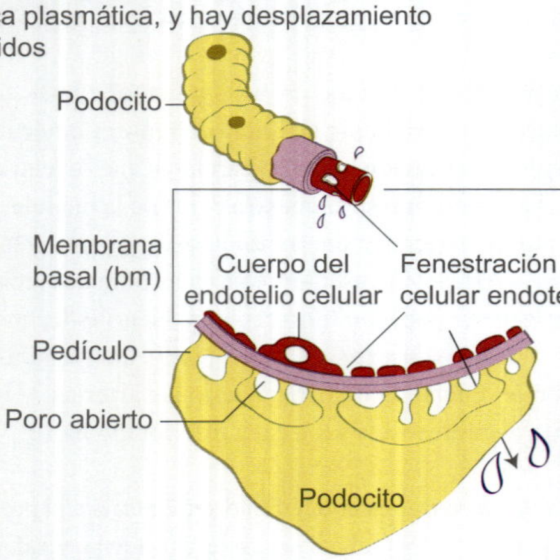

El líquido se desplaza por la fenestración, la membrana basal y el poro abierto, e ingresa en el espacio de Bowman

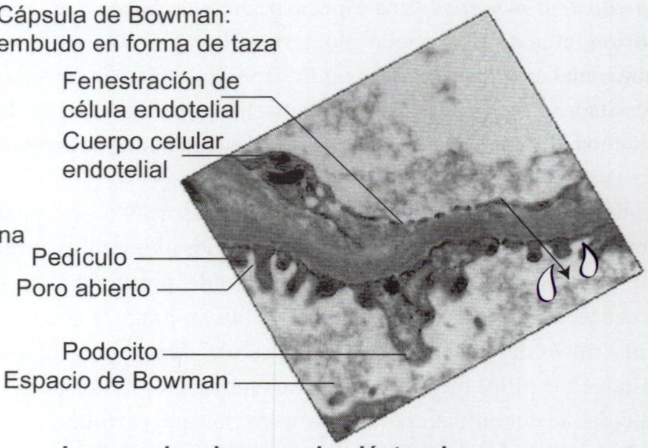

Imagen de microscopio eléctronico

Los podocitos envuelven al glomérulo, contactando a la mb vía los pedículos, que a su vez, poseen una serie de moléculas similares a cepillos (nefrinas) sobre sus superficies.
Los poros abiertos entre los pedículos permiten que el líquido ingrese a la luz de la cápsula de Bowman.

Principios fundamentales de la enfermedad glomerular

La mayoría de las enfermedades glomerulares son mediadas por interacciones entre anticuerpos y antígenos. Se puede producir una respuesta de anticuerpo directa contra la membrana basal glomerular (MBG), o bien los complejos circulantes pueden alojarse en el lecho capilar e instigar una respuesta inflamatoria del complemento de unión.

Las excepciones son las enfermedades glomerulares causadas por vasculitis (lesión vascular directa, a menudo inmunomediada), depósitos de amiloide, principalmente en la membrana basal, y acumulación extracelular de proteínas en plasma y daños vasculares provocados por residuos glucolisados en la diabetes mellitus.

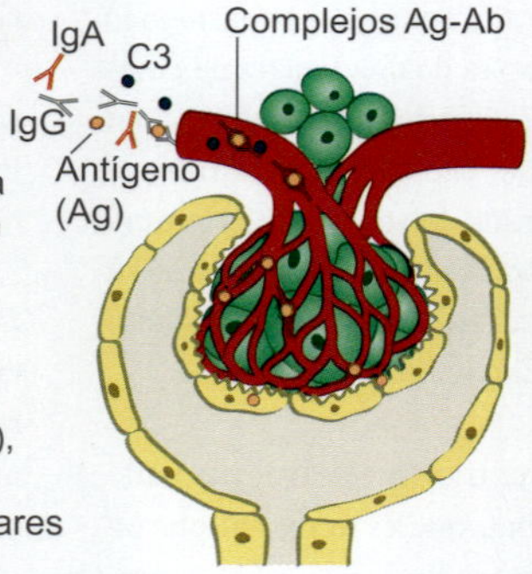

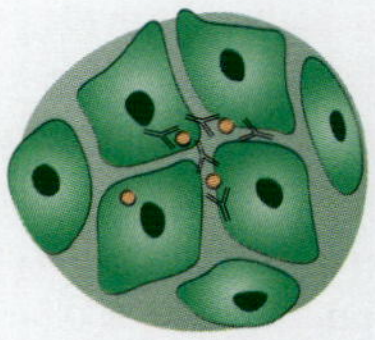

Los complejos Ag-Ab y el complemento, reunidos por el mesangio estimulan una inflamación aguda y proliferación mesangial

Síndrome nefrítico

Con frecuencia, la orina se oscurece debido a la presencia de glóbulos rojos (orina "coca cola")

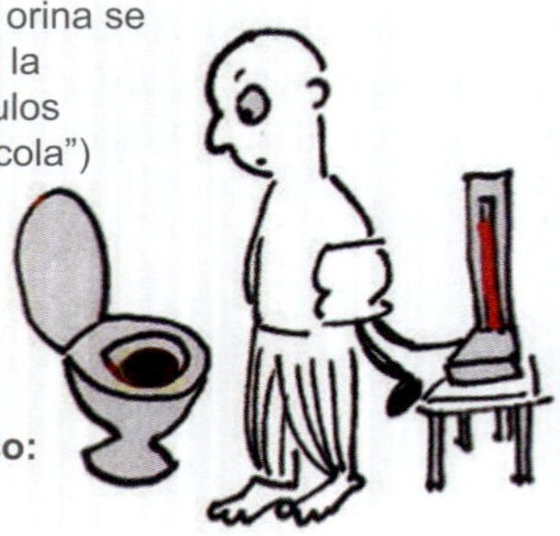

Síndrome nefrítico:

- Hematuria
- Oliguria
- Hipertensión
- Proteinuria de leve a moderada: 2 g/día o menos
- Edema leve

Síndrome nefrótico

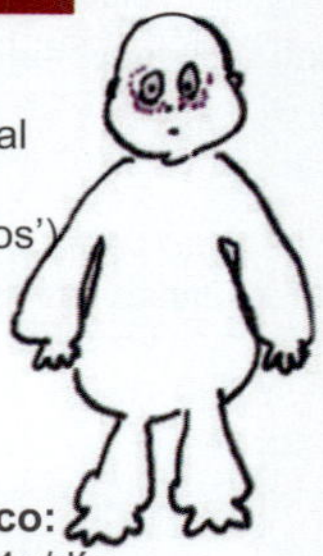

Complicaciones:

- Hipercoagulabilidad de la sangre, con riesgo especial de trombosis venosa renal, trombosis venosa profunda y embolia pulmonar
- Ateroesclerosis causada por altos niveles de LDL y colesterol
- Infección derivada de la pérdida de gammaglobulina (inmunoglobulina), fracción plasmática, y posiblemente de zinc por la orina

Síndrome nefrótico:

- Proteinuria > 3–4g/día
- Edema (causado por hipoalbuminemia)
- Hiperlipidemia –el hígado sintetiza lipoproteínas extra, en especial LDLs ricas en colesterol, como respuesta inespecífica a la disminución de la presión oncótica plasmática (ocasionada por la proteinuria). Se reduce su catabolismo

Las enfermedades de los glomérulos pueden ser primarias, de etiología desconocida, o secundarias a una infección sistémica. Si bien éstas pueden catalogarse dentro de la definición universal de glomerulonefritis, algunas afecciones no presentan componentes inflamatorios, y, en la actualidad, se las suele denominar nefropatías o glomeruloesclerosis. Si el glomérulo es destruido por tejido cicatricial, se atrofia todo el nefrón (cápsula de Bowman y sistema tubular).

Las manifestaciones clínicas varían, y se pueden hallar pacientes asintomáticos con hematuria, proteinuria o insuficiencia renal crónica, las que son detectadas durante análisis de orina o sanguíneos de rutina. La presentación más habitual incluye:

Hematuria asintomática- análisis de orina de rutina

Proteinuria asintomática- análisis de orina de rutina

Insuficiencia renal aguda- en general, la presentación se relaciona con un episodio agudo que precipita una necrosis tubular aguda.

Insuficiencia renal crónica- con frecuencia, es asintomática, y, en pacientes con cardiopatías, diabetes u otros problemas médicos, suele ser descubierta en análisis sanguíneos de rutina.

Síndrome nefrítico- se describe a continuación.

Síndrome nefrótico- Se describe a continuación.

Cabe señalar que ningún análisis es técnicamente "de rutina". Cada vez que se inicia alguna investigación, debe existir una razón clara por el cual se realiza, y una idea sobre la forma en que los resultados habrán de afectar el tratamiento del paciente.

Síndrome nefrítico

Tiende a producirse en pacientes con glomerulonefritis proliferativa, es decir que el problema de base es causado por la proliferación del mesangio (como en las enfermedades inmunes complejas, por ej., vasculitis, lupus sistémico eritematoso (LES) o nefropatía por IgA), del endotelio (por ej., glomerulonefritis postinfecciosa, la causa clásica del síndrome nefrítico) o del epitelio de la cápsula de Bowman (glomerulonefritis crescéntica). La glomerulonefritis mesangiocapilar puede presentarse con síndrome nefrítico o nefrótico, lo que refleja, probablemente, la multiplicidad de las etiologías de base que pueden producir este patrón. El síndrome nefrítico es también un signo característico de la hipertensión maligna, que provoca la proliferación de músculo liso y elástico en las paredes arteriolares.

Sus manifestaciones incluyen:

- Hematuria: a menudo la orina tiene un aspecto "humeante", debido a la presencia de glóbulos rojos.
- Oliguria
- Hipertensión
- Proteinuria leve a moderada de 2 g/por día o menos.
- Edema moderado.

Síndrome nefrótico

En general, se produce en pacientes con glomerulonefritis no proliferativa. En orden de probabilidades, incluye: nefropatía con alteraciones mínimas, esclerosis glomerular focal, nefropatía membranosa, amiloidosis, diabetes mellitus y nefritis lúpica.

El cuadro clínico muestra:

- Proteinuria de > 3-4 g/diarios (e hipoalbuminemia resultante).
- Edema (causado por hipoalbuminemia).
- Hiperlipidemia: el hígado sintetiza lipoproteínas extra como respuesta inespecífica a la disminución de la presión oncótica plasmática (ocasionada por la proteinuria) y se reduce su catabolismo. Existe una proporción más elevada de lipoproteínas de baja densidad ricas en colesterol (LDLs).

Las complicaciones más importantes del síndrome nefrótico incluyen:

- Hipercoagulabilidad de la sangre, con riesgo de trombosis de la vena renal, trombosis venosa profunda y embolia pulmonar. Existen tres factores que contribuyen a esto:
  - Lesión y activación celular endotelial (posiblemente debido, en parte, al incremento de los niveles de LDL).
  - Mayor predisposición a la agregación plaquetaria, que normalmente es antagonizada por la albúmina (pérdida por la orina).
  - Desequilibrio entre proteínas antitrombóticas, tales como la antitrombina, que se pierden por la orina, y fibrinógeno, cuya síntesis hepática se ve incrementada.
- Arteroesclerosis, que es acelerada por los altos niveles de LDLs y colesterol.
- Infección causada, probablemente, por la pérdida de inmunoglobulina y también de zinc por la orina.

Glomerulonefritis secundaria

Existen numerosas causas. Los ejemplos incluyen lo siguiente:

Lupus eritematoso sistémico (LES): éste puede producir, prácticamente, cualquier patrón de glomerulonefritis. Los subtipos de nefritis lúpica se clasifican en cinco categorías:

Tipo I: alteraciones mínimas.
Tipo II: glomerulonefritis mesangial.
Tipo III: glomerulonefritis proliferativa focal.
Tipo IV: glomerulonefritis proliferativa difusa. Ésta constituye la clase más común (45-60%).
Tipo V: nefropatía membranosa
Los peores pronósticos se dan en los tipos IV y V.

Vasculitis sistémica: afecta a las arteriolas, capilares y vénulas renales, y, por ende, induce a una glomerulonefritis. La necrosis fibrinoide de los vasos es típica, y se observa deposición de inmunoglobulina y C3.

Púrpura de Henoch-Schönlein: es un trastorno de hipersensibilidad tipo III, un tanto inusual dado que es mediado por IgA en vez de IgG. Es una forma de vasculitis que tiende a afectar a la piel, al aparato digestivo y a los riñones (en los que existe deposición de IgA glomerular y proliferación mesangial). Es más común en niños, y, a menudo, relativamente leve y autolimitante.

Síndrome de Goodpasture: se trata de una enfermedad autoinmune rara, en la que existen anticuerpos circulantes, dirigidos contra el colágeno tipo IV de la membrana basal de los alvéolos pulmonares y los glomérulos renales. Tiende a producirse en hombres jóvenes y la mayoría son positivos para HLA-DR2.

Se presenta con hematuria y hemoptisis, posiblemente con otros síntomas pulmonares. Su rápida detección y tratamiento son fundamentales, por cuanto la enfermedad renal progresa con rapidez. Suele ser una glomerulonefritis crescéntica. Si el daño renal llega a una etapa en la que se desarrolla insuficiencia renal oligúrica, resulta poco probable que se pueda restaurar la función renal normal.

Otras: diabetes mellitus y amiloidosis

Los aspectos de los tipos específicos de glomerulonefritis serán tratados en el capítulo 67.

67 Importantes tipos de glomerulonefritis

Glomerulonefritis proliferativa (GN) (inflamación y proliferación de elementos glomerulares)

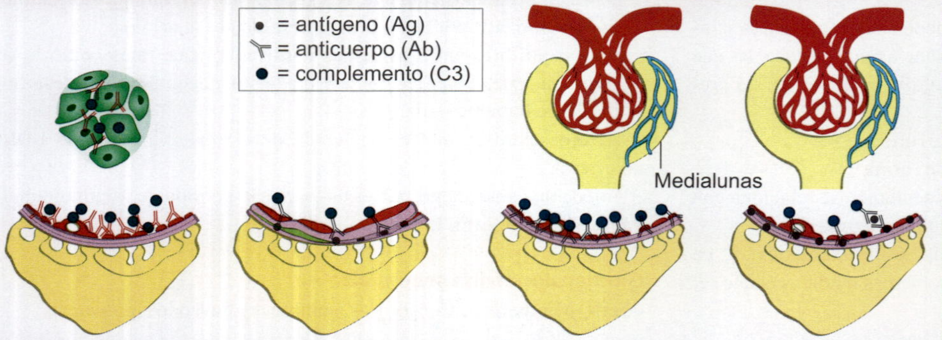

Nefropatía por □gA□ deposición difusa de IgA y C3 en mesangio y MBG. IgA no fija complemento, de modo que existe una leve respuesta inflamatoria.

GN membranoproliferativa□ depósitos de Ag sobre el lado endotelial de la MBG. Las células mesangiales quedan estrujadas entre el endotelio capilar y la mB. Depósitos aleatorios de IgG y C3. Se forma una nueva MB por debajo del endotelio, constituyendo una segunda capa de MB.

Síndrome de Goodpasture□ Anti-MBG: depósitos lineales de IgG y C3, inflamación y necrosis. Son comunes las semilunas.

□roliferativa difusa (post□estreptocóccica)□ GN: Depósitos de Ag-Ab y Ab en MBG. Depósitos aleatorios de IgG y C3, inflamación y necrosis. Las media lunas son comunes

Enfermedad renal diabética

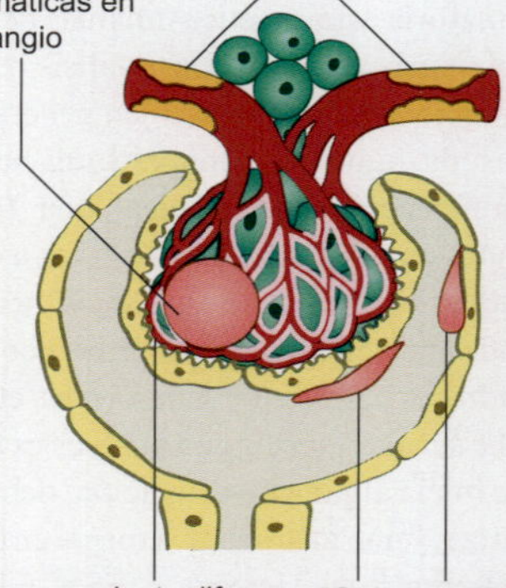

Glomeruloesclerosis no proliferativa (GS) (no inflamatoria, sin incremento de células)

Nefropatía por lesiones mínimas□ pedículos borrados, no hay depósitos

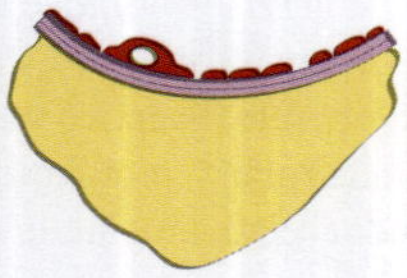

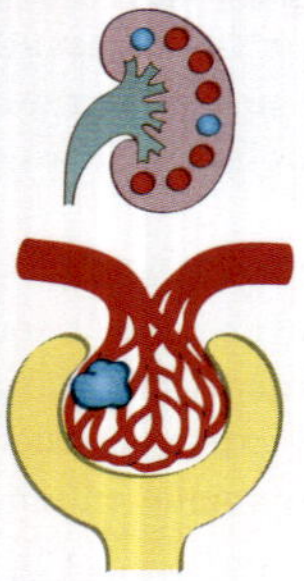

GS focal y segmentaria□ pedículos borrados, no hay depósitos ni inflamación

GN membranosa□ depósitos de Ag sobre lado epitelial de MBG. Depósitos aleatorios de IgG y C3. Se forma nueva MB alrededor de los depósitos, produciendo "espigas".

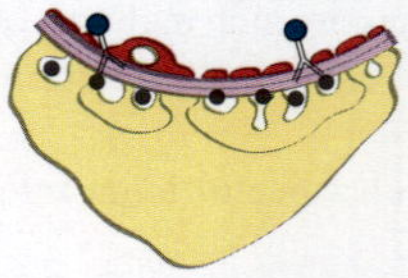

GS nodular□ con frecuencia en diabetes o amiloidosis

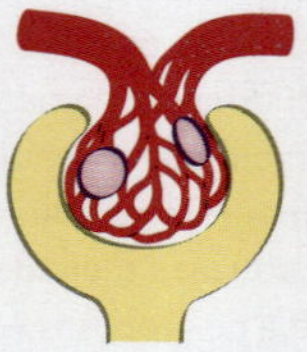

Amiloide renal

Algunos tipos importantes de amiloide

Amiloidosis sistémica

AA□ derivada de la proteína reactiva de fase aguda SAA (amiloide A sérica). A menudo, se encuentra elevada en condiciones inflamatorias crónicas tales como TB o RhA.

A□□ derivada de las cadenas ligeras de inmunoglobulina, en general del tipo lambda. Es una complicación relativamente rara del mieloma, un tumor maligno de células plasmáticas, que segrega inmunoglobulina y cadenas ligeras en exceso.

A□□□□ derivada de la transtiretina, observada en amiloidosis senil y familiar hereditaria.

Aβ□m□ asociada con hemodiálisis, derivada de β2 microglobulina.

Amiloidosis local□

A β□□ derivada de APP en suero, importante en el mal de Alzheimer y otras enfermedades.

AE□ relacionada con el sistema endócrino, tal como el amiloide derivado de calcitonina en el carcinoma medular de tiroides.

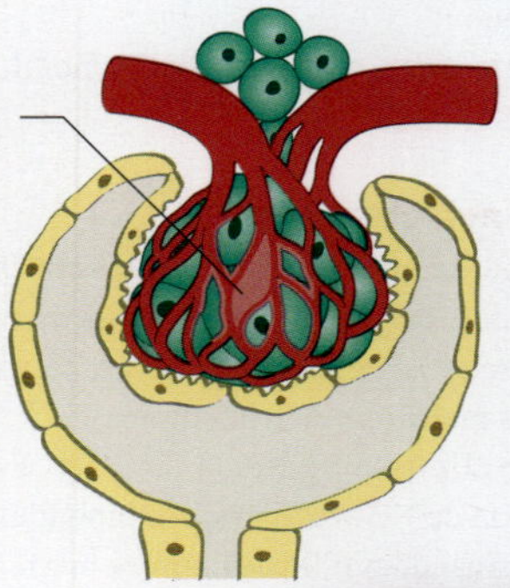

Cuando se visualiza el mismo campo con luz polariza, se observa una "birrefringencia verde manzana", que constituye un índice diagnóstico de amiloide

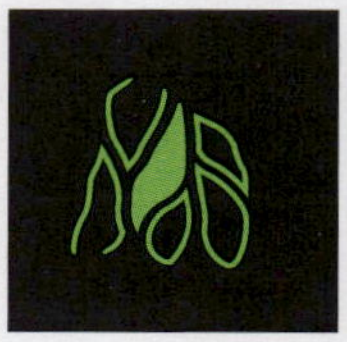

Enfermedades proliferativas

Proliferación mesangial (principalmente nefropatía IgA).

Se caracteriza por la proliferación de células mesangiales (IgA y C3 están aquí presentes como depósitos grumosos), aunque se suelen observar otras afecciones glomerulares, más variables. Se desconoce su etiología. Es el tipo de glomerulonefritis (GN) más común en Occidente.

GN membranoproliferativa (GN mesangiocapilar)

Afecta tanto a las células mesangiales del penacho glomerular, como a la membrana basal. En la mayoría de los casos, se desconoce la etiología de base, si bien se puede clasificar a su patogénesis en tres tipos principales:

- Trombótica: trastornos coagulativos crónicos, en los que se forman microtrombos en los vasos pequeños (por ej., síndrome urémico hemolítico, púrpura trombocitopénica trombótica).
- Enfermedades inmunes (por ej., infección postsarampionosa).
- Deposición de proteínas (por ej., mieloma, amiloidosis, diabetes).

La lesión clásica consiste en el desarrollo de una membrana basal doble ("riel de tranvía"), provocada por la presencia de membrana basal sobre ambos lados de los depósitos del complejo inmune, los que, en un principio, se encuentran sobre el lado endotelial de la mb glomerular, siendo luego cubiertos por una nueva matriz de MBG segregada por células endoteliales.

La variante de GN mesangiocapilar presenta un factor nefrítico: un autoanticuerpo IgG circulante dirigido contra C3 convertasa de la vía alternativa del sistema del complemento. El complejo factor nefrítico/C3 convertasa es más estable, y genera una activación excesiva de C3 (C3b).

GN proliferativa difusa (GN postestreptocóccica)

En la mayoría de los casos, se produce tras una infección cutánea, más que del aparato respiratorio, por estreptococo grupo A. Se cree que el antígeno del estreptococo queda atrapado dentro de la MBG, aunque otras teorías sugieren que existe una reacción cruzada de anticuerpos contra dicho antígeno en esta membrana. Los depósitos de IgG y C3, semejantes a gibas, que se colorean en la MBG, tienen valor diagnóstico dentro del contexto clínico adecuado.

GN crescéntica

Se trata de un patrón específico de enfermedad glomerular, que puede ser causada por diversas afecciones. Las media lunas epónimas, así denominadas debido a su forma, se originan cuando la sangre, que contiene células inflamatorias, se filtra dentro del espacio de Bowman. Las citoquinas y los factores de crecimiento segregados por dichas células inflamatorias provocan la proliferación de las células epiteliales parietales que revisten a la cápsula, y que, mezcladas con las células inflamatorias y las proteínas plasmáticas, agrandan y comprimen al glomérulo.

La glomerulonefritis se clasifica como crescéntica si al menos el 50% de los nefrones contienen media lunas (existen distintos criterios en cuanto al umbral de porcentajes). Clínicamente, se la denomina GN de progresión rápida, y se la debe detectar lo antes posible, dado que indica un igualmente rápido deterioro de la función renal, salvo que se pueda contrarrestar el proceso que la ocasiona.

Las causas de la GN crescéntica puede dividirse en tres grupos:

1. Enfermedad de patrón inmune: pueden existir completos de anticuerpos y antígenos alojados en la membrana basal (por ej., lupus eritematoso sistémico (LES), nefropatía IgA, GN postestreptocóccica, GN membranoproliferativa, endocarditis bacteriana y algunos fármacos tales como penicilamina).
2. Enfermedad pauciinmune (asociada con ANCA): vasculitis.
3. Membrana basal antiglomerular (síndrome de Goodpasture).

Enfermedad no proliferativa

Nefropatía por lesiones mínimas

Los podocitos son borrados, tal como lo muestra la microscopía electrónica, y la pérdida proteica es exclusivamente de albúmina. No se producen depósitos de complejos, inmunoglobulinas o complemento. No se observan alteraciones discernibles en la microscopía óptica. Se desconoce su etiología. El pronóstico es muy bueno, aproximadamente un 90% de los pacientes se recuperan mediante tratamiento con esteroides, en especial durante la infancia.

Glomeruloesclerosis focal y segmentaria

Tiende a producirse entre los 16 y 30 años, y comienza con proteinuria, que se presenta rápidamente como síndrome nefrótico, y también con hematuria. En muchos casos, la hipertensión constituye un signo tardío. Se desconoce su etología, aunque se ha observado un subtipo de esta enfermedad en el HIV. El pronóstico es malo, la insuficiencia renal probable y suele reaparecer en pacientes transplantados.

La esclerosis de los glomérulos conforma el rasgo característico, si bien dentro de un patrón que muestra sólo un compromiso parcial de un glomérulo afectado y en el que no se lesionan todos los glomérulos.

Nefropatía membranosa

Representa a un tercio de las GN en adultos. Su etiología es desconocida en un 70% de los casos, en tanto que en otros pueden existir complejos inmunes circulantes por hepatitis B, sífilis, ADN (en LES) o ciertos fármacos que contienen oro o penicilamina, y, sólo en raras ocasiones, por cierto tipo de tumores. La microscopía revela una membrana basal engrosada por la deposición del complejo inmune, y un incremento de la secreción de matriz. El depósito granular de IgG y C3 a lo largo de la mb es típica. El pronóstico es relativamente malo en adultos, aunque se resuelve, de manera espontánea, en dos tercios de los niños.

Glomeruloesclerosis nodular

Este es un patrón que suele observarse en la amiloidosis y la diabetes mellitus. Hay depósitos nodulares en el mesangio y engrosamiento difuso de la mb capilar.

Amiloidosis: el compromiso renal es común en la mayoría de los tipos de amiloidosis, y, en general, causa glomeruloesclerosis nodular. Ésta produce una insuficiencia renal progresiva, y el paciente fallece en un lapso de 1 a 2 años. Se presenta con proteinuria o síndrome nefrótico.

Diabetes: Entre un 35 a 45% de los pacientes con diabetes mellitus tipo I y en menos del 20% de aquellos con diabetes tipo II, se desarrolla una enfermedad renal. Un 10% de los pacientes diabéticos fallece de insuficiencia renal. No obstante, el 50% de las muertes infantiles en casos de diabetes tipo I se deben a falla renal.

Si bien se suelen observar ateromas de arteria renal en diabetes (un sitio que no resulta habitualmente afectado por ateromas), la insuficiencia renal se produce por arterioloesclerosis hialina secundaria a hipertensión. Ésto provoca lesiones isquémicas y la formación de productos finales avanzados de la glucación en la MBG y el mesangio, que dañan a las proteínas de estos sitios. Las manifestaciones típicas de la glomeruloesclerosis diabética incluyen:

- El engrosamiento de la MBG, causado por la deposición de los productos finales avanzados de la glucación, constituye la primer lesión.
- Expansión de la matriz mesangial y alteraciones nodulares posteriores (lesión de Kimmelstein-Wilson).
- Las arteriolas aferentes y eferentes suelen presentar un engrosamiento hialino marcado, probablemente causado también por los antedichos productos finales.
- Se cree que la "gota capsular" y el "tapón de fibrina" en la cápsula de Bowman (lesiones que se consideran clásicas), son generadas por la insudación de proteínas plasmáticas dentro de las células epiteliales.

GN membranoproliferativa (GN mesangiocapilar)

En ocasiones, se presenta con síndrome nefrótico en vez de nefrítico.

68 Enfermedades intersticiales

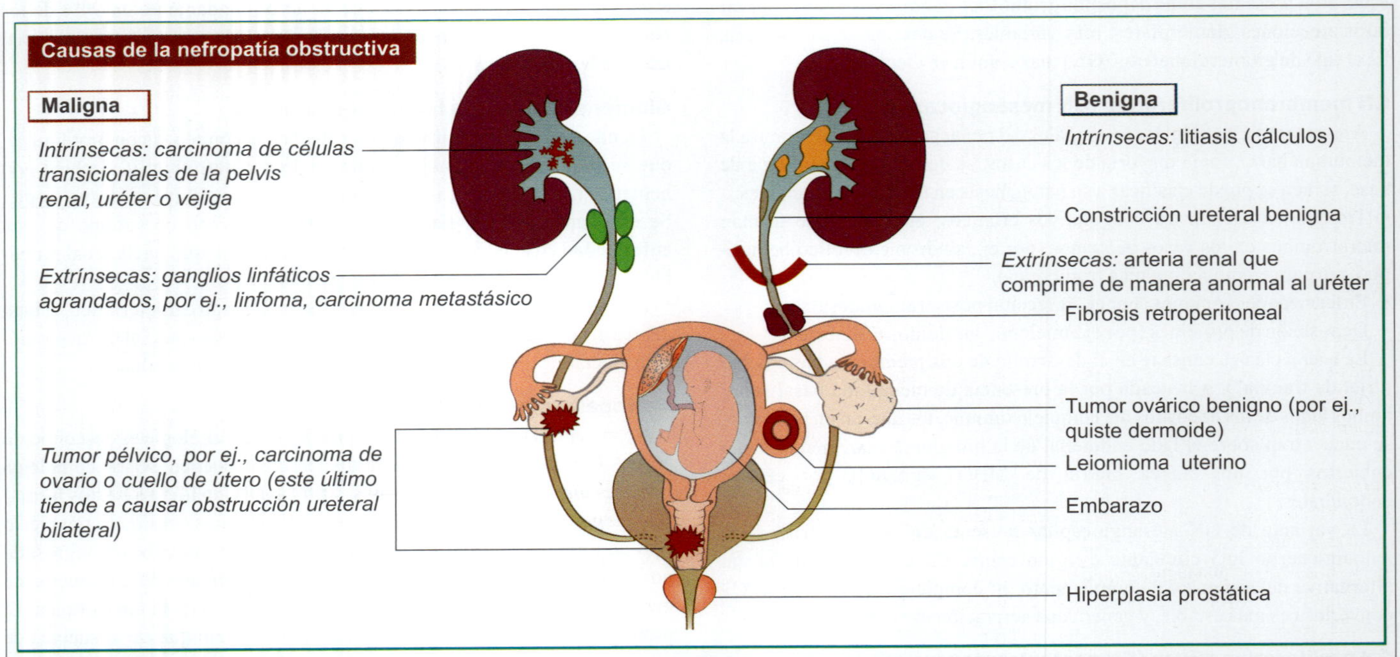

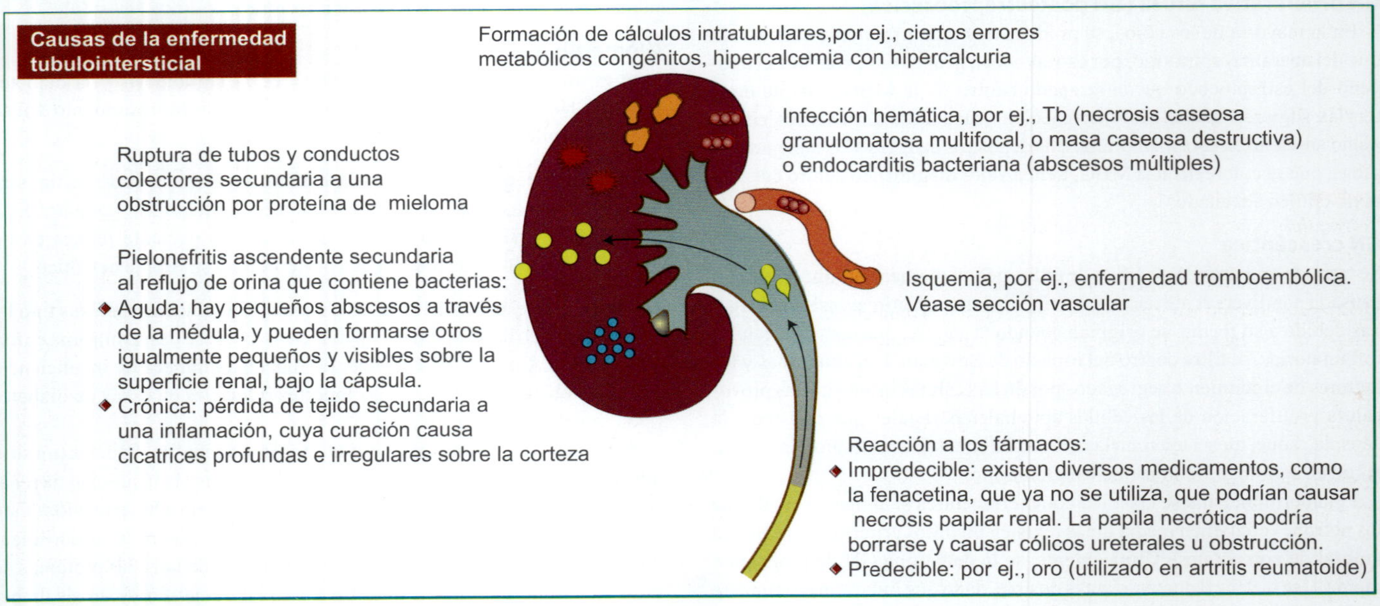

Existen diversas causas de inflamación de los túbulos y del intersticio (tejido conectivo de soporte del riñón). Las principales son:

- Necrosis tubular aguda (NTA)
- Nefritis intersticial.
- Nefritis intersticial crónica, por ej., nefropatía por analgésicos.
- Trastornos metabólicos
- Agentes físicos
- Infecciones, por ej., pielonefritis.

Necrosis tubular aguda

La muerte repentina y la necrosis del epitelio de revestimiento tubular renal constituyen una secuela común del shock con hipoperfusión sostenida, o bien pueden ser el resultado de una lesión tubular tóxica directa.

NTA isquémica: es más común que la tóxica, y, por lo general, se produce tras una hipovolemia súbita, tal como sucede en las hemorragias graves, infartos de miocardio u otros tipos de shock, por ej., por pancreatitis aguda. Este tema ya ha sido tratado también en el capítulo 17. Clínicamente, el paciente presenta oliguria o anuria, y edema provocado por la imposibilidad de producir orina, inicialmente ocasionada por un colapso circulatorio y luego por obstrucción del flujo de salida por células descamativas.

NTA tóxica: el envenenamiento del epitelio tubular por hongos, fármacos o intento de suicido con paraquat (pesticida) causa necrosis tubular, a pesar de la presencia de un flujo sanguíneo glomerular adecuado. La mioglobina (tras un traumatismo compresivo) o la hemoglobina (después de una lisis de eritrocitos, por ej., durante la liberación de parásitos en la malaria) también resultan tóxicas para el epitelio tubular.

Nefritis intersticial

Nefritis intersticial aguda: se caracteriza por una reacción inflamatoria intensa, con edema en el intersticio. Su rápido desarrollo tras la exposición al agente etiológico significa que, a menudo, se puede identificar la causa, por ej., NSAIDs o antibióticos (gentamicina, cefalosporinas, ciclosporina A). No obstante, también puede tratarse de una toxina (por ej., plomo, oro, mercurio) o de algún mecanismo inmune, que puede ser metabólico (urato), físico (obstrucción) o neoplásico (mieloma). En caso de poder eliminarse la causa, el paciente podrá recuperarse por completo.

La necrosis papilar aguda, con descamación de la papila renal en ambos riñones, constituye una complicación grave, generalmente observada en pacientes diabéticos con infección del tracto urinario (ITU).

Nefritis intersticial crónica: a menudo, no se puede aseverar la causa, y los pacientes presentan insuficiencia renal crónica en una etapa en la que ya no se puede revertir la enfermedad. El uso crónico de analgésicos configura una de las causas más conocidas (nefropatía por analgésicos). Este tipo de nefritis se produce tras un período prolongado de ingestión de analgésicos, frecuentemente combinados con aspirina/fenacetina (esto prácticamente ya no se utiliza), que provocan una toxicidad que conduce a necrosis papilar renal crónica.

La aspirina provoca isquemia papilar, y los metabolitos de la fenacetina se unen a las proteínas celulares y disminuyen el glutatión en las células. De este modo, aumenta el riesgo de carcinoma de células transicionales de pelvis renal.

Trastornos metabólicos

Nefrocalcinosis: se produce en pacientes con hipercalcemia, por excreción urinaria elevada de calcio. Éste puede precipitarse formando cálculos, generalmente en la pelvis renal o los conductos colectores, o bien puede ser absorbido por y depositado en los túbulos renales o el intersticio, lesionando así las organelas intracelulares y deteriorando la absorción.

Agentes físicos

Radiación: genera hipertensión e insuficiencia renal.

Obstrucción: por ej., malformaciones, tumores, hiperplasia prostática y cálculos.

Enfermedades inmunomediadas

Vasculitis: por ej., poliarteritis nodosa (PAN)

Algunos tipos de glomerulonefritis: pueden deberse a un ataque inmune directo a la membrana basal glomerular o a complejos inmunes circulantes que se alojan en los capilares glomerulares.

Infecciones

Las infecciones del aparato urinario que comprometen al riñón producen alteraciones patológicas dentro del intersticio y/o túbulos y pueden, por lo tanto, ser consideradas una forma de enfermedad túbulointersticial.

Pielonefritis aguda: se trata de una infección renal bacteriana, generalmente secundaria a una infección en la porción inferior del tracto urinario que asciende al riñón. Por ende, se observa en el reflujo vesicoureteral y también en la uropatía obstructiva. Los organismos etiológicos típicos incluyen *Escherichia coli*, *Proteus* y *Enterobacter*.

El reflujo vesicoureteral se debe a una ausencia congénita del efecto "de válvula" que se logra cuando existe un ángulo de entrada normal de los uréteres dentro de la vejiga, que los cierra durante la micción. A menudo, estos pacientes presentan, además, reflujo en las papilas renales (que también carecen del antedicho efecto de válvula).

Se forman abscesos pequeños en los conductos y túbulos colectores, que pueden identificarse como puntitos purulentos sobre la superficie renal. Con frecuencia, esta afección se resuelve con antibióticos, pero se pueden producir complicaciones tales como necrosis papilar renal, pionefrosis, abscesos perinéfricos, cicatrización y pielonefritis crónica.

La pielonefritis crónica se produce tras episodios reiterados de pielonefritis aguda, y presenta cicatrices corticales profundas e irregulares sobre la superficie renal, inflamación aguda y crónica de los túbulos e intersticio, y deformación de los cálices renales.

La infección de la vejiga (cistitis), es más común en las mujeres, debido a que poseen una uretra más corta, a punto tal que la presencia de una ITU en un hombre debería acelerar el inicio de una serie de estudios en búsqueda de alguna otra enfermedad de base que predisponga a este tipo de infección.

Otras infecciones renales y del aparato urinario

- **Bacterianas:** por ej., endocarditis bacteriana, que causa múltiples abscesos pequeños dentro del riñón.
- **Micobacterianas:** la tuberculosis (TB miliar o sitio de reactivación secundaria) puede formar nódulos miliares (1mm de diámetro), o una masa de necrosis caseosa que reemplaza a la sustancia renal.
- **Virales:** por ej., citomegalovirus (generalmente en pacientes inmunosuprimidos). La glomerulopatía en HIV se produce antes que el SIDA. Las HBV y HCV pueden causar glomerulonefritis.
- **Fúngicas:** candidiasis sistémica, por ej., en la inmunosupresión causada por leucemia.
- **Parasitarias:** esquistosomiasis, que se adquiere por la piel, a causa de agua infectada con Schistosoma larvae. El S. haematobium se aloja en la vejiga, causa hematuria, y asciende al tracto urinario, donde provoca cicatrización e inflamación granulomatosa en el sitio donde el parásito aova dentro del los tejidos.

Cálculos renales

Éstos afectan al 1-5% de la población (en general, >30 años, afecta más a hombres que a mujeres) y son más comunes en la pelvis renal. Si son grandes, pueden formar un molde de la pelvis y de los cálices renales ("litiasis coraliforme"). Los cálculos renales se originan gracias a ciertos factores que afectan la solubilidad de sus componentes, tales como la concentración del soluto y el pH urinario. Una litiasis persistente incrementa el riesgo de desarrollar carcinoma de células transicionales.

Los pacientes presentan cólicos renales sumamente dolorosos en la zona lumbar, y ITU recurrentes que no pueden curarse con antibióticos. El 90% de los cálculos son radiopacos y visibles en una placa radiográfica plana de abdomen. En general, los cálculos radiolúcidos se componen de urato, cistina o ácido oxálico, sin calcio.

Existen distintos tipos de cálculos renales:

- Oxalato+fosfato de calcio y ácido úrico (75-80%): el 10% de los pacientes con cálculos que contienen calcio padecen hiperparatiroidismo o una alteración de la reabsorción tubular
- Litiasis "triples" (15%): los cálculos de fosfato amónico magnesio (litiasis coraliforme) son radiopacos. Pueden formarse tras una ITU bacteriana, por ej., con Proteus.
- Ácido úrico (6%).
- Litiasis en cistinuria u oxalosis (1%).

69 Neoplasia renal

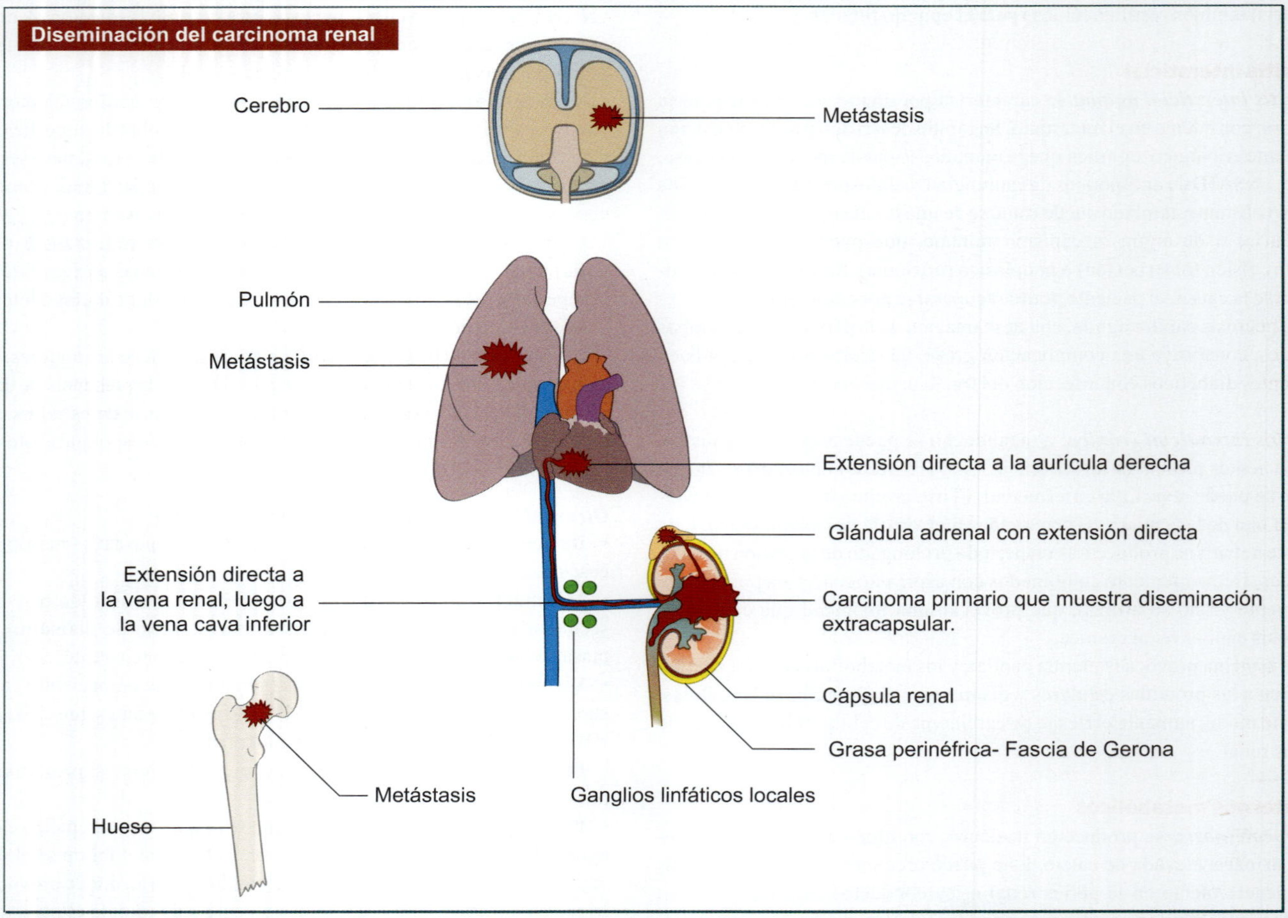

Carcinoma celular renal

Definición

El carcinoma de células renales es un tumor derivado del epitelio del túbulo renal proximal.

Epidemiología

La incidencia mundial es de 4 por 100.000 por año. El tumor es poco frecuente antes de los 40 años, y tiende a presentarse entre los 50 y 70 años de edad. La relación hombre-mujer es de 2:1. La incidencia es alta en hombres en Argentina (9.4 por 100.000).

Factores de riesgo

- Tabaco.
- Obesidad
- Cadmio
- Trabajadores de hornos de coque.
- Enfermedad de Von Hippel-Lindau: en el 70% de los pacientes se desarrolla carcinoma de células renales a los 60 años. Los tumores suelen ser múltiples y bilaterales.

Características generales

El tumor puede situarse en cualquier porción del riñón, y, por lo general, se encuentra bien demarcado. La compresión del parénquima renal adyacente puede dar la impresión de una cápsula, si bien el tumor no posee ninguna. A menudo, la superficie del corte es multicolor, con regiones amarillas, naranjas o marrones, junto con alteraciones quísticas y/o hemorragias.

Características microscópicas

La mayoría de estos carcinomas son de células renales claras y consisten en laminillas de células poliédricas con abundante citoplasma, que es claro con la tinción de hematoxilina y eosina (H&E). Esto sucede debido a que su citoplasma es rico en glucógeno y lípidos, ninguno de los cuales se tiñen con H&E. El estroma acompañante está compuesto por tabiques delgados y fibrovasculares.

- La variante papilar representa el 10-15% de los casos. Las células forman estructuras papilares, y tienen citoplasmas eosinofílicos en vez de claros.
- El subtipo de cáncer cromófobo se produce en un 5% de los casos, y presentas células grandes, con bordes bien definidos y citoplasma granular.

En los carcinomas de células renales pueden coexistir cambios sarcomatoides, los que son muy importantes por cuanto empeoran el pronóstico.

Patrón de diseminación

La invasión local incluye diseminación a través de la cápsula renal hacia el interior de la grasa perinéfrica circundante, y, a la larga, por la fascia de Gerota. Durante su propagación, el tumor puede invadir también a las glándulas adrenales.

El carcinoma de células renales se manifiesta de manera poco usual, dado que se trata de un tumor que crece en extensión directa a lo largo de la vena principal del órgano de origen, en este caso, la vena renal. El carcinoma hepatocelular es otro tumor que comparte este tipo de comportamiento, ya que puede crecer a lo largo de la vena hepática. Su extensión directa en la vena renal también puede ser considerable, y es probable que llegue a la vena cava inferior y, en ocasiones, a la aurícula derecha.

El carcinoma puede diseminarse a los ganglios linfáticos locales. Con frecuencia, las metástasis distantes se producen en pulmones y huesos. En general, las metástasis pulmonares son simples, y extensas, y se las denomina "metástasis con aspecto de bala de cañón". A menudo, las metástasis del carcinoma de células renales tienen una alta vascularidad.

Clasificación en etapas

Se utiliza el sistema TNM (véase capítulo 28). Los parámetros clave a tener en cuenta incluyen: magnitud del compromiso primario de la vena renal y grado de extensión por encima de la cápsula.

Pronóstico

La tasa de supervivencia de 5 años total es de 35-50%. El carcinoma de células renales es una de las malignidades que suele reaparecer tras intervalos de dos décadas o más.

Características del carcinoma de células renales

Este carcinoma posee diversas propiedades que son poco habituales si se las compara con las de otros carcinomas.

- El sistema de clasificación posee 4 niveles en vez de 3.
- A pesar de ser maligno, el tumor suele estar bien circunscripto e incluso aparenta estar encapsulado.
- Puede crecer por extensión directa a lo largo de las venas principales (ésto es macroscópicamente evidente).
- Una supervivencia de 5 años libre de cáncer no significa, necesariamente, su curación, debido a que suele reaparecer tras intervalos mucho más prolongados.

Correlaciones clínicas

En los hombres, la extensión de un tumor renal izquierdo a lo largo de la vena renal izquierda puede obstruir el drenaje de la vena testicular izquierda, resultando en una varicocele izquierda. Por lo tanto, una varicocele del lado izquierdo basta para que se deba estudiar el estado de la vena renal izquierda.

Los carcinomas de células renales pueden sintetizar diversas hormonas, generando un fenómeno paraneoplásico:

- Normalmente, el riñón produce eritropoyetina. Su secreción descontrolada, causada por el tumor, puede provocar policitemia secundaria.
- La renina es otra hormona fabricada por dicho órgano. La síntesis tumoral puede resultar en hipertensión secundaria.
- Otras hormonas incluyen sustancias similares a las hormonas paratiroideas, hormona adrenocorticotrópica, glucagon, prolactina y gonadotrofinas.

Carcinoma de células transicionales

Aunque generalmente se piensa que los carcinomas de células transicionales son tumores de vejiga, también pueden desarrollarse en la pelvis renal, el uréter y la uretra. Suelen presentarse con obstrucción o hematuria.

Otros tumores

Oncocitoma

Se trata de un tumor benigno que se origina en el túbulo distal. Tiende a aparecer aproximadamente a los 60 años de edad. El radio hombre-mujer es de 2:1.

Los oncocitomas renales se encuentran circunscriptos y encapsulados. Su superficie de corte es marrón homogéneo, aunque los tumores de mayor tamaño pueden exhibir una cicatriz estelar central. Las células que los componen poseen abundante citoplasma eosinofílico granular y, por lo tanto, pueden asemejarse a células de carcinoma de células renales cromófobas de bajo grado.

Angioleiomiolipoma

Es un tumor benigno compuesto por tejido adiposo maduro de diversas proporciones, músculo liso y vasos sanguíneos. Aproximadamente un 75% de ellos se produce en la esclerosis múltiple. La relación hombre-mujer es de 1:4.

70 Tumores de vejiga

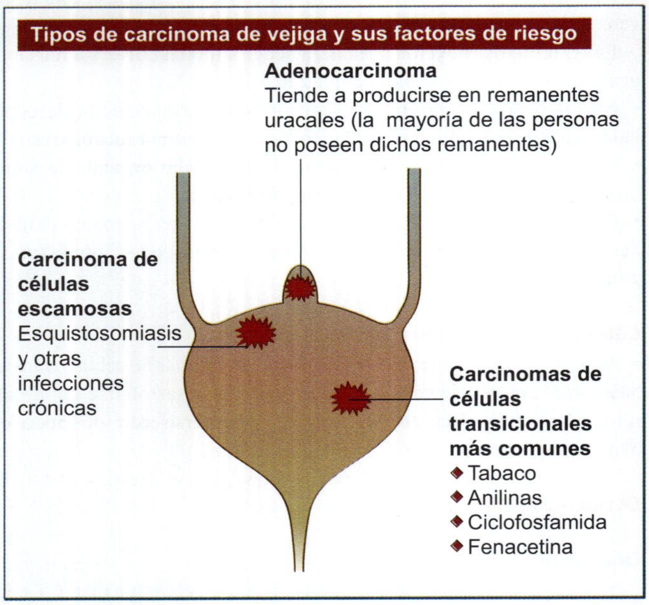

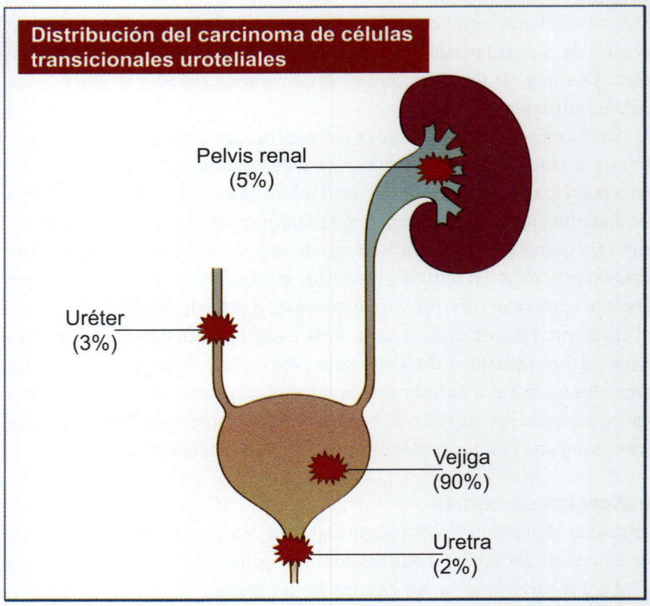

Definición

El cáncer de vejiga es un tumor maligno derivado del epitelio de la vejiga urinaria.

Epidemiología

Su incidencia mundial es de 5.3 por 100.000 por año. La enfermedad se presenta aproximadamente a los 65 años de edad y es poco habitual antes de los 50. La relación hombre: mujer es de 3:1. En general, es una afección propia de países industrializados, a excepción de aquellas zonas en donde es endémica a causa del Schistosoma haematobium.

Factores de riesgo

- Las anilinas empleadas en las industrias de goma y cable constituyen un factor de riesgo importante de carcinoma de células transicionales de la vejiga. En este caso, el riesgo se incrementa de 20 a 60 veces. Los fármacos como la ciclofosfamida y la fenatecina también son considerados peligrosos. El tabaco duplica o cuadriplica dicho riesgo.
- Los remanentes uracales configuran un factor de riesgo de adenocarcinoma.
- Las esquistosomiasis urinarias y otras infecciones urinarias crónicas predisponen al carcinoma de células escamosas.

Patología

Existen diversos subtipos. El carcinoma de células transicionales representa el 90%, el de células escamosas un 6%, el adenocarcinoma un 2% y ambos sarcomas, el rabdomiosarcoma y el leiomiosarcoma un 1% cada uno. Existen otras formas que consituyen una rareza.

Carcinomas de células transicionales: tiene una distribución peculiar dentro de la vejiga. La mayoría (70%) se encuentran localizados sobre las paredes posteriores y laterales. Afecta al 20% del trígono, en tanto que la bóveda queda relativamente libre (10%).

Este tipo de carcinoma posee tres patrones de crecimiento, cada uno de los cuales está asociado con distintos aspectos macroscópicos y citoscópicos.

1. El carcinoma de células transicionales in situ está confinado al epitelio. Existe una atipia citológica marcada de todo su grosor, con pérdida de células paraguas, lo que puede observarse como parches rojos. Las células tienden a ser derramada con mucha facilidad de la mucosa, lo que contribuye a la utilidad de la citología urinaria como herramienta de diagnóstico.

2. El carcinoma de células transicionales papilares se presenta como proyecciones papilomatosas similares a coliflores, de tamaño variable, de la mucosa de la vejiga. Dichos papilomas poseen un estroma fibrovascular y están cubiertos por una capa anormalmente gruesa de células transicionales con displasia de moderada a severa. Con frecuencia, no invade al pedúnculo de la papila, o lo hace muy superficialmente, lo que permite un pronóstico favorable.

3. El carcinoma de células transicionales completamente invasivo puede tener un componente papilar subyacente, o conformar una úlcera o placa sésil. No obstante, independientemente del patrón de superficie, existe invasión de la capa muscularis propria de la vejiga.

Adenocarcinoma: con frecuencia, está situado dentro de un remanente uracal, si bien puede desarrollarse en cualquier otro lugar de la vejiga.

Carcinoma de células escamosas: no tiene una distribución específica.

Patrón de diseminación

Al comienzo, el carcinoma invade la capa muscularis propria de la vejiga, diseminándose luego al tejido perivesical desde donde puede ingresar al colon. En mujeres, puede propagarse al útero, y en hombres, puede infiltrarse en la próstata. El carcinoma no atraviesa la bolsa rectovesical.

La metástasis distante afecta a pulmones, cerebro, huesos e hígado.

Clasificación por etapas

Se utiliza el sistema TNM (véase capítulo 28), y sigue el modelo de profundidad de invasión a través de los distintos planos hísticos del órgano primario.

Pronóstico

Los tumores papilares tienen una excelente tasa de sobrevida a los 5 años. A pesar de tratarse de un proceso in situ, el carcinoma transicional *in situ* tiene un índice de sobrevida a los 5 años asombrosamente desfavorable, de tan sólo 30-40%, lo que refleja el hecho de que este tipo de carcinoma constituye un marcador de una alteración de campo generalizada dentro de la vejiga, que augura una tendencia creciente a desarrollar un tumor profundamente invasivo.

La tasa de sobrevida general de 5 años asciende a aproximadamente un 60%.

71 Cáncer testicular

Tumores testiculares

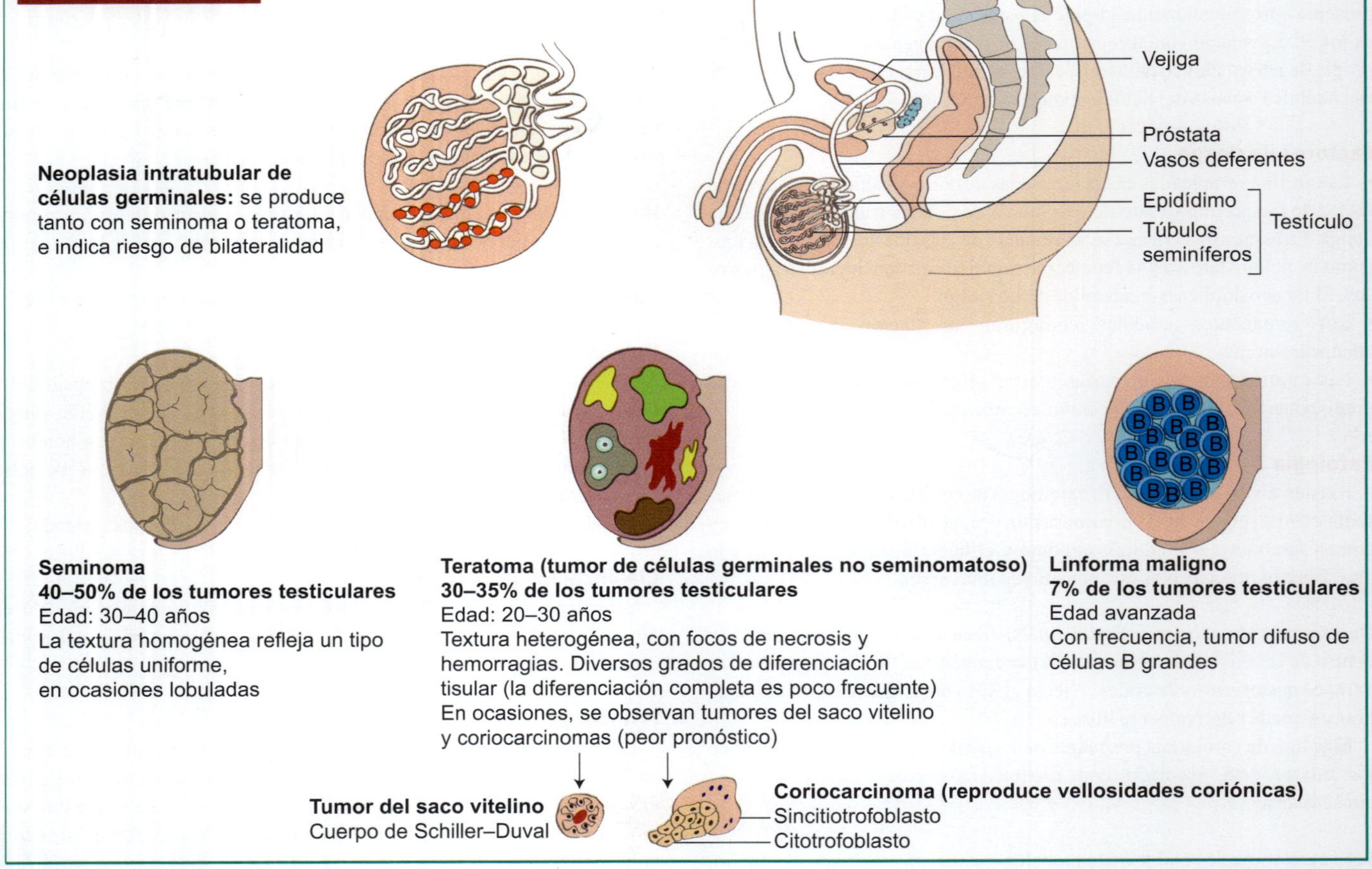

Definición

El cáncer testicular incluye a diversos tumores malignos derivados de los tejidos de los testículos.

Epidemiología

Su incidencia es la Argentina es del 4.8 por 100.000 por año y del 2.4 x 100.000 en Sudamérica. Es el tipo de tumor maligno más común en varones de 25 a 34 años de edad. Por lo general, se presenta entre los 20 y 40 años. Es menos frecuente en hombres de ascendencia africana. La incidencia aumenta en grupos de alto poder socioeconómico.

Factores de riesgo

El criptorquidismo constituye el principal factor de riesgo que se conoce, si bien está implicado en tan sólo un 10% de los casos. Dicho riesgo aumenta hasta 40 veces en presencia de testículos no descendidos. Se reduce si se realiza una orquidopexia antes de los 8 años de edad. Si el síndrome de escroto vacío es unilateral, el testículo normal también corre peligro, aunque no tanto como el otro. Esto implica un problema más complejo en el desarrollo del sistema genitourinario, que produce consecuencias más allá del simple descenso mecánico.

Patología

La mayoría de los tumores testiculares derivan de células germinales. Los neoplasmas de dichas células se clasifican en seminomatosos y no seminomatosos.

Tumores seminomatosos

Constituyen una forma de malignidad germinal, y representan un 40-50% de los cánceres testiculares. La edad pico se da entre los 30 y 40 años.

Un seminoma es una masa bien definida y circunscripta, por lo general, unilateral. El tumor tiene una superficie de corte gris clara homogénea, que se asemeja, con frecuencia, a una papa. Las hemorragias y necrosis son poco usuales, pero, de existir, se debería sospechar de la existencia de un componente no seminomatoso.

El tumor está formado por células grandes derivadas del epitelio seminífero. Dichas células poseen abundante citoplasma claro y un núcleo de gran tamaño, situado bien en el centro. Están dispuestas en agregados, que se encuentran separados por un delicado estroma fibrovascular, caracterizado por la presencia de abundantes linfocitos. En el 25% de los casos, se observan células gigantes similares a sincitiotrofoblastos dispersos, que son responsables del leve incremento de la gonadotrofina coriónica humana. No obstante, en un seminoma puro, no hay citotrofoblastos. Además, se puede producir una reacción granulomatosa.

El seminoma espermatocítico es una variante poco habitual (aproximadamente 5%), que se desarrolla en hombres mayores de 65 años, y que presenta células grandes, medianas y pequeñas.

Tumores no seminomatosos de células germinales (TCGNS)

Históricamente, estos tumores se denominan teratomas, si bien los teratomas testiculares maduros puros suelen ser raros. La nomenclatura es aún más confusa debido a la superposición de términos americanos y británicos, y al hecho de que muchos TCGNS presentan componentes de más de un subtipo.

Estos tumores constituyen un 30-35% de los cánceres testiculares, y aparecen, aproximadamente, una década antes que los seminomas.

Existen diversos subtipos incluidos dentro del término TCGNS. Los tumores que combinan dos o más de estos elementos son más frecuentes que las variantes monotípicas. El teratoma inmaduro combinado y el carcinoma embrionario representan el 25% de todos los tumores testiculares. El carcinoma embrionario en combinación con el seminoma configuran un 15%, y el mismo carcinoma embrionario pero sumado a un teratoma inmaduro mas un seminoma constituyen otro 15%.

- El teratoma inmaduro (teratoma maligno intermedio) presenta diversos tipos de tejidos que se encuentran en etapas precoces de su desarrollo.
- El carcinoma embrionario (teratoma maligno no diferenciado) está compuesto por laminillas de células primitivas grandes, pleomórficas, mitóticamente activas y anormales. La necrosis es común. Con frecuencia, está asociado a un teratoma inmaduro.

El coriocarcinoma y el tumor del saco vitelino conforman otros dos patrones que pueden hallarse en un TCGNS. Ninguno de ellos tiende a manifestarse como único componente de un TCGNS.

- El coriocarcinoma requiere la presencia de sincitiotrofoblastos y citotrofoblastos, y tiene una alta malignidad.
- El tumor de saco vitelino puro constituye el neoplasma testicular infantil más común. Sin embargo, en adultos, es parte de un neoplasma que posee diversos elementos. Este tumor exhibe numerosos patrones de crecimiento. El cuerpo de Schiller-Duval configura el patrón característico, en el que un vaso sanguíneo se encuentra revestido por células tumorales y ubicado dentro de un espacio quístico, también revestido por células tumorales.

A diferencia de los seminomas, los TCGNS no están bien demarcados, tienen una superficie de corte heterogénea y muestran hemorragia y necrosis. El estudio microscópico de estas áreas es importante, por cuanto pueden contener componentes del grado más alto.

Neoplasia intratubular de células germinales

Se trata de una lesión precursora asociada con seminomas y TCGNS, pero no con seminomas espermatocíticos. Las células germinales anormales se encuentran situadas dentro de los túbulos seminíferos. Dicha lesión puede hallarse en el testículo ipsilateral adyacente a un tumor maligno o en el testículo contralateral.

Tumores estromales de los cordones sexuales

Son tumores poco frecuentes, y representan aproximadamente sólo un 5% de los tumores testiculares. Su margen de edad es mayor que el de los tumores de células germinales. Existen tres tipos principales: tumores de células de Sertoli, tumores de células de Leydig y tumores de células de la granulosa. La predicción de su comportamiento biológico puede resultar dificultosa, si bien los tumores de células de Leydig son, casi siempre, benignos.

Linfoma

El linfoma testicular primario representa un 7% de los tumores testiculares, y tiende a producirse en hombres mayores de 60-70 años. El linfoma difuso de células B grandes constituye el tipo más común.

Patrón de diseminación

En un comienzo, los tumores malignos invaden las estructuras del testículo, y son luego resistidos por la túnica albugínea, de modo tal que la invasión del escroto es poco habitual. El tumor puede penetrar en el cordón espermático. La diseminación linfática se produce hacia los ganglios linfáticos para-aórticos.

Los seminomas presentan una propagación hematogénea tardía, en tanto que este mismo proceso se produce precozmente en los TCGNS. Los pulmones y el hígado constituyen los sitios principales. El cerebro, los huesos y la piel también son susceptibles.

Pronóstico

Los seminomas tienen una excelente tasa de curación total, superior al 90%. Los TCGNS de grado 1 tienen un índice de curación del 95%, aunque se haya diseminado, dado que la sensibilidad de estos tumores a la quimioterapia permite intervalos prolongados libres de cáncer.

72 Enfermedades prostáticas

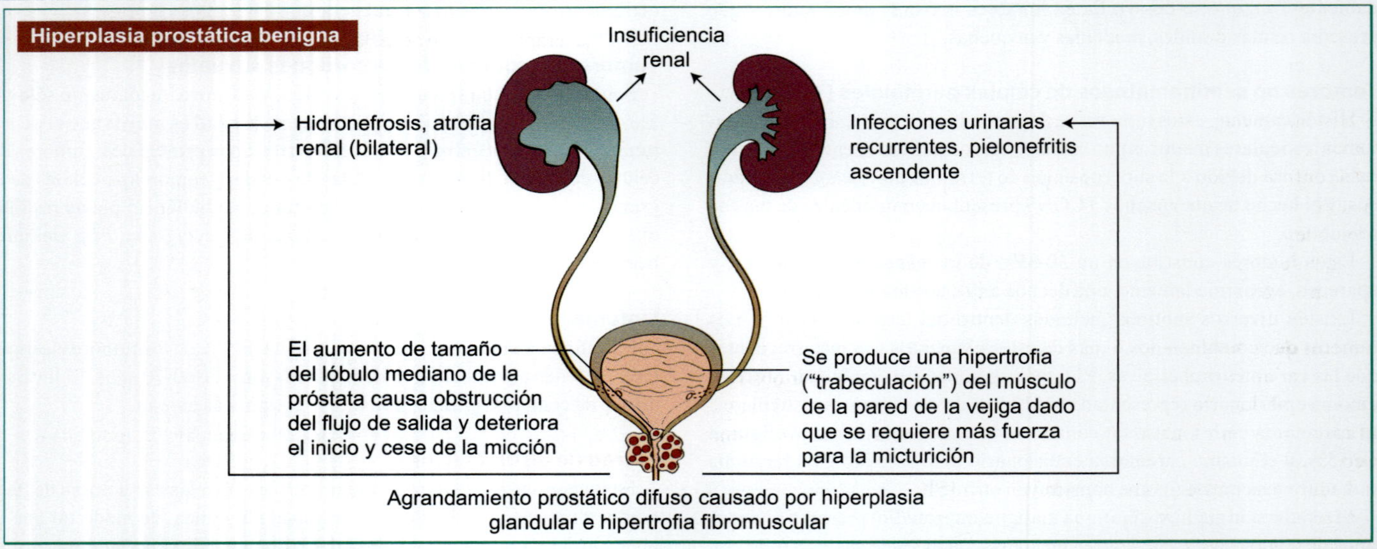

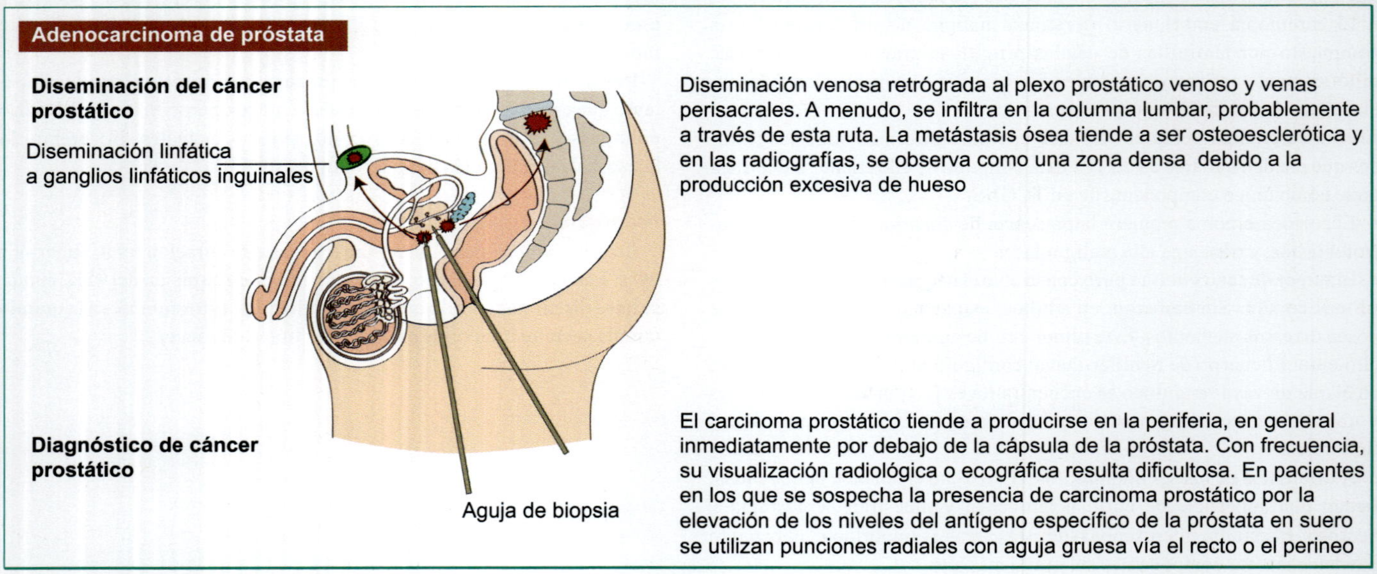

Cáncer de próstata

Epidemiología

La incidencia del cáncer de próstata está estrechamente relacionada con la edad, siendo poco frecuente antes de los 50 años. Su prevalencia puede alcanzar niveles considerables a edades avanzadas. Algunas autopsias han revelado que se presentan en hasta un 40% o más de varones mayores de 50 años.

Es un cáncer poco habitual en Japón y más común en afrocaribeños, con una incidencia de 3 por 100.000 y de 130 por 100.000 anuales respectivamente. La incidencia mundial es de 28 por 100.000; en Argentina es de 59 por 100.000 por año (2008).

Factores del riesgo

La testosterona constituye el principal factor de riesgo de desarrollo de cáncer de próstata. La enfermedad es rara en varones castrados y en aquellos que padecen cirrosis.

El riesgo es 8 veces mayor en quienes tienen un pariente de primer grado que ha sufrido cáncer mamario.

Patología

El tumor puede ser difícil de discernir macroscópicamente. Quizás tan sólo un 10% puede visualizarse con claridad, lo que influye en la forma en que el patólogo habrá de manipular la muestra extraída durante una prostatectomía radical.

Por lo general, los tumores se desarrollan en la periferia de la glándula, a diferencia de la hiperplasia prostática benigna, que es una enfermedad de ubicación más central.

Prácticamente todos los cánceres prostáticos son adenocarcinomas, y, con frecuencia, presentan características generales similares a las de los mismos. No obstante, la clasificación en grados es más compleja que en la mayoría de los adenocarcinomas, empleándose el método de Gleason. En este sistema, se describen cinco patrones de adenocarcinoma prostático, el nivel 1 se refiere al más diferenciado y el cinco al menos diferenciado. Si el carcinoma tiene dos patrones diferentes de crecimiento, se asigna un grado a cada uno, los que se suman para elaborar el índice de Gleason, que varía entre 2 y 10. Si posee sólo un patrón, entonces se duplica el grado a fin de conformar dicho índice. Los índices entre 2 y 4 equivalen a un tumor bien diferenciado, entre 5 y 7 a uno moderadamente diferenciado (si bien 7 se califica como discreto en lo que se refiere al pronóstico), y entre 8 y 10 a uno poco diferenciado.

Patrón de diseminación

El crecimiento del tumor dentro de la glándula puede causar obstrucción uretral. La propagación local puede comprometer también al recto o al cuello de la vejiga. La diseminación linfática es hacia los ganglios linfáticos locales.

La propagación venosa retrógrada llega a la columna lumbar, aunque se produce además una amplia diseminación hematogéna, y se suele observar una predilección por los huesos. Con frecuencia, las metástasis son osteoescleróticas.

Clasificación en etapas

Se utiliza el sistema TNM (véase capítulo 28). Los estadios menores se relacionan con el mecanismo mediante el cual se descubrió el tumor (resección transuretral de la próstata vs. punciones con agujas gruesas). Los estadios superiores se refieren a la progresión de la enfermedad a través de la estructura de la próstata. Las biopsias realizadas con aguja gruesa desde la periferia prostática tienden a identificar carcinomas en estadios precoces. Si el cáncer se presenta en un tejido extraído de la uretra prostática, es indicativo de una etapa más avanzada.

Pronóstico

A pesar de ser un tumor maligno, el carcinoma prostático puede comportarse de manera notablemente indolente, e incluso los pacientes con tumor de grado 4 diseminado pueden tener una sobrevida inusualmente prolongada. La tasa total de supervivencia a los 5 años es de aproximadamente 70-75%.

Detección sistemática

A pesar de la frecuencia del cáncer de próstata, aún no se ha instituido un programa de detección sistemática. Los niveles de antígeno específico de la próstata (PSA) no son muy sensibles, y si bien pueden elevarse en pacientes con cáncer de próstata, a menudo dicha suba sólo se detecta en una etapa muy avanzada de la enfermedad. Más aún, el PSA puede resultar alto también en el agrandamiento benigno de la próstata y durante una inflamación. Además, la buena tasa de supervivencia de pacientes con carcinoma prostático de alto grado implica que no se sabe, a ciencia cierta, cual es la terapia que se le debería ofrecer a un paciente en quien se detecta el cáncer durante un chequeo preventivo, teniendo en cuenta que la prostatectomía radical (que constituye el tratamiento más probable) posee una morbilidad concomitante significativa, como por ejemplo impotencia e incontinencia.

Hiperplasia prostática benigna

Definición

La hiperplasia prostática benigna es un crecimiento excesivo del tejido prostático glandular y fibromuscular.

Epidemiología

La enfermedad se hace más común con la edad, alcanzando una prevalencia del 75% o más en hombre mayores de 80 años.

Patogénesis

La testosterona constituye el factor etiológico de base, pero se desconoce el mecanismo preciso mediante el cual se produce la enfermedad.

Patología

A diferencia del carcinoma prostático, la hiperplasia prostática benigna comienza en la porción central de la glándula, en el tejido periuretral. El tejido afectado tiene una consistencia firme.

Existe un incremento de los elementos glandulares y estromales de la próstata. La proporción relativa que contribuyen ambos elementos pueden variar entre individuos o en un mismo individuo en distintas etapas de la enfermedad. Las glándulas conservan tanto su disposición en los lóbulos como una capa basal local de células mioepiteliales, si bien pueden tener contornos luminales un tanto ondulantes. Las secreciones espesas forman una estructura denominada corporea amylacea.

Correlaciones clínicas

La uretra está comprimida, lo que conduce a dificultades en la micción y síntomas de flujo escaso y vaciamiento incompleto. El incremento de la resistencia al flujo de orina provoca hipertrofia de la vejiga, que puede desarrollar una superficie trabeculada. En casos graves, la presión puede dilatar los uréteres, derivando incluso en hidronefrosis.

73 Tumores ováricos

Características macroscópicas de los tumores ováricos

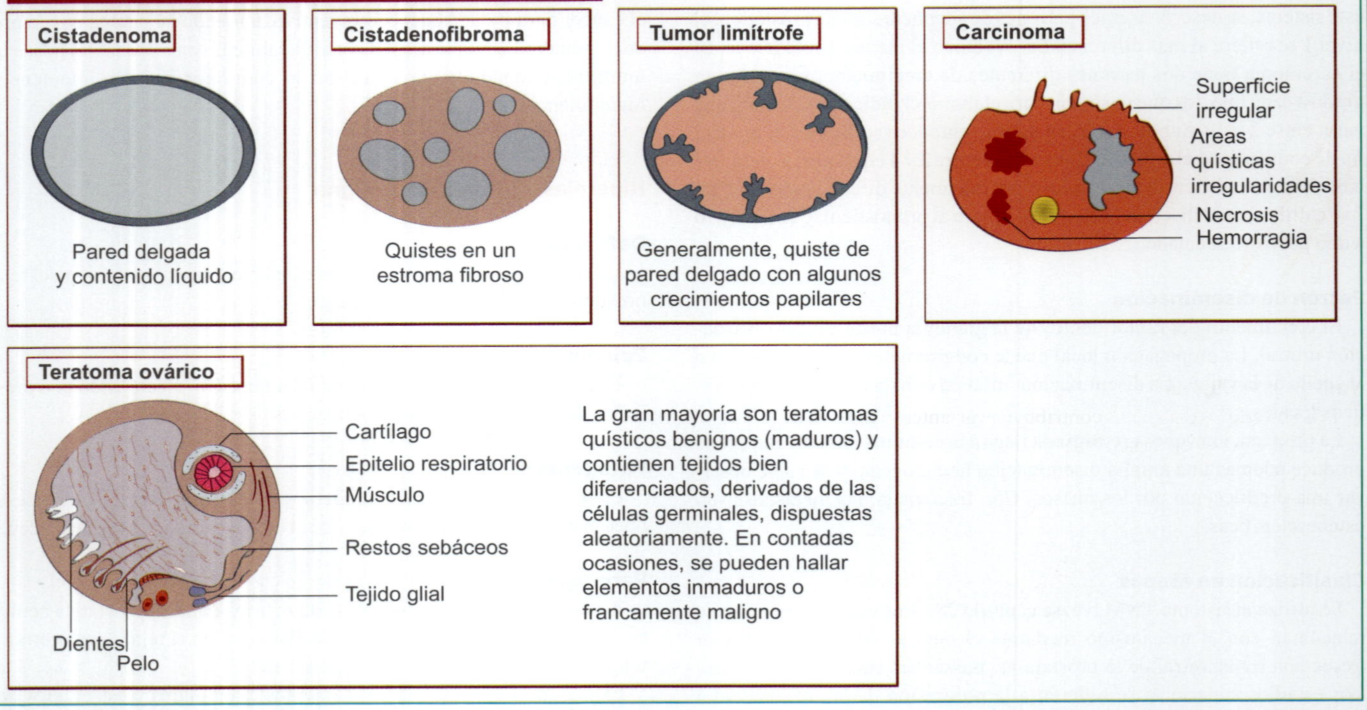

Epidemiología general

La incidencia mundial del cáncer de ovario es del 6.3 por 100.000; en la Argentina es del 8.3 x 100.000 por año (2008). Tiende a presentarse entre los 60 y 70 años de edad. Los tumores malignos se desarrollan en una etapa más tardía que los benignos. Es un cáncer que suele observarse en países industrializados, a excepción de Japón.

Tumores epiteliales

Los tumores epiteliales representan la mayoría de los tumores ováricos. Existe bastante controversia en cuanto al origen del epitelio, dado que el ovario no posee intrínsecamente un epitelio. Se ha sugerido que éste es de origen peritoneal.

Los tres principales subtipos epiteliales son: serosos, mucinosos y endometrioides. Los tumores de células transicionales y células claras son menos comunes.

Los tumores epiteliales pueden ser benignos, limítrofes (borderline) o malignos (cuadro 73.1). Los limítrofes son tumores que poseen ciertas propiedades intermedias entre aquellas de los tumores directamente benignos o malignos, y es de gran importancia en tumores serosos y mucinosos. Las otras variantes epiteliales no tienden a producir tumores dentro de esta categoría. Con frecuencia, existen alteraciones estructurales y citológicas relativamente sutiles a nivel microscópico, si bien aún no se han manifestado anomalías completamente malignas. El pronóstico de un tumor limítrofe es muy bueno.

Cistadenoma

Un cistadenoma es el tumor benigno típico de los subtipos seroso y mucinoso. Forma una masa que puede variar de pequeña a enorme. Los tumores serosos contienen líquido delgado y claro, en tanto que los mucinosos presentan material espeso y pegajoso.

Si bien el quiste, de paredes delgadas, puede ser unilocular o multilocular, tanto su superficie externa como la interna son suaves. Los tumores serosos pueden, en especial, asemejarse a una bombita de agua.

Un cistadenofibroma presenta abundante tejido fibroso dentro de la pared del quiste, mientras que los adenofibromas muestran tejido predominantemente fibroso en el que existen pequeñas estructuras glandulares formadas por células lisas.

Tumor de Brenner

El tumor de Brenner es el epónimo de la variante benigna del tumor de células transicionales ováricas. Las células se asemejan a las del urotelio normal. Un tercio de estos tumores pueden descubrirse sólo mediante un examen microscópico del ovario. En un cuarto de los casos, existe otro tumor ovárico asociado con el de Brenner; en dos tercios éste es de tipo mucinoso.

Tumores limítrofes

Desde el punto de vista macroscópico, no se puede realizar una distinción confiable, pero los tumores que poseen pequeñas formaciones papilares sobre sus superficies internas pueden despertar sospechas. La microscopia debe enfocarse con ahínco en estas zonas, dado que las anomalías limítrofes pueden ser focales.

Tabla 73.1 Comparación de los aspectos de los tumores ováricos epiteliales

	Proporción de tumores ováricos	Benignos	Limítrofes	Malignos
Serosos	30%	60%	10%	30%
Mucinosos	15%	75%	10%	15%
Endometrioides	2-4%	Raros	Raros	Mayoría
De células transicionales	1-2%	90%	5%	5%
De células claras	2%	Raros	Raros	Mayoría

Tumores malignos

Los cinco tipos existentes contribuyen variantes malignas. Los tumores de células claras y endometrioides tienden a ser siempre malignos.

En general, los tumores son grandes, y pueden ser parcialmente quísticos. No obstante, estos últimos incluyen una proporción significativa de un componente sólido, que tiene una superficie de corte heterogénea, en la que las hemorragias y necrosis son frecuentes. El tumor puede romper la cápsula del ovario, generando una superficie irregular.

Los tumores mucinosos pueden distinguirse microscópicamente por la presencia de vacuolas de mucina dentro de las células. Los tumores endometrioides aparentan ser similares a los adenocarcinomas endometrioides del endometrio. Los serosos comprimen a las células columnares, a menudo dispuestas en papilas que presentan formaciones calcificadas laminadas denominadas cuerpos de Psammoma.

Tumores de células germinales

Teratomas

Aproximadamente un 90% de los teratomas ováricos son benignos (maduros) y consisten de tejidos bien diferenciados. Esto contrasta con los teratomas testiculares, que son malignos (inmaduros) en la mayoría de los casos.

El teratoma maduro también se denomina quiste dermoide, y contiene tejido de las tres capas embrionarias. Es el tumor ovárico más común entre los 18 y 30 años y representa el 20-50% de los tumores de ovario.

El tumor es una masa quística generalmente llena de un material amarillo claro maloliente, que es el resultado de la acumulación de queratina y secreciones sebáceas producidas por la piel (un componente frecuente del tumor), mezcladas con pelo y dientes. A menudo, la pared es delgada.

El estruma ovárico constituye una variante madura del teratoma, en la que este último se encuentra formado sólo por folículos tiroides, que pueden ser activos y producir hipertiroidismo.

Los teratomas inmaduros son mucho menos frecuentes en el ovario, y tienden a a desarrollarse antes de los 20 años. Contienen tejido inmaduro, a menudo neural.

Disgerminoma

Es un tumor análogo al seminoma testicular. Si bien constituye el tumor de células germinales ováricas maligno más común (los otros son los tumores del saco vitelino, coriocarcinomas y carcinomas embrionarios), representa tan sólo un 1% de todos los cánceres de ovario, aunque un 20-30% de los que se detectan durante el embarazo. La mayoría se desarrollan durante la segunda y tercer década de vida.

Tumores estromales y de los cordones sexuales

Se trata de tumores que derivan de diversos elementos de sostén estromales y ovocitos del ovario, y conforman un grupo bastante variado. En este libro no se puede ofrecer una discusión detallada de los distintos subtipos, sin embargo se puede mencionar que estos tumores son raros, representan a una pequeña minoría de todos los neoplasmas ováricos, y que no resulta sencillo predecir su comportamiento biológico utilizando los parámetros histológicos convencionales.

Incluyen:

- Células de la granulosa adulta.
- Células de la granulosa juvenil.
- Fibroma-benigno.
- Tecoma-benigno
- Célula de Sertoli.
- Célula de Leydig.
- Células de Sertoli-Leydig.
- Variantes combinadas.

Neoplasmas secundarios

El ovario también pueden presentar depósitos metastásicos. El tumor de Krukenberg constituye un ejemplo clásico, en el que existe una diseminación transcelómica de un adenocarcinoma gástrico, en general de las células en anillo de sello (signet ring cells), a través de la cavidad peritoneal hacia el ovario. En este caso, se puede confundir con un carcinoma ovárico de células claras.

Los tumores secundarios tienden a afectar a la superficie del ovario, con menor penetración dentro del estroma subyacente. A menudo, los tumores primarios presentan un parénquima más voluminoso. Los depósitos bilaterales sugieren un tumor secundario, aunque los tumores ováricos primarios pueden ser bilaterales o mostrar metástasis contralateral.

74 Enfermedades uterinas benignas

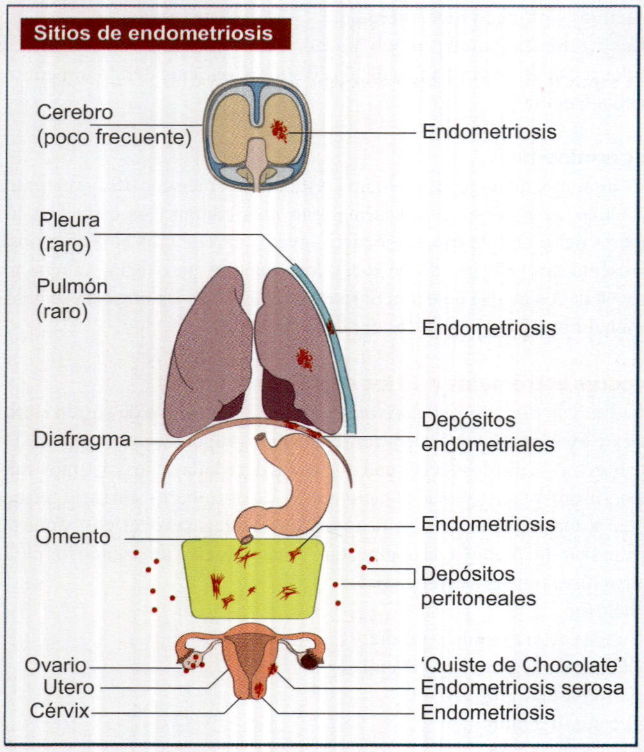

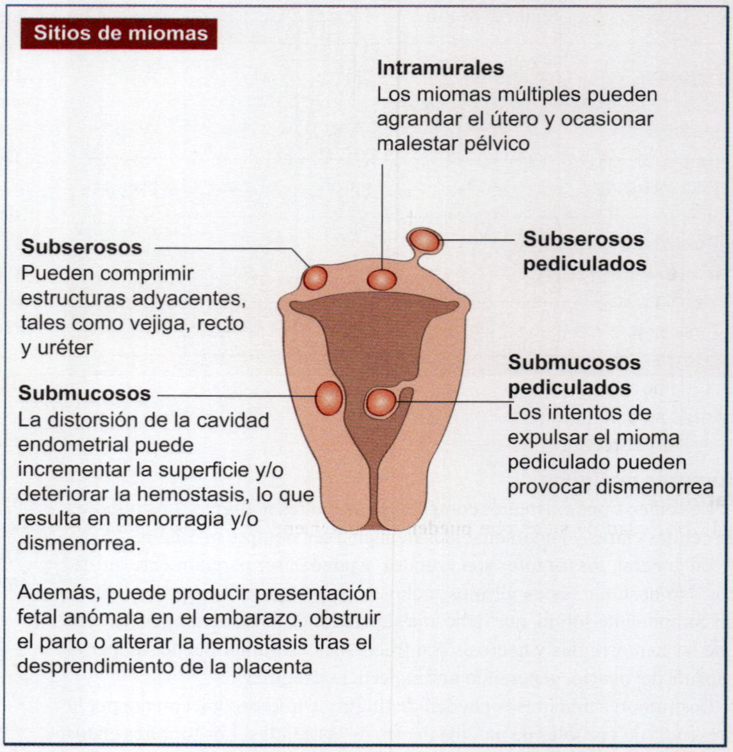

Miomas

Definición

Los miomas son tumores benignos del músculo liso (leiomiomas) del útero.

Epidemiología

Afectan aproximadamente al 5% de las mujeres, aunque pueden ser asintomáticos en dos tercios de los casos. Los tumores son estrógeno dependientes y son más comunes con el avance de la edad dentro de los años reproductivos. Son más frecuentes en no caucásicas.

Patología

Según su ubicación, pueden clasificarse en submucosos, intramurales y subserosos. En un mismo útero, pueden coexistir combinaciones de los distintos tipos. El mioma seroso puede ser pediculado, y, en contadas ocasiones, adherirse al tejido adyacente, como por ej. el ligamento ancho, Si hay torsión del pedículo se denomina leiomioma parasitario.

Los leiomiomas miometriales son tumores circunscriptos de diversos tamaños, que pueden variar de menos de un milímetro a varios centímetros. En general, presentan una superficie de corte gris clara y espiralada. Los miomas de mayor tamaño y antigüedad pueden mostrar calcificaciones, hialinización e incluso alteraciones quísticas.

Desde un punto de vista microscópico, los miomas están compuestos por fascículos entrelazados de células musculares lisas. Se trata de células en forma de huso que carecen de rasgos atípicos.

La degeneración roja constituye una complicación específica del embarazo, en la que se produce infarto del mioma.

Complicaciones

- La distorsión de la cavidad endometrial puede ocasionar menorragia, en parte debido al incremento de la superficie del endometrio. Se puede producir también una dismenorrea.
- La presión del mioma sobre la vejiga o el recto puede causar síntomas de urgencia u obstrucción.
- En general, las complicaciones obstétricas reflejan los efectos mecánicos del mioma en relación al espacio que comparte con el feto e incluyen: infertilidad, aborto espontáneo, parto prematuro, mala posición fetal y hemorragia postparto.

Adenomiosis

Definición

Una adenomiosis es la presencia de tejido endometrial dentro del miometrio.

Patología

Tanto las glándulas endometriales como el estroma se encuentran en una ubicación incorrecta dentro del miometrio, y responden a estrógenos y progesterona, y, si bien pueden mostrar un ciclo endometrial, a menudo son de tipo basal y, por lo tanto, relativamente inactivos.

El grado de adenomiosis puede variar en gran medida; en algunos casos es sumamente focal y constituye un hallazgo incidental en un útero extirpado por alguna otra razón. En el lado opuesto del espectro, puede existir una adenomiosis difusa que ocupa la mayor parte del miometrio. Los casos declarados presentan un útero agrandado, voluminoso, con una superficie de corte blanda.

Complicaciones

La adenomiosis puede ser asintomática, aunque puede causar dismenorrea o menorragia.

Endometriosis

Definición

Es la presencia de tejido endometrial fuera del útero.

Epidemiología

Se produce en aproximadamente un 5% de las mujeres, pero esta cifra se eleva a 30-40% en quienes son subfértiles.

Patogénesis

Una menstruación retrógrada, en la que el endometrio desprendido ingresa en la pelvis y el abdomen a través de las trompas de Falopio, puede explicar la aparición de endometriosis en ciertos sitios. No obstante, este proceso no aclara la razón por la que también se produce en otros lugares más distantes, ni por la que afecta sólo a ciertas mujeres. Las teorías más complejas se refieren a un deterioro de las respuestas inmunitarias.

Patología

La variedad de sitios que pueden presentar endometriosis es amplia. Los más comunes incluyen: trompas de Falopio, ovarios, ligamento ancho, saco de Douglas, intestino, peritoneo y omento. Las regiones distantes comprenden la pleura e incluso el cerebro. Las cicatrices de laparotomías y laparoscopías también pueden exhibir esta afección.

La endometriosis típica muestra nódulos azules pequeños, si bien puede generar también lesiones de mayor tamaño. Se pueden desarrollar adherencias fibrosas en asociación con depósitos de endometriosis.

La endometriosis ovárica tiende a ser quística. El quiste está revestido por tejido endometrial. Los episodios reiterados de hemorragia provocan la acumulación de sangre alterada dentro de la cavidad quística, lo que se denomina quiste de chocolate.

En un comienzo, los focos de endometriosis contienen glándulas endometriales y estroma. No obstante, dado que las lesiones más antiguas pueden mostrar pérdida de alguno de estos componentes, el diagnóstico puede realizarse si existen, por lo menos, dos glándulas endometriales, estroma endometrial o evidencias de hemorragia. Este último criterio ha sido incluido debido a que los focos endometriales conservan su capacidad de respuesta hormonal, y por lo tanto, responden los cambios del ciclo menstrual. Este proceso de hemorragias reiteradas puede conducir a fibrosis, y explicar algunos de los dolores provocados por la endometriosis.

Complicaciones

Se puede hallar endometriosis en un 30-40% de las mujeres con fertilidad reducida. Se desconoce el mecanismo preciso que relaciona a estas dos entidades. En algunas mujeres, la fibrosis alrededor de las trompas de Falopio o de los ovarios puede alterar la liberación del ovocito y su avance a lo largo de dichas trompas. No obstante, también pueden existir otras variables involucradas.

Si bien la dismenorrea es un síntoma común de endometriosis, la ubicación de la enfermedad fuera del endometrio y del miometrio implica que la menorragia no es característica.

La fibrosis pélvica que puede acompañar a la endometriosis puede dejar a los ovarios atrapados cerca de las fórnix vaginales, produciendo dispareunia. Además, el útero puede quedar fijado en una posición inusual. Los depósitos de endometriosis sobre otros órganos también pueden ocasionar síntomas, algunos relacionados con la micturición o defecación.

Salpingitis

Es la inflamación de las trompas de Falopio, y puede ser aguda o crónica. La variante aguda se produce en enfermedades de transmisión sexual, tales como gonorrea y clamidia. Las alteraciones patológicas corresponden a un proceso inflamatorio agudo. La salpingitis crónica sigue a una resolución subóptima de una salpingitis aguda. Las trompas se distienden y se obstruyen de manera parcial, provocando la acumulación de líquido (hidrosalpinx). Dentro de sus paredes, se pueden hallar células plasmáticas dispersas. Por lo tanto, la progresión de una salpingitis aguda a una crónica puede reducir la fertilidad.

La tuberculosis puede producir también salpingitis.

75 Cáncer uterino

Tipos de cánceres uterinos

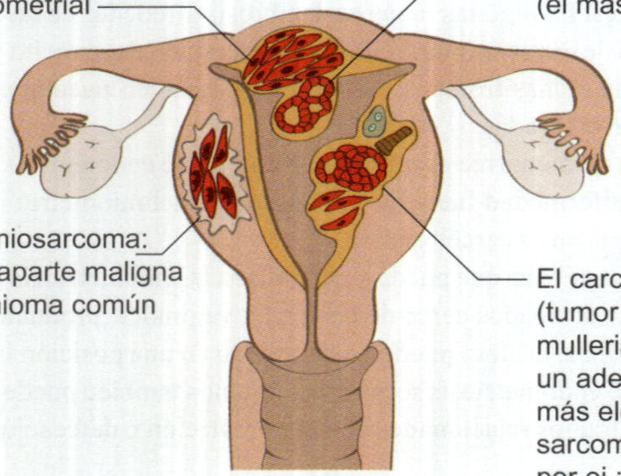

Patrón de diseminación típico del cáncer uterino

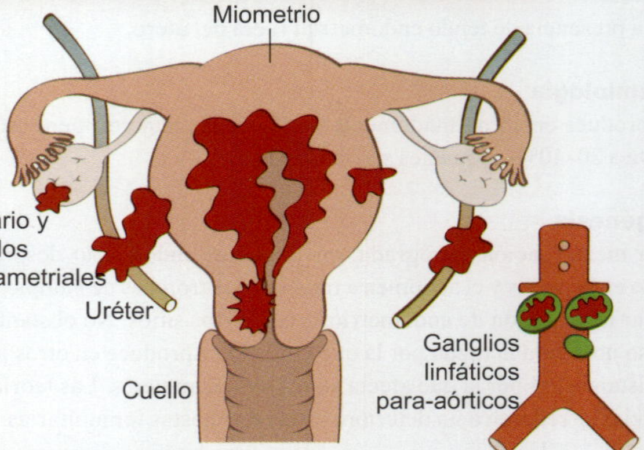

- La invasión del miometrio se produce de manera precoz.
- Se disemina al cuello, ovarios, tejidos parametriales y ganglios para aórticos.
- Los uréteres pueden quedar atrapados y obstruidos, con riesgo de hidronefrosis e insuficiencia renal.
- Las metástasis más distantes son hacia los pulmones, y el hígado, y se producen tardíamente

Adenocarcinoma endometrial

La paciente típica con cáncer uterino típica puede presentar en una etapa previa: menarca precoz y menopausia tardía. Nulípara, obesa, hipertensa y diabética

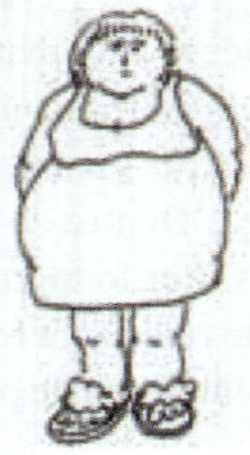

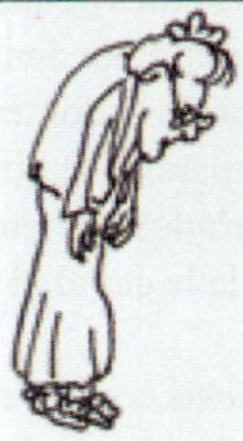

La paciente no típica es mayor y tiende a padecer tumores más agresivos

Hiperplasia endometrial simple causada por exposición prolongada a estrógenos
Las glándulas conservan sus estructuras simples
No es premaligna

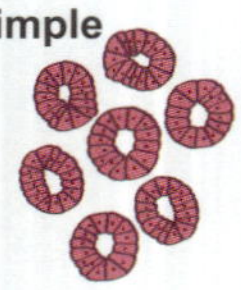

La **hiperplasia atípica** constituye un factor de riesgo de carcinoma endometrial. Las glándulas tienen contornos complejos y exhiben atipia citológica

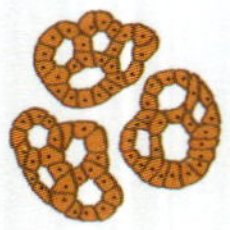

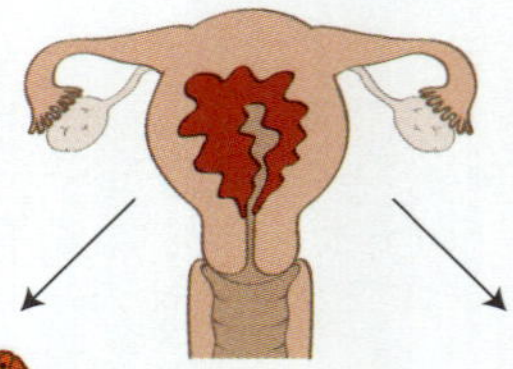

El carcinoma seroso y el carcinoma de células claras son tumores agresivos, de alto grado, que se producen, por lo general, en mujeres que no presentan los factores de riesgo convencionales

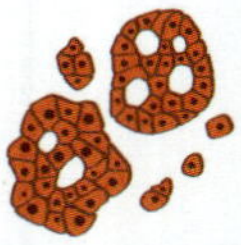

Adenocarcinoma tipo endometrial
Tipo de cáncer endometrial más común

Variantes habituales de adenocarcinoma uterino

Carcinoma seroso

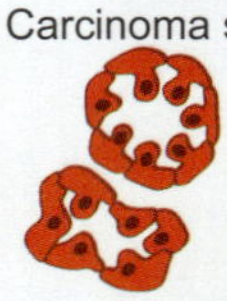

Carcinoma de células claras

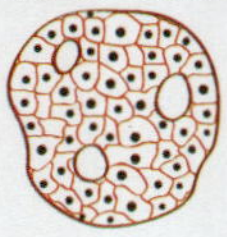

El carcinoma seroso está formado por células con aspecto de tachuelas y dispuestas, con frecuencia, dentro de estructuras papilares. Si bien pueden confinarse al endometrio, a menudo hay metástasis peritoneales

Carcinoma endometrial

Definición

El carcinoma endometrial es un tumor maligno del epitelio endometrial.

Epidemiología

Su incidencia mundial es de 8.8 por 100.000 por año. La enfermedad tiende a afectar a mujeres postmenopáusicas. La mayor incidencia se da en Estados Unidos de Norteamérica y la más baja en Japón.

Factores de riesgo

Existen dos grupos distintos de mujeres que presentan cáncer de endometrio. Uno incluye a mujeres con menarca temprana, y menopausia tardía, nulíparas, obesas, hipertensas y diabéticas. En este grupo, la afección de base consiste en la estimulación estrogénica del útero. El segundo, que ha sido definido hace poco tiempo, no tiene los antedichos riesgos, y está compuesto por mujeres de mayor edad, quienes tienden a presentar carcinomas endometriales más agresivos.

Lesión precursora

La lesión precursora de la hiperplasia endometrial puede hallarse en el grupo de mujeres cuyos carcinomas están relacionados con la exposición a estrógenos. En esta clase de hiperplasia, se incrementa la masa del endometrio, lo que puede derivar de la antes mencionada exposición prolongada a estrógenos. En la hiperplasia endometrial simple, aumenta la cantidad de endometrio, pero las glándulas conservan su estructura general y carecen de rasgos citológicos anormales. La hiperplasia simple sin atipia no es premaligna. En cambio, la hiperplasia atípica constituye un factor de riesgo de carcinoma endometrial. Las glándulas poseen contornos complejos y presentan atipia citológica (cabe destacar que una hiperplasia arquitecturalmente simple, rara vez puede mostrar atipia citológica, y esto se considera entonces como hiperplasia atípica).

Patología

Existen diversos subtipos de carcinomas endometriales. En la mayoría de los casos, se trata de adenocarcinomas endometriales, y suelen hallarse en mujeres que corren los riesgos tradicionales descriptos con anterioridad.

El carcinoma puede consistir en nódulos, placas o pólipos que llenan y distorsionan la cavidad uterina. Se pueden observar úlceras, hemorragias y necrosis. Con frecuencia, la invasión del miometrio puede discernirse macroscópicamente.

El tumor está formado por glándulas que se asemejan a las del endometrio. Esta distinción se torna importante cuando se deben considerar alguna de las otras variantes. La proporción del tumor que origina las glándulas, en oposición a estructuras sólidas, es fundamental a la hora de realizar la clasificación en etapas. Cuanto mayor sea la proporción de estructuras, más alto será el grado atribuible.

Si bien la invasión del miometrio se produce precozmente, su diseminación posterior constituye un evento tardío, posiblemente debido a que éste actúa como barrera. No obstante, el carcinoma habrá de propagarse, finalmente, a los tejidos parametriales, y a los ganglios linfáticos para-aórticos. Las metástasis más distantes son hacia pulmones, e hígado, y se producen mucho después.

El carcinoma seroso y el de células claras son tumores agresivos, de alto grado, hallados en el segundo grupo de mujeres (aquellas que carecen de los factores convencionales de riesgo). Los carcinomas serosos están formados por células con aspecto de tachuelas, dispuestas, con frecuencia, dentro de estructuras papilares. El carcinoma suele afectar solamente al endometrio, con mínima invasión miometrial. Sin embargo, tiende a asociarse con metástasis peritoneal extensa al momento de su presentación. Los carcinomas de células claras poseen una amplia variedad de patrones de crecimiento.

Clasificación en etapas

Se utiliza la clasificación TNM (véase capítulo 28). La profundidad de la invasión miometrial constituye el parámetro clave para identificar las etapas precoces, con compromiso progresivo de otros órganos pélvicos que define a las etapas más graves.

Pronóstico

El adenocarcinoma endometrial tiende a aparecer durante la etapa 1, en la que la tasa de supervivencia de 5 años puede alcanzar un 90%. El pronóstico de los carcinomas serosos y de células claras es mucho peor, con un índice de 75%.

Carcinosarcoma

El carcinosarcoma es un tumor uterino raro, también denominado tumor mixto maligno Mulleriano. Es un cáncer agresivo que muestra elementos tanto mesenquimales como epiteliales malignos. Los primeros pueden ser homólogos y derivados del tejido hallado en el útero, como los leiomiosarcomas, o heterólogos, como los condrosarcomas. Las metástasis tienden a originarse sólo de elementos epiteliales.

Leiomiosarcoma

Los leiomiosarcomas representan sólo un 1-2% de los tumores uterinos malignos, y tienden a presentarse aproximadamente a los 50 años.

Es un tumor de gran tamaño, y en general, solitario. Macroscópicamente, se pueden evidenciar zonas de hemorragias y necrosis. La necrosis de células tumorales constituye una característica de diagnóstico fundamental desde el punto de vista microscópico. Las células tumorales también tienen una intensa actividad mitótica, y exhiben anomalías nucleares.

Sarcoma del estromal endometrial

El estroma del endometrio puede formar tumores, si bien son mucho menos frecuentes que sus contrapartes epiteliales.

Recientemente, se han realizados modificaciones en la terminología utilizada hasta el día de hoy y se ha abandonado la clasificación en variantes de alto y bajo grado. En la actualidad, todos los tumores designados como sarcoma del estroma endometrial tienden a ser entidades de bajo grado, y se ha reclasificado a las variantes de mayor grado dentro de una categoría de sarcoma más general.

Las células del sarcoma del estroma endometrial se asemejan al estroma endometrial normal. La atipia nuclear puede ser muy limitada. Una rica red de pequeños vasos sanguíneos dentro del tumor puede resultar útil como herramienta de diagnóstico, si bien la invasión del miometrio y los bordes tumorales irregulares constituyen los parámetros fundamentales. Dichos bordes son esenciales para diferenciar al sarcoma de los nódulos estromales endometriales benignos.

76 Cáncer cervical

Sitios típicos de diseminación directa del carcinoma de cuello uterino

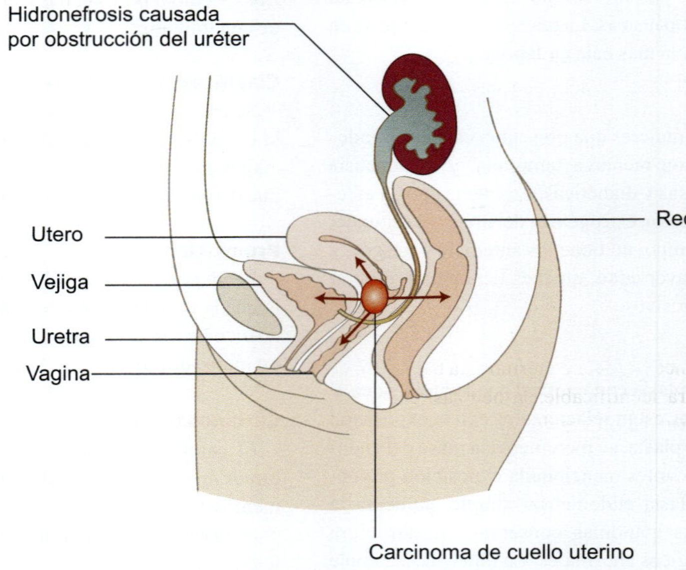

Definición

El cáncer cervical es un tumor maligno del cuello uterino.

Epidemiología

Su incidencia mundial es de 15.3 por 100.000 al año, y, en Latinoamérica es de 24.1 por 100.000 y en Argentina es de 17.5 por 100.000. En general, se presenta entre los 30 y 50 años de edad.

Factores de riesgo

El virus del papiloma humano (HPV) constituye el factor de riesgo más importante, específicamente los subtipos 16,18,31 y 33, cuya adquisición y persistencia forman parte integral del desarrollo de carcinomas de células escamosas cervicales. El riesgo ocasionado por los factores que se mencionan a continuación aumenta según el grado de exposición:

- Inicio de la vida sexual activa a una edad muy precoz.
- Frecuencia de las relaciones sexuales.
- Múltiples parejas sexuales.
- Tabaco

Lesiones precursoras

El programa de prevención de cáncer de cuello uterino está basado en la existencia de una lesión precursora identificable: la neoplasia cervical intraepitelial (CIN), que consiste en una proliferación anómala del epitelio cervical, sin invasión de tejidos subepiteliales. Se clasifica en tres grados, de 1 a 3, que se correlacionan con displasia leve, moderada y grave. En términos simples, se pasa de un grado a otro a medida que aumenta la proporción de epitelio ocupado por células que no pueden madurar. De este modo, se incrementa el nivel de atipia citológica. La citología cervical (Papanicolaou) permite predecir los grados de CIN. En dicho estudio, sólo se pueden observar las características citológicas de las células, y no su arquitectura o estructura.

Como resultado de los programas de prevención, se ha logrado reducir la incidencia del carcinoma de células escamosas cervicales, en tanto que se ha incrementado la de CIN, tal como era de esperarse al poder diagnosticarse ahora esta enfermedad en estadíos más precoces.

Se debe notar que la progresión de CIN a carcinoma de cuello uterino invasivo no es inevitable. La neoplasia puede revertirse, en especial la de bajo grado. Más aún, una CIN 3 no evoluciona automáticamente en carcinoma invasivo.

Patología

Los cánceres cervicales son, casi siempre, carcinomas. Al menos un 70% son carcinomas de células escamosas. Los adenocarcinomas representan la mayor parte de los cánceres restantes. Si bien en un comienzo se describió al HPV como factor de riesgo sólo para carcinomas de células escamosas, en realidad aproximadamente un 90% de los adenocarcinomas también son positivos para HPV.

El carcinoma de células escamosas se origina en la zona de transformación, que es la región de unión entre el epitelio glandular del endocérvix y el epitelio escamoso del ectocérvix u hocico de tenca. Este sitio puede visualizarse mediante colposcopía, y, en casos ya declarados, el tumor puede observarse como una masa polipoide o friable. No obstante, desde la institución de los estudios preventivos, muchos cánceres de cuello uterino se detectan en etapas más precoces, en las que se pueden identificar lesiones más sutiles realizando una colposcopía.

La histología del carcinoma de células escamosas corresponde a la del carcinoma de células escamosas estándar.

Los adenocarcinomas tienden a desarrollarse dentro del canal endocervical. Esto implica que, a menudo, no pueden verse mediante colposcopía, y, por lo tanto, son más difíciles de detectar. La neoplasia intraepitelial glandular del cuello uterino ha sido descripta como lesión precursora. Si bien los programas de prevención no fueron diseñados para abordar los adenocarcinomas cervicales, en parte debido a que la mayor parte del tejido glandular se encuentra más arriba del canal cervical de lo necesario para extraer una muestra mediante Papanicolaou, igualmente pueden detectar anomalías glandulares.

Patrón de diseminación

La propagación inicial es local, extendiéndose primero a la vagina y al útero y luego a la pared pélvica lateral u otros órganos pélvicos, en especial la vejiga y el recto. La diseminación local puede causar también obstrucción de uno o ambos uréteres, ocasionando hidronefrosis.

Una diseminación distante puede comprometer a los pulmones.

Clasificación por etapas

Se utiliza el sistema TNM (véase capítulo 28). Las etapas ulteriores se determinan por el grado de diseminación local descripto con anterioridad. La etapa 1 puede dividirse y subdividirse dependiendo de las dimensiones del tumor, las que, a menudo, derivan de escisiones amplias con asa de la zona de transformación (LLETZs), y pueden alterarse si una muestra extraída mediante LLETZ es presentada como piezas múltiples.

Pronóstico

El pronóstico depende de la etapa de la enfermedad. La etapa 1 tiene una tasa de supervivencia a los 5 años superior al 80%. Los porcentajes se reducen de manera significativa en casos de adenocarcinomas o de pacientes menores de 40 años. Los estudios piloto indican que la vacuna contra el HPV protegerá a la mayoría de las mujeres vacunadas contra el desarrollo tanto de cáncer de células escamosas como de adenocarcinomas de cuello uterino.

77 Patología obstétrica

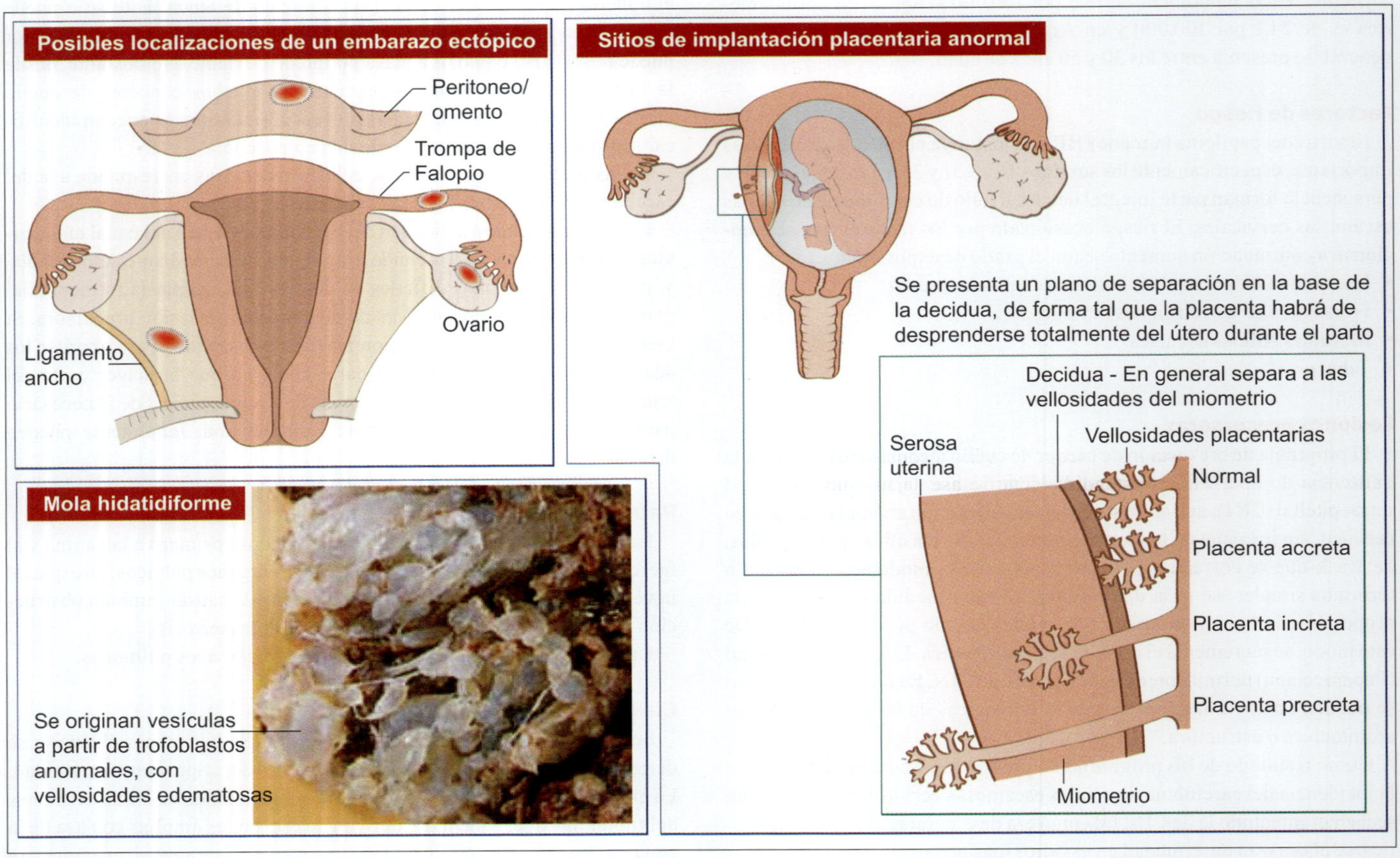

Mola hidatidiforme completa

Definición

Una mola hidatidiforme completa es un producto diploide anómalo de la concepción, en el que no existe feto alguno, el tejido placentario es anormal y todo el material genético deriva del padre.

Epidemiología

Afecta aproximadamente a 1 de 2000 embarazos. Es más común en los extremos de la edad materna. Existe una cierta variación geográfica que puede reflejar una menor incidencia en mujeres blancas y una mayor en mujeres del Lejano Oriente y Africa. Una mola hidatidiforme previa aumenta la posibilidad de otra posterior.

Patología

Una mola hidatidiforme completa tiene una composición cromosómica diploide: en el 85% de los casos se trata de 46XX, y de 46XY en el 15% restante. Todos los cromosomas son de origen paterno. Se cree que la impronta provoca el desarrollo anormal del óvulo fertilizado, y que la gestación resulta de la fertilización de un óvulo, que carece de núcleo, por dos espermatozoides, o por un único espermatozoide con un núcleo diploide.

Desde el punto de vista macroscópico, la mola consiste de numerosas vellosidades placentarias distendidas, que se asemejan a un racimo de uvas. Esta masa placentaria es grande para la edad gestacional y llena la cavidad uterina. No existe feto alguno.

La proliferación trofoblástica anómala constituye el rasgo distintivo de este tipo de mola. Todas las vellosidades, o casi todas resultan afectadas. Dicha proliferación anormal forma proyecciones exuberantes del trofoblasto, y compromete a toda la circunferencia de cada vellosidad. Además, el estroma velloso también sufre alteraciones. Se observa un edema marcado, que produce cisternas de gran tamaño, llenas de líquido y de ubicación central. Las vellosidades no presentan ni vasos ni glóbulos rojos nucleados fetales.

Complicaciones

Dado que la mola conforma una gran masa anormal de tejido placentario, con proliferación de trofoblastos, la producción de gonadotrofina coriónica humana (HCG) resulta excesiva. En aproximadamente un 3% de los casos, ésto basta para producir hipertiroidismo, debido a la acción de la HCG, que se asemeja a la de la hormona estimulante de tiroides (TSH).

En un 5-10% de los casos se puede hallar una mola invasiva, que constituye una variante en la que las vellosidades invaden al miometrio, pudiendo llegar, potencialmente, a la serosa, o aún más allá.

En un 2-3% de los casos, se puede originar un coriocarcinoma, tema que será tratado a continuación.

Mola hidatidiforme parcial

Esta mola constituye también un producto anormal de la concepción, que comparte algunas características con la mola completa, aunque las mismas no están tan desarrollada. Una de las diferencias fundamentales radica en que la mola parcial es triploide y que se puede hallar tejido fetal.

Hay proliferación trofoblástica anormal, pero no tan marcada como en la completa. Sólo algunas de las vellosidades resultan afectadas, y parte de su circunferencia presenta crecimiento anómalo. Se forman cisternas, pero no en todas las vellosidades. A diferencia de lo que sucede en la mola completa, se pueden identificar, con facilidad, vellosidades normales.

El coriocarcinoma es menos frecuente que en la mola completa.

Coriocarcinoma

Se trata de un tumor trofoblástico maligno que afecta a 1 de 40.000 embarazos. En la mayoría de los casos, se produce tras una mola completa (70%), un aborto (20%) o un embarazo de otro modo normal (10%). Curiosamente, el riesgo es 10 veces mayor en mujeres con grupo sanguíneo A, fertilizadas por hombres con grupo 0.

Patología

Se debe tener cuidado con el uso del término coriocarcinoma, dado que se lo puede encontrar fuera del contexto obstétrico. Se pueden desarrollar coriocarcinomas primarios de ovarios que no se relacionan con la gestación. Además, los testículos también pueden generar coriocarcinomas.

En una situación obstétrica, el coriocarcinoma deriva del tejido gestacional, y por lo tanto, su composición genética es diferente a la de la madre. El tumor conforma una gran masa irregular y hemorrágica que produce invasión dentro y a través del miometrio. El lapso que transcurre entre el embarazo y el desarrollo del coriocarcinoma puede ser de años.

El tumor está compuesto por elementos tanto citotrofoblásticos como sincitiotrofoblásticos, que se infiltran a través de la pared uterina, a menudo con invasión extensa de los espacios vasculares. La combinación de ambos elementos trofoblásticos es fundamental en el diagnóstico. No se observan vellosidades.

Las metástasis distantes se producen precozmente y son hematogéneas. Los pulmones, el cerebro y el hígado constituyen los sitios más comunes.

Pronóstico

Con frecuencia, el tumor es muy sensible a la quimioterapia.

Placenta acreta

En general, una capa de decidua separa a la vellosidad coriónica del miometrio. En las diversas formas de placenta acreta, las vellosidades llegan directamente al miometrio. La variante más leve es aquella en la que dichas vellosidades se adhieren a la porción adluminal del miometrio, pero no lo penetran con mayor profundidad. En la placenta increta, la vellosidad sí ingresa en el miometrio, en tanto que en la percreta, alcanza a la serosa uterina.

Desde un punto de vista clínico, la alteración de esta interfase está asociada con una placenta anormalmente adherente, y por lo tanto, con retención placentaria.

Embarazo ectópico

Un embarazo ectópico es aquel que se desarrolla fuera de la cavidad uterina. Las trompas de Falopio, en especial su tercio externo, constituyen el sitio más común. Los ovarios, el ligamento ancho y el peritoneo también pueden albergar un embarazo ectópico.

Patológicamente, la presencia de vellosidades, o, por lo menos de trofoblasto, son marcadores certeros de un embarazo ectópico.

Dicho embarazo puede ser provocado por cualquier afección que impida el pasaje del óvulo o del cigoto a lo largo de la trompa de Falopio, por ejemplo, enfermedad inflamatoria pélvica crónica, y salpingitis ístmica nodosa, en la que existe un estrechamiento y formación de divertículos en la porción proximal de la trompa.

78 Tumores pediátricos

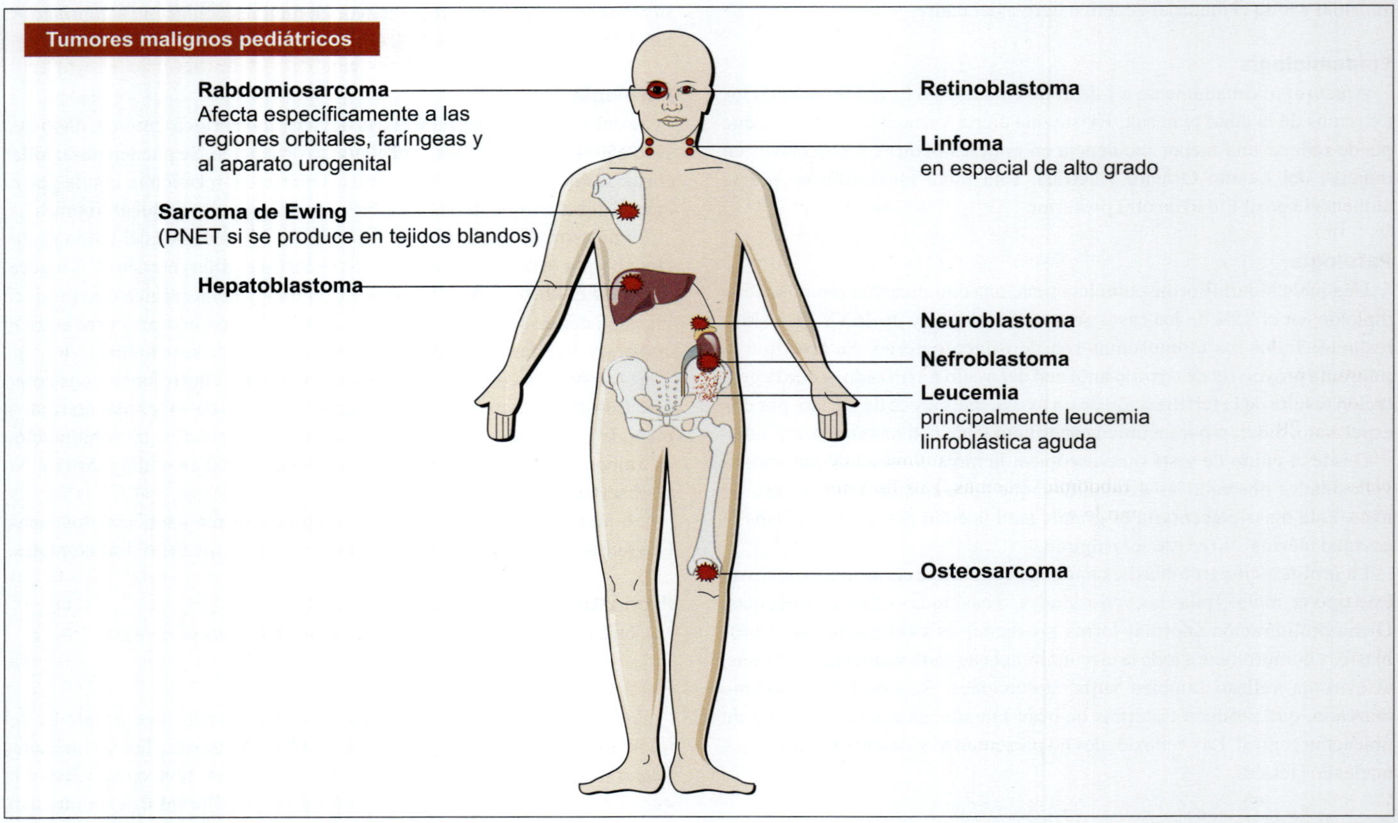

La mayoría de los tumores comunes que se detectan en adultos, en especial los carcinomas, son poco frecuentes en niños. No obstante, existen diversos cánceres que pueden afectar tanto a niños como a adultos y otros que son más habituales durante la infancia o que se observan sólo durante la misma. Si bien los tumores específicamente infantiles son variados y pueden comprometer a muchos órganos, los más importantes pueden incluirse bajo la denominación de tumores de pequeñas células redondas y azules (TCPRA).

Patología común

Aunque algunos TCPRA pueden desarrollarse de manera espontánea, con frecuencia existe alguna predisposición de base, que suele ser genética. El término descriptivo TCPRA se refiere a la apariencia característica de las células tumorales típicas de esta clase de tumores. En tanto que algunos tipos de TCPRA poseen determinados rasgos que permiten distinguirlos de otros TCPRA, en general, el diagnóstico patológico requiere una integración de los datos obtenidos de estudios inmunohistoquímicos y citogenéticos con la morfología microscópica y la distribución anatómica de la lesión.

Los TCPRA incluyen: sarcoma de Ewing/tumor neuroectodérmico primitivo (PNET), nefroblastoma, neuroblastoma, linfoma/leucemia, retinoblastoma y ciertos tipos de rabdomiosarcomas. Los linfomas infantiles suelen ser de alto grado, como lo es el linfoma similar al de Burkitt. La leucemia infantil constituye la leucemia linfoblástica aguda más frecuente; tanto la leucemia linfocítica crónica como la mieloide crónica son poco habituales en niños.

El mayor riesgo que corren los pacientes infantiles de padecer una malignidad secundaria ulterior, en algún otro momento de su vida, debido a los efectos de la quimio y radioterapia sobre el ADN, configura uno de los aspectos más importantes de todas las malignidades infantiles, sean TCPRA o no. Los niños que sobreviven a un cáncer pediátrico, tienen por delante varias décadas durante las cuales las mutaciones derivadas del tratamiento pueden sumarse a mutaciones esporádicas posteriores.

Nefroblastoma

El nefroblastoma, también denominado tumor de Wilms, es un tumor renal maligno que se origina en el blastema renal. Tiene una incidencia de 6 cada 100.000 por año y representa el 7% de los cánceres infantiles. En general, se presenta antes de los 5 años.

Los factores que predisponen a esta enfermedad giran en torno al cromosoma 11 e incluyen al síndrome de Wilm-aniridia (tumor renal y falta de iris), y al síndrome de Beckwith-Wiedmann (enfermedad genética con onfalocele, macroglosia, macrosomía al nacer y desarrollo de tumor de Wilms. Por lo menos dos de los genes del tumor de Wilms (WT1 y WT2) están situados sobre dicho cromosoma. Una mutación hereditaria de estos genes puede predisponer a nefroblastomas, los que suelen presentan anomalías de WT1 y WT2.

Desde el punto de vista macroscópico, el tumor está bien circunscripto y es de gran tamaño. La superficie de corte muestra alteraciones quísticas, hemorragias y necrosis.

Los nefroblastomas poseen tres componentes: blastema, mesénquima y epitelio. El blastema constituye el elemento celular azul y redondo. El mesénquima es el estroma celular en forma de huso. La parte epitelial forma las estructuras tubulares y glomerulares. Las proporciones de los tres componentes varía según el tumor.

La diseminación local se produce por invasión directa a los órganos adyacentes. Se puede desarrollar una metástasis de ganglios linfáticos locales. Las metástasis distantes se producen hacia los pulmones e hígado.

La supervivencia a largo plazo es de aproximadamente un 90%.

Neuroblastoma

Un neuroblastoma es un tumor maligno que se origina en los neuroblastos simpáticos. Su incidencia es de 10 por 100.000 anuales. Tiende a presentarse aproximadamente a los 2 años de edad, y es poco frecuente después de los 6. Los neuroblastomas pueden ser familiares, y están asociados con el síndrome de Beckwith-Wiedmann.

Se puede originar en cualquier sitio del sistema nervioso simpático, si bien la mayoría son retroperitoneales, constituyendo la glándula suprarrenal el sitio más común, probablemente debido a la gran concentración de tejido simpático que existe dentro de la misma.

El tumor es grande y blando, y, a menudo, presenta zonas de hemorragia, necrosis o calcificación. Las pequeñas células redondas y azules que lo componen pueden formar rosetas de Homer-Wright, en las que los núcleos celulares se encuentran dispuestos como un anillo periférico alrededor de un centro de material neurofibrilar.

Aproximadamente un 75% de ellos ya desarrollaron metástasis al momento de su presentación. Los sitios más comunes son el hígado, los huesos, la médula ósea, la piel, los ovarios y las órbitas.

Si bien la tasa de supervivencia de 5 años puede alcanzar un 90% en la etapa 1 de la enfermedad, puede descender a casi el 20% en la mayoría de los tumores en la etapa 4 (aunque existe una cierta subcategoría en la etapa 4 que tiene un mejor pronóstico). Los neuroblastomas que expresan el receptor Trk (familia de la tirosina quinasa) tienen un pronóstico más alentador.

El ganglioneuroblastoma está íntimamente relacionado con el neuroblastoma, y, por ende, se lo puede considerar, simplemente, como un neuroblastoma en el que existen evidencias de una diferenciación hacia células ganglionares maduras. Estos tumores tienen un mejor pronóstico que los neuroblastomas.

Retinoblastoma

Los retinoblastomas son tumores malignos de la retina. Su incidencia es de 5 por 100.000 anuales. Por lo general, se presenta entre los 16 meses y dos años de edad, y, con frecuencia, bajo la forma de estrabismo o reflejo pupilar blanco (más que el reflejo rojo comúnmente observado en la fotografía con flash).

Aproximadamente un 40% de los retinoblastomas son familiares, y se deben a una mutación en el gen de retinoblastoma sobre el cromosoma 13q14. Ambos alelos deben mutar para permitir el desarrollo del tumor. A menudo, se hereda un alelo defectuoso, como resultado de la mutación de una célula germinal. Luego, una mutación adquirida en el segundo alelo conduce a la formación del tumor. La mayoría de los retinoblastomas esporádicos (no hereditarios) también presentan mutación de ambos genes de retinoblastoma.

El tumor es bilateral en prácticamente un 30% de los casos. En los retinoblastomas familares, esta bilateralidad alcanza el 90%. En algunas situaciones, la glándula pineal resulta afectada por un neoplasma con características similares, que deriva en el denominado retinoblastoma trilateral.

Independientemente de su ubicación, el tamaño del retinoblastoma suele ser ya relativamente grande al momento de su presentación, constituyendo una masa irregular, blanca, parcialmente necrótica, que puede provocar desprendimiento de la retina. Las pequeñas células azules y redondas crecen en laminillas y también pueden estar dispuestas en formaciones denominadas rosetas y ramos de flores de Flexner-Winstersteiner.

La diseminación es por extensión directa a lo largo del nervio óptico hacia el interior del cerebro. Se pueden producir, o no, metástasis distantes, pero cuando sí existen, tienden a comprometer a los huesos. Aún en ausencia de metástasis distantes, la capacidad del tumor de invadir el cerebro requiere, a menudo, tratamiento mediante enucleación ocular.

La tasa de curación es de aproximadamente un 90%.

79 Accidentes cerebrovasculares

Causas de accidentes cerebrovasculares

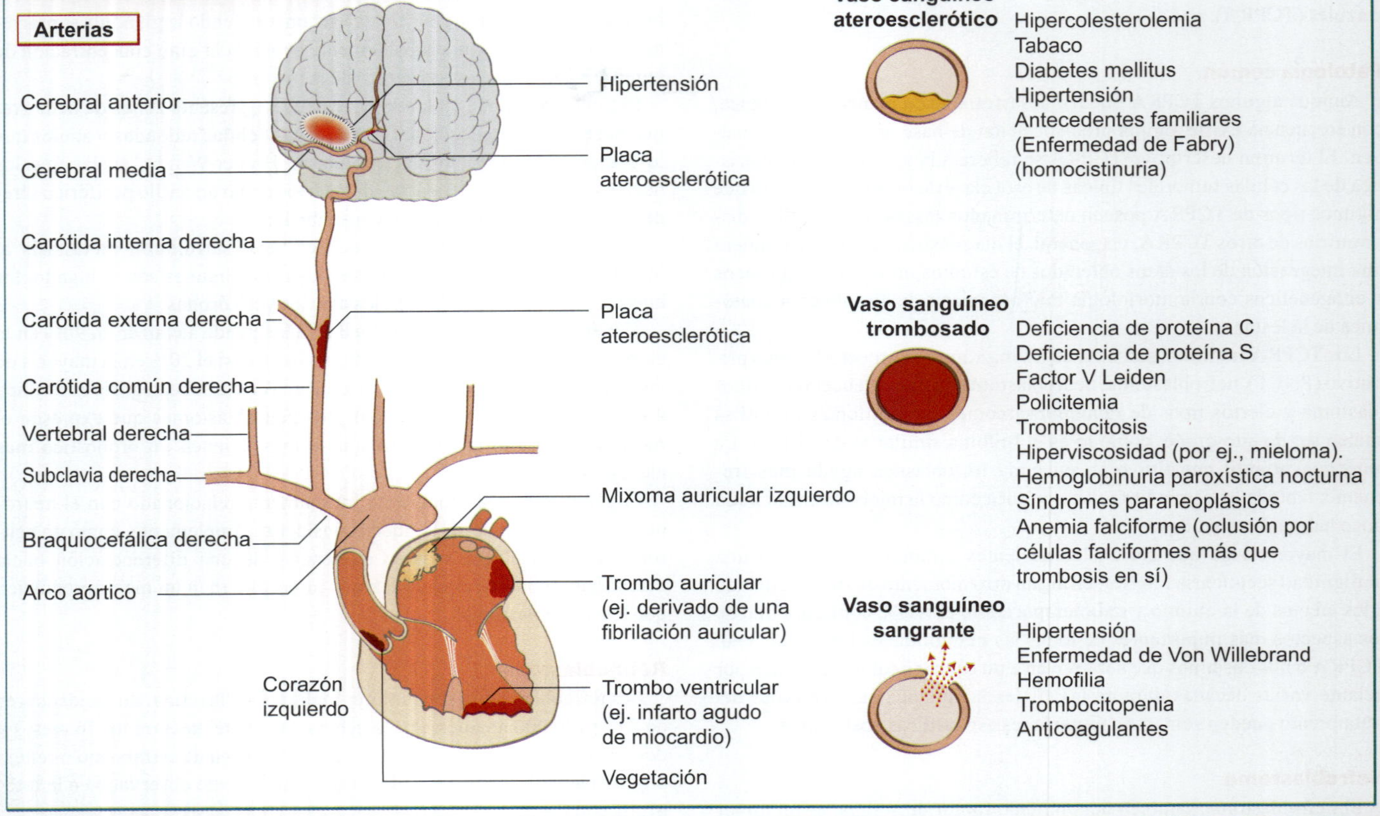

Muerte cerebral en accidentes cerebrovasculares

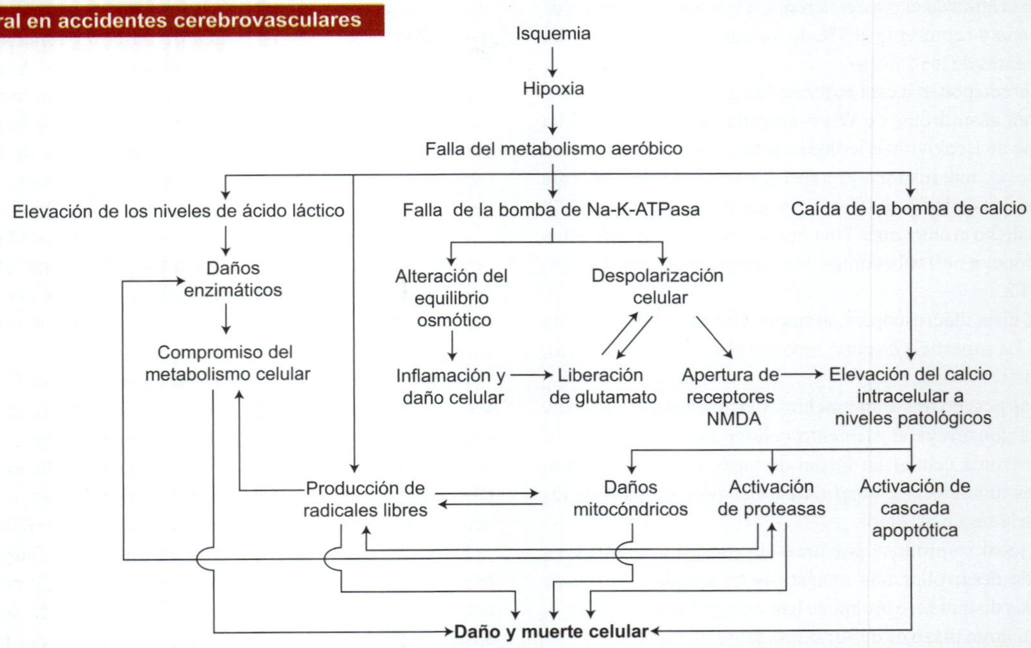

Definición

Un accidente cerebrovascular (ACV) es un déficit neurológico focal que persiste durante más de 24 horas, y es de etiología vascular.

Epidemiología

Su incidencia en la población general es de 150 por 1.000.000 por año, pero, después de los 75 años aumenta a 1000 cada 100.000 anuales; el 80% de los ACV se producen después de los 60. Los hombres muestran una incidencia levemente mayor que las mujeres

Tipos

Un ACV puede ser trombótico (59%), en donde se produce una oclusión local del vaso sanguíneo, embólico (30%), en el que el agente oclusivo se origina en un sitio distante, o hemorrágico (20%). Los ataques tromboembólicos se denominan también ACVs isquémicos.

Factores de riesgo

Los factores de riesgo para ataques trombóticos y embólicos coinciden, dado que la trombosis es, con frecuencia, secundaria a una ateroesclerosis, y que muchos ACVs embólicos derivan de un ateroma de arteria carótida. El corazón configura la segunda fuente de embolia más habitual. Por lo tanto, cualquier proceso que induce una trombosis intraventricular o intraauricular, o que genere lesiones friables sobre las válvulas, tiene el potencial de originar un ACV isquémico.

Los factores de riesgo son los mismos que para ateroesclerosis, hipertensión y alteraciones de la coagulación.

Patofisiología

El cerebro depende, en gran medida, del metabolismo aeróbico, y, por consiguiente, muestra una sensibilidad especial a la hipoxia, de modo tal que después de tan sólo unos pocos minutos se pueden producir daños neuronales irreversibles.

La hipoxia provoca la falla del sistema Na+/K+/ATPasa, conduciendo a despolarización neuronal y lesión osmótica. Dicha despolarización genera también una apertura masiva de los canales de calcio, y esta circulación anormal de iones de Na (en vez de la apertura fisiológicamente normal y controlada que ocurre durante la neurotransmisión y excitación neuronal habituales) desencadena cascadas intracelulares nocivas y daños mitocóndricos, proceso que se torna rápidamente irreversible. Además, produce también una descarga neuronal, que puede exacerbar las consecuencias de la despolarización en cualquier otro sitio, lo que se denomina excitotoxicidad, por cuanto las lesiones son consecuencia de la excitación neuronal (despolarización).

Las neuronas sobre la periferia del infarto se encuentran en estado precario, con riesgo de isquemia grave. Esto se produce cuando el aporte de oxígeno disminuye a un 30% de lo normal (curiosamente, ésta es aproximadamente la cantidad de O2 que se suministra durante una resucitación cardiopulmonar básica y adecuada). En estas condiciones, las neuronas dejan de funcionar ("se apagan") parcialmente, si bien mantienen su potencial membranoso, pero no pueden producir potenciales de acción. Cualquier isquemia posterior puede lanzar a las neuronas al abismo de la muerte celular. La región del cerebro involucrada en este trance recibe el nombre de penumbra isquémica. El ataque propiamente sería la sombra.

El edema forma parte del infarto isquémico. Produce una inflamación importante, de forma tal que una isquemia extensa puede comportarse como una lesión ocupante de espacio (tumor). El infarto hemorrágico también puede conducirse como un tumor.

El ACV altera también la autorregulación del flujo sanguíneo cerebral. En general, dicho flujo está sometido a una sólida regulación a nivel local. Después de un ataque, se pierde la autorregulación y el flujo sanguíneo comienza a depender, en gran medida, de la tensión arterial sistémica. Por lo tanto, los intentos bien intencionados, aunque poco fundados, por reducir la hipertensión aparente, puede ocasionar que la circulación sanguínea se desplome, agrandando aún más el ACV. Por otro lado, una hipertensión desenfrenada no resulta ideal tras un ACV hemorrágico, de modo tal que se debe lograr un equilibrio que resulta bastante difícil de conseguir.

Características generales

En un comienzo, un infarto isquémico puede presentarse sólo como una región de ablandamiento cerebral, lo que puede apreciarse mejor tras la fijación en formalina. El ACV puede verse pálido, y mostrar una pérdida de la definición normal entre las sustancias gris y blanca. Se pueden producir hemorragias dentro del infarto.

Los ACVs hemorrágicos son masivos si superan los 2 cm, y pequeños si oscilan entre 1 y 2 cm. Se pueden originar hemorragias en hendidura en la unión entre las sustancias gris y blanca. También pueden presentarse hemorragias petequiales. Cuando se examina una muestra fija o arreactiva, es importante recordar que la sangre se ennegrece al ser expuesta a formalina. El ACV hemorrágico tiende a afectar, en orden decreciente, a la cápsula interna, la sustancia blanca central, el tálamo, los hemisferios cerebelares y la protuberancia.

Durante las semanas siguientes, el infarto reduce su tamaño y aparecen cambios quísticos.

Los infartos lacunares son pequeñas cavidades que se producen en la sustancia blanca de los hemisferios cerebrales.

Características microscópicas

Hay presencia de necrosis neuronal y palidez de la mielina. Puede producirse edema en y alrededor del ACV. Los axones que cruzan el infarto muestran degeneración walleriana. Después de unos pocos días, el tejido necrótico se deteriora y es eliminado por los macrófagos. Debido al alto contenido de agua y grasa del cerebro, se trata de una necrosis licuefactiva. Esta pérdida de elementos celulares, y la generación de una respuesta proliferativa glial, en vez de fibrosis, resultan en el encogimiento y cambios quísticos mencionados con anterioridad. En los ataques hemorrágicos, se pueden observar depósitos de hemosiderina.

Correlaciones clínicas

El déficit neurológico que se produce dependerá de la región del cerebro afectada (véase capítulo 82). En general, se considera en términos de lado derecho e izquierdo y territorios vasculares.

El territorio de la circulación anterior es irrigado por la arteria carótida interna, con su división en arteria cerebral anterior, arteria cerebral media y sus subdivisiones en superior e inferior, junto con las arterias penetrantes profundas que irrigan a la sustancia blanca cerebral. La circulación posterior se origina en las arterias vertebrales. Éstas se unen para formar la arteria basilar, que se bifurca para generar las arterias cerebrales posteriores. Dicha circulación posterior incluye a las distintas arterias del tronco encefálico y cerebelares, que pueden producir síndromes de ACV muy precisos.

Dada la organización del cerebro, los ACVs pequeños, tales como los infartos lacunares, pueden ocasionar consecuencias devastadoras, en especial aquellos que se producen en la cápsula o el tronco cerebral.

80 Síndromes de accidentes cerebrovasculares

Síndromes de accidentes cerebrovasculares

Arteria	División	Estructura dañada	Secuelas clínicas
Arteria cerebral anterior 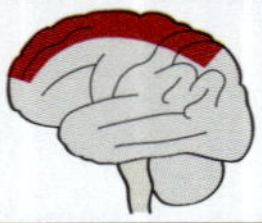	n/a	Corteza motora primaria, pierna y pie Corteza sensitiva primaria, pierna y pie Regiones motoras superiores Campos oculares frontales Lóbulos frontales Lóbulos frontales	Parálisis neuronal motora superior contralateral de pierna y pie Pérdida sensitiva contralateral en pie y pierna Apraxia motora Desviación ocular hacia el lado de la lesión Compromiso grave de los reflejos primitivos, tales como los de asir y succionar Incontinencia
Arteria cerebral media 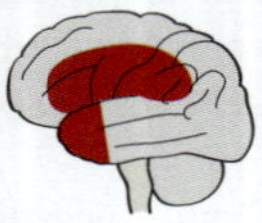	Superior	Corteza motora primaria Corteza sensitiva primaria Parte superior de la radiación óptica Area de Broca (hemisferio dominante) Area de Wernicke (hemisferio dominante) Ambas áreas del habla (hemisferio dominante)	Hemiparesia contralateral Pérdida sensitiva contralateral Cuadrantopsia inferior homónima contralateral Disfasia expresiva Disfasia receptiva Afasia global
	Inferior	Area de Wernicke Parte inferior de la radiación óptica Totalidad de la radiación óptica	Disfasia receptiva Cuadrantopsia superior homónima contralateral Hemianopsia homónima contralateral
	Territorio completo	Corteza motora primaria Corteza sensitiva primaria Totalidad de radiación óptica Ambas áreas del habla (hemisferio dominante) Areas sensitivas superiores Areas superiores (hemisferio no dominante) Areas superiores (hemisferio dominante)	Hemiparesia contralateral Pérdida sensitiva contralateral Hemianopsia homónima contralateral Afasia global Agnosia sensitiva Deterioro percepción distancia e ilusiones ópticas, negligencia contralateral Acalculia, alexia y confusión izquierda-derecha
Arteria cerebral posterior 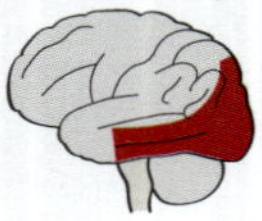	Periférica	Corteza visual primaria Areas visuales superiores Lóbulo temporal medio Lóbulo temporal	Hemianopsia homónima contralateral Acromatopsia, apraxia oculomotora, deterioro procesamiento datos visuales Prosopagnosia Alteraciones de la memoria
	Central	Tálamo Tálamo y sustancia blanca profunda Pedúnculo cerebral	Pérdida sensitiva Dolor espontáneo Disaestesia Hemiparesia Temblor intencional Coreoatetosis Ataxia cerebelosa Hemiplejía contralateral
Arteria cerebral media o posterior	Ramas perforantes (infartos lacunares)	Miembro anterior de la cápsula interna Miembro posterior de la cápsula interna	Hemiplejía contralateral Pérdida sensitiva densa contralateral
Arterias vertebrobasilares 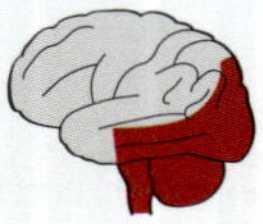	Territorio medio de la médula oblonga	Vía piramidal Nervio hipogloso y núcleo Lemnisco medial	Hemiparesia contralateral que no afecta a la cara Lesión neuronal motora inferior ipsilateral de la lengua Deterioro del tacto fino contralateral y de la propriocepción consciente
	Territorio lateral de la médula oblonga	Núcleo del nervio vestibular Tractos espinocerebeloso y pedúnculos cerebelosos Tracto espinotálamico Tracto espinotálamico Núcleo del nervio vago Fibras simpáticas	Vértigo, náuseas y vómitos, nistagmo Ataxia Deterioro de la sensibilidad contralateral del cuerpo Deterioro de la sensibilidad ipsi y contralateral de la cara Parálisis ipsilateral cuerdas vocales, pérdida reflejo nauseoso, disfagia, disartria Síndrome de Horner ipsilateral
	Arteria basilar	Vías piramidales bilaterales Vías sensitivas bilaterales largas Ambas cortezas occipitales Sistema activador reticular En conjunto	Hemiparesia bilateral Pérdida sensitiva bilateral Hemianopsia homónimas bilaterales Pérdida de conocimiento Síndrome de encierro o cautiverio
	Territorios diversos en protuberancia y mesencéfalo	Fibras piramidales Fibras espinotálamicas Fibras de la columna posterior (lemnisco medio) Pedúnculo cerebeloso Proyecciones desde la corteza cerebral al cerebelo Vías cerebelosas Núcleos vestibulares Núcleo del nervio craneal (3º a 9º)	Hemiparesia contralateral Pérdida contralateral de la sensibilidad al dolor y la temperatura Pérdida contralateral del tacto fino y de la sensibilidad a la temperatura Ataxia ipsilateral Ataxia contralateral Nistagmo, vértigo Nistagmo, vértigo, náuseas y vómitos Parálisis motoras y/o sensitivas

Palabras clave: azul = motor/a; púrpura = sensitivo/a; rojo = cerebelosa; verde = visuales; negro = varios/as

81 Hipertensión intracraneana

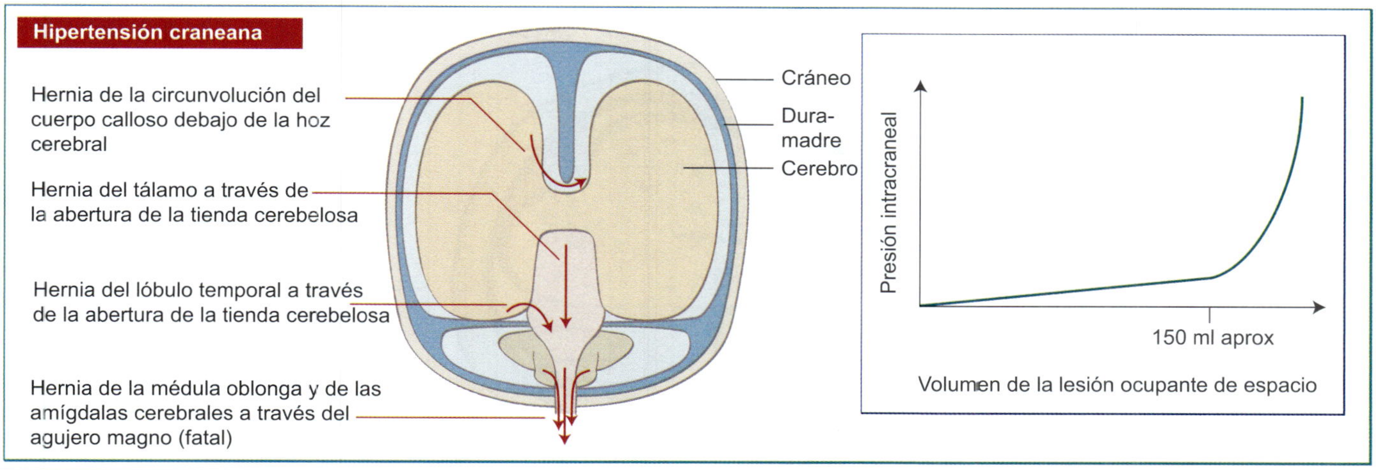

Definición

La presión intracraneana normal es de 2-12 mmHg. Una hipertensión intracraneana es aquella que supera los 15 mmHg.

Causas

Cualquier alteración que incremente el volumen del material dentro de la cavidad craneal provoca una elevación de la presión intracraneana, por ej. un tumor, hemorragia, edema (que puede estar relacionado con un tumor, ACV o afección metabólica) o aumento de la cantidad de líquido cefalorraquídeo (LCR).

Patofisiología

La cavidad intracraneal es un espacio rígido rodeado por hueso, que no habrá de sucumbir ante ningún aumento de presión originado un determinado proceso orgánico dentro de la misma. Por lo tanto, se tiene que producir algún otro tipo de mecanismo de liberación.

En un comienzo, una hipertensión craneana es contrarrestada por la compresión del sistema ventricular y una disminución del volumen del líquido cefalorraquídeo. El sistema ventricular y el LCR proporcionan aproximadamente 100-150 ml, que pueden ser sacrificados a fin de evitar la hipertensión craneana.

Hernia

Una vez que el sistema ventricular ha colapsado totalmente, la presión intracraneana sube con rapidez y es transmitida al cerebro, que no está en posición de soportarla, desencadenándose, de este modo, una serie de sucesos.

La mayoría de las causas de hipertensión craneana afectan a un lado más que al otro, y su ubicación es supratentorial. Al alcanzarse una presión límite, se produce un "desplazamiento de la línea media", en el que el hemisferio cerebral sobre el lado de la lesión es empujado a través de la antedicha línea hacia el lado contralateral, de forma tal que esta desviación estructural puede ser observada en estudios por imágenes. El desplazamiento de las estructuras cerebrales (que antes presentaban menor movilidad) a una posición anormal se denomina hernia. Existen diversos tipos:

- La circunvolución del cuerpo calloso puede herniarse debajo de la hoz cerebral.
- El lóbulo temporal medio puede deslizarse hacia la abertura de la tienda cerebelosa.
- La región talámica puede descender hacia el espacio central en la mencionada tienda.

Estos desplazamientos de las sustancias relativamente delicadas del cerebro son peligrosos en sí mismas, pero además, pueden anunciar las secuelas catastróficas y finales de una hipertensión intracraneana que no ha sido aliviada. Cuando todos los demás mecanismos ya han sido soprepasados, el tronco cerebral y las amígdalas cerebelosas se hernian al intentar salir del agujero magno de la cavidad craneana. Ésto se denomina enclavamiento cerebral por conos de presión, y resulta fatal en todos los casos.

Compresión vascular

Además de comprimir y herniar al cerebro mismo, la hipertensión intracraneana puede comprimir también a los vasos sanguíneos, y alterar la perfusión del cerebro. En general, si la presión arterial intracraneal supera a la intracreaneana por menos de 40-60 mmHg, afecta a la perfusión, produciendo lesiones isquémicas.

Pupilas asimétricas

A menudo, se hace mucho hincapié en la asimetría de las pupilas, dentro del contexto de una hipertensión intracraneana y de un traumatismo de cráneo en particular. Ésto se debe al hecho que la hernia del lóbulo temporal medio comprime al nervio oculomotor. Como las fibras simpáticas corren por fuera del nervio, son las primeras en sufrir los efectos de dicha compresión. Por ende, la pupila ipsilateral se dilata aún cuando no existe compromiso de los movimientos extraoculares. Si, efectivamente, la pupila se dilata (lo que comúnmente se denomina "pupila fija") durante un traumatismo de cráneo, ello constituye un signo muy grave, dado que la hernia del lóbulo temporal medio implica la inminencia de un enclavamiento cerebral.

No obstante, con frecuencia, la tan ponderada relevancia de la pupila dilatada suele ser infundada, en el sentido de que algunos individuos suponen de inmediato, y de manera errónea, que si las pupilas son simétricas, entonces la situación dentro del cráneo del paciente no es tan grave. Este razonamiento es incorrecto. La ausencia de una pupila dilatada implica simplemente que aún no se ha producido ningún episodio catastrófico en especial. Sin embargo, se pueden estar desarrollando otras lesiones (por ej., alguna isquemia), y, una vez que la pupila ya se encuentra dilatada, se puede haber perdido, irremediablemente, la oportunidad de evitar un déficit neurológico severo. Por lo tanto, cuando las pupilas están fijas, el médico debe actuar con mucha seriedad; pero no debe confiarse demasiado si se ven simétricas.

82 Lesiones traumáticas y hemorragias intracraneales

Hemorragia intracraneal

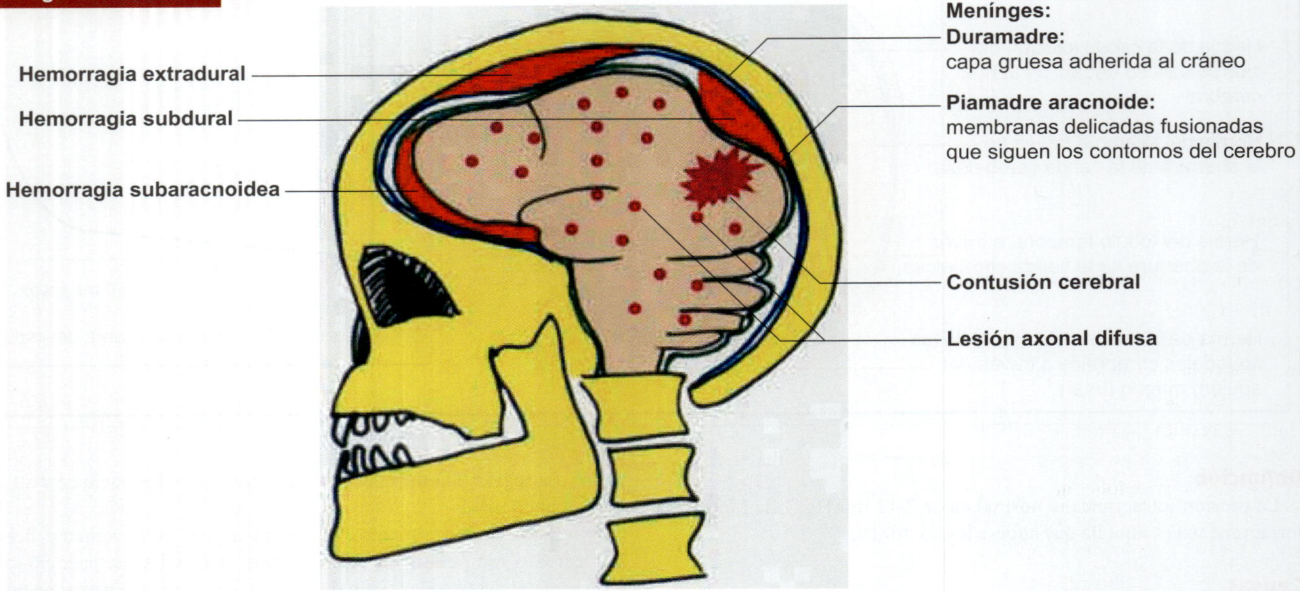

Una hemorragia intracraneal es un sangrado que se produce dentro de la cavidad craneana. Existen diversas causas:

- Por traumatismos:
  - Hemorragia extradural
  - Hemorragia subdural crónica
  - Hemorragia subdural aguda
  - Contusiones cerebrales
- Hemorragia subaracnoidea.
- Malformaciones arteriovenosas.
- Accidente cerebrovascular.
- Tumores

Básicamente, un determinado volumen de sangre que se acumula dentro del cráneo actúa igual que una lesión ocupante de espacio, y, por lo tanto, sus secuelas incluyen las de la hipertensión intracraneana.

Hemorragia extradural

Se produce en el espacio extradural que existe entre el interior del cráneo y la superficie externa de la duramadre. En general, la hemorragia extradural es causada por el sangrado de una arteria, por ej., la arteria meníngea media, que yace sobre la superficie interna de la porción más delgada del hueso temporal (región escamosa), y, por consiguiente, es más vulnerable a traumatismos que muchas de las otras arterias que corren por las meninges.

La adherencia de la duramadre al interior del cráneo es bastante fuerte, y se precisa una gran presión para separarla del hueso. Esta separación es necesaria si se ha de ampliar el volumen de sangre. Por lo tanto, una vez producido el traumatismo inicial que provoca la ruptura de la arteria, existe un intervalo durante el cual el paciente está relativamente libre de síntomas. Sin embargo, cuando la duramadre finalmente se separa y el coágulo se expande, sobrevienen las secuelas de una rápida hipertensión intracraneana. Si bien la arteria meníngea media es vulnerable, el grado de traumatismo que se requiere para dañarla tanto a ella como a cualquier otra arteria relacionada, suele ser suficiente como para provocar una pérdida de conocimiento, que, por lo general, es de corta duración.

Hemorragia subdural crónica

Se produce entre la dura y la piamadre. El sangrado proviene de una de las venas puente en el espacio entre el cráneo y las capas meníngeas. Dichas venas son más frágiles que las arterias de la duramadre. No obstante, se encuentran protegidas, en general, por la forma en que el cerebro se encuentra correctamente encajado dentro del cráneo. Su anatomía implica que se necesitan fuerzas hemodinámicas (de corte) para dañarlas. Por ende, aquellas condiciones en las que existe una atrofia cerebral, como por ej., la demencia, provocan una mayor susceptibilidad de los vasos. En tales circunstancias, el traumatismo que los lesiona suele ser menor y no está asociado con pérdida del conocimiento alguna.

Además, la velocidad del flujo sanguíneo es, a menudo, bastante lenta, de modo que el coágulo sólo alcanza un tamaño apreciable después de varias semanas o meses. Además, dicho flujo se encuentra a una presión venosa, más que a una arterial, por lo que la hemorragia puede ser contenida, con mayor facilidad, mediante factores mecánicos simples. Esta lentitud le brinda al cerebro la gran oportunidad de adaptarse al incremento de la presión intracraneana. No obstante, semejante adaptación no está libre de problemas, dado que la función cerebral puede resultar afectada y un hematoma subdural crónico puede enmascararse como demencia, o exacerbar una demencia preexistente.

Hemorragia subdural aguda

Al igual que sucede con una hemorragia subdural crónica, ésta es causada por la ruptura de las venas puente, si bien esta lesión suele ser de mayor grado. Está asociada con traumatismos que producen hemorragia extradural, con la que suele coexistir.

Hemorragia subaracnoidea

Se produce por debajo del aracnoides y, por consiguiente sobre la superficie del cerebro mismo. Su incidencia es de 4-5 por 100.000 por año.

Patología

Las hemorragias subaracnoideas provienen de las arterias cerebrales del polígono de Willis, en general como resultado de la ruptura de una anomalía preexistente. En aproximadamente un 70-90% de los casos, dicha anomalía consiste en un aneurisma sacular sobre el mencionado polígono, que se produce en los puntos de bifurcación de la red arterial. También se denomina aneurisma de Berry. Si bien la arteria comunicante posterior es la que más se menciona, en realidad la arteria comunicante anterior es la que suele albergar a un aneurisma de Berry. Estos aneurismas pueden hallarse, aproximadamente, en un 5% de todas las autopsias, dato que resulta un tanto perturbador.

La mayoría de los casos restantes de hemorragias subaracnoideas se deben a malformaciones arteriovenosas.

La ruptura del aneurisma o de la malformación es espontánea, sin antecedentes de traumatismo, si bien la hipertensión puede contribuir a ello. Al elevarse la presión arterial, la sangre brota con fuerza y se dispersa por toda la superficie del cerebro, produciendo secuelas irritantes, que se manifiestan, en un principio, como una jaqueca severa, que evoluciona con suma rapidez, en tan sólo unos segundos, en pérdida del conocimiento.

Complicaciones

Existen tres complicaciones principales de una hemorragia subaracnoidea, que contribuyen significativamente a su grado de morbilidad y mortalidad.

- Durante las primeras 3 semanas se produce una nueva hemorragia en un 10-30% de los casos, que resulta fatal en un 60% de los mismos.
- Los vasoespasmos afectan a un 30% de los pacientes, y pueden causar déficits neurológicos graves. Si bien se desconoce una causa precisa, puede ocurrir que el coágulo sanguíneo alrededor de las arterias sobre la base del cerebro impida que el líquido cefalorraquídeo (LCR) suministre nutrientes al vaso. De esto modo, priva al músculo liso vascular de adenosintrifosfato (ATP), que inhibe la relajación del vaso, en tanto que los productos de la ruptura del coágulo inducen una vasoconstricción.
- El coágulo sanguíneo obstruye el flujo de LCR, provocando una hidrocefalia.

Pronóstico

El pronóstico no es alentador. Más de un 10% de los pacientes fallecen durante las primeras 24 horas, y, al menos otro 25% dentro de los 3 meses posteriores. Del 65% restante, más de la mitad padecen déficits neurológicos residuales severos. Por ende, sólo en aproximadamente un 30% de los casos se puede observar una evolución favorable.

Contusiones cerebrales

Son hemorragias dentro de la sustancia del cerebro, que se producen como resultado de un traumatismo, y, por lo tanto, son hematomas. Pueden originarse no sólo en la porción del cerebro que se encuentra por debajo de la parte del cráneo que recibe el impacto de dicho traumatismo, sino que también sobre el lado opuesto. Esto constituye el patrón de golpe y contragolpe de la lesión, y ocurre porque el cerebro no está correctamente encajado dentro del cráneo. En cambio, existe un cierto movimiento que permite que el cerebro del lado opuesto al sitio de la lesión pueda chocar contra el interior del cráneo. Más aún, las aceleraciones y desaceleraciones rápidas inducen presiones negativas que pueden romper vasos y generar hemorragias.

Lesión axonal difusa

Si bien no constituye una forma de hemorragia, la lesión axonal difusa (LAD) se menciona en este texto como una secuela seria de un traumatismo grave. Afecta a los axones de la sustancia blanca, en un patrón difuso a través de todo el cerebro, produciendo, por lo tanto, daños generalizados. Conforma una de las principales causas de un estado vegetativo persistente.

El mecanismo de base de la lesión consiste en el corte y estiramiento de los axones, no obstante lo cual el proceso mecánico no es responsable, por sí solo, del daño axonal. Por el contrario, la deformación mecánica induce alteraciones de los canales iónicos, del citoesqueleto del axón y de las vías metabólicas, que culminan en una lesión.

83 Tumores del sistema nervioso central

Complicaciones del tumor del SNC

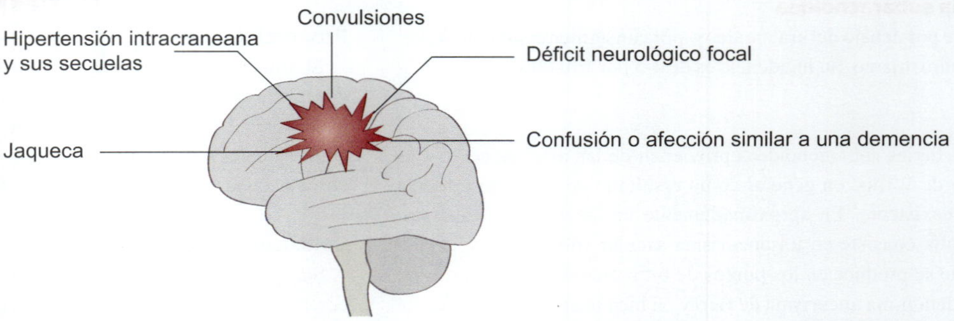

Tumores primarios

Definición

Un neoplasma es un tumor primario del sistema nervioso central (SNC), que se origina del tejido del SNC. Existen diversos tipos

Epidemiología

Su incidencia es de 15 por 100.000 por año. Puede afectar a individuos de todas las edades, si bien existen ciertos subtipos que se producen a edades específicas. Cabe destacar que el tumor primario maligno del SNC constituye la segunda malignidad más común en niños menores de 15 años. La relación hombre-mujer puede variar según el subtipo tumoral.

Patología general

Un tumor dentro del SNC habrá de comportarse al igual que una masa. Por ende, posee el potencial de causar signos localizados, que dependerán de su ubicación, y de producir síntomas secundarios a una hipertensión intracraneana. Ambos fenómenos pueden resultar exacerbados por un edema que se desarrolla en el tejido que rodea al tumor.

La clasificación de tumores en benignos y malignos, que se utiliza en cualquier otro sitio del organismo, requiere un enfoque diferente en el SNC. Los tumores del sistema nervioso central, aún los de más alto grado, prácticamente no hacen metástasis por fuera del mismo. En cambio, un tumor histológicamente inocuo puede tener secuelas desastrosas si se encuentra en el lugar incorrecto, por ej., un meningioma en la fosa posterior. No obstante, aún se utiliza la mencionada división en benigno y maligno.

Gradación de los gliomas

Los gliomas son tumores de las células gliales, y se los gradua de la siguiente forma:

- Se otorga un punto por cada uno de los pleomorfismos, mitosis, necrosis y proliferaciones endovasculares que se producen.
- Grado= punto +1, hasta un máximo de 4.

La necrosis y la proliferación endovascular son poco comunes en tumores de bajo grado.

Tipos de tumores

Astrocitoma

Un astrocitoma es un tumor de grado 2, derivado de los astrocitos y constituye un tipo de glioma. Los astrocitos cumplen diversas funciones, las cuales no han sido comprendidas aún en su totalidad, si bien se cree que proporcionan distintas formas de apoyo metabólico a las neuronas.

Los astrocitomas se producen principalmente durante la tercer y cuarta década de vida, y representan aproximadamente el 10% de los tumores primarios del SNC. Suelen hallarse en la sustancia blanca de los hemisferios cerebrales, si bien se los puede encontrar también en otros sitios. Los márgenes del tumor son poco claros, y éste tiende a penetrar en el tejido adyacente, lo cual puede dificultar e imposibilitar su escisión quirúrgica.

Desde el punto de vista microscópico, el tumor puede reconocerse por un aumento de la densidad en la celularidad de los astrocitos, sumado a anomalías estructurales y un patrón de crecimiento penetrante.

Astrocitoma anaplásico

A menudo, éste deriva de un astrocitoma, y constituye un glioma de grado 3. En general, aparece unos años después que el astrocitoma de grado 2. El tumor presenta mayor pleomorfismo que el astrocitoma de grado 2, y su pronóstico es peor.

Glioblastoma multiforme

Es un glioma de 4º grado, sumamente maligno. Puede surgir de la transformación de uno de los astrocitomas de bajo grado (véase arriba), o desarrollarse sin una lesión precursora. La edad de presentación habitual es más avanzada que en las lesiones de grado más bajo. Su apariencia macroscópica de circunscripción relativa es engañosa, dado que es muy invasivo, y puede diseminarse de un hemisferio al otro a través del cuerpo calloso. La supervivencia se mide en meses.

Astrocitoma pilocítico

Es una lesión específica de gente joven, que puede hallarse en el cerebelo, nervios ópticos, quiasma óptico y la región del tercer ventrículo. Constituye un glioma de grado 1. Las células tumorales son bipolares, con terminaciones largas y delgadas, y están dispuestas en un patrón fascicular y microcístico. El tumor tiene un trasfondo vascular rico que incluye a las fibras de Rosenthal, que, al nivel más elemental, se ven como masas extracelulares. Si se puede realizar su escisión quirúrgica, el pronóstico es favorable.

Oligodendroglioma

Los oligodendrocitos son células que mielinizan a los axones del SNC. Por ende, los oligodendrogliomas afectan principalmente a la sustancia blanca de los hemisferios cerebrales. Se producen en gente joven y de edad mediana. Están bien circunscriptos, son gelatinosos y pueden ser quísticos. Microscópicamente, son laminillas de células uniformes que tienen una aureola clara, que les da el aspecto de un huevo frito. La mayoría son de grado 1, si bien existen variantes anaplásicas (grado 3).

Ependimoma

Los ependimomas pueden ser intracraneales, en cuyo caso afectan, por lo general, a niños, o se los puede hallar en la médula espinal (habitual en adultos). Dada su derivación de las células ependimarias, los tumores suelen ubicarse en la región de los ventrículos, en especial el cuarto. Los tumores de médula espinal se encuentran situados principalmente en el filum terminale. Las células forman estructuras similares a rosetas.

Papiloma del plexo coroideo

Este es otro tumor con base ventricular, que afecta especialmente a niños. El carcinoma del plexo coroide constituye la variante maligna.

Meningiomas

Las meninges también pueden originar tumores, que se presentan a una edad mediana, y son más frecuentes en mujeres. Dichos tumores se encuentran en la dura madre, en particular cerca del seno sagital superior, sobre las convexidades cerebrales o la hoz cerebral. Si bien los meningiomas tienden a comprimir, más que a invadir, al cerebro, pueden diseminarse al hueso, aunque, curiosamente, ello no implica una malignidad.

El sistema de clasificación en grados descripto con anterioridad no se traslada estrictamente a los tumores meníngeos. No obstante, existen meningiomas típicos y atípicos. Se han observado aspectos microscópicos múltiples.

Tumores secundarios

Los tumores secundarios del SNC son más frecuentes que los primarios. Muchos neoplasmas malignos pueden propagarse al cerebro, pero aquellos con una propensión determinada, lo hacen también a los pulmones, colon y mamas.

El edema vasogénico puede constituir un problema especial en los tumor secundarios, ya que al igual que sucede con las metástasis en otros sitios del organismo, éstos puede ser múltiples.

84 Infecciones del sistema nervioso central

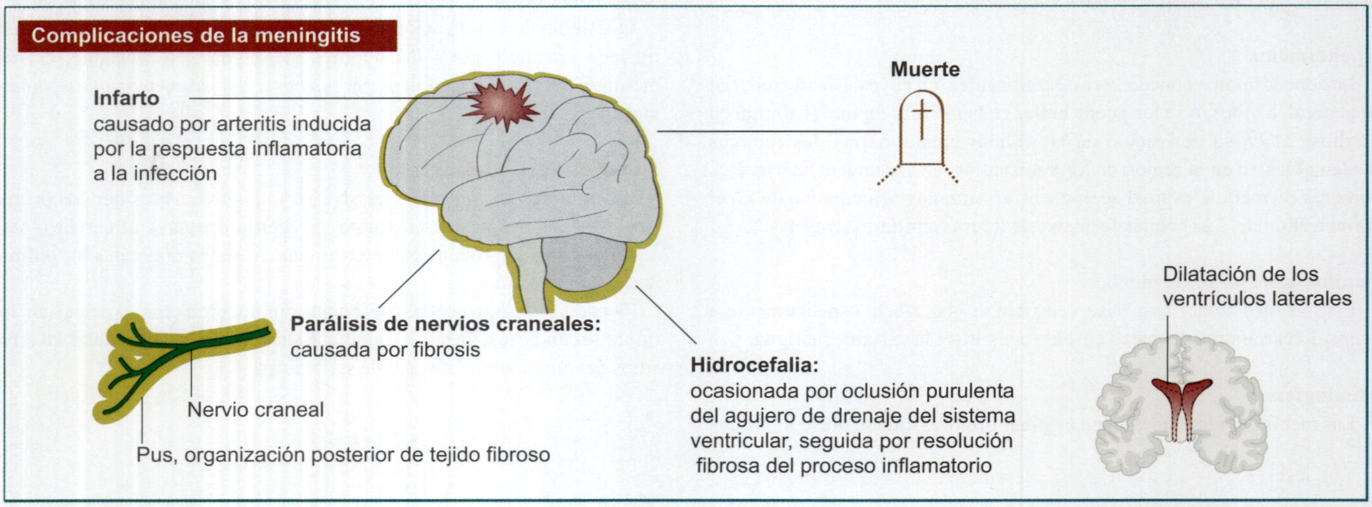

Meningitis bacteriana

Definición

La meningitis bacteriana es una infección bacteriana de la piamadre, aracnoides y líquido cefalorraquídeo.

Epidemiología

Su incidencia es de 5 por 100.000 por año. Los niños y ancianos conforman los grupos más afectados

Factores de riesgo

Los factores de riesgo reflejan una susceptibilidad general a la infección o bien un trastorno específico que vulnera a las meninges. Los primeros incluyen:

- Superpoblación y pobreza.
- Alcoholismo
- Inmunosupresión
- Diabetes mellitus.

Los últimos incluyen:

- Otitis media
- Sinusitis
- Mastoiditis
- Traumatismo de cráneo
- Desviaciones del LCR

Microbiología

Existen diversas bacterias que pueden causar meningitis; las tres principales son:

- *Streptococcus pneumoniae*: si bien ataca a individuos de todas las edades, es más frecuente en ancianos.
- *Neisseria meningitidis* (meningococo): ésta es la causa más común y presenta picos en bebés de aproximadamente 6 meses y adolescentes.
- *Haemophilus influenzae*: esta bacteria tiene como blanco a la población más joven, específicamente niños de 6 meses a 4 años.

Se pueden encontrar otros microorganismos que causan meningitis. Las infecciones neonatales suelen deberse a *Escherichia coli*, estreptococo grupo B o Listeria monocytogenes.

El estafilococo comensal de piel tiende a ser la bacteria causal en pacientes con desviaciones del LCR.

Patología

En general, la diseminación de la bacteria a la meninges es hematogénea, con presencia de los tres principales microorganismos causantes en la nasofaringe. La propagación directa es menos habitual.

Tal como se espera de una infección bacteriana, la meningitis bacteriana genera una respuesta inflamatoria aguda, que incluye la producción de pus, que se acumula en el espacio subaracnoideo, en especial en los surcos y la base del cerebro. Esta inflamación provoca también arteritis y flebitis, que pueden conducir a necrosis vascular y trombosis, seguidas de infarto.

Si se demora el inicio del tratamiento, se produce una organización fibrosa del exudado inflamatorio, que puede resultar en obliteración de los agujeros de salida del LCR e hidrocefalia. Además, se puede desarrollar también parálisis de nervios craneales, a raíz del proceso fibrótico. Un regimen terapéutico precoz evita dicha fibrosis.

Otras formas de meningitis

- **Meningitis tuberculosa:** la tuberculosis (TB) puede causar meningitis si presenta una evolución subaguda, más que aguda, en el tiempo. El exudado en este tipo de meningitis es muy rico en proteínas, y, por ende, muy viscoso. Por ello, estos pacientes pueden padecer las complicaciones fibróticas de parálisis de los nervios craneales, e hidrocefalia.
- **Meningitis criptocócica:** se trata de una meningitis fúngica que constituye la variedad más común de la enfermedad en el SIDA. Al igual que sucede en la meningitis tuberculosa, su evolución es subaguda.
- **Meningitis viral:** existen muchas afecciones virales asociadas con infecciones virales de las meninges. Es una enfermedad leve.

Encefalitis

A diferencia de la meningitis, la encefalitis es una inflamación de la sustancia cerebral, y, si no existen especificaciones posteriores, es de etiología viral.

La encefalitis leve puede formar parte de diversas infecciones virales. No suele conformar una afección grave. En algunos países existen virus agresivos que pueden ser pasados por alto si no se confecciona una historia clínica detallada, en la que se incluya los datos del viaje del paciente a alguno de dichos países.

El proceso básico es inflamatorio. Tal como podría esperarse de una enfermedad que afecta al cerebro de manera generalizada, el cuadro clínico corresponde al de una disfunción cerebral global. Sin embargo, la encefalitis por herpes simple tiende a infectar a los lóbulos temporales, en donde puede producir una destrucción masiva, conduciendo, en casos extremos, a obliteración de ambos lóbulos. Ésto puede causar estragos en la circunvolución del hipocampo y aniquilar la capacidad de transferir memorias de corto plazo a largo plazo.

Abscesos cerebrales

Son lesiones raras, que tienden a presentarse durante la cuarta década de vida. La relación hombre-mujer es de 2:1. Aproximadamente un 90% son secundarios a una infección en cualquier otro sitio del organismo, de los cuales un 40% se encuentran ubicados en los senos paranasales y los sistemas del oído medio. El compromiso cerebral a través de estas vías se debe a una propagación directa por osteomielitis o flebitis. Otro 33% son causados por diseminación hematogénea desde sitios más distantes, en particular los pulmones en una bronquiectasia. La mayor parte de los abscesos restantes son de origen cardíaco, y derivan de endocarditis bacteriana o alguna cardiopatía congénita.

Por lo general, los abscesos cerebrales son solitarios, situándose, con mayor frecuencia, en el lóbulo frontal. En un comienzo, y tal como debería esperarse, se produce una acumulación localizada de exudado inflamatorio agudo. Los vasos que se encuentran en los alrededores pueden presentar trombosis, observándose además necrosis del parénquima cerebral. Si el absceso persiste, se genera una respuesta del tejido de granulación en la periferia, seguida por fibrosis. El parénquima cerebral adyacente se edematiza, junto con infiltrado celular inflamatorio crónico y proliferación reactiva de la neuroglia.

Si bien el proceso es focal, y suele presentar signos y síntomas localizados, se pueden producir trastornos generalizados de la función neurológica, como por ej., hipertensión intracraneana.

Otras infecciones

Existen otras pocas infecciones que mencionaremos muy brevemente.

Tétanos: es causado por la toxina del *Clostridium tetani*. Se produce cuando una herida es contaminada por las esporas del microorganismo, bajo circunstancias que permiten su germinación, específicamente en tejido necrótico y anaeróbico.

La toxina se denomina tetanospasmina, y es absorbida por las terminales de las motoneuronas y luego transportada a la médula espinal, en donde inhibe a las vías GABAérgicas y glicinérgicas descendentes. Como estas vías tienden a restringir la actividad neuromotora, su interferencia ocasiona espasticidad (capítulo 85).

Botulismo: es otra enfermedad provocada por una toxina clostridial, en este caso la *Clostridium botulinum*, que evita que las motoneuronas inferiores liberen acetilcolina, generando parálisis fláccida.

Polio: es causada por un picornavirus. El compromiso es grave sólo en un 1 a un 5% de los casos,. La propagación es por vía fecal oral y la diseminación al blanco de las motoneuronas inferiores es hematogénea.

85 Trastornos del movimiento

Control del movimiento

Células piramidales de la corteza motora primaria

- Vía de salida final del cerebro a las motoneuronas de la médula espinal en los tractos corticoespinales laterales hacia las células del asta anterior.
- Reciben proyecciones de los ganglios basales, el cerebelo, las regiones motoras superiores y otras regiones superiores
- También denominadas motoneuronas superiores
- Gran parte de su actividad basal es inhibitoria y sirve para suprimir los reflejos primitivos que operan a nivel subcortical y espinal, y no son deseables en presencia de habilidades motoras superiores
- Los estados patológicos presentan parálisis del movimiento voluntario, incremento de reflejos y tonicidad, y reflejo plantar extensor (Babinski positivo). Por ej., apoplejía.
- La enfermedad de la motoneurona se caracteriza por defectos tanto de las neuronas motoras superiores como inferiores

Ganglios basales

- Reciben proyecciones de diversas vías sensitivas y regiones del cerebro, y participan en el desarrollo de las funciones motoras
- Envían proyecciones hacia la corteza motora primaria, a fin de influir en el rendimiento de esta región
- Aún no se han aclarado sus funciones precisas
- Los estados patológicos se caracterizan por aumento de la tonicidad (rigidez), movimientos anormales (por ej., temblores, corea, atetosis) y bradiquinesia, pero sin parálisis del movimiento voluntario. Por ej., enfermedad de Wilson, corea de Huntington, mal de Parkinson

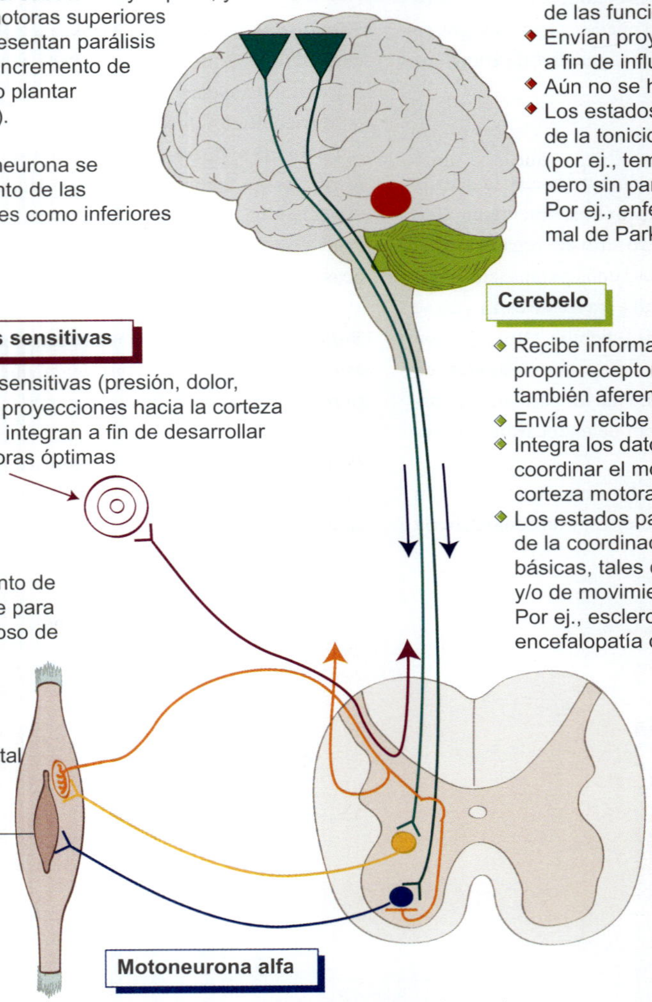

Información de otras fibras sensitivas

- Las diversas fibras somatosensitivas (presión, dolor, tacto fino y grueso) envían proyecciones hacia la corteza cerebral y el cerebelo, y se integran a fin de desarrollar señales de eferencias motoras óptimas

Cerebelo

- Recibe información sensitiva de las fibras proprioreceptoras y somatosensitivas. Además recibe también aferencias del sistema vestibular
- Envía y recibe fibras hacia y desde la corteza motora
- Integra los datos de estas diversas fuentes para coordinar el movimiento y modificar la actividad de la corteza motora primaria
- Los estados patológicos se caracterizan por deterioro de la coordinación, ya sea de las funciones motoras básicas, tales como equilibrio y movimientos oculares, y/o de movimientos complejos (incluyendo el habla) Por ej., esclerosis múltiple, derrames, encefalopatía de Wernicke

Huso muscular

- Mide el grado de estiramiento de músculos y tendones. Sirve para mantener el estado de reposo de la tonicidad muscular, y es fundamental para el reflejo de estiramiento espinal. Proporciona información proprioreceptiva fundamental para la coordinación

Motoneurona gamma

- Inerva al huso muscular y sirve para modificar la extensión del reflejo de estiramiento
- Es una forma de motoneurona inferior. El incremento de la actividad de la neurona motora estira al huso muscular, aumentando su sensibilidad y, por ende, también la extensión de cualquier reflejo causada por dicho estiramiento

Motoneurona alfa

- Vía final común del sistema nervioso a las fibras musculares
- Toda la información motora superior converge sobre la motoneurona alfa, para ser retransmitida a la fibra músculoesquelética, para producir movimiento
- También denominada motoneurona inferior
- Los estados patológicos se caracterizan por parálisis del movimiento, desgaste, disminución de la tonicidad y reflejos y fasciculaciones. Ej., síndrome de Guillain-Barré.

Principios generales

Lesiones de las motoneuronas superiores e inferiores

La división del sistema motor en motoneuronas superiores e inferiores constituye uno de los principios centrales de la neurología de los trastornos del movimiento. Las motoneuronas superiores conforman la vía de salida final común del cerebro para las vías complejas que generan y afinan una secuencia motora. Se conectan con las motoneuronas inferiores, que inervan a los músculos esqueléticos. Las lesiones confinadas a motoneuronas, tanto superiores como inferiores, configuran patrones específicos de síntomas (Cuadro 85.1). La comprensión de dichos síntomas puede facilitarse si se tiene en cuenta que gran parte de la actividad basal de las neuronas motoras superiores es inhibitoria y que reduce la actividad en reposo de las motoneuronas inferiores y de los arcos reflejos de la médula espinal. Más aún, las neuronas motoras inferiores constituyen la vía final con la que cuenta cualquier sistema, incluyendo al arco reflejo, para estimular a los músculos.

Se cree que las fasciculaciones se producen como parte de un intento fallido de reinervar las fibras musculares que han perdido sus motoneuronas inferiores. Las terminales de los axones sobrevivientes se ramifican hacia las fibras musculares desnervadas. No obstante, una vez que el tamaño de una unidad motora inervada por un axón alcanza un nivel crítico, se torna inestable y ocasiona contracciones espontáneas de fibras individuales y grupales.

Tabla 85.1 Síntomas de las lesiones de motoneuronas superiores e inferiores

	Motoneurona superior	Motoneurona inferior
Examen	Limitado o sin pérdida	Pérdida y fasciculaciones
Postura	Espástica- Predomina flexión en miembro superior y extensión en miembro inferior	Sin manifestaciones específicas, contracturas en las últimas etapas de la enfermedad
Tono	Incrementado	Disminuido
Potencia	Disminuida	Disminuida
Reflejos	Incrementados	Disminuidos o ausentes
Plantares	Extensor	Flexor

Lesión de raíz nerviosa vs. lesión nerviosa periférica

Existen diversos procesos que pueden dañar a las raíces nerviosas y a los nervios periféricos, y, ello implica que las patologías se producen en distintos sitios anatómicos. Por consiguiente, para cualquier acción motora o distribución sensitiva, se necesita conocer la raíz del nervio espinal que inerva al territorio y el nervio periférico que interviene. Por ejemplo, todos los músculos pequeños de la mano son inervados por C8 y D1, pero el nervio mediano está restringido a los músculos de la eminencia tenar. Por lo tanto, la parálisis y desgaste de dicha eminencia (sin compromiso del resto de la mano) indica una parálisis del nervio mediano, más que lesión de C8/D1, en la que toda la mano resultaría afectada.

Enfermedad de la motoneurona

La enfermedad de la motoneurona es un trastorno neurodegenerativo de etiología desconocida. Su incidencia es de 1-3 por 100.000 y su prevalencia de 4-6 por 100.000. Es poco frecuente antes de los 50 años, y es más común en hombres. Si bien es una afección que se produce en todo el mundo, se observan picos en Guam y en la península japonesa de Kii.

Aproximadamente un 5% de los casos son hereditarios, como enfermedad autosómica dominante. Esta variante tiene una aparición más temprana, y una evolución más prolongada. El defecto se encuentra en el gen de la superóxido dismutasa.

Patología

Existe una pérdida de las células de Betz de la motoneurona superior en la corteza motora primaria, de las células del asta anterior de la médula espinal y de las motoneuronas de los núcleos de los nervios craneales, que resulta en adelgazamiento de las raíces nerviosas espinales anteriores, así como también de los tractos corticoespinales laterales.

Se han descripto distintos patrones de la enfermedad:

- La esclerosis lateral amiotrófica afecta, principalmente, a los tractos corticoespinales laterales.
- La atrofia muscular progresiva compromete, predominantemente, a las células del asta anterior
- La parálisis bulbar es causada por la pérdida de las motoneuronas de los núcleos de los nervios craneales.
- La parálisis pseudobulbar es ocasionada por la lesión de las neuronas de la corteza motora primaria, que inervan a los núcleos motores del nervio craneal.

La combinación de las particularidades de las neuronas motoras superiores e inferiores en un mismo grupo muscular constituye una de las herramientas de diagnóstico más útiles de la enfermedad de la motoneurona.

Mal de Parkinson

El mal de Parkinson es una enfermedad neurodegenerativa extrapiramidal que afecta a la sustancia negra y se caracteriza por la triada de bradiquinesia, rigidez y temblor. La prevalencia es de uno por 100.000 en la población general, pero se eleva a uno por 200 en ancianos. En general, se presenta entre los 40 y 70 años. Es más común en la raza blanca

Patología

Existe una pérdida de las neuronas dopaminérgicas pigmentadas de la parte compacta de la sustancia negra, la que, como resultado, empalidece (la sustancia negra no está pigmentada en niños; la pigmentación se produce generalmente al llegar a la adolescencia). También se degeneran otros núcleos pigmentados del tronco cerebral menos conocidos, tales como los de la motoneurona dorsal del vago y el locus coeruleus. Además de la pérdida neuronal, las células sobrevivientes presentan inclusiones eosinofílicas denominadas cuerpos de Lewy.

Gracias a la capacidad de reserva de la sustancia negra, esta enfermedad no se manifiesta hasta que se hayan perdido aproximadamente un 60% de las neuronas.

Parkinsonismo

Parkinsonismo es el término aplicado a una serie de síntomas clínicos que se observan en el mal de Parkinson. No obstante, además de ser causado por este mal, también puede ser ocasionado por enfermedad de Wilson, fármacos antidopaminérgicos, MPTP (1-metil-4-fenil-1,2,3,6-tetrahidropiridina), isquemia, envenenamiento por monóxido de carbono, atrofia de diversos sistemas y parálisis supranuclear progresiva.

Corea de Huntington

La corea de Huntington es una enfermedad autosómica dominante en la que se produce una alteración del movimiento extrapiramidal y demencia. Su incidencia es de 4 por 1.000.000 por año, y su prevalencia de 7-10 por 100.000. En general, se manifiesta durante la cuarta o quinta década de vida, y, por ende, después de que un individuo afectado se haya reproducido. El gen (Huntingtin) está situado sobre el brazo corto del cromosoma 4p16.3 y la mutación incluye repeticiones de trinucleótidos CAG.

Patología

Las alteraciones son más marcadas en el núcleo caudado y el putamen, que muestra desgaste. Esto aumenta el tamaño de los ventrículos laterales. Se pierde la prominencia habitual del caudado dentro del ventrículo lateral. Además, se produce una atrofia cortical generalizada. La enfermedad progresa inexorablemente durante un período de 10 a 20 años.

86 Trastornos adquiridos de la mielinización

Mielinización del sistema nervioso periférico

Cada axón es mielinizado por varias células de Schwann
Cada célula de Schwann mieliniza a sólo un axón

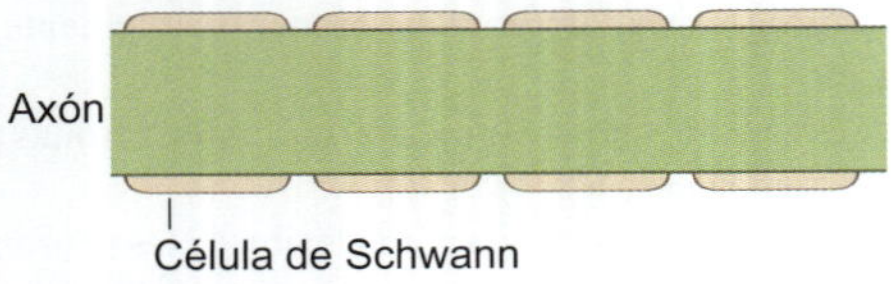

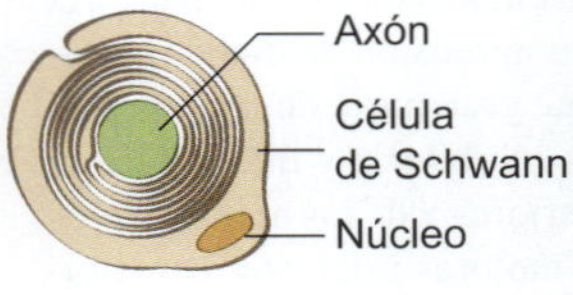

El síndrome de Guillain–Barré afecta al SNP (sistema nervioso periférico)

La célula de Schwann envuelve a las múltiples láminas de citoplasma alrededor del axón, a fin de mielinizarlo

Mielinización del sistema nervioso central

La esclerosis múltiple afecta al SNC

Cada axón es mielinizado por múltiples oligodendrocitos

Cada oligodendrocito mieliniza varios axones

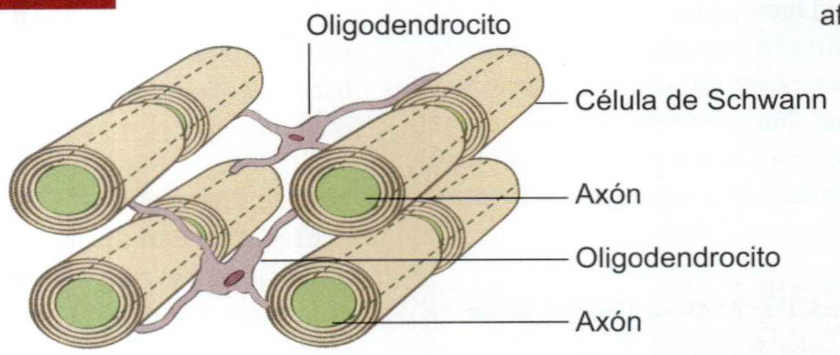

El rol de la mielinización

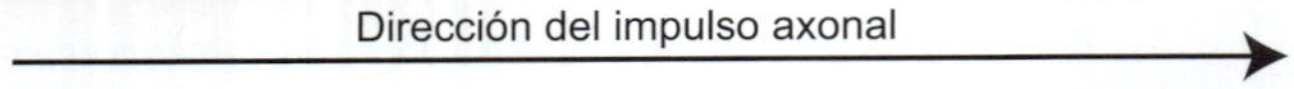

- Los nodos de Ranvier permiten la producción de potenciales de acción. Al estar espaciados, limitan el área de la membrana axonal sobre la cual la célula debe mantener los canales iónicos y las bombas de ATPasa, ahorrando, de este modo, energía metabólica.
- Los espacios entre nodos indican que los potenciales de acción se descargan sólo a las distancias requeridas, lo que contribuye a mejorar la velocidad de conducción del impulso nervioso. La descarga de dichos potenciales a lo largo de la longitud completa de los axones no es eficiente

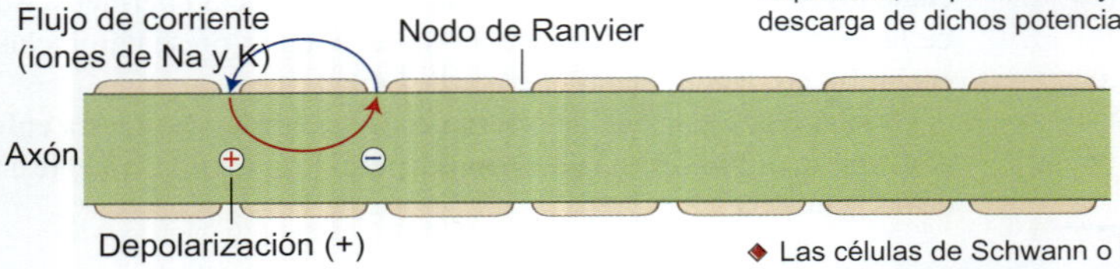

- Las células de Schwann o los oligodendrocitos aíslan al nervio, formando una vaina de mielina a su alrededor, que no permite el desplazamiento de iones. La aislación del nervio con mielina evita la pérdida de la señal a través de la membrana plasmática, posibilitando, de esta forma, que el impulso recorra distancias mayores sin degradarse. Además. mejora la velocidad de conducción

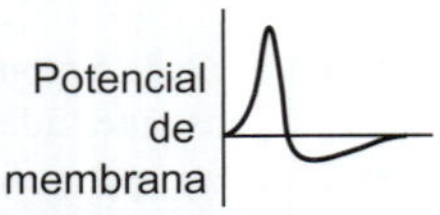

El potencial de acción se descarga a medida que la despolarización llega al siguiente nodo de Ranvier
El potencial de acción intensifica la señal eléctrica en el axón e impide que ésta se pierda

Consecuencias de la desmielinización patológica

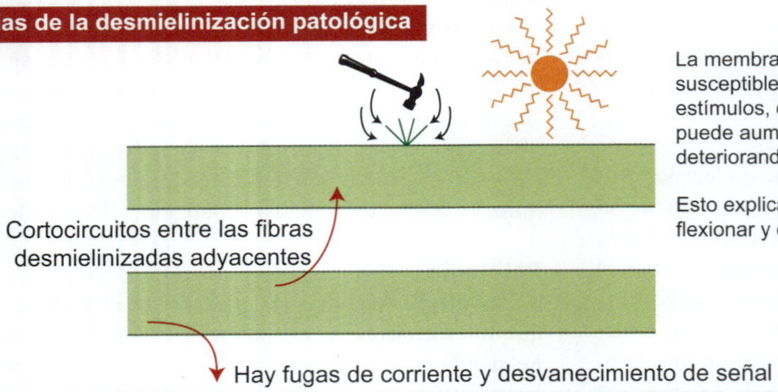

La membrana expuesta carece de estabilidad eléctrica, y es susceptible a una despolarización anormal ante determinados estímulos, como por ejemplo algún traumatismo o calor. Este último puede aumentar también la resistencia eléctrica del nervio, deteriorando aún más la conducción

Esto explica los dolores lacerantes que pueden producirse al flexionar y extender el cuello (signo de L`Hermitte)

Esclerosis múltiple

Definición

La esclerosis múltiple es una enfermedad en la que, en ausencia de otras causas, se producen lesiones desmielinizantes dentro del sistema nervioso central (SNC), que se diseminan en tiempo y espacio,

Epidemiología

Tiende a presentarse entre los 20 y 40 años de edad. La relación hombre-mujer es de 3:2. Existe una marcada variación geográfica en lo que se refiere a su incidencia, por cuanto ésta aumenta con la distancia al ecuador. En las regiones ecuatoriales, es de uno por 100.00 por año, en el Sur de Europa, de 6-14 por 100.000 anuales, elevándose a 30-80 por 100.000 por año en Europa del Norte, y 250 por 100.000 anuales en las islas Orkney. Este riesgo geográfico se consolida a los 15 años. Si una persona se muda antes de dicha edad, comienza entonces a correr el riesgo propio de su nuevo destino. Si lo hace después de los 15, lleva el riesgo consigo. Curiosamente, 15 años es la edad aproximada en la que termina el proceso de mielinización en el cerebro.

Existen factores familiares involucrados en la enfermedad. El riesgo de desarrollar esclerosis múltiple es de uno en 50 para los hijos de un paciente, de uno en 20 para un hermano y de uno en 3 para gemelos.

Patología

La desmielinización constituye el proceso de base. Desde el punto de vista macroscópico, puede verse como múltiples regiones grisáceas dentro de la sustancia blanca cerebral y la médula espinal, que varían de tamaño, desde un par de milímetros a varios centímetros. Cualquier parte de la sustancia blanca del SNC puede resultar afectada, si bien los nervios ópticos, las vías largas de la médula espinal y la sustancia blanca periventricular son los sitios más comunes.

Desde el punto de vista microscópico, las primeras alteraciones consisten en infiltraciones perivenulares y penetración de tejidos por células inflamatorias crónicas, principalmente células T y macrófagos. Las laminillas de mielina de los oligodendrocitos quedan vacuoladas, se separan y luego se fragmentan. Los restos son eliminados por microglias y macrófagos. Proliferan los astrocitos. Por último, se pierden los oligodendrocitos. Los axones quedan ilesos.

La causa de la desmielinización es incierta. Se ha sugerido que los defectos de la barrera hematoencefálica y de la inmunidad mediada por células T pueden cumplir algún rol, y que la variación de la incidencia con la latitud sugiere una etiología ambiental.

Patofisiología

La desmielinización de los axones retrasa la conducción axonal. Se puede producir un bloqueo completo de dicha conducción, o uno parcial a altas frecuencias. Los axones desmielinizados se desestabilizan y pueden descargarse de manera espontánea, lo que explica ciertas parestesias halladas en la esclerosis múltiple. Un estrés mecánico puede precipitar también esta descarga, (signo de L´Hermitte). El aumento de temperatura demora la conducción axonal, lo que puede generar secuelas importantes. Además, los axones desmielinizados pueden comunicarse de modo inadecuado entre sí (o hacer corto circuito).

La esclerosis múltiple integra síntomas motores y sensitivos. Los primeros incluyen trastornos del movimiento complejo, si bien la parálisis de base se corresponde con una lesión de motoneurona superior, dado que es una afección de la mielina del SNC.

Otras formas de desmielinización del SNC

Encefalomielitis diseminada aguda

Esta es una enfermedad aguda poco frecuente. Puede desarrollarse después de una infección o la aplicación de ciertas vacunas, en especial contra la viruela y la rabia, ninguna de las cuales forma parte, en la actualidad, de un programa de vacunación obligatoria. La encefalomielitis diseminada aguda postinfecciosa se produce luego de infecciones virales infantiles, y puede ocasionar complicaciones en aproximadamente 1 de 1000 casos de sarampión.

Los numerosos focos de desmielinización se dispersan por todo el cerebro y la médula espinal. La tasa de mortalidad es alta, y quienes sobreviven suelen padecer déficits crónicos.

Encefalomielitis hemorrágica necrotizante aguda

Tiende a afectar a niños y jóvenes adultos. Esta denominación resume sus alteraciones patológicas, aunque se debería señalar que una gran proporción de sustancia blanca queda desvastada.

Mielinólisis pontina central

Se trata de un trastorno en el que se destruye la mielina dentro de la protuberancia. En general, está asociada con la rápida corrección de una hiponatremia. La lesión puede ser asintomática, o inducir un coma o síndrome de enclaustramiento.

Síndrome de Guillain-Barré

Definición

El síndrome de Guillain-Barré es una enfermedad autoinmune en la que se produce una desmielinización aguda de los nervios periféricos.

Epidemiología

Su incidencia es de 1-2 por 100.000 por año, y no muestra la variación geográfica de la esclerosis múltiple. Puede afectar a individuos de todas las edades, y la relación hombre-mujer es pareja.

Patología

La mayoría de los casos de este síndrome se desarrollan entre 1 y 3 semanas después de una infección respiratoria o gastrointestinal. La campylobacter gastroenteritis constituye la bacteria más común, pero existen otros diversos microorganismos que pueden inducir esta enfermedad. Las causas no infecciosas incluyen a los linfomas.

Se produce una reacción autoinmune en contra de la mielina del sistema nervioso periférico. Los linfocitos y macrófagos se infiltran en la fibra nerviosa y, de este modo, destruyen la mielina. En caso de etiología infecciosa, se puede sugerir alguna forma de reactividad cruzada.

Al igual que sucede en la esclerosis múltiple, los axones quedan relativamente desafectados. La evolución patofisiológica es la misma. Los axones desmielinizados presentan un deterioro de la conducción, tanto en términos de su velocidad como de la magnitud del impulso total que llega a la terminal sináptica. No obstante, mientras que la remielinización es poco habitual en la esclerosis múltiple, en el síndrome de Guillain-Barré se pueden obtener buenos resultados, siempre y cuando el paciente pueda recibir apoyo durante la parálisis aguda. El proceso de remielinización es largo, y la recuperación puede demorarse hasta 18 meses si se repite la degeneración axonal, por cuanto el recrecimiento axonal es un proceso lento (aproximadamente 1-2 mm diarios). En el 85% de los casos, la recuperación es completa.

Afecta tanto a los nervios motores como a los sensitivos. Dado que es una enfermedad de la mielina del sistema nervioso periférico, las manifestaciones motoras se corresponden con las una lesión de las motoneuronas inferiores. En la variante grave de la enfermedad, se produce parálisis de los músculos respiratorios.

Poliradiculoneuropatía desmielinizante inflamatoria crónica

Esta es una enfermedad rara de la mielina del sistema nervioso periférico, que evoluciona en meses o años. Afecta a nervios motores y sensitivos.

87 Demencia

Demencia

Causas

Demencia vascular o multiinfarto

Enfermedad de Alzheimer

Enfermedad de Pick

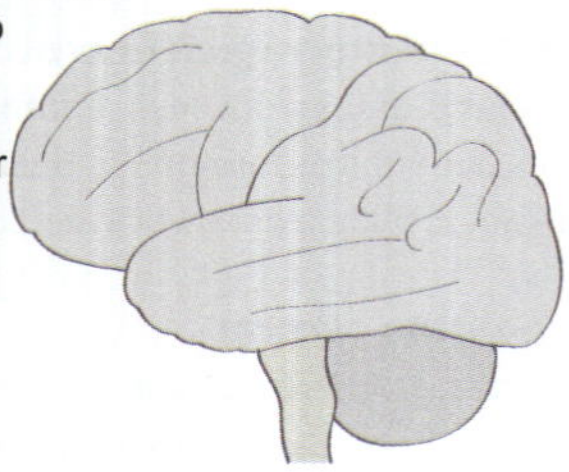

Hematoma subdural crónico

Enfermedad de Parkinson y demencia con cuerpos de Lewy

Se debe tener cuidado de no diagnosticar a un estado de confusión como demencia, en especial en ancianos
Las causas del estado de confusión incluyen:

- Infecciones.
- Traumatismos
- Hipoglucemia
- Toxinas
- Alteraciones ácido- base
- Hipoxia
- Alteraciones electrolíticas
- Uremia

Otras enfermedades del SNC

- Corea de Huntington
- Enfermedad de Creuztfeld–Jacob
- Leucodistrofias
- Trastornos metabólicos hereditarios (existen muchas otras enfermedades raras, lo que nos impide presentar una lista completa)

Enfermedades sistémicas

- Hipotiroidismo
- Deficiencia de vitamin B12/ácido folico
- Sífilis

Hipótesis del mecanismo de replicación de priones anormales

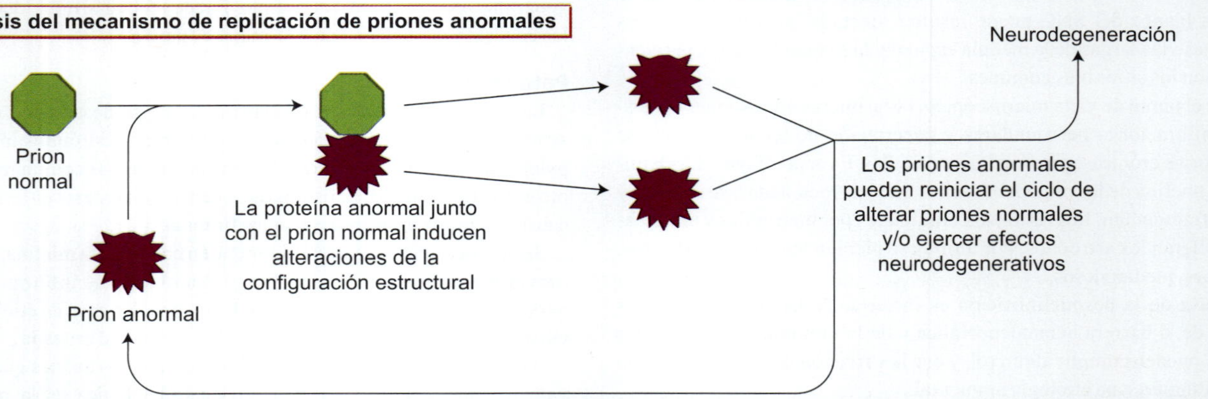

Mal de Alzheimer

Esta enfermedad, junto con la demencia multi-infarto o vascular, constituye el tipo de demencia más común. Su incidencia aumenta con la edad, de modo tal que su prevalencia es de 3 por 1000 entre los 60 y 69 años, de 30 por 1000 entre los 70 y 79, y de 110 por 1000 entre los 80 y 89. No obstante, se han descripto casos en cada una de las etapas de la adultez.

Su etiología es incierta, pero existen variedades hereditarias, que gravitan en torno a las presenilinas 1 y 2, o la proteína precursora amiloide hallada en el cromosoma 21. En individuos con síndrome de Down (trisomía 21), el mal suele desarrollarse a los 40 años. Los portadores de polimorfismos del alelo 4 de la apolipoproteína E (APOE 4) presentan una mayor predisposición a esta afección.

Patología

Existe una atrofia cerebral difusa, con ensanchamiento de los surcos, adelgazamiento de la corteza cerebral, y agrandamiento simétrico de los ventrículos laterales. El grado de compromiso de los lóbulos frontales, parietales y temporales es uniforme. Básicamente, se producen pérdidas neuronales en las regiones cerebrales afectadas, si bien estas alteraciones son más complejas. Las marañas neurofibrilares, las placas y las amiloides constituyen los características principales de esta enfermedad.

- Marañas neurofibrilares: se encuentran dentro de las neuronas y consisten en una masa retorcida de túbulos anormales. Se colorean con la proteína tau.
- Amiloides: los depósitos de amiloides son típicos del mal de Alzheimer. La variante de amiloide hallada es una proteína de 42 a 43 aminoácidos de longitud, que resulta de la fragmentación de la proteína precursora amiloide codificada sobre el cromosoma 21.
- Placas: las amiloides se encuentran en los núcleos de las placas de Alzheimer extracelulares, que se dispersan por toda la corteza cerebral, en la que se mezclan con gránulos y material filamentoso.Dichas placas pueden encontrarse rodeadas por terminales nerviosas deterioradas.

Además, se pueden hallar depósitos de amiloides dentro de las paredes de los vasos sanguíneos.

Aunque las placas y marañas están situadas por toda la corteza cerebral, son especialmente comunes en el hipocampo y la corteza entorrinal. Su distribución en una autopsia cerebral es importante a fin de poder diagnosticar, postmortem, el mal de Alzheimer.

Enfermedad de Pick

Esta es una enfermedad neurodegenerativa, de etiología desconocida, mucho menos frecuente que el mal de Alzheimer. Tiende a presentarse después de los 65 años y es más común en mujeres.

Patología

A diferencia del mal de Alzheimer, sólo afecta a los lóbulos frontales y temporales, quedando a salvo a los parietales, lo cual resulta llamativo. Las circunvoluciones normales se yuxtaponen contra las atrofiadas. Las circunvoluciones alteradas pueden adelgazar como un papel, y, en la porción de cerebro afectada, se asemejan a una nuez seca. Al igual que sucede en el Alzheimer, se observa un agrandamiento de los ventrículos laterales.

Desde el punto de vista microscópico, existe una pérdida neuronal, que es más marcada en las primeras tres capas de la corteza cerebral. Las neuronas restantes están inflamadas y presentan cuerpos de Pick, los que pueden mancharse con alfa- sinucleina y están compuestos por fibrillas rectas.

Enfermedad de Creuztfeld-Jakob

La enfermedad de Creuztfeld-Jakob (CJD) es una afección de los priones, también denominada encefalopatía espongiforme subaguda. Su incidencia es de 1-2 por 1.000.000 por año, y es más alta en Libia, África del Norte y Eslovaquia. La enfermedad es hereditaria y autosómica dominante en un 5-15% de los casos. Se presenta en los últimos años de la edad mediana, aunque se han descubierto nuevas variedades que afectan a pacientes mas jóvenes.

Patología

Los priones son proteínas que se comportan como agentes transmisibles. El prion de la CJD se produce naturalmente en el cerebro, sin embargo, la cepa natural difiere de la patológica en cuanto a su configuración estructural. La variante patológica posee la capacidad de alterar la configuración de la natural, convirtiéndola en patológica. El prion anormal es sumamente resistente a la mayoría de los métodos de esterilización, y requiere de una autoclave para esterilizar a 132º C, y un incremento de la presión durante 1 hora, a fin provocar una desnaturalización.

La enfermedad afecta a las cortezas cerebrales y cerebelosas, ya sea de manera difusa o predominante, en la región occipitoparietal. Produce pérdida neuronal y proliferación de astrocitos. Las áreas comprometidas muestran vacuolización, de allí la denominación de espongiforme. La lesión cerebelosa se correlaciona con la ataxia que a menudo se observa al momento de su presentación.

Otras enfermedades de los priones

Si bien la CDJ constituye el tema central en todas las charlas sobre enfermedades de los priones, existen otras dos: síndrome de Gerstmann-Straussler-Scheinker e insomnio fatal familiar.

Demencia vascular

Se trata de una forma común de demencia, causada por infartos repetidos de los hemisferios cerebrales, razón por la que también se la denomina demencia multi-infarto. Como tal, esta enfermedad tiende a presentar una evolución escalonada, más que un deterioro continuo, por cuanto cada nuevo infarto incrementa súbitamente el grado de pérdida neuronal.

Consideraciones generales

Las antedichas enfermedades comparten la desafortunada particularidad de ser, en gran medida, intratables, y, por lo tanto, irreversibles. No obstante, existen otras afecciones que, a pesar de producir demencia, pueden responder a una terapia, siempre y cuando se las pueda diagnosticar a tiempo. Son las siguientes:

- Deficiencia de vitamina B12
- Enfermedad celíaca.
- Hipotiroidismo.
- Hiperviscosidad
- Hematoma subdural crónico
- Sífilis neuronal
- Depresión
- Vasculitis
- Epilepsia descontrolada
- Hidrocefalia normotensa

88 Patologías pituitarias

Enfermedad hipofisaria

Hormona adrenocorticotrópica (ACTH)
- Exceso – enfermedad de Cushing
- Deficiencia – niveles inadecuados de glucocorticoides adrenales

Prolactina
- Exceso – hiperprolactinaemia (galactorrea, infertilidad, ginecomastía)
- Deficiencia – poco descripta

Hormona de crecimiento (GH)
- Exceso en adultos – acromegalia
- Exceso en niños – gigantismo
- Deficiencia en adultos – poco descripta (posible malestar general)
- Deficiencia en niños – crecimiento tardío

Hormona foliculoestimulante (FSH) y hormona luteinizante (LH)
- Exceso – poco descripta (posibles secuelas sobre la fertilidad)
- Deficiencia – hipogonadismo, trastornos de la fertilidad

Hormona estimulante de tiroides (TSH)
- Exceso – hipertiroidismo (causa muy rara de hipertiroidismo)
- Deficiencia – hipotiroidismo (causa muy rara de hipotiroidismo)

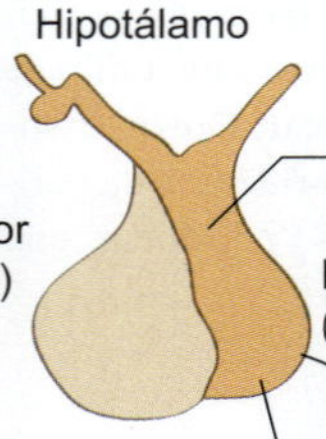

Oxitocina
- Participa en la lactancia
- Rol en los vínculos psicosexuales entre parejas
- No se conocen exceso o deficiencias de la misma

Hormona antidiurética (HDA)
- Exceso – SIADH (además de diversas causas extrahipofisarias)
- Deficiencia – diabetes insípida

Secuelas de un tumor de la hipófisis anterior

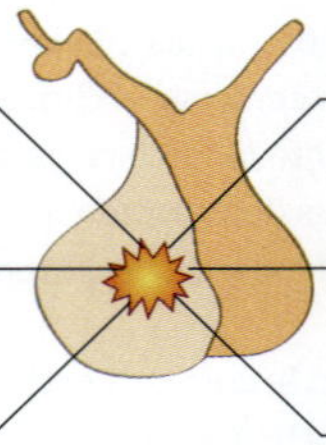

Síndrome de secreción inadecuada de HAD

El síndrome de secreción inadecuada de la hormona antidiurética (IHADS) es una enfermedad en la que la existe una secreción desregulada, excesiva y desproporcionada de HAD (realizada por hipófisis posterior) en relación a la osmolaridad sérica.

Causas

En términos generales, el IHADS puede ser causado por alguna patología de cabeza o tórax, además de unos pocos fármacos u otras afecciones diversas. A continuación, se brinda una lista detallada de las posibles causas:

- Abscesos cerebrales
- Encefalitis
- Hemorragia intracraneana
- Tumor intracraneano
- Meningitis
- Fractura de cráneo
- Cáncer bronquial
- Empiema
- Abscesos pulmonares
- Neumonía
- Tuberculosis
- Linfoma de Hodgkin
- Cáncer pancreático
- Cáncer prostático
- Timoma
- Porfiria intermitente aguda
- Síndrome de Guillain-Barré
- Hipotiroidismo
- Lupus eritematoso sistémico
- Carbamazepina
- Clorpromazina
- Clorpropamida
- Ciclofosfamida
- Alcaloides de la vinca
- Antidepresivos tricíclicos.

Patología

El exceso de HAD permite que el riñón retenga agua, diluyendo así el plasma y reduciendo su osmolaridad. Dado que no existe una retención concurrente de sodio, no se producen edemas. La antedicha disminución de la osmolaridad sérica se produce, principalmente, a través de una hiponatremia que se manifiesta como cefaleas, letargia, ocasionando desde estados de confusión, calambres y debilidad, hasta convulsiones, coma y muerte. Su corrección apresurada puede precipitar una mielinólisis pontina central.

Diabetes insípida

Este tipo diabetes se caracteriza por la producción de grandes volúmenes de orina hipotónica, ya sea porque la hipófisis posterior no puede segregar HAD (craneal) o porque el riñón no puede responder a semejante volumen (nefrogénica).

Causas

Ambos tipos de diabetes insípida pueden ser hereditarias. La diabetes insípida craneal tiende a ser causada por traumatismos, resección quirúrgica de tumores hipofisarios, infiltración de la glándula pituitaria posterior por tumores primarios o secundarios, infecciones y enfermedades tales como sarcoidosis, histiocitosis de las células de Langerhans y amiloidosis. Las causas nefrogénicas incluyen uropatías obstructivas, hipocalemia o hipercalcemia, anemia de células falciformes (drepanocitosis) y amiloidosis.

Patología

Las manifestaciones bioquímicas de la diabetes insípida son opuestas a las de la IHADS. El riñón no puede conservar el agua, lo que deriva en un aumento de la osmolaridad sérica e hipernatremia.

Hipopituitarismo

En el hipopituitarismo, la glándula pituitaria o hipófisis no puede segregar sus hormonas a niveles adecuados.

Causas

- Meningitis
- Encefalitis
- Sífilis
- Tumores intracraneanos, incluyendo craneofaringiomas.
- Metástasis
- Cirugía
- Fractura de cráneo
- Infarto
- Sarcoidosis
- Histiocitosis de las células de Langerhans (histocitiosis X)
- Hemocromatosis
- Radiación
- Quimioterapia
- Anorexia nerviosa

La disfunción hipotalámica puede producir hipopituitarismo secundario

Patología

Las alteraciones dentro de la glándula pituitaria se corresponden con las de la causa de base. El infarto puede deberse a una hipertensión, cuando se presenta como apoplejía, o ser secundario a una hipotensión, en general durante el período postparto (síndrome de Sheehan).

La patofisiología sistémica refleja el grado de hipopituitarismo, las hormonas afectadas y la edad del paciente. Por ejemplo, la deficiencia de la hormona de crecimiento ha sido ampliamente descripta en niños y no así en adultos.

Tumores de la glándula pituitaria o hipófisis

En general, estos tumores son adenomas que se originan en la hipófisis anterior. Su clasificación indica el tamaño del tumor y la hormona que segregan.

Los microadenomas miden menos de 1 cm como máximo y los macroadenomas más de 1 cm. Los tumores forman nódulos y son blandos. Las células están dispuestas como estructuras glandulares, y, a menudo, presentan muy poco estroma. También pueden producirse adenocarcinomas que exhiben las mismas particularidades que los adenocarcinomas en general.

Con anterioridad, los adenomas pituitarios eran divididos en cromofobos y cromófilos (acidófilos o basófilos). Esta clasificación ha sido reemplazada por otra que se basa en la(s) hormona(s) segregada(s) por el tumor. A menudo, los macroadenomas son no secretores. Un tumor secretor puede segregar más de una hormona. La prolactina, la hormona de crecimiento y la hormona adrenocorticotrópica constituyen las hormonas más frecuentemente liberadas por tumores. Cabe señalar que los tumores que secretan hormonas estimulantes de tiroides (TSH) son particularmente raros.

La producción hormonal del tumor puede conformar el mecanismo de presentación, aunque éste también puede delatar su existencia mediante síntomas inespecíficos como cefaleas, o más específicos como una hemianopsia bitemporal causada por la propagación del tumor fuera de la fosa pituitaria para presionar al quiasma óptico. El tumor también puede diseminarse de manera tal de afectar a uno de los nervios o tractos ópticos, produciendo alteraciones del campo visual, si bien esto no suele suceder.

En raras ocasiones, el tumor sólo se hace evidente tras su propagación local. El lóbulo temporal, el seno cavernoso, el tercer ventrículo, el hipotálamo y la base del cerebro (generando rinorrea del líquido cefalorraquídeo (LCR)) son otras de las estructuras que pueden resultar afectadas por una propagación local.

Craneofaringioma

Un craneofaringioma es una anomalía congénita derivada de los restos del saco de Rathke. En general, el tumor se ubica por encima de la fosa pituitaria/silla turca, no obstante, en algunos casos, se localiza dentro de la misma. Es un tumor parcialmente quístico, y, a menudo calcificado. Es ovoide, lobulado y su superficie es blanda. Está compuesto por células epiteliales que pueden presentar diferenciación escamoide, y una variedad de patrones de crecimiento. El estroma de fondo está formado por células estrelladas ordenadas de manera dispersa.

Los craneofaringiomas pueden presentarse con alteraciones del campo visual, cefaleas, disfunción hipofisaria y obstrucción del flujo del LCR.

89 Patología no neoplásica de tiroides

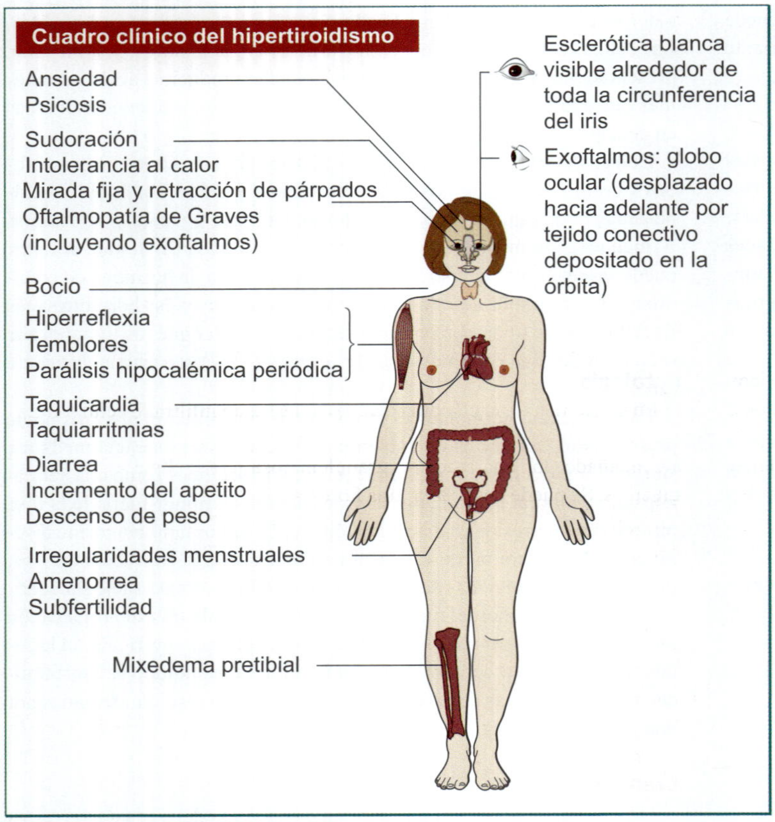

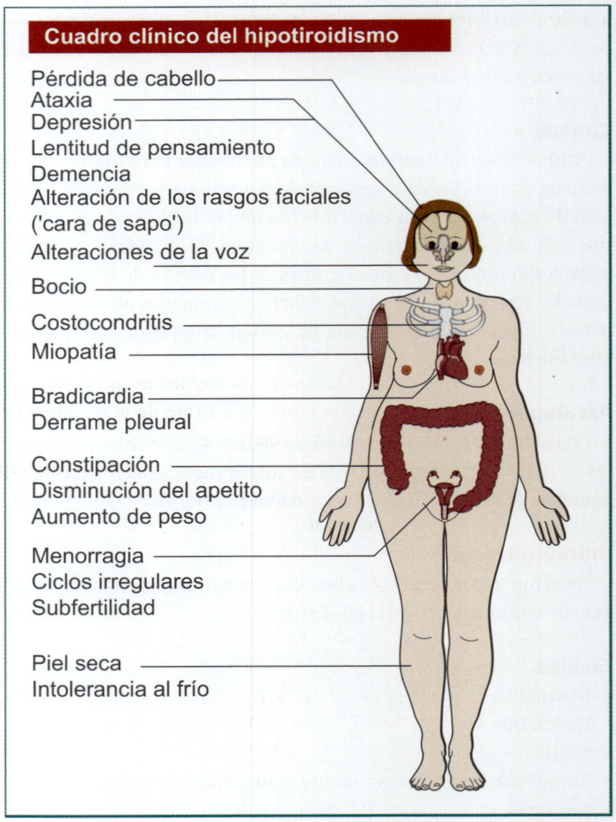

Hipertiroidismo, por ej., enfermedad de Graves

Definición

La enfermedad de Graves es un trastorno autoinmune en el que existen autoanticuerpos circulantes que presentan reactividad cruzada con los receptores de la hormona estimulante de tiroides (TSH) sobre el epitelio tiroideo, causando una estimulación anómala.

Epidemiología

Esta enfermedad representa el 75% de los casos de hipertiroidismo. Tienden a presentarse entre los 20 y 40 años de edad. La relación hombre-mujer es de 1:5.

Factores del riesgo

Existe una marcada predisposición familiar. En caucásicos, el mal de Graves está asociado con HLA-A1, -B8 y –DR3, en japoneses con HLA-B36 y en chinos con HLA-B46.

Patología

La definición arriba mencionada resume los mecanismos patogenéticos básicos. Se produce un agrandamiento uniforme de la glándula tiroides, que puede multiplicar su tamaño normal. El epitelio folicular es hiperplásico y puede mostrar invaginación papilar. La gran actividad epitelial implica que hay una escasa cantidad de coloide almacenado. Los bordes del coloide presente aparecen festoneados. Se puede observar un infiltrado linfocitico con formación de centro germinal.

Muchas de las características de la oftalmopatía de Graves son específicas para la enfermedad, e indican un proceso inflamatorio en los tejidos orbitales extraoculares, que exhiben inflamación crónica y edema. Por último, esto evoluciona en pérdida de fibras musculares y fibrosis. La retracción de los párpados es causada por una sobreactivación simpática, y puede hallarse en cualquier tipo de hipertiroidismo. Dicha retracción puede dar la impresión de un exoftalmos, no obstante, el exoftalmos genuino sólo puede producirse en la enfermedad de Graves y refleja la inflamación de los tejidos blandos orbitales.

Hipotiroidismo, por ej., tiroiditis de Hashimoto

Definición

La tiroiditis de Hashimoto es una enfermedad autoinmune en la que los autoanticuerpos están dirigidos contra la glándula tiroides, conduciendo a una pérdida del tejido epitelial tiroideo.

Epidemiología

Esta afección tiende a desarrollarse entre los 30 y 50 años, y es hasta 20 veces más común en mujeres. Existe una asociación con HLA-DR3 y -DR5.

Patología

La glándula tiroides presenta un infiltrado generalizado de células inflamatorias crónicas, que incluyen linfocitos, células plasmáticas y macrófagos. Existen numerosos folículos linfoides con centros germinales. Dicho infiltrado reemplaza al tejido tiroideo normal.

Los folículos son pequeños y atróficos. Las células foliculares pueden exhibir alteraciones de las células de Hürthle, en las que se agradan y poseen abundante citoplasma eosinofílico, debido a la acumulación mitocóndrica. Estas células se denominan también células de Ashkenazy. Cabe señalar que las células de Hürthle pueden hallarse además en diversos tumores tiroideos, y, si bien se puede utilizar el término tumor de células de Hürthle, no constituye una entidad específica en sí misma, sino que una variante morfológica de otros tumores tiroideos que serán tratados en otra ocasión.

En la mayoría de los casos, los autoanticuerpos son antimicrosómicos, y existen anticuerpos contra la tiroglobulina en un 50% de los mismos.

La tiroiditis de Hashimoto constituye un factor de riesgo para linfoma tiroideo. En general, esta tiroiditis provoca hipotiroidismo, no obstante lo cual puede producir hipertiroidismo durante las etapas iniciales del infiltrado celular inflamatorio crónico.

Tiroitidis de DeQuervain

Definición

La tiroiditis subaguda es una enfermedad granulomatosa de la glándula tiroides causada por diversos virus.

Epidemiología

En general, se presenta entre los 20 y 50 años de edad. La relación hombre-mujer es de 1:3.

Patología

En un comienzo, la glándula tiroides muestra un infiltrado celular inflamatorio agudo, seguido por otro que contiene linfocitos y macrófagos, acompañado por una reacción granulomatosa que incluye a las células gigantes. Se puede desarrollar una fibrosis.

En primer lugar, se destruyen los folículos. La liberación resultante de coloides causa hipertiroidismo transitorio. Una vez finalizada esta intensa liberación de tiroxina, y mientras la glándula se recupera del proceso inflamatorio, sobreviene el hipotiroidismo. Durante dicho proceso, la tiroides se agranda, a menudo de manera asimétrica.

Tiroiditis de Riedel

Esta es una enfermedad muy rara en la que la glándula tiroides es sustituida por tejido fibroso denso. Este proceso puede propagarse a los tejidos blandos del cuello. Existe una asociación con fibrosis retroperitoneal y mediastínica.

Bocio

El bocio es un agrandamiento de la tiroides. En general, el término se reserva para afecciones no neoplásicas. A nivel mundial, la deficiencia de iodo constituye la causa más frecuente. En el Reino Unido, el bocio suele ser multinodular. Sólo en contadas ocasiones, los defectos hereditarios de la síntesis de las hormonas tiroideas (dishormogénesis) pueden provocar esta enfermedad.

Un bocio causado por deficiencia de iodo exhibe un agrandamiento difuso en respuesta a una estimulación persistente de la TSH, que, a su vez, se debe a la presencia de niveles inadecuados de tiroxina circulante, como resultado de la ausencia de la iodo requerida para producir dicha tiroxina.

La etiología de los bocios multinodulares es incierta, si bien la enfermedad puede representar una hiperplasia anormal. Al igual que la mayoría de las afecciones tiroideas, es más común en mujeres. La glándula tiroides está formada por múltiples nodulos separados por bandas fibrosas. Dichos nódulos contienen folículos tiroides, cuyos tamaños varían desde muy pequeños hasta muy grandes. Estos últimos poseen abundante coloide. El aumento de tamaño puede ser considerable, hasta 500 g (N= 130g) o más aún, y, por lo general, es asimétrico. Un agrandamiento muy significativo puede comprimir a la tráquea. Además, se puede producir una propagación retroesternal del bocio.

90 Neoplasmas tiroideos

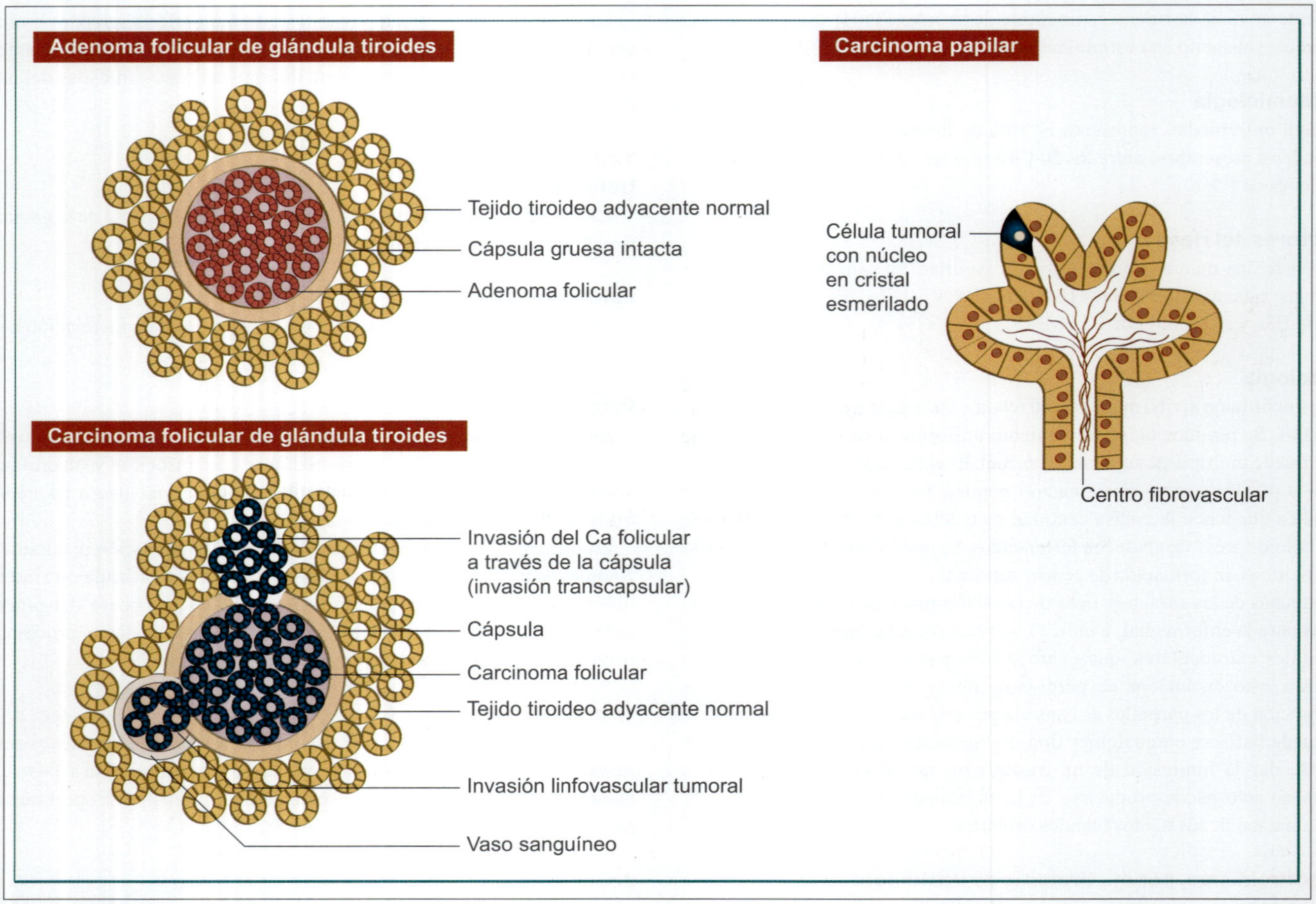

Adenoma folicular

Definición

Un adenoma folicular es un tumor glandular benigno del epitelio folicular de la glándula tiroides.

Patología

En general, los adenomas foliculares son lesiones solitarias, formadas por folículos tiroideos, cuyo tamaño puede ser similar al de la glándula adyacente, o más pequeño (microfolicular) o más grande (macrofolicular). Están siempre rodeados por una cápsula bien definida, a través de la cual no realizan invasión alguna.

Correlaciones clínicas

Los adenomas foliculares causan nódulos solitarios en la glándula tiroides. En el 90% de los casos, dichos nódulos son "fríos" en la gammagrafía, por lo que que se los debe distinguir de tumor malignos mediante algún otro tipo de estudio. El adenoma es hormonalmente activo ("caliente") en el 10% restante, y por lo tanto puede provocar hipertiroidismo.

Carcinoma folicular

Definición

El carcinoma folicular es un tumor maligno derivado del epitelio folicular de la glándula tiroides.

Epidemiología

Tiende a presentarse aproximadamente a los 50 años de edad, y representa el 5% de todos los cánceres tiroideos, con una incidencia de 1 por 1.000.000 por año. Es más común en mujeres.

Patología

La mayoría de las particularidades estructurales y citológicas del carcinoma folicular se asemejan a las del adenoma, si bien se puede observar una mayor variedad de patrones de crecimiento. No obstante, los carcinomas foliculares muestran invasión a través de sus cápsulas y dentro de la glándula tiroides adyacente. También penetran en los canales linfovasculares extracapsulares. Estas dos características definen a la lesión como carcinoma folicular más que como adenoma. Algunos tumores sólo presentan diseminación focal, en cuyo caso se denominan microinvasivos. Otros exhiben una propagación generalizada, por lo que reciben el nombre de ampliamente invasivos.

Patrón de diseminación

Los carcinomas mínimamente invasivos no suelen asociarse con metástasis distantes, a diferencia de los ampliamente invasivos que sí lo hacen. Estos últimos son hematogéneos, y, en general se propagan a los huesos.

Carcinoma papilar

Definición

Un carcinoma papilar es un tumor maligno del epitelio de la glándula tiroides que exhibe rasgos nucleares característicos.

Epidemiología

Su incidencia es de 15 por 1.000.000 por año, y constituye el 80% de todos los cánceres tiroideos. Suele aparecer a los 40 años. Es más común en mujeres.

Patología

El tamaño de los tumores varía de manera considerable al momento de su presentación. Algunos son detectados de manera incidental, como focos microscópicos, en tanto que otros son muy grandes. En general, los tumores son blancos y sólidos, y sólo un 10% de ellos poseen cápsulas visibles macroscópicamente. Muchos tumores son solitarios, aunque se pueden hallar depósitos intratiroideos, que ocasionan una lesión multifocal.

El carcinoma papilar es definido por una serie de características microscópicas presentes en los núcleos de las células que lo componen. Se puede observar superpoblación y yuxtaposición celular. Las células poseen surcos en sus núcleos. La pseudoinclusión nuclear citoplasmática constituye una versión exagerada del surco nuclear, en la que el pliegue que produce el efecto de surco es tan marcado que da la impresión de una gota de citoplasma dentro del núcleo. Dichos núcleos, denominados núcleos en cristal esmerilado, así llamados por un personaje de historieta, pueden visualizarse con claridad, si bien ya no son tan conocidos para las nuevas generaciones de médicos. Un núcleo único no muestra todas estas peculiaridades, aunque se distribuyen por todo el tumor como si fueran una sola unidad.

Los carcinomas papilares poseen una arquitectura en la que las células revisten a las delicadas papilas fibrovasculares, dispuestas en un patrón complejo. No obstante, existen otras variantes, de las cuales la folicular es la más problemática. Aunque este tipo de carcinoma posee una estructura folicular, las células tumorales exhiben las características nucleares típicas del carcinoma papilar. La distinción entre ambos tipos es importante, dado que el tumor papilar suele ser multifocal, requiriendo una tiroidectomía completa, en tanto que otros, por ej., el carcinoma folicular, puede tratarse mediante resección local (parcial). Existen además otras variantes, pero son muy raras

Con frecuencia, los carcinomas papilares tiroideos incluyen cuerpos de psamoma.

Patrón de diseminación

En aproximadamente un 25 % de los casos se observa una propagación directa fuera de la glándula tiroides. Las metástasis a los ganglios linfáticos cervicales locales son comunes, y puede que sea la masa la que permita la detección del tumor. Las metástasis distantes son menos habituales que en otros tipos de cáncer tiroideo, pero, de suceder, el pulmón constituye el principal sitio afectado.

Carcinomas medulares

Definición

Los carcinomas medulares son malignidades tiroideas derivadas de las células C interfoliculares secretoras de calcitonina.

Epidemiología

Estos tumores son hereditarios en un 20% de los casos, ya sea como parte de un síndrome de neoplasia endócrina múltiple II (MEN2) o como una afección hereditaria aislada: los restantes son esporádicos. Los casos hereditarios se presentan 10 años antes, a los 35 años.

Patología

El tumor está circunscripto aunque no encapsulado, es sólido, gris y tiende a ubicarse en la porción superior de la glándula tiroides.

Las células pueden ser ovoideas o poliédricas, y poseen citoplasma granular y eosinofílico. Pueden estar dispuestas en nidos, cordones, papilas o formaciones glandulares dentro de un estroma muy vascularizado y, a veces esclerótico, que puede incluir, a menudo, amiloides. Las células expresan calcitonina.

Patrón de diseminación

Hay invasión local. Las metástasis hacia los ganglios linfáticos son cervicales y mediastínicas. Las metástasis distantes son hacia pulmones, hígado y huesos.

Pronóstico

El mejor pronóstico se observa en mujeres jóvenes que padecen la variante hereditaria.

Carcinoma anaplásico

Definición

El carcinoma anaplásico es un tumor sumamente maligno del epitelio tiroideo, que no se diferencia en otros subtipos.

Epidemiología

Es una enfermedad de ancianos. Ya no se observa un predominio femenino en lesiones de bajo grado.

Patología

Este carcinoma constituye una masa de rápido crecimiento que se disemina, de manera generalizada, a través de los tejidos del cuello, en donde puede comprimir a estructuras tales como la tráquea o el esófago. Las hemorragias y necrosis son frecuentes.

Se observan diversas morfologías celulares, todas las cuales son considerablemente atípicas.

Clasificación en etapas

Todas las etapas de los tumores tiroideos se clasifican utilizando el sistema TNM (véase capítulo 28). El tamaño y la propagación extratiroidea constituyen las principales variables definitorias

91 Patologías de las glándulas paratiroides

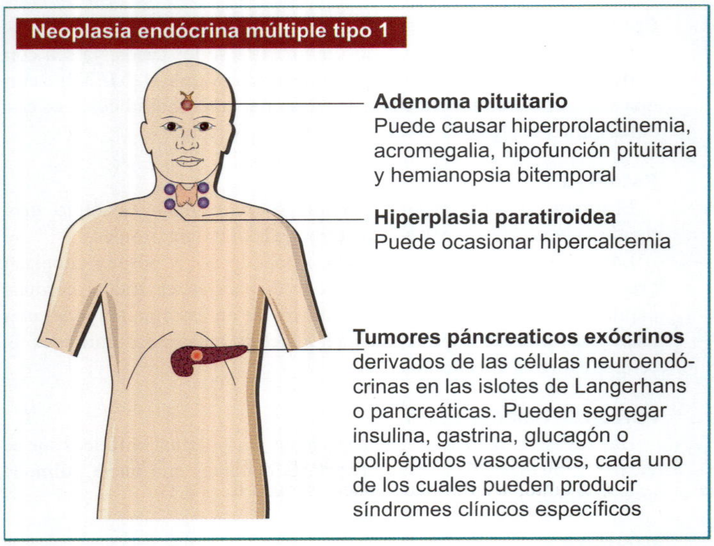

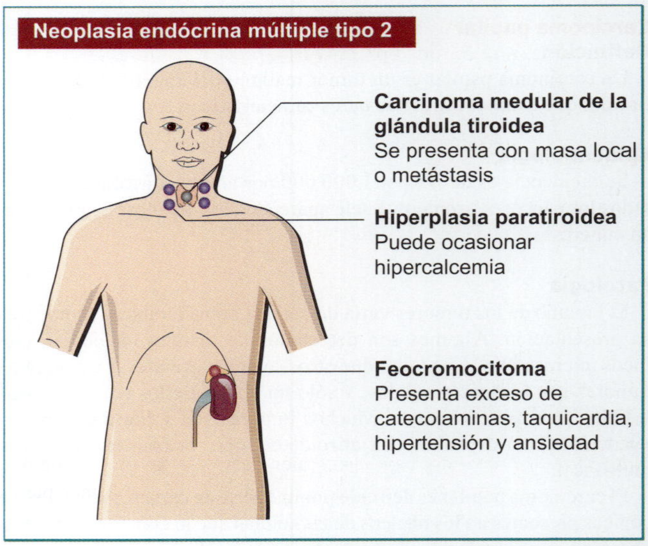

Tabla 91.1 ■ Síntomas de hipo e hiperparatiroidismo.

Hiperparatiroidismo	Hipoparatiroidismo
(causado por Ca2+liberación desde el hueso)	(refleja hipocalcemia)
* Relacionado con hipercalcemia	* Deterioro nervioso sensitivo
Náuseas, vómitos, anorexia.	Hormigueo y entumecimiento
Sed y poliuria.	* Espasmos musculares
Letargia, coma, convulsiones	Calambres (en especial de los músculos laríngeos, causando ronquidos),
* Relacionado con osteopenia	hiperreflexia, tetania (+ signos de Chvostek y de Trousseau)
Dolor óseo, fracturas patológicas	* Agitación y convulsiones (en especial en niños)
* Relacionados con depósitos de calcio	
Cálculos renales, nefrocalcinosis	
* Otros	
Úlcera péptica, MEN, pancreatitis	

Las paratiroides son glándulas pequeñas localizadas en el cuello. Producen la hormona paratiroidea (HPT), la que participa en la regulación del metabolismo del calcio, aumentando el nivel de este mineral en sangre, disminuyendo el fosfato sanguíneo e incrementando la reabsorción ósea.

La anatomía de estas glándulas es variable. Suelen ser cuatro, dos superiores y dos inferiores, a cada lado, justo por detrás de la glándula tiroides. No obstante, esta cantidad puede variar y las paratiroides pueden estar ubicadas dentro de la tiroides, el timo, el pericardio o por detrás del esófago.

Hiperparatiroidismo

Primario

En el hiperparatiroidismo primario, se produce una secreción excesiva e inadecuada de HPT, que puede deberse a hiperplasia paratiroidea (15-20%), adenoma paratiroideo (80%) o carcinoma paratiroideo (2-3%). Junto con una malignidad, el hiperparatiroidismo constituye la causa conjunta más común de hipercalcemia. Tiende a presentarse desde los 20 a los 50 años, y es levemente más frecuente en mujeres.

La hiperplasia afecta a más de una glándula, en tanto que los adenomas y carcinomas suelen producirse en sólo una. En dicha hiperplasia, las alteraciones son difusas dentro de las glándulas afectadas, mientras que en los adenomas o carcinomas hay compresión del borde de la glándula paratiroides normal alrededor del borde tumoral. Además, el tumor pierde la mezcla grasa que se observa dentro de una glándula paratiroides no neoplásica.

Al igual que sucede con los tumores de la glándula suprarrenal, la distinción entre adenoma y carcinoma de las glándulas paratiroides, basada en aspectos histológicos, resulta problemática. El criterio definitivo, es decir la presencia de una metástasis distante, es clínicamente inútil, por cuanto el objetivo consiste en poder predecir la diseminación y evitarla. No obstante, los carcinomas paratiroideos tienden a ser más grandes, y suelen estar asociados con hipercalcemias de mayor grado, además de presentar bandas fibrosas.

Secundario

El hiperparatiroidismo secundario es una respuesta a una hipocalcemia. La presentación habitual es con insuficiencia renal crónica.

Terciario

El hiperparatiroidismo terciario se produce tras un hiperparatiroidismo secundario prolongado, y es causado por el desarrollo de una hiperplasia paratiroidea autónoma, que no responde a los mecanismos homeostáticos habituales.

Alteraciones óseas

La función normal de la HPT es la de incrementar la actividad de los osteoclastos a fin de elevar los niveles de reabsorción ósea. De este modo, el calcio se desplaza desde el esqueleto hacia la sangre, y estimula el recambio óseo. Histológicamente, ésto puede observarse como una mayor cantidad de osteoclastos sobre la superficie del hueso y dentro de la trabécula. Se produce un aumento concomitante del número de osteoblastos como parte del proceso de remodelado.

En el hiperparatiroidismo, existe una pérdida ósea neta. Se produce una sustitución inadecuada del hueso reabsorbido por cordones irregulares de tejido fibroso. La fibrosis se desarrolla alrededor de los sitios de reabsorción y también dentro de los espacios medulares. Se pueden producir quistes en las regiones fibróticas, de allí el término osteítis fibrosa quística. Algunas zonas de fibrosis contienen hemosiderina en abundancia, y numerosos osteoclastos, recibiendo el nombre de tumores marrones.

Las lagunas de Howship son regiones festoneadas sobre la superficie del hueso, que contienen osteoclastos multinucleados gigantes.

Hipoparatiroidismo

Consiste en una deficiencia de HPT, que resulta en hipocalcemia e hiperfosfatemia. Las causas incluyen: remoción inadvertida de tejido paratiroideo durante una tiroidectomía, etiologías autoinmunes, irradiación cervical, hemocromatosis, síndrome de di George, defectos genéticos hereditarios y deficiencia de magnesio (requerido para el metabolismo de la HPT).

Pseudohipoparatiroidismo

El pseudohipoparatiroidismo incluye a las tres afecciones en las que existen manifestaciones metabólicas de deficiencia de HPT, pero en las cuales los niveles de dicha hormona se encuentran elevados El proceso básico consiste en la imposibilidad del organismo de responder a esta hormona. En la mayoría de los casos, ello se debe a un defecto en la subunidad alfa de la proteína G, involucrada en el receptor de HPT.

Muchos pacientes presentan osteodistrofia hereditaria de Albright, y por ende, exhiben baja estatura, cara redonda, braquidactilia y calcificación heterotópica.

Pseudopseudohipoparatiroidismo

Extraordinariamente, existe el llamado pseudopseudohipoparatiroidismo, así denominado porque aparenta ser un pseudoparatiroidismo, pero sin serlo en realidad. Los niveles de calcio y HPT son normales, pero las características de la osteodistrofia de Albright se encuentran presentes, y, por lo tanto, la enfermedad puede ser una forma leve de pseudohipoparatiroidismo tipo I.

Neoplasia endócrina múltiple

Los síndromes de neoplasia endócrina múltiple (MEN) son enfermedades hereditarias en las que existe una tendencia a formar tumores dentro de órganos endócrinos específicos. Su prevalencia es de 1 en 10.000 a 1 en 30.000.

MEN 1

La MEN 1 o síndrome de Werner consiste en la asociación de hiperplasia paratiroidea, adenomas pituitarios y tumores endócrinos pancreático. Es una afección autosómica dominante, cuyo gen responsable, gen de la menina, se encuentra localizado sobre el cromosoma 11q13. Se piensa que la menina es un gen supresor de tumores. El comportamiento genético de la enfermedad constituye un ejemplo de la hipótesis de Knudson de mutación doble. Los tumores pancreáticos pueden segregar una variedad de hormonas, en especial gastrina e insulina. Dichos tumores suelen ser responsables de la mortalidad observada en MEN1.

MEN2a

La MEN2a, también denominada síndrome de Sipple, presenta carcinoma medular de tiroides, hiperplasia paratiroidea y feocromocitoma. Es una enfermedad autosómica dominante, causada por la mutación del protooncogen RET, localizado sobre el cromosoma 10q11.2, y es una tirosina quinasa. Las mutaciones de RET resultan en una elevación anormal del nivel de señalización

MEN2b

La MEN2b presenta las mismas causas y patrones tumorales que MEN2a, pero difiere en el sentido que los pacientes exhiben una tendencia adicional a padecer fibromas submucosos. Además, muestran síntomas psíquicos que remiten a la enfermedad de Marfan.

Carcinoma medular tiroideo hereditario

A veces, se lo agrupa con MEN2, ya que también es causado por una mutación de RET. Mientras que la incidencia de hiperplasia paratiroidea y feocromocitoma en MEN2 es de casi 70-80% respectivamente, este tipo de carcinoma medular puede hallarse en prácticamente un 100% de los casos.

92 Patologías de las glándulas suprarrenales

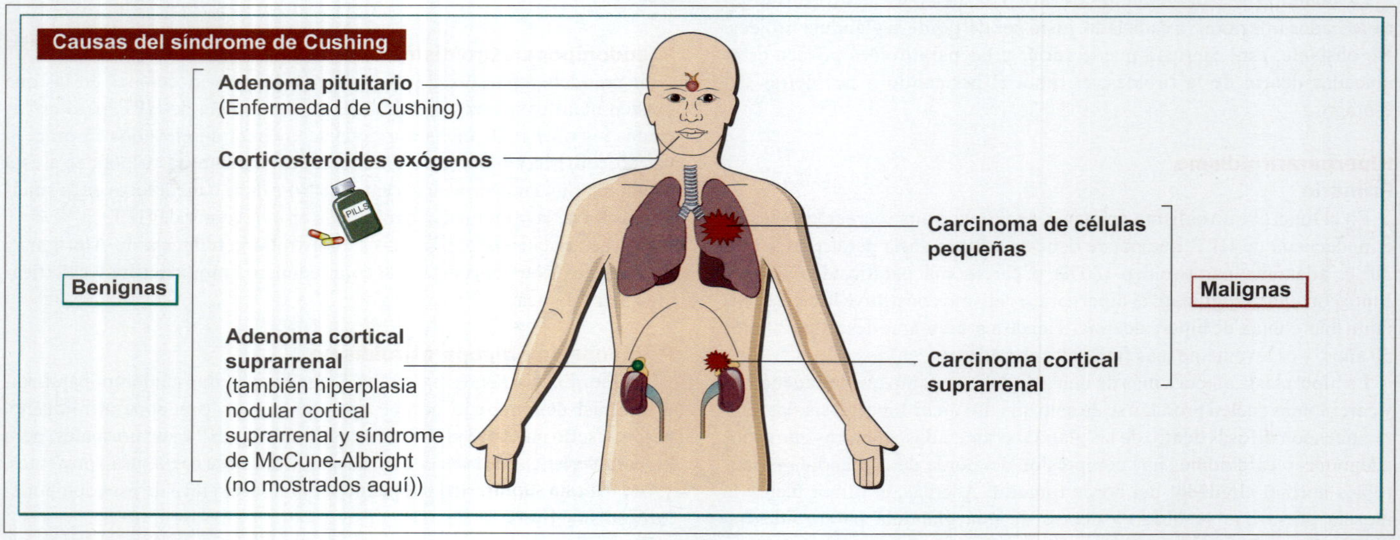

Feocromocitoma

Definición

Un feocromocitoma es un tumor productor de catecolaminas de la médula suprarrenal, que también puede originarse en los ganglios simpáticos.

Epidemiología

Es un tumor raro, que causa hipertensión en 1 de 1000 casos. Tiende a presentarse en adultos jóvenes y de mediana edad. Es hereditario en un 10% de los pacientes, a menudo como parte de una neoplasia endócrina múltiple 2 (MEN2).

Patología

El feocromocitoma es bilateral en un 10% de los casos y maligno en otro 10%; además puede localizarse fuera de la glándula suprarrenal (10%). Se origina en la médula suprarrenal y forma una masa color marrón anaranjado.

Está compuesto por nidos de células separadas por un delicado estroma vascular. Las células sustentaculares son células de soporte especializadas, que se encuentran en los bordes de los antedichos nidos.

La distinción entre feocromocitomas benignos y malignos puede resultar dificultosa ante la ausencia de metástasis. Los tumores malignos tienden a ser más grandes, no obstante lo cual ciertos parámetros histológicos convencionales, como por ejemplo una invasión linfovascular, pierden su utilidad habitual como herramientas de diagnóstico.

Enfermedad de Addison

Definición

La enfermedad de Addison es una deficiencia adrenocortical primaria.

Epidemiología

Su incidencia es de aproximadamente 8 por 100.000 por año, con una relación hombre-mujer pareja y un amplio rango de edad.

Causas

- Etiologías autoinmunes
- Tuberculosis
- Tumores metastásicos
- Linfomas
- Amiloidosis
- Hemocromatosis
- Hemorragias intrasuprarrenales.
- Adrenoleucodistrofia.
- Falta de respuesta hereditaria a la hormona adrenocorticotrópica.
- Deficiencia poliglandular tipo I.
- Deficiencia poliglandular tipo II
- Adrenalectomía bilateral.

Patología

- La adrenalitis autoinmune representa el 70% de los casos. Las glándulas suprarrenales se atrofian debido a la pérdida de células corticales. Casi todos los pacientes poseen anticuerpos contra la enzima 21-hidroxilasa.
- La deficiencia poliglandular tipo 1 es una enfermedad autosómica recesiva que incluye: enfermedad de Addison, candidiasis mucocutánea crónica, hipoparatiroidismo, hipoplasia de esmalte dental, alopecia e insuficiencia gonadal primaria.
- La deficiencia poliglandular tipo II es una enfermedad autosómica dominante, asociada con HLA-DR3, que presenta enfermedad de Addison, hipotiroidismo, diabetes mellitus tipo 1, hipogonadismo, anemia perniciosa y vitíligo.

Correlaciones clínicas

Muchas de las características de la enfermedad de Addison pueden predecirse si se conoce cabalmente la función de los corticosteroides adrenales, que no será descripta en este libro. No obstante, se debe prestar atención a la coexistencia frecuente de hipotiroidismo e hipoadrenalismo en ancianos. En estos pacientes, la rápida corrección del hipotiroidismo impone un gran estrés sobre la glándula suprarrenal, precipitando una crisis adisoniana, la que puede evitarse administrando corticosteroides exógenos junto con sustitución tiroidea. La dexametasona tiene la ventaja de no interferir con las pruebas de Synacthen que deben realizarse.

Hipoadrenalismo secundario

En general, es causado por una suspensión abrupta de la administración de corticosteroides exógenos en aquellos casos en los que la duración y dosis de los mismos ha ocasionado la supresión de la liberación endógena de ACTH, y atrofia irreversible de la corteza suprarrenal. Puede ser provocado también, aunque con mucha menor frecuencia, por cirugías pituitarias, hipopituitarismo y enfermedades hipotalámicas.

Síndrome de Cushing

Este síndrome es una enfermedad que resulta de una exposición prolongada a niveles elevados, y por ende inadecuados, de glucocorticoides.

Causas

- Tumor pituitario secretor de ACTH (enfermedad de Cushing).
- Otros tumores secretores de ACTH (por ej., carcinoma de células pequeñas de pulmón).
- Esteroides exógenos
- Adenoma de glándula suprarrenal
- Carcinoma de glándula suprarrenal
- Síndrome de McCune-Albright
- Hiperplasia suprarrenal nodular macroscópica
- Alcohol

Patología

- La enfermedad de Cushing causa un 70-80% de los casos de síndrome de Cushing (después de excluir a los esteroides exógenos). Por lo general, se presenta durante la tercer o cuarta década de vida, y la relación hombre-mujer es de 1:3. Esta afección es producida por un adenoma pituitario secretor de ACTH, tratándose, en general, de un microadenoma. Los niveles elevados y persistentes de esta hormona provocan hiperplasia bilateral de la corteza suprarrenal.
- La secreción ectópica de ACTH contribuye un 15-20% de los casos, y la mitad de ellos se debe a un carcinoma de células pequeñas de pulmón. Otras causas incluyen: tumores carcinoides, feocromocitomas y carcinoma medular tiroideo. A menudo, la enfermedad de Cushing originada por una secreción ectópica de ACTH de un tumor maligno, carece de algunas de las apariencias cushingnoides típicas, debido a la caquexia superpuesta por el cáncer. Además, la hipercalemia tiende a ser más prominente que en el síndrome de Cushing de distinta etiología.
- Los adenomas y carcinomas suprarrenales representan aproximadamente un 10% de los casos. Ambos producen masas centradas en la corteza suprarrenal, que están formadas por células que se asemejan a las de la corteza suprarrenal normal. Al igual que sucede con los tumores paratiroideos y con los feocromocitomas, la distinción entre tumores malignos y benignos, basada en datos histológicos, no tiene tanta utilidad. No obstante, los carcinomas suelen ser más grandes y presentar zonas de necrosis

Los adenomas suprarrenales incidentales no funcionantes son mucho más comunes que los que causan síndrome de Cushing. Su relevancia clínica radica en el hecho de poder ser detectados mediante tomografías abdominales realizadas por alguna otra razón. Su hallazgo puede requerir que se lleven a cabo nuevos estudios para confirmar su inocuidad.

- El síndrome de McCune-Albright es una enfermedad de la proteína G , en la que una mutación de la subunidad alfa produce una activación anormal de la adenilciclasa. Presenta displasia fibrosa, pigmentación cutánea e hiperfunción de las glándulas pituitarias, tiroides, suprarrenales y de las gónadas.
- El abuso de alcohol puede provocar un pseudo-síndrome de Cushing.

Exceso de mineralocorticoides

Causas

- Síndrome de Conn.
- Carcinoma suprarrenal.
- Hiperaldosteronismo suprimible con glucocorticoides.
- Hiperplasia suprarrenal congénita.
- Síndrome de exceso aparente de mineralocorticoides (SAME).
- Exceso de ACTH.

Patología

- El síndrome de Conn es un adenoma suprarrenal productor de aldosterona, que tiende a ocurrir entre los 30 y 50 años, y que muestra una relación hombre-mujer de 1:2. Es aproximadamente 20-30 veces más habitual que el carcinoma suprarrenal secretor de aldosterona.
- El hiperaldosteronismo suprimible con glucocorticoides es una enfermedad autosómica dominante, localizada sobre el cromosoma 8, en el que la región regulatoria para 11 beta hidroxilasa está fusionada con la secuencia que codifica aldosterona sintetasa. De este modo, la síntesis de aldosterona queda bajo el control de ACTH, lo que resulta totalmente anormal.
- El SAME es una consecuencia de la respuesta del riñón a la aldosterona y el cortisol. En realidad, el receptor de aldosterona a nivel renal tiene la misma afinidad para ambas hormonas. Sin embargo, la enzima 11 beta hidroxiesteroide dehidrogenasa convierte al cortisol en cortisona, protegiendo al riñon del cortisol. En el SAME, esta enzima puede ser congénitamente defectuosa o quedar inhibida por agentes tales como regaliz y carbenoxolona.

93 Diabetes mellitus

Diabetes mellitus

Problemas vasculares constituyen la raíz de la mayoría de las complicaciones diabéticas y son:

- **Aterosclerosis acelerada,** el incremento de la lipólisis, liberando FFA y colesterol
- **Fumadores** diabéticos corren mayor riesgo de necrosis isquémica y **gangrena** de las extremidades, **ACV** e **infarto de miocardio**
- **Deterioro de la curación de heridas,** provocada por una combinación de factores: ateroma de vasos grandes y medianos, y glicación de las proteínas de la membrana basal y del colágeno en el sitio de la herida (por AGEPs)
- El '**pie diabético**' clásico puede sentirse frío al tacto, debido a problemas isquémicos, o caliente y ulcerado, a causa de una neuropatía periférica. El "pié de Charcot" se siente caliente y hay lesiones articulares

Neuropatías diabéticas de diversos tipos, causadas por daños hiperglucémicos y lesiones de los pequeños vasos nutricios de los nervios:

- Neuropatía autónoma: hipotensión postural, vejiga atónica, impotencia, diarrea.
- Neuropatía sensitiva distal: distribución típica en "guantes y medias".
- Neuropatía motora distal: desgaste de los músculos de las manos y pies.
- Amiotrofia diabética: pérdida de los músculos cuadriceps, dolor en la piel
- La mononeuritis múltiple daña al tercer nervio craneal, y por ende, afecta a los movimientos oculares, pero preserva, por lo general, el reflejo pupilar

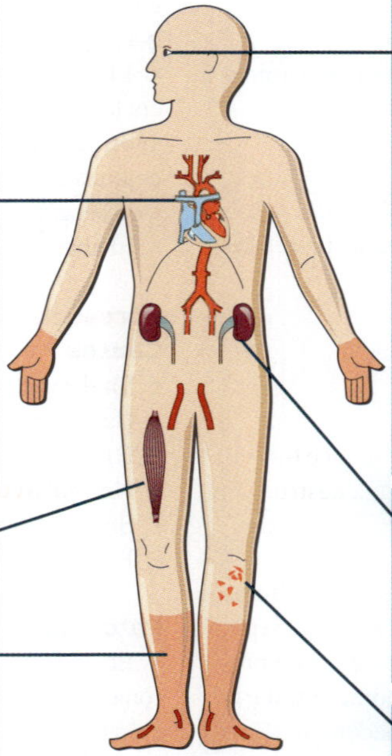

AGEP = productos finales de la glicación avanzada

Problemas oculares: se producen de 10 a 15 años antes que en la población general, afectando a 1/3 de los pacientes diabéticos y provocando ceguera dentro de los 30 años en un 5% .

- Formación de cataratas: los factores angiogénicos provocan la formación de nuevos vasos sobre la lente, opacándola. Además, se puede producir una glicación de proteínas en la matriz de la lente
- Retinopatías: los capilares endurecidos debido a filtraciones de la glicación de las membranas basales causan hemorragias, exudados y microaneurismas retinianos. Los exudados blancos se producen cuando existe daño axonal isquémico. La proliferación de capilares genera retinopatía proliferativa y cicatrización. La tracción asociada puede provocar desprendimiento de retina.
- A menudo, la mácula no se ve afectada. El deterioro de la agudeza visual señala su compromiso.

Enfermedades renales: 35-45% DM tipo I, < 20% DM tipo II, entre los 15 y 25 años post-diagnóstico. Endurecimiento del colágeno causado por el cruce de los AGEPs, que provoca rigidez vascular e hipertensión, retinopatía, y lesiones vasculorenales con glomeruloesclerosis

Infecciones

- Infecciones de piel causadas por un aumento del
- nivel de glucosa en la transpiración. Infecciones fúngicas, ej.: candidiasis vaginal o faríngea.
- Infecciones urinarias (ITU), ocasionadas por glicosuria, que proporcionan una fuente de energía para las bacterias patógenas. Los pacientes diabéticos con ITU corren mayor riesgo de necro-
- sis papilar aguda.
- Colonización sinusoidal por *Aspergillus* o *Mucormycosis*

Comparación entre síntomas hiper e hipoglucémicos

Hiperglicemia

- Polidipsia
- Poliuria
- Fatiga
- Curación lenta de heridas
- Alteraciones de la visión
- Aliento a acetona
- Coma

Hipoglicemia

- Aumento de apetito
- Cefaleas
- Debilidad
- Pérdida de la concentración
- Náusea
- Vómitos
- Visión borrosa
- Coma

Causas de hipoglucemia, además del exceso de insulina en el tratamiento de diabetes

- Abuso de alcohol
- Insuficiencia renal o hepática
- Tumores: tumor secretor de insulina, por ej., tumor neuroendócrino de páncreas o duodeno, o tumor secretor de receptor de factor de crecimiento II (IGF II) similar a la insulina, por ej., fibromas o sarcomas pleurales. Insuficiencia adrenocortical.
- Hipopituitarismo

En la diabetes mellitus (DM), la orina es dulce (mellitus= miel), debido a la imposibilidad de la hormona pancreática, la insulina, de eliminar la glucosa en sangre para que llegue a las células. Se caracteriza por "hambre en medio de la abundancia", dado que hay glucosa disponible en sangre, pero ésta no puede ser utilizada por las células. En cambio, la diabetes insípida se produce porque la glándula pituitaria no puede segregar la hormona antidiurética (ADH), y la orina es muy diluida.

Los islotes pancreáticas de Langerhans elaboran glucagón en células alfa, insulina en células beta, polipéptidos pancreáticos en células gamma y somatostatina en células delta. Dichos islotes tienen una irrigación sanguínea independiente y segregan hormonas directamente dentro de la sangre, con efectos a lo largo de todo el cuerpo.

La insulina se secreta en respuesta a un nivel elevado de glucosa en plasma. Dicha glucosa es convertida en adenosintrifosfato (ATP), y, mediante diversas vías, estimula el ingreso de Ca2+ a la célula, lo que permite que la insulina en gránulos dentro de la célula beta, sea segregada en la sangre. Esta hormona estimula a los receptores insulínicos de todas las demás células del cuerpo, para desplazar a sus moléculas transportadoras de glucosa hacia sus superficies membranosas, a fin de que puedan absorber la glucosa, y satisfacer, de este modo, sus necesidades energéticas.

El glucagón tiene una acción inversa, dado que es liberado en respuesta a niveles bajos de glucosa. El catabolismo del almidón y otras reservas de energía son mediadas por el glucagón para formar glucosa.

Epidemiología

• **DM tipo I:** su incidencia es de 25 por 100.000, en general en blancos de Europa del Norte; su incidencia es de 7 x 100.000 en la Argentina según la OPS.

• **DM tipo II:** su incidencia está creciendo rápidamente en el mundo desarrollado, con una prevalencia prevalencia de 5.1 a 6% en Argentina. Los subtipos de DM II son los siguientes:

- ***Diabetes juvenil de inicio en la madurez:*** su prevalencia es de 1-2% de los pacientes diabéticos, y, por lo tanto, es rara.
- ***Diabetes gestacional:*** se produce en aproximadamente un 4% de los embarazos, generalmente durante el último trimestre.

Etiología y patogénesis

• **DM tipo I:** Se cree que el mimetismo molecular que se produce tras una infección viral del páncreas (por ej., paperas) conduce a una destrucción autoinmune de células beta. Este tipo de diabetes está íntimamente asociado con otras enfermedades autoinmunes.

• **DM tipo II:** afecta a diversos puntos en la trayectoria para la interacción de insulina/glucosa; el hecho de que algunos pacientes tienen niveles de insulina más altos de lo normal sugiere una insensibilidad del receptor insulínico, que puede estar relacionada con los niveles de adiponectina en la obesidad.

- ***Diabetes juvenil de inicio en la madurez:*** se han identificado a numerosos genes que afectan la función de las células beta, por ej., MODY 2, en el que existe una deficiencia de glucoquinasa.
- ***Diabetes gestacional:*** su etiología es incierta, pero, aparentemente, los niveles bajos de adiponectina (que sensibiliza a los receptores de insulina) pueden cumplir algún rol. Un 30-50% de los pacientes con diabetes gestacional desarrollan DM tipo II en los 10 años siguientes.

Cuadro clínico

Diabetes mellitus tipo I

En general, la DM tipo I se presenta antes de los 25 años (edad promedio: 13 años), en individuos normalmente delgados. Los síntomas pueden ser engañosos, con aparición gradual de malestares, pérdida de peso y debilidad, a menudo con curación lenta de heridas o infecciones de piel. Las manifestaciones clásicas incluyen polidipsia, poliuria y nocturia, causadas por el gran gasto urinario impuesto por la alta excreción de glucosa, que es acompañada por una pérdida excesiva de agua provocada por la diuresis osmótica.

La hiperglucemia conduce a lipólisis de adipocitos, liberando ácidos grasos para la producción de energía. En el proceso, se acumulan compuestos cetónicos, que ocasionan acidosis metabólica. Dichos compuestos, eliminados en la respiración, imparten un olor característico a acetona y deterioran la función cerebral. Los pacientes pueden presentar taquipnea (dado que el organismo intenta corregir la acidosis metabólica excretando CO_2) y náuseas o vómitos.

Si la diabetes no es detectada en esta etapa, podrá manifestarse con cetoacidosis y coma hiperglucémico, evolucionando a coma y muerte si no es tratada a tiempo.

El tratamiento consiste en la administración de insulina, y se debe tener mucho cuidado, ya que un exceso de esta hormona puede causar una caída profunda del nivel de glucosa en sangre tal, que un coma hipoglucémico puede acelerar la muerte (el cerebro necesita glucosa para obtener energía).

Diabetes mellitus tipo II

La DM tipo II suele ser una enfermedad de la adultez, que se detecta en ancianos, a menudo como un fenómeno insospechado (identificado mediante un análisis rutinario de orina, como parte de un chequeo general, o cuando el paciente presenta alguna otra queja), o bien puede presentar síntomas leves de sed e incremento de la producción de orina, incluyendo nocturia. No obstante, es una afección que se produce cada vez más en individuos jóvenes y obesos, dentro de un síndrome metabólico. Se ha comprobado que existe una predisposición genética para DM tipo II.

El tratamiento consiste en la administración de fármacos que estimulan a las células beta para que liberen insulina. Algunos pacientes responden de entrada a la medicación, pero otros pueden necesitar insulina.

Diagnóstico clínico

En una diabetes sin tratar, se pueden producir hiperglucemia en ayunas y glucosuria. Las pruebas de tolerancia a la glucosa muestran niveles elevados de glucosa en sangre dos horas después de beber 75 g de la misma.

Características generales

En un examen general, el páncreas no presenta alteraciones. Sin embargo, si se detectase, por ej., ateroesclerosis en sitios inusuales como las arterias renales o pulmonares, ello debería despertar sospechas de DM.

Características microscópicas

En la DM tipo I se puede producir una infiltración linfocítica de los islotes de Langerhans. La glomeruloesclerosis diabética típica es más evidente en algunos pacientes (capítulo 67).

Complicaciones

Las complicaciones aparecen resumidas en la ilustración, y pueden afectar a todo el organismo, en especial a los ojos, vasos sanguíneos, nervios y riñones, y están relacionadas con :

• Un incremento del nivel de glucosa, que deshidrata a las células, al extraer agua de las mismas mediante osmosis, la que luego se pierde por la orina a través de la diuresis osmótica.

• La generación de radicales libres en las células beta pancreáticas, causada por la fosforilación del exceso de glucosa, que se acumula dentro de la célula, y la producción de especie reactiva de oxígeno (ROS), que lesiona a las células beta, deteriorando su capacidad de formar y segregar insulina.

• La glicación de proteínas en todo el cuerpo, incluyendo albúmina plasmática y colágeno de los tejidos, que forman productos finales de la glicación avanzada, que entrelazan proteínas como tales como colágeno.

94 Patologías de cabeza y cuello

Diversas enfermedades de cabeza y cuello

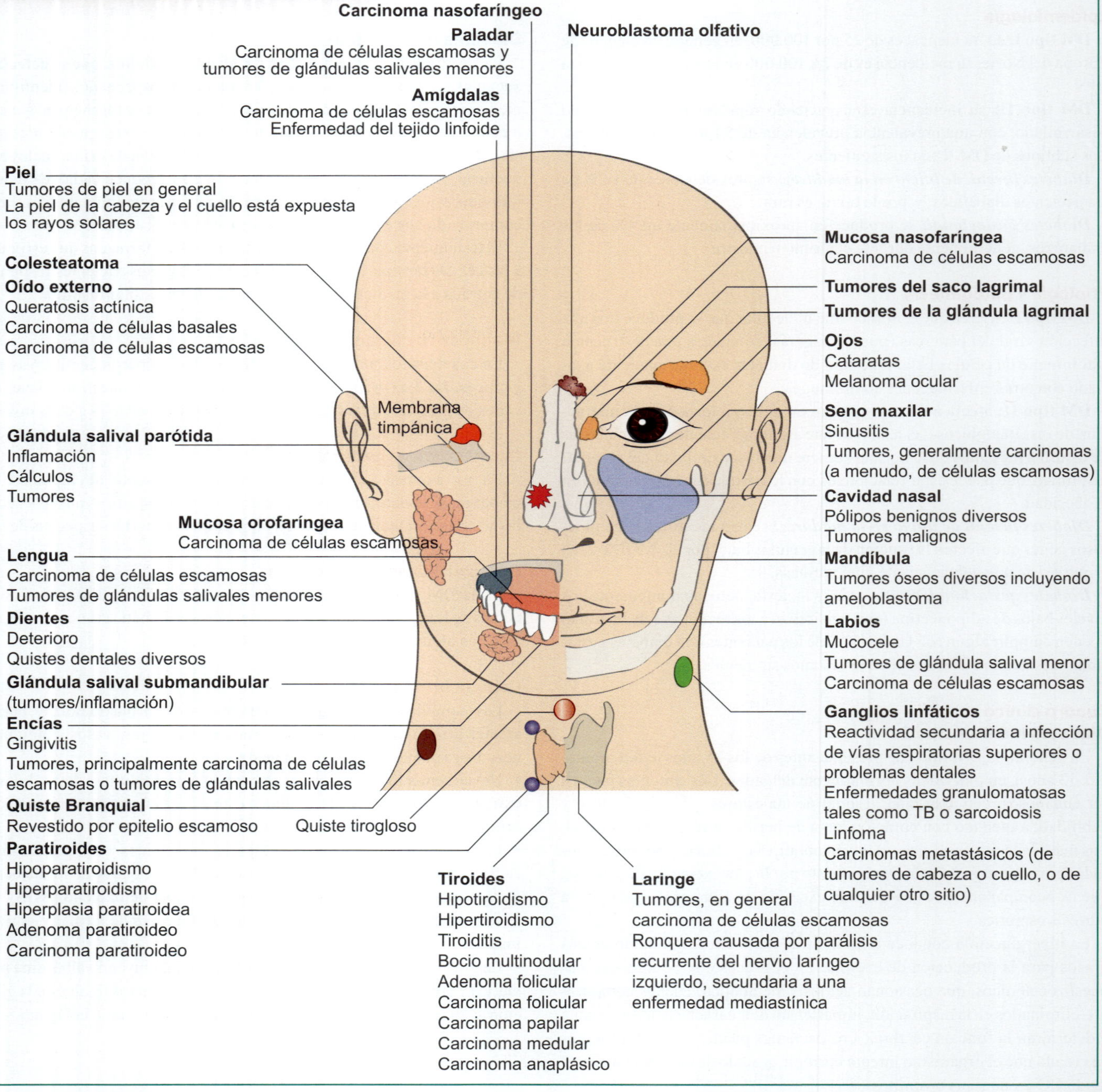

Las patologías de cabeza y cuello engloban enfermedades que se pueden hallarse en cirugías de oído, nariz y garganta y cirugía maxilofacial. Las afecciones tiroideas también pertenecen al campo de acción de los cirujanos de cabeza y cuello.

El territorio de la cabeza y del cuello incluye una variedad de estructuras complejas y órganos, cada uno de los cuales pueden padecer numerosos trastornos. Dado el limitado espacio de este libro, sólo podemos ofrecer una breve revisión de los mismos.

Colesteatoma

El colesteatoma es una entidad un tanto bizarra que se produce en el oído medio. Es una masa quística expansiva formada por epitelio escamoso estratificado queratinizante, citológicamente inocuo. Si bien no es un tumor maligno, puede causar destrucción local, posiblemente en el oído medio y el interno, e incluso invadir, a través del cráneo, al lóbulo temporal del cerebro. Su etiología es incierta, pero las diversas teorías postuladas giran en torno a los bolsillos de retracción epitelial, que se originan en la membrana timpánica.

Glándulas salivales

Como la mayoría de los órganos, las glándulas salivales pueden resultar afectadas por inflamaciones crónicas o agudas, cuyas alteraciones patológicas reproducen los elementos en común de ambos procesos. El síndrome de Sjögren es una enfermedad específica, autoinmune, en la que la respuesta inflamatoria crónica está dirigida contra el tejido salival (y la glándula lagrimal), y puede asociarse con otras enfermedades autoinmunes específicas de ciertos órganos.

En las glándulas salivales, al igual que en otros órganos secretores formados por conductos, también se pueden desarrollar cálculos.

Tumores

A pesar de su pequeño tamaño en relación a la masa corporal total, las glándulas salivales pueden generar una amplia variedad de tumores. Se debe recordar que, así como las tres glándulas salivales principales, los tejidos salivales también se encuentran distribuidos en los labios, la mucosa oral, la lengua y la laringe (en todos estos sitios se pueden desarrollar tumores de estas glándulas). También se pueden producir tumores salivales en el pulmón, aunque esto es poco usual.

El adenoma pleomórfico es el tumor primario de glándula salival más frecuente, y suele afectar a la glándula parótida. Si bien es benigno, puede presentar recidivas tenaces si no se lo extirpa por completo. Tal como lo indica su nombre, los adenomas pleomórficos pueden adoptar diversas formas, pero todos tienen en en común una composición bifásica, con elementos epiteliales- mioepiteliales o estromales. Los tumores epiteliales o mioepiteliales pueden presentar numerosas configuraciones, en tanto que los estromales suelen ser condroides y muy llamativos en las biopsias de aspiración con aguja fina (BPAF).

El tumor de Warthin es un neoplasma benigno de la glándula parótida. Las estructuras papilares complejas se encuentran revestidas por una capa externa de células cuboidales y una interna de células columnares, que poseen citoplasma granular y eosinófilo (oncocítico). El estroma de la papila contiene un infiltrado linfoide denso. Su aspecto citológico es muy característico.

El carcinoma adenoide cístico posee una malignidad relativamente baja, no obstante lo cual suele invadir a los nervios, razón por la que sus recidivas son muy frecuentes. Desde el punto de vista microscópico, el tumor está formado por numerosas arcadas y cordones, y estructuras pseudoglandulares y cribriformes.

Otros tumores incluyen adenoma de células basales, adenoma canalicular, carcinoma de células acinares, carcinoma mucoepidermoide y carcinoma del conducto salival, pero ninguno de ellos será descripto en el listado.

Pólipos nasales

Las formas más comunes de pólipos nasales, de tipo inflamatorio o alérgico, son lesiones benignas compuestas por mucosa nasal polipoide y edematosa (mucosa glandular columnar ciliada), en la que existe un infiltrado celular inflamatorio crónico y espeso, que presenta abundantes eosinófilos.

Existen otros diversos tipos morfológicos de pólipos nasales, incluyendo el pólipo invertido, en el que la mucosa escamosa estratificada crece hacia el centro del pólipo, de modo tal que la capa nasal queda ubicada más hacia el exterior que hacia su interior. Tiende a recurrir localmente.

Los pólipos nasales unilaterales constituyen un subtipo más problemático que los bilaterales.

Tumores

Aún teniendo en cuenta a los neoplasmas de glándulas salivales mencionados con anterioridad, existen varios tumores de cabeza y cuello causados por la diversidad de los tipos de tejido normalmente presentes en este territorio.

Carcinoma de células escamosas

El carcinoma de células escamosas es el tumor maligno más frecuente de cabeza y cuello, debido a la amplia distribución del epitelio escamoso en la mucosa de dicha región. Los labios, la boca, la lengua, las amígdalas, la laringe y los senos pueden generar carcinomas de células escamosas. El tabaco constituye el principal factor de riesgo. El alcohol juega un papel un tanto menor. Los carcinomas de cabeza y cuello se relacionan con el virus del papiloma humano (HPV): los tumores HPV(+) tienen mejor pronóstico que los HPV (-).

Los carcinomas de cabeza y cuello se propagan a los ganglios linfáticos cervicales. La cadena de ganglios linfáticos asociados con dichos tumores corre por las proximidades del músculo esternocleidomastoideo y se divide en cinco niveles anatómicos. Los carcinomas tienden a diseminarse siguiendo una secuencia a lo largo de esta cadena. Su eliminación mediante disección cervical forma parte del tratamiento quirúrgico de diversas clases de cáncer de cabeza y cuello.

Carcinoma nasofaríngeo

Se trata de un neoplasma maligno estrechamente relacionado con el virus de Epstein-Barr. Su incidencia es muy alta en el Lejano Oriente. Tiende a aparecer entre los 15 y 25 años de edad, y durante la séptima década de vida.

Las células malignas pueden crecer de modo difuso, o como laminillas, y son acompañadas por un infiltrado celular inflamatorio y crónico muy espeso. La mayoría de estos tumores son no queratinizantes.

Neuroblastoma olfativo

Es un tumor neuroectodérmico maligno que se origina en el tejido olfativo sobre el techo de la cavidad nasal. Puede presentar diversos patrones microscópicos, pero está compuesto por células ovoides dispuestas en un fondo fibrilar.

95 Linfoma

Clasificación de linfomas

Linfoma

- **Linfoma de Hodgkin**
  - Linfoma de Hodgkin clásico (95%)
    - Rico en linfocitos
    - Esclerosis nodular
    - Celularidad mixta
    - Depleción linfocitaria
  - Linfoma de Hodgkin con predominio linfocitario nodular (5%)
- **Linfoma no-Hodgkin**
  - Célula B (>90%)
    - Bajo grado
      - Linfoma folicular
      - Linfoma de células del manto
      - Linfoma de la zona ganglionar marginal
      - Linfoma de la zona marginal extraganglionar tipo MALT
      - Linfoma de la zona marginal del bazo
      - Linfoma linfoplasmacitoide
      - Neoplasmas de células plasmáticas
      - Linfoma linfocítico pequeño/leucemia linfocítica crónica
      - Leucemia de células pilosas
    - Alto grado
      - Linfoma de células B grandes difuso
      - Linfoma de célula B grandes mediastínico (difuso)
      - Linfoma de Burkitt y linfoma similar a Burkitt
      - Linfoma de derrame primario
      - Linfoma de células B intravascular
      - (Linfoma folicular de grado 3b)
  - Célula T (<10%)
    - Linfoma de célula T periférico, si no se especifica lo contrario (50%)
    - Linfoma de células grandes anaplásico
    - Leucemia linfocítica T precursora
    - Leucemia linfocítica granular de células T grandes
    - Leucemia agresiva de células NK
    - Leucemia/linfoma de células T adultas
    - Linfoma de células T-NK extraganglionares, tipo nasal.
    - Enteropatía asociada con células T
    - Linfoma de células T gamma-delta hepáticas
    - Linfoma de células T similar a paniculitis subcutánea
    - Micosis fungoides y síndrome de Sézary
    - Linfoma de células T angioinmunoblástico

Sistema de clasificación Ann Arbor en etapas para linfomas

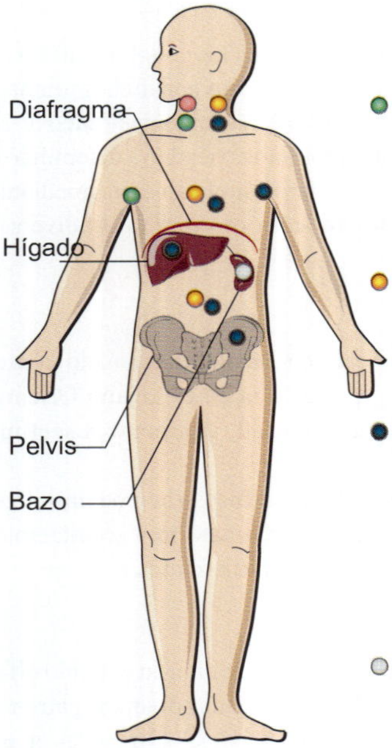

- **Etapa 1** un solo grupo de ganglios linfáticos/ región linfática u órgano extralinfático único
- **Etapa 2** más de un grupo de ganglios linfáticos, pero todos sobre un mismo lado del diafragma
- **Etapa 3:** múltiples grupos de ganglios linfáticos / regiones linfáticas sobre ambos lados del diafragma
- **Etapa 4:** compromiso de la médula ósea. Enfermedad extralinfática extendida (por ej., hígado) más ganglios distantes al órgano (la afección ganglionar suele diseminarse durante esta etapa)
- *Sufijo S* (por ej., etapa 3S) Compromiso del bazo

Sufijos A y B (obligatorios)
A – sin síntomas B
B – fiebre, transpiración profusa y pérdida de peso no intencional (con frecuencia de por lo menos un 10%)

Folículo linfoide normal
Células del manto polarizadas hacia un polo del folículo (ZM)
Centro germinal (CG).
Macrófagos con cuerpos tingibles

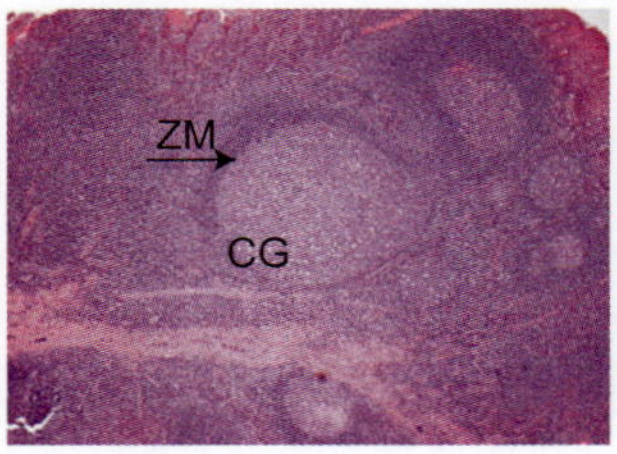

Linfoma folicular
Folículos compactados (F)
Ausencia de macrófagos con cuerpos tingibles
Ausencia de zonas del manto

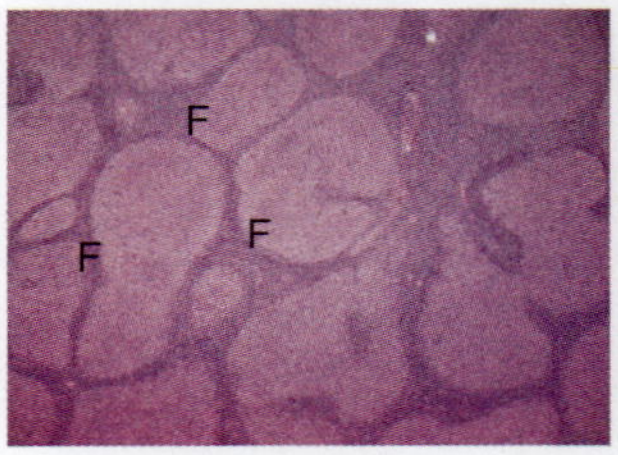

Linfoma de célula B grandes difuso
Contorno nuclear irregular
Células apoptóticas
Nucléolo
Linfocito de tamaño normal para comparación

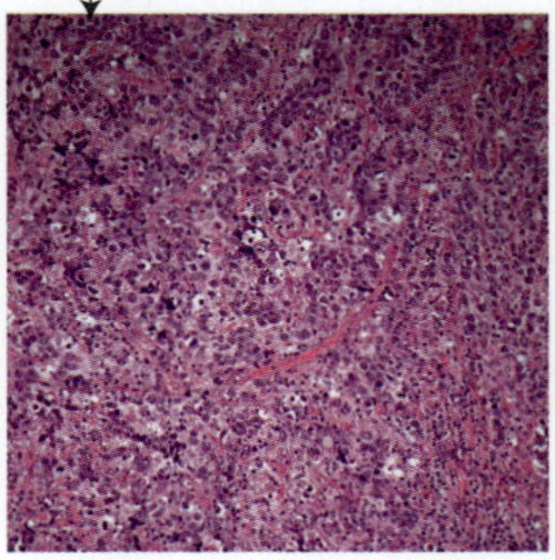

Células de Hodgkin-Reed-Sternberg (HRS)
Células HRS mononucleadas
Células HRS binucleadas
Linfocitos de tamaño normal

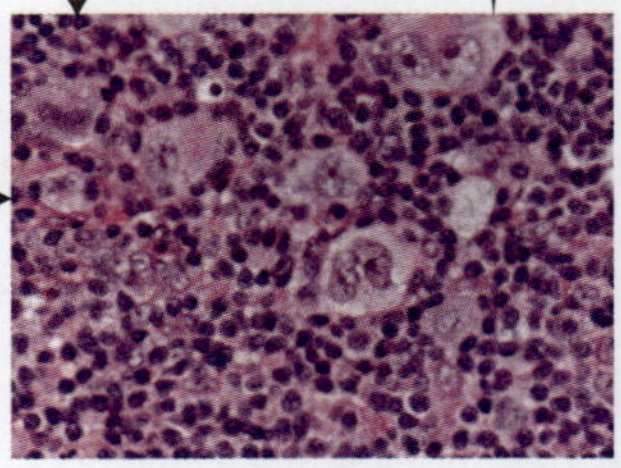

Linfoma de Hodgkin

El linfoma de Hodgkin es una enfermedad maligna de los linfocitos, que se caracteriza por la presencia de células de Hodgkin-Reed-Sternberg (HRCs).

Epidemiología y factores de riesgo

Su incidencia es de 2-3 por 100.000 por año y del 0.9 x 100.000 en Argentina, con una relación hombre-mujer de 2-3:1. Existen dos edades pico: entre los 15 y 40 y después de los 60 años. Esta enfermedad es menos común en afrocaribeños. Si un gemelo padece esta afección, el riesgo es 90 veces mayor en el otro. La infección por virus de Epstein-Barr (BV) puede contribuir al desarrollo de este tipo de linfoma.

Patología

Los ganglios linfáticos afectados se agrandan y muestran una sustitución difusa de su estructura por una población de células linfoides y otros leucocitos en los que se encuentran HRSCs dispersas: Estas últimas constituyen la principal herramienta de diagnóstico del linfoma de Hodgkin, si bien representan sólo una pequeña minoría de la cantidad total de células. En general, se hace hincapié en la variante clásica de HRSCs, pero existen otras que suelen ser más abundantes. Todas estas células comparten la propiedad de ser muy grandes en relación a los linfocitos normales. La variante clásica presenta un núcleo bilobulado. Cada lóbulo posee un nucléolo eosinofílico prominente rodeado, a menudo, por una región de depuración. La variante mononuclear es similar a la clásica, pero tiene un solo núcleo lobulado. Existen HRSCs multilobuladas. Las células lacunares exhiben un encogimiento artefactual del citoplasma, lejos de los bordes celulares. Las células momificadas representan células muertas. Las células linfocíticas e histiocíticas, similares a palomitas de maíz, tienden a hallarse sólo en la variante linfocítica nodular predominante; sus núcleos son grandes y enrevesados, pero no poseen nucléolos.

Se cree que la mayoría de las HRSCs derivan de linfocitos B que han sufrido una serie de mutaciones, que les quitaron la capacidad de producir inmunoglobulinas o de completar su diferenciación.

Clasificación

Recientemente, se llevó a cabo una revisión de la subclasificación del linfoma de Hodgkin. Las cuatro variantes tradicionales se denominan linfoma de Hodgkin clásico y constituyen la mayoría de los casos. El subtipo más nuevo es el linfoma de Hodgkin predominante nodular de linfocitos (NLPHL).

El linfoma de Hodgkin clásico incluye esclerosis nodular, celularidad mixta, enfermedad de Hodgkin clásica rica en linfocitos y depleción linfocitaria. Esta clasificación tiene poco o ningún valor significativo en lo que se refiere al pronóstico, debido a los avances experimentados en el tratamiento de este cáncer.

- El linfoma de Hodgkin rico en linfocitos presenta laminillas linfocíticas, con escasos leucocitos.
- El linfoma de Hodgkin con celularidad mixta posee una mezcla de linfocitos, células plasmáticas, histiocitos y eosinófilos.
- La depleción linfocitaria se produce generalmente en individuos ya enfermos. Si bien presenta pocos linfocitos, es rica en histiocitos y granulocitos.
- La esclerosis nodular es la forma más común (75%). Franjas de tejido fibroso dividen al ganglio en nódulos de tejido linfoide en el que predominan linfocitos, aunque también suelen hallarse eosinófilos y macrófagos. Con frecuencia, se puede observar un engrosamiento de la cápsula del ganglio linfático. En ocasiones, estas franjas fibrosas no se desarrollan correctamente.Se pueden distinguir dos grados según la densidad de la población de HRSCs.

El NLPHL representa el 5% de los casos. La arquitectura del ganglio linfático es anormal y rica en linfocitos. Las células en forma de palomitas de maíz se dispersan en este ámbito, a menudo entre los nódulos.

Distribución

El linfoma de Hodgkin tiende a presentarse en los ganglios linfáticos, en especial los cervicales, mediastínicos, inguinales y axilares. Por lo general, la propagación es contigua, alcanzando a los grupos ganglionares más próximos uno tras otro. Puede diseminarse al hígado, bazo y médula ósea, pero, habitualmente durante las últimas etapas de la enfermedad. Además, puede comprometer a determinados sitios fuera del sistema hematoreticular, si bien la localización de un linfoma de Hodgkin primario en dichas áreas resulta bastante rara.

Linfoma no Hodgkin (NHL)

El linfoma no Hodgkin es un tumor maligno de células linfoides. Su incidencia es de 13 por 100.000 por año y del 5.0 x 100.000 en Argentina. El rango de edades es amplio.

Patología

La clasificación de los NHLs es compleja. El sistema que se utiliza usualmente es el proporcionado por la Organización Mundial de la Salud. En este linfoma, se produce una proliferación estructuralmente anormal de linfocitos atípicos dentro del tejido linfoide afectado, que sustituye a la arquitectura normal. Los ganglios linfáticos se agrandan. A diferencia del linfoma de Hodgkin, este cáncer suele originarse fuera del sistema hematoreticular. Su clasificación puede simplificarse en tres grupos: linfomas de células B de bajo grado, linfomas de células B de alto grado y linfomas de células T.

Linfomas de células T: constituyen la minoría de NHLs (10%) e incluyen linfomas con diferenciación de células naturales asesinas (NK). Con frecuencia son muy agresivos y difíciles de tratar.

Linfomas de células B de bajo grado: son los más comunes. Muchos tienen una evolución relativamente lenta, de modo que los pacientes pueden convivir durante largos períodos con la enfermedad. No obstante, la recuperación mediante quimioterapia es problemática, debido, precisamente a su lenta proliferación.

- El linfoma folicular conforma el NHL de células B de bajo grado más frecuente. Tiende a producirse en ancianos y exhibe una translocación t (14;18)(q32;q21) característica, que reordena al gen bcl-2.
- El linfoma de linfocitos B de zona marginal extraganglionar tipo MALT se origina en tejidos linfoides mucosos, por ej., tubo digestivo, pulmones y piel. Algunos casos se desarrollan en las glándulas salivales y en cualquier otro sitio. La variante gástrica se produce por infección con H. pylori, a punto tal que si la enfermedad es erradicada a tiempo, se puede llegar a controlar el linfoma.
- Los linfomas de las células del manto tienden a presentarse en la etapa 4 de la enfermedad, de modo que el pronóstico es malo, a pesar de su categorización de bajo grado. Se produce una translocación t característica (11;14)(q13;q32).

Linfomas de células B de alto grado: se trata de una enfermedad agresiva, en la que predomina un linfoma de célula B grande y difuso. Su rápida velocidad de proliferación lo hace más sensible a la quimioterapia.

- El linfoma de Burkitt es un NHL de linfocitos B de alto grado específico, del cual existen variantes endémicas y no endémicas. La primera se produce en niños africanos y está estrechamente asociada con infección por EBV. En general, afecta a la mandíbula, y también a mamas y ovarios. En el tipo no endémico, la relación con el EBV es más débil.

Estadios

Las etapas del linfoma de Hodgkin y no Hodgkin se clasifican utilizando el sistema de Ann Arbor.

Pronóstico

El pronóstico del linfoma de Hodgkin es excelente durante la tapa 1, con una tasa de supervivencia de 5 años superior al 90%, que cae a 50-70% durante la etapa 4, a pesar de lo cual el pronóstico sigue siendo muy bueno si se la compara con la etapa 4 de otras malignidades.

La composición diversa del NHL no da lugar a mayores comentarios con respecto a su prognosis. Sí se puede agregar que los pacientes con linfomas de NHLs o causados por TB, que no reciben tratamiento, sólo sobreviven semanas o meses.

96 Mielomas

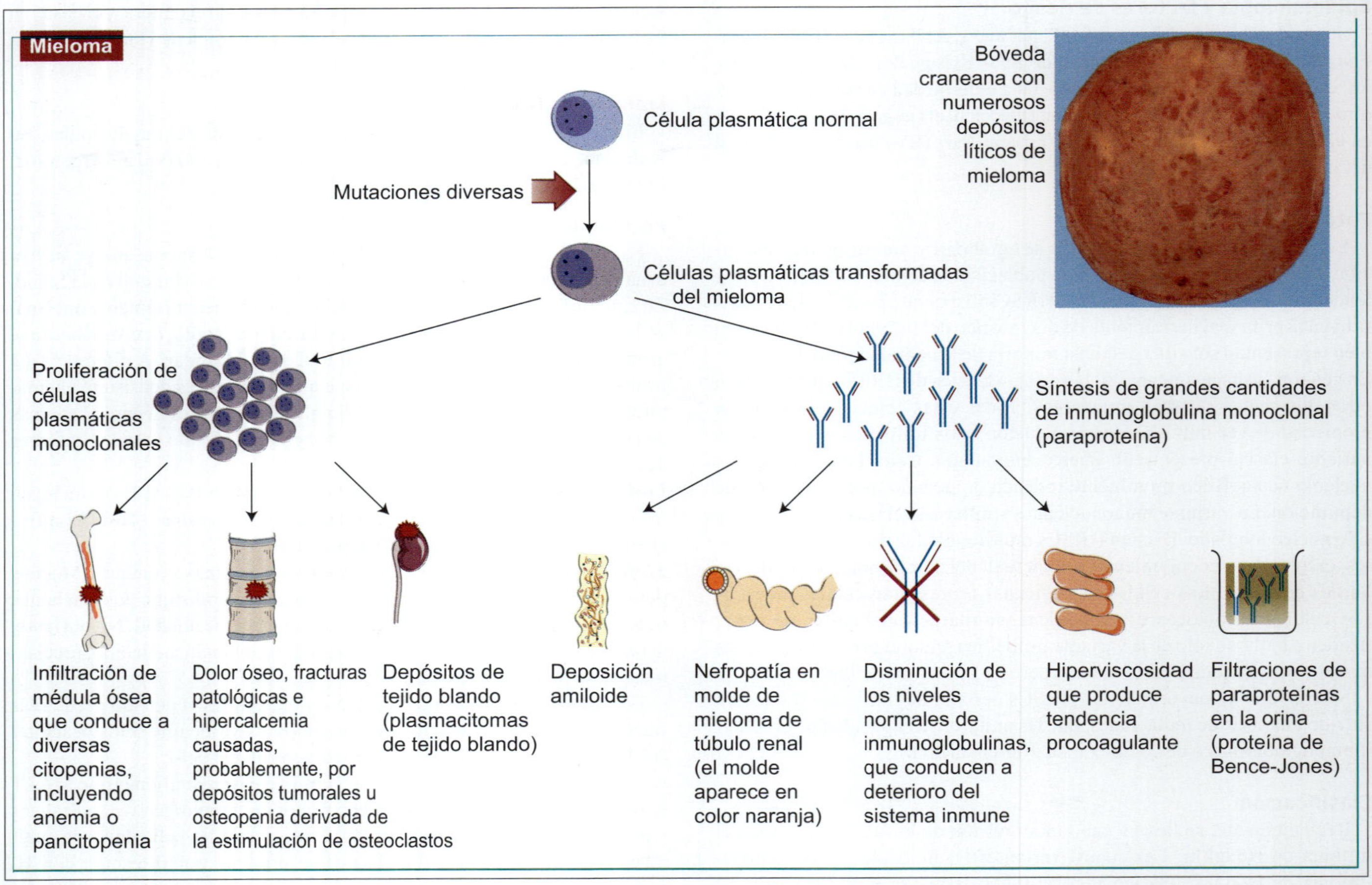
Mieloma
Célula plasmática normal
Mutaciones diversas
Células plasmáticas transformadas del mieloma
Bóveda craneana con numerosos depósitos líticos de mieloma
Proliferación de células plasmáticas monoclonales
Síntesis de grandes cantidades de inmunoglobulina monoclonal (paraproteína)
Infiltración de médula ósea que conduce a diversas citopenias, incluyendo anemia o pancitopenia
Dolor óseo, fracturas patológicas e hipercalcemia causadas, probablemente, por depósitos tumorales u osteopenia derivada de la estimulación de osteoclastos
Depósitos de tejido blando (plasmacitomas de tejido blando)
Deposición amiloide
Nefropatía en molde de mieloma de túbulo renal (el molde aparece en color naranja)
Disminución de los niveles normales de inmunoglobulinas, que conducen a deterioro del sistema inmune
Hiperviscosidad que produce tendencia procoagulante
Filtraciones de paraproteínas en la orina (proteína de Bence-Jones)

Definición

Un mieloma es una enfermedad neoplásica, maligna, clonal y sistémica de las células plasmáticas.

Epidemiología

Su incidencia es de 4-5 por 100.000 por año y del 1.3 x 100.000 en la Argentina, con una relación hombre-mujer de 5:3. Tiende a presentarse durante la séptima y octava década de vida, y es más común en afrocaribeños.

Patología

Síntesis de inmunoglobulinas

Un mieloma es un tumor de células plasmáticas clonales, y, por lo tanto, todas fabrican la misma inmunoglobulina, formada por las mismas cadenas pesadas y ligeras. En algunas ocasiones, sólo producen cadena liviana y en otras no segregan su inmunoglobulina sintetizada, si bien esto resulta poco habitual.

Normalmente, dos tercios de las inmunoglobulinas circulantes poseen una cadena ligera kappa. No obstante, en los mielomas, este guarismo se revierte de forma tal que dos tercios de ellos portan cadenas ligeras lambda.

En un 70% de los casos, los mielomas fabrican IgG, mientras que en otro 20% restante sintetizan IgA. En un 5-10%, se pueden hallar únicamente variantes de cadena ligera. Las IgM, IgD e IgE son formas poco frecuentes, aunque se puede observar producción de proteína IgM en otro neoplasma hematoreticular, el linfoma linfoplasmacitoide (macroglobulinemia de Waldenstrom).

La inmunoglobulina monoclonal puede ser detectada como paraproteina en sangre. En una electroforesis plasmática, ésta puede verse como una banda densa y muy angosta. Su estrechez se debe a que es producida por un único tipo de molécula de inmunoglobulina, que posee una masa idéntica en todas las copias. Los picos usuales para las clases de inmunoglobulinas en suero son mucho más amplios gracias a su composición heterogénea y masas.

El componente de la cadena ligera puede pasar a la orina, en donde es identificado como proteína de Bence-Jones.

Osteopenia

A menudo, las células del mieloma segregan factores que estimulan osteoclastos, que liberan el calcio de los huesos, ocasionando osteoporosis y provocando, en algunos casos, dolor óseo y fracturas patológicas.

Histopatología

Las características microscópicas del mieloma son relativamente simples. El tumor está formado por agregados de células plasmáticas, que se encuentran ubicadas, principalmente, en la médula ósea, y que pueden exhibir diversos patrones y grados de infiltración. Su morfología puede no diferir significativamente de las de las células plasmáticas normales, o bien pueden presentar atipia nuclear, como por ejemplo aumento de tamaño, nucléolos prominentes o bilobulación.

El mieloma afecta también al esqueleto en general, y produce depósitos líticos. Con frecuencia, hay compromiso craneal con múltiples lesiones pequeñas.

Además, pueden desarrollarse tumores de células plasmáticas extraesqueléticas,cuyas características microscópicas son las mismas, aunque se emplea el término plasmacitoma, en especial cuando se trata de una lesión extramedular aislada, que no se encuentra asociada con un mieloma primario.

En algunos casos raros, las células plasmáticas neoplásicas circulan en grandes cantidades en la sangre y se utiliza la denominación leucemia de células plasmáticas.

Diagnóstico clínico

El mieloma recibe también el nombre de mieloma múltiple, dilucidando así una peculiaridad de la enfermedad que permite distinguirla de un plasmacitoma solitario. Los criterios de diagnóstico son los siguientes:

1. Criterio mayor:

• Niveles elevados de inmunoglobulina en sangre por encima de los umbrales específicos para el subtipo (IgG >30 g/L, IgA >20g/L) o de proteínas de Bence-Jones en orina también por encima los umbrales establecidos.
• Plasmacitoma diagnosticado mediante biopsia.
• Infiltración de médula ósea (por lo menos un 30%) por células plasmáticas.

2. Criterio menor:

• Disminución del nivel de paraproteinemia.
• Infiltración de un 10-30% de la médula ósea.
• Lesiones esqueléticas múltiples detectadas radiológicamente.
• Inmunoparesis.

El diagnóstico de mieloma requiere de un criterio mayor y uno menor en el paciente sintomático, o tres menores en el asintomático.

La gammopatía monoclonal de significado incierto (MGUS) es un trastorno en el que se puede hallar paraproteínas, pero en menor nivel que en el mieloma, y sin anomalías esqueléticas. En un 10-30% de los casos evoluciona en mieloma.

Complicaciones

• La producción excesiva de inmunoglobulina de origen clonal puede conducir a una carencia de inmunoglobulinas normales (inmunoparesis), deteriorando así la respuesta inmune.
• Las células plasmáticas se infiltran en la médula ósea, abrumando y reemplazando al tejido hematopoyético normal y ocasionando una insuficiencia medular que puede exacerbar el inmunocompromiso.
• El incremento del contenido proteico de la sangre puede originar hiperviscosidad, aumentando, de este modo, la tendencia procoagulante, razón por la cual los accidentes cerebrovasculares constituyen una de las secuelas más graves.
• Se pueden producir fracturas patológicas por cuanto los depósitos del mieloma destruyen a los huesos.
• En un 25% de los casos se puede desarrollar una hipercalcemia, dado que el mieloma o la osteopenia estimulan a los osteoclastos.
• La síntesis de grandes cantidades de cadenas ligeras de inmunoglobulinas generadas por el mieloma puede conducir a amiloidosis (tipo AL).
• En aproximadamente un 30% de los pacientes se produce insuficiencia renal, debido a una variedad de causas. Las cadenas ligeras son tóxicas para los túbulos renales, en donde pueden precipitarse como moldes. La hipercalcemia puede causar ocasionar insuficiencia renal, que, a su vez, puede complicar la amiloidosis. El inmunocompromiso derivado del mieloma puede conducir a infecciones urinarias reiteradas y pielonefritis crónica. La actividad proliferativa del mieloma, en especial el metabolismo del ácido nucleico, puede elevar los niveles de urato en suero, produciendo nefropatía por ácido úrico. El mieloma puede infiltrar al riñón (raro). La quimioterapia puede resultar nefrotóxica.

Pronóstico

La supervivencia promedio en pacientes tratados es de 3 a 5 años. El pronóstico es más favorable en jóvenes y en quienes pueden tolerar tratamientos muy agresivos. La presencia de anemia e insuficiencia renal empeoran la prognosis.

97 Afecciones hematológicas diversas

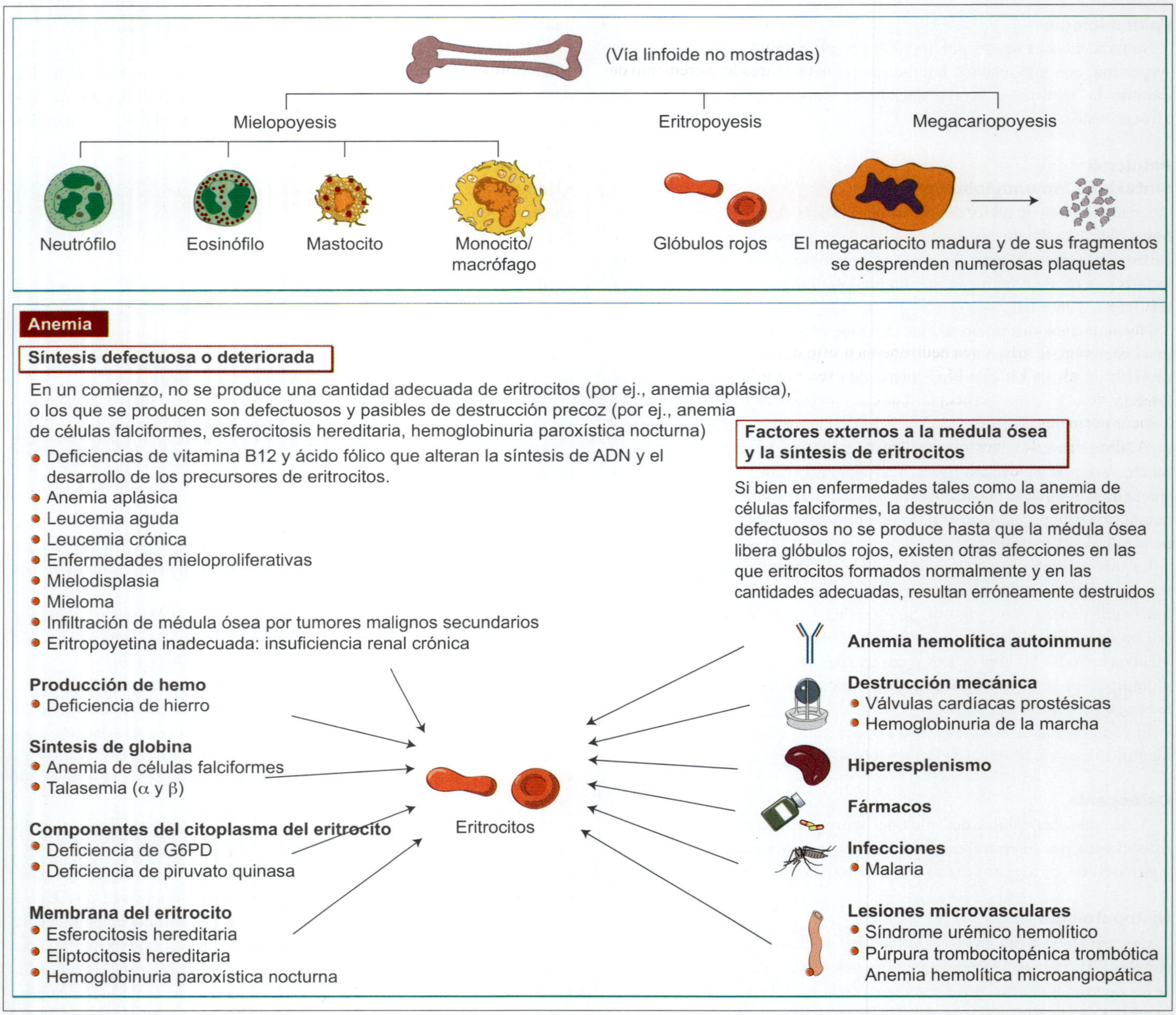

En este capítulo, sólo podemos ofrecer una breve descripción de algunas enfermedades hematológicas que hemos seleccionado especialmente, en virtud de las restricciones de espacio del presente texto.

Leucemia

Las leucemias son poblaciones clonales malignas derivadas de las células madre de la médula ósea. Los precursores mieloides pueden generar leucemias mieloides, en tanto que las leucemias linfoblásticas o linfocíticas son de origen linfoide.

Las leucemias pueden ser agudas o crónicas. En la leucemia linfoblástica aguda (LLA), existe una proliferación descontrolada de linfoblastos, los que no logran diferenciarse. En cambio, la leucemia linfocítica crónica (LLC) consiste en una proliferación de linfocitos maduros pequeños. De modo similar, la leucemia mieloblástica aguda (LMA) es una proliferación de precursores mieloides precoces que no pueden diferenciarse, mientras que la leucemia mieloide crónica (LMC) también es causada por una proliferación no regulada de células madre, pero con una diferenciación posterior de las células hijas a versiones mieloides maduras.

Tanto la LLA como la LLC pueden constituir leucemias de linfocitos B o T. Esta última variante es menos frecuente y más agresiva.

La LMA está dividida en ocho subclases. Los grupos M0-M3 se originan de células mieloides precoces, siendo los MO los más primitivos. Los subtipos M4 son mielomonocíticos, los M5 monocíticos, los M6 eritroides y los M7 megacarioblásticos.

Genética

Se han descripto numerosas anomalías genéticas en los distintos tipos de leucemia, que son útiles en algunas de las subclasificaciones de LMA. No obstante, el cromosoma de Filadelfia en la LMC constituye la anomalía genética más conocida. Esto se debe a la translocación t (q;22) (q34;q11) que crea la proteína de fusión bcr-abl. La proteína abl normal es una tirosina quinasa, y la proteína quimérica presenta un marcado incremento de la actividad de dicha tirosina quinasa.

Patología

Los matices de la patología son diversos, tal como es de esperarse tratándose de entidades tan variadas, aunque tienen en común el hecho de que la proliferación neoplásica se produce en la médula ósea, y que está asociada con la presencia de células neoplásicas en la sangre. Tanto en LLA como en LMA, la neoplasia invade a la médula ósea y al tejido hematopoyético normal. De este modo, ocasiona anemia y trombocitopenia. Mientras que la población neoplásica eleva el recuento de glóbulos blancos, se aniquila la producción de leucocitos funcionales, de forma tal que los pacientes sufren una neutropenia profunda.

En general, en LMC y LLC queda una reserva adecuada de médula ósea, dado que las células neoplásicas coexisten con elementos hematopoyéticos normales.

Ambos tipos de leucemia pueden evolucionar en lesiones de mayor grado. La LMC puede convertirse en LMA (dos tercios) o LLA (un tercio). LLC puede transformarse en linfoma de célula B grande difuso.

Correlaciones clínicas

Tanto LLA como LMA se manifiestan con una pronta insuficiencia medular y resultan rápidamente fatales si no se las trata a tiempo. El tratamiento consiste en quimioterapia a altas dosis, teniendo en cuenta la mortalidad inherentemente significativa de dichas leucemias. Los pacientes con LMC y LLC pueden sobrellevarlas bien y vivir durante varios años con intervenciones mínimas. El anticuerpo monoclonal imatinib (Glivec) está dirigido al receptor mutado de tirosina quinasa, y se ha constituido en un tratamiento nuevo y eficaz contra la LMC.

Mielodisplasia

La mielodisplasia tiende a producirse en ancianos, y es una enfermedad en la que existe una hematopoyesis defectuosa, que produce citopenias sanguíneas periféricas. En algunos casos, se producen también pancitopenia e insuficiencia de médula ósea.

Se han descripto cinco subtipos: anemia refractaria, anemia refractaria con sideroblastos en anillo, anemia refractaria con exceso de blastos, leucemia mielomonocítica crónica y síndrome aislado- 5q.

Al igual que sucede con los problemas causados por una hematopoyesis defectuosa, la mielodisplasia puede complicarse, transformándose en LMA.

Trastornos mieloproliferativos

Estos trastornos son enfermedades proliferativas clonales de las células madres de la médula ósea, en las que existe una sobreproducción de una o más células hematopoyéticas maduras. Tal como lo indica su definición, comparten ciertas características con la LMC, de modo tal que esta última puede ser incluida dentro de la categoría de afecciones mieloproliferativas. La policitemia rubra vera (PRV) (eritrocitos), la trombocitemia esencial (plaquetas) y la mielofibrosis (fibrosis médula ósea y hematopoyesis extramedular en hígado y bazo) también forman parte de estos trastornos.

En la PRV, el cuadro clínico presenta un incremento del hematocrito, mayor viscosidad sanguínea y aumento de la propensión a trombosis. En la trombocitemia esencial, la hipercoagulación constituye el problema principal, aunque, paradójicamente, la coagulación puede alterarse a medida que se va deteriorando la función de las plaquetas producidas por los megacariocitos.

Existen criterios precisos para el diagnóstico de los diversos trastornos mieloproliferativos. El cromosoma Filadelfia constituye el indicio principal, dado que su presencia excluye a PRV, trombocitemia esencial y mielofibrosis. Recientemente, la mutación de JAK-2 se ha convertido en una herramienta diagnóstica de mucha utilidad.

Tanto la PRV como la trombocitemia esencial pueden evolucionar en mielofibrosis. Al igual que la LMC, las otras enfermedades mieloproliferativas también pueden transformarse en LMA.

Anemia

La anemia constituye un grupo de afecciones en el que se produce una baja concentración sanguínea de hemoglobina. Existen sistemas de clasificaciones paralelos, que son clínicamente útiles para especificar la causa del bajo nivel de hemoglobina resultante.

La anemia se clasifica en términos del tamaño de los glóbulos rojos (microcíticos, normocíticos o macrocíticos), según lo indicado por el volumen corpuscular medio (VCM) y la cantidad de hemoglobina en el eritrocito (hipocromía o normocromía). Las distintas enfermedades provocan diversos patrones de estos parámetros.

- ***Anemia macrocítica:*** es la hallada en deficiencias de ácido fólico o vitamina B12. La patogénesis gira en torno al rol de estas dos sustancias en la síntesis de ADN. Este tipo de anemia se produce también en aquellas afecciones en las que la médula ósea libera, de manera prematura hacia la sangre periférica, a los precursores avanzados de los glóbulos rojos, antes de que éstos completen su maduración en eritrocitos. Esto puede observarse en la anemia aplásica, la mielodisplasia y en algunas anemias hemolíticas. Los precursores tardíos (por ej., los reticulocitos) son más grandes que los eritrocitos normales, no obstante lo cual son medidos como tales por los analizadores hematológicos automáticos, alterando, de este modo, el VCM.
- ***Anemia hipocrómica y microcítica:*** se produce en casos de deficiencia de hierro y talasemia (síntesis defectuosa de las cadenas alfa o beta o de hemoglobina).
- ***Anemia normocrómica y normocítica:*** incluye a la anemia provocada por enfermedades crónicas, en ocasiones anemias de células falciformes, y diversas anemias hemolíticas.

Además de esta clasificación, existe una división en anemias hemolíticas (esferocitosis hereditaria, deficiencia de glucosa-6-fosfato deshidrogenasa (G6PD), anemia de células falciformes, talasemia, hemoglobinuria nocturna autoinmune y paroxística), y anemias no hemolíticas (deficiencia de hierro, de vitamina B12 y de ácido fólico, anemia provocada por enfermedades crónicas, anemia causada por insuficiencia renal crónica). Entre las dos categorizaciones antes mencionadas, se puede incluir a las anemias hereditarias (anemia de células falciformes, deficiencia de G6PD y talasemia) y a las adquiridas (deficiencias vitamínicas, anemia hemolítica autoinmune), y subclasificarlas en síntesis defectuosa de hemoglobina (anemia de células falciformes, talasemia, deficiencia de hierro) vs. membranas defectuosas de los glóbulos rojos (esferocitosis hereditarias) vs. otros tipos (anemia hemolítica autoinmune, insuficiencia renal crónica, anemia aplásica).

Trombocitopenia

La trombocitopenia es un recuento de plaquetas bajo. Puede observarse como parte de una insuficiencia de médula ósea más generalizada, o en forma aislada. Además de la trombocitopenia inducida por fármacos, la púrpura trombocitopénica idiopática, una enfermedad autoinmune, constituye la causa más común.

Neutropenia

La neutropenia es un recuento de neutrófilos bajo. Con frecuencia, se produce como parte de una insuficiencia de médula ósea generalizada, si bien pueden hallarse variantes aisladas (fármacos, síndromes diversos). La neutropenia severa coloca al paciente en grave riesgo de infección bacteriana y fúngica extensivas, por lo que se la debe abordar con mucha seriedad.

98 Trastornos musculares

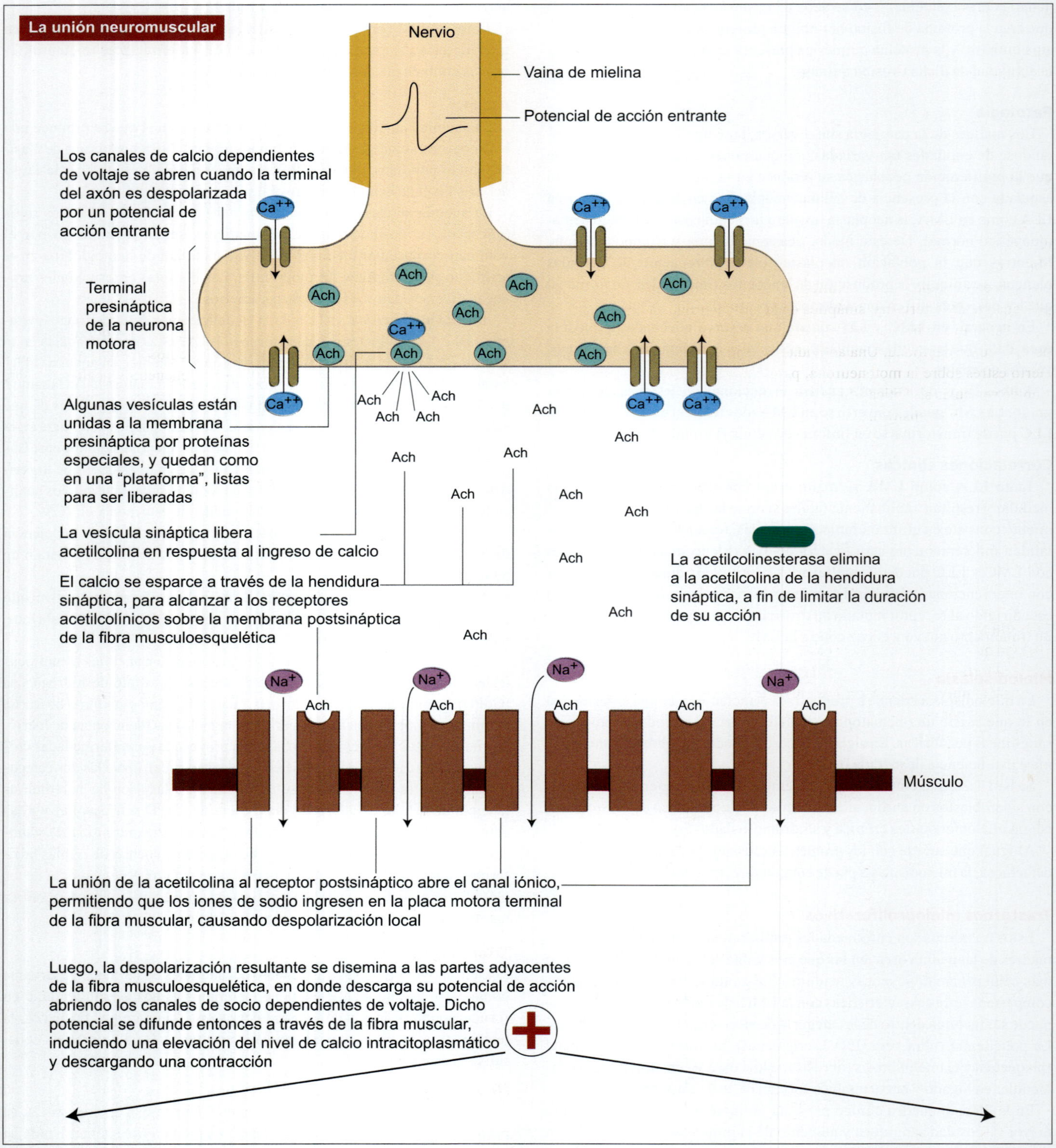

Miastenia grave

Definición

La miastenia grave es una enfermedad autoinmune en la que existen autoanticuerpos circulantes dirigidos contra las uniones neuromusculares de los músculos esqueléticos.

Epidemiología

Su incidencia es de cuatro por 1.000.000 por año, y su prevalencia de cuatro por 100.000 anuales. La relación hombre-mujer es de 2:3. Esta afección se presenta durante la tercer y cuarta década en mujeres y entre la sexta y séptima en hombres.

Patología

En un 85% de los casos, los autoanticuerpos son IgG dirigidos contra los receptores acetilcolínicos de la unión neuromuscular. Algunos de los casos del 15% restante presentan autoanticuerpos IgM que tienen como objetivo a los canales iónicos de sodio. La acción de dichos autoanticuerpos sobre el receptor acetilcolínico deteriora la transmisión de la señal proveniente de la terminal sináptica de la motoneurona hacia el músculo. Esto disminuye la intensidad del estímulo al músculo, lo cual el paciente percibe como debilidad. Una actividad repetida o prolongada impone un cierto estrés sobre la motoneurona, para que pueda preservar una provisión de vesículas sinápticas. Si se agotan los receptores sobre el músculo, dicho estrés se intensifica, lo que explica la exacerbación de la miastenia grave hacia el final del día o ante la repetición de actividades.

Las alteraciones microscópicas en la unión neuromuscular son sutiles e incluyen ensanchamiento de la hendidura sináptica.

Muchos pacientes (aproximadamente un 60%) padecen hiperplasia tímica. En un 10% existe un timoma (uno de los neoplasmas primarios del timo). En cambio, los pacientes sin enfermedad tímica presentan una asociación con HLA-B8 y –D3. Esta última suele hallarse en enfermedades autoinmunes específicas de algún órgano.

Correlaciones clínicas

Dado que la patofisiología de base es análoga al bloqueo de una señal de radio, el fortalecimiento de la señal puede solucionar el problema. Por ello, se utilizan inhibidores de acetilcolinesterasa en el tratamiento de la miastenia grave, por cuanto incrementan la cantidad y duración de la disponibilidad de acetilcolina en las uniones neuromusculares.

Síndrome de Eaton-Lambert

Esta es una enfermedad autoinmune rara, que puede afectar a un amplio rango de edades, y que tiene una relación hombre-mujer de 5:1. En un 50% de los casos, se produce como un fenómeno paraneoplásico, y, bajo ciertas circunstancias, suele asociarse con carcinoma bronquial de células pequeñas.

Tal como sucede con la miastenia grave, se deteriora la neurotransmisión en la unión neuromuscular. No obstante, a diferencia de dicha enfermedad, el problema radica en la porción presináptica de esta unión, bajo la forma de autoanticuerpos dirigidos contra los canales de calcio presinápticos. La interferencia con estos canales impide el ingreso del calcio que se necesita para liberar las vesículas sinápticas. De este modo, se produce debilidad muscular.

Mientras que en la miastenia grave el uso reiterado de un músculo empeora la debilidad, en el síndrome de Eaton-Lambert las contracciones repetidas y rápidas pueden proporcionar cierto alivio. Esto se debe a que la estimulación rápida eleva los niveles intracitoplasmáticos de calcio en la terminal presináptica, compensando así, de manera parcial, el menor ingreso de Ca.

Polimiositis

La polimiositis es un trastorno autoinmune que afecta al músculo esquelético. Puede estar combinada con manifestaciones dermatológicas, en cuyo caso se denomina dermatomiositis.

Es una afección poco frecuente que tiende a aparecer entre los 30 y 60 años. Es más común en mujeres. Tanto la polimiositis como la dermatomiositis pueden presentarse de manera aislada, o en asociación con alteraciones del tejido conectivo o cáncer.

Patología

Los músculos afectados exhiben destrucción de fibras provocada por un infiltrado de linfocitos y macrófagos. La enfermedad tiende a afectar a los músculos proximales, dejando ilesos a los distales en un 75% de los casos.

El proceso primario en la piel sigue un patrón liquenoide. Sin embargo, el punto más importante a tener en cuenta es la presencia de edema periorbital y de erupción periorbital lilácea, así denominada por la flor de un arbusto de color similar, el heliotropo.

Distrofia miotónica

La distrofia miotónica es una enfermedad autosómica dominante, que tiene una incidencia de 14 por 100.000 nacimientos vivos, y que tiende a manifestarse entre los 20 y 30 años. El gen se encuentra localizado sobre el cromosoma 19q13.3, y la variante mutada muestra un fenómeno de repetición del trinucleótido CTG.

Este trastorno afecta principalmente a los músculos de la cara, el cuello (incluyendo la laringe) y las extremidades distales. Hay un desgaste muscular que puede ocasionar rasgos faciales característicos. La miotonía propiamente dicha consiste en un relajamiento tardío de un músculo tras una contracción voluntaria o prolongada, después de una breve percusión.

La mayoría de los pacientes padecen anomalías cardíacas, por lo general defectos del sistema de conducción. En un 90% de los casos se puede hallar cataratas. Su evolución es lenta, de 15 a 20 años.

Distrofia muscular de Duchenne

Esta es una enfermedad recesiva ligada al cromosoma X, que se produce en 30 por 1.000.000 de nacimientos masculinos vivos. Aparece entre los 3 y 15 años. El gen responsable está ubicado en Xp21, y, con frecuencia, codifica a la proteína distrofina localizada, normalmente, sobre la superficie interna del sarcolema de las fibras musculoesqueléticas.

La afección presenta desgaste muscular. Los músculos afectados exhiben sustitución por tejido adiposo y conectivo, que puede confundirse con una pseudohipertrofia durante las primeras etapas, si bien, finalmente, se habrá de reducir el tamaño de la mayoría de los músculos. Una biopsia muscular puede demostrar la variación del tamaño de las fibras musculares, junto con necrosis de las mismas. Se puede observar también la antedicha sustitución por tejido graso y fibroso. Hay ausencia de distrofina.

La cardomiopatía dilatada es frecuente. Tres cuartos de los pacientes fallecen antes de los 25 años de edad.

La distrofia muscular de Becker es producida también por una mutación del gen de la distrofina, aunque presenta síntomas más leves. Los pacientes conservan la capacidad de caminar hasta los 25-30 años de edad

99 Artritis

Artritis reumatoide: inflamación crónica causada por enfermedad autoinmune

- No se conoce a ciencia cierta el estímulo antigénico inicial de la artritis reumatoide, aunque algunas hipótesis recientes incluyen infecciones micobacterianas
- En un 50-70% de los pacientes, se produce un factor reumatoide (RhF), un autoanticuerpo dirigido contra Fc IgG. El isotipo IgM constituye el anticuerpo anti-RF más comúnmente estudiado
- Recientemente, se ha descripto a un antipéptido cíclico citrulinado (anti-CCP), un anticuerpo IgG más sensible que el RhF en el diagnóstico de la RA, que resulta positivo mayormente en un 90-95% de los pacientes. Individuos positivos tanto para anti-CCp como para RhF padecen una destrucción articular erosiva severa. La detección de anti-CCP es muy costosa, de modo que se siguen realizando análisis para corroborar la presencia de anti-RF
- Los complejos anticuerpo-antígeno circulan en la sangre
- Estos complejos son frenados en los capilares, en los revestimientos articulares o en el tejido conectivo. En esta enfermedad, las células Th parecen reaccionar contra los componentes del colágeno (por ej., colágeno 2), lo que puede explicar la localización de la afección
- Se desarrolla tejido linfoide en la sinovia: existen folículos grandes con centros germinales y abundantes células plasmáticas y Th. Se produce una regulación generalizada de las moléculas del MHC II, incluyendo al epitelio sinovial. Las células endoteliales capilares regulan a las moléculas de adhesión. El foco inflamatorio se expande, y se produce destrucción ósea, junto con una capa inflamatoria sobre la superficie articular: "pannus"

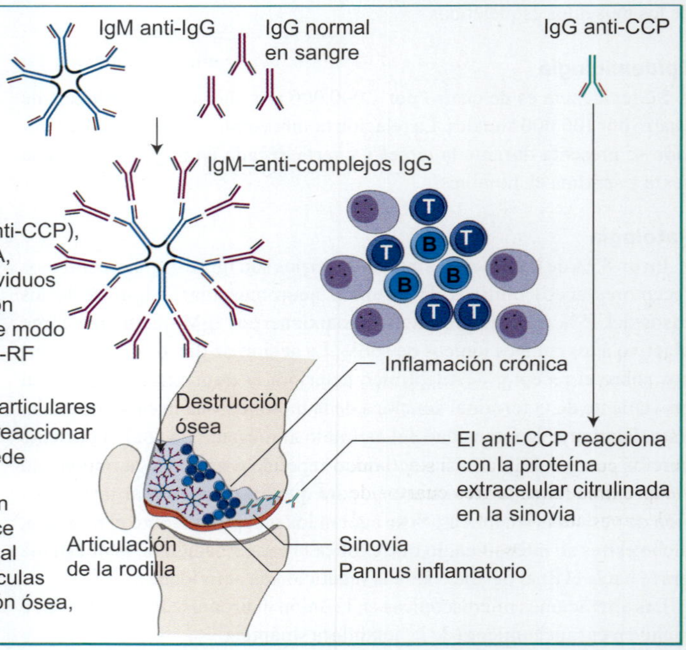

Artritis reumatoide

Compromiso óseo

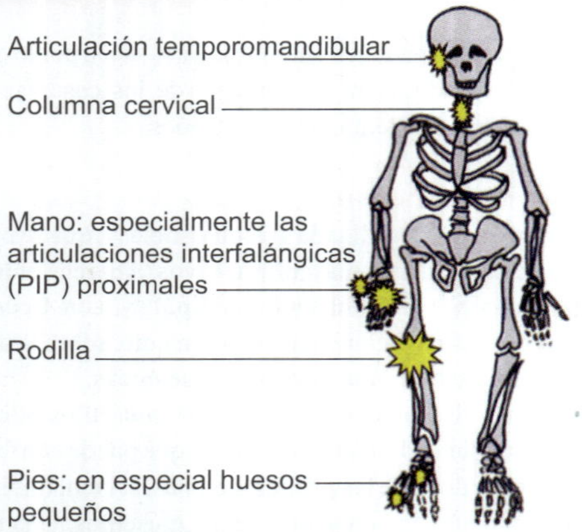

Compromiso de tejido blando

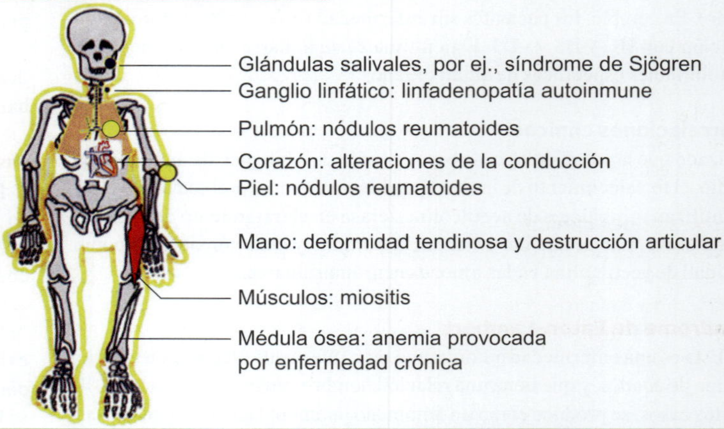

Osteoartritis

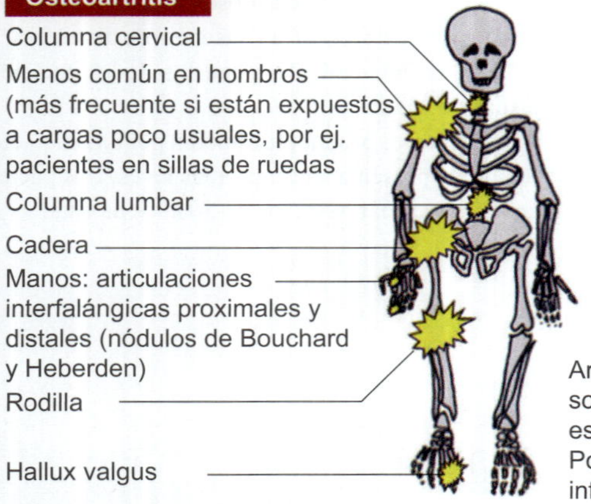

Articulaciones que soportan carga: en especial cadera y rodilla. Poca o ninguna inflamación

Gota

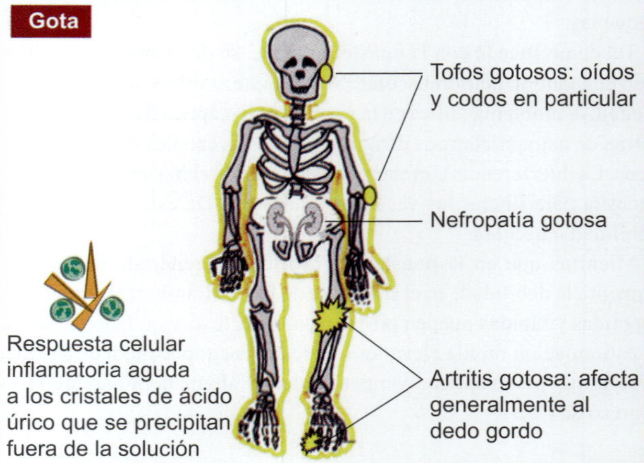

Artritis reumatoide

La artritis reumatoide (RA) es una enfermedad crónica, inflamatoria, multisistémica, que generalmente afecta a las articulaciones.

Epidemiología y patología

Su prevalencia es del 1% a nivel mundial. Suele aparecer durante la cuarta y quinta década de vida, si bien el rango de edades es amplio. La relación hombre-mujer total es de 1:3, aunque varía con la edad, siendo de 1:10 a los 30 años y pareja a los 65.

Es un trastorno autoinmune, en el que hay presencia de HLDA-DR4 en el 70% de los pacientes, en comparación con un 20% de la población general.

Las articulaciones afectadas exhiben una respuesta inflamatoria y cascadas celulares y de citoquinas asociadas. Existe una proliferación de la sinovia, que forma pliegues vellosos. Se produce una inflamación crónica grave, en general con folículos linfoides. Hay presencia de fibrina.

Las alteraciones descriptas son reversibles, sin embargo, si el tejido de granulación afecta al cartílago articular, el daño puede resultar irreversible. Dicho tejido se denomina pannus e interfiere con la nutrición del cartílago, además de causar su degradación. Puede extenderse al tejido adyacente, o a través de la articulación, para formar adherencias. Estas últimas pueden empeorar si se produce fibrosis del tejido de granulación.

Aproximadamente tres cuartos de los pacientes tienen factor reumatoide circulante (RF), al igual que el 5% los individuos no afectados, lo cual es, de algún modo, bastante confuso. El RF es un anticuerpo circulante, en general IgM, dirigido contra la porción Fc de la IgG alterada. Su presencia abre la posibilidad de fenómenos relacionados con el complejo inmune. Recientemente, se ha descubierto la existencia de un antipéptido cíclico citrulinado (anti-CCP) en un 90-95% de los pacientes con RF. Si bien constituye un estudio muy costoso, es útil tanto para confirmar el diagnóstico como para predecir la gravedad de la RA, que empeora si existen ambos, anti-RF y anti-CCP.

Los nódulos reumatoides son característicos en un 20-30% de los pacientes. Los sitios que pueden resultar afectados son numerosos, aunque la piel es el más habitual. Consisten en una región central de necrosis fibrinoide, rodeada por tejido fibroso y macrófagos. Por lo general dichos nódulos están asociados con la presencia del factor reumatoide.

Correlaciones clínicas

- Se producen deformidades características de la mano, la mayoría de las cuales se debe a la lesión del cartílago articular, que conduce a una subluxación de la articulación, cuya dirección es determinada por el equilibrio del tono de los flexores largos, los extensores, y los músculos pequeños de la mano.
- La columna se ve afectada en un 80% de los casos, siendo la porción cervical la más vulnerable. Se puede producir una subluxación atlantoaxial. El compromiso de la columna cervical puede ocasionar compresión nerviosa y medular.
- Los nódulos reumatoides son responsables de los síntomas que se presentan en una variedad de órganos. Las alteraciones de la conducción cardíaca y los nódulos pulmonares son de especial importancia.
- A menudo, el síndrome de Felty asombra a los estudiantes dado que presenta una combinación interesante de linfadenopatía, esplenomegalia, anemia, trombocitopenia y neutropenia. No obstante, se produce sólo en un 1% de los pacientes, y, con frecuencia, a los 10 años de declarada la enfermedad.

Osteoartritis

La osteoartritis es una enfermedad degenerativa de las articulaciones sinoviales. Es más común con el avance de la edad, en especial después de los 60 años. La relación hombre-mujer es de 1:2.

La mayoría de los casos de osteoartritis son primarios, aunque existen variantes secundarias, que tienden a compartir la propiedad de exponer a la articulación a mayor riesgo de lesión. Los factores de riesgo incluyen:

- Obesidad
- Síndromes de hipermovilidad.
- Dislocaciones recurrentes
- Hemartrosis recurrente
- Fracturas intraarticulares
- Artritis séptica
- Artropatía inflamatoria
- Osteocondritis (por ej., enfermedad de Perthe).
- Displasias congénitas
- Neuropatías que producen articulaciones de Charcot (por ej., siringomielia).
- Hemocromatosis
- Enfermedad de células falciformes.
- Gota.
- Pseudogota
- Corticoesteroides

Las articulaciones más comúnmente afectadas son las de la cadera y las rodillas, que soportan carga, o las de las falanges.

El cartílago articular se degenera, se torna irregular y tiene una superficie fibrilada. El hueso adyacente puede mostrar una formación quística. Hay pérdida de la amplitud del espacio articular. Se puede formar hueso nuevo sobre los bordes de las articulaciones, que ocasionan osteofitos.

Gota

La gota es un tipo de metabolismo anormal que genera depósitos de cristales de ácido úrico en los tejidos, principalmente en las articulaciones.

Epidemiología y patología

La gota es, eminentemente, una enfermedad de las sociedades emergentes. Es poco común antes de los 30 años en ambos sexos, y antes de la menopausia en mujeres.

La hiperuricemia constituye el proceso patológico de base. La gran concentración de ácido úrico aumenta la posibilidad de precipitación de cristales de urato fuera de la solución. Esto puede ser inducido por una disminución de la temperatura, y ha sido utilizado para explicar la razón por la que ciertos sitios, como el dedo gordo del pié, y el oído, resultan afectados.

Los factores generales que pueden contribuir a una hiperuricemia incluyen alcohol, deshidratación, obesidad y estrés. En la insuficiencia renal crónica, en el hiperparatiroidismo, y con el uso de tiazida y diuréticos del asa, se puede observar un deterioro de la excreción de ácido úrico. En el síndrome de Lesch-Nyhan, las enfermedades mieloproliferativas y los carcinomas, se puede hallar una producción excesiva de urato. La quimioterapia puede liberar grandes cantidades de ácido úrico dentro de la circulación, liberándolo desde las células cancerosas muertas.

En la artritis gotosa aguda, existen cristales de ácido úrico en el líquido dentro de la articulación, lo que puede discernirse mediante un microscopio de luz polarizada. Los cristales de la gota provocan una inflamación aguda. Los neutrófilos intentan fagocitarlos, pero no lo logran y, durante este proceso fallido, liberan el contenido destructivo de sus gránulos.

Los tofos son acumulaciones crónicas de cristales de ácido úrico que presentan un aspecto calcáreo. El oído constituye el sitio clásicamente afectado, pero los cartílagos de cualquier otro lugar pueden resultar comprometido, así como también la piel y, aunque con menor frecuencia, los órganos más profundos. Los cristales inducen una respuesta fibrótica y de los macrófagos. El ácido úrico puede precipitarse en la orina para formar cálculos.

Otras formas de artritis

La artritis inflamatoria puede hallarse en otras diversas enfermedades, incluyendo lupus eritematoso sistémico, artropatía psoriásica y síndrome de Reiter. A menudo, las alteraciones histopatológicas son las mismas que las de un proceso inflamatorio crónico, sin molestias específicas

100 Patologías osteoarticulares no neoplásicas diversas

Osteoporosis y osteomalacia

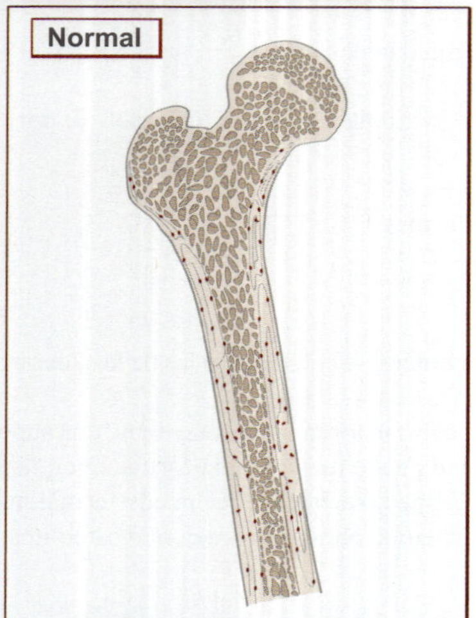

Densidad normal de la trabécula ósea con mineralización adecuada

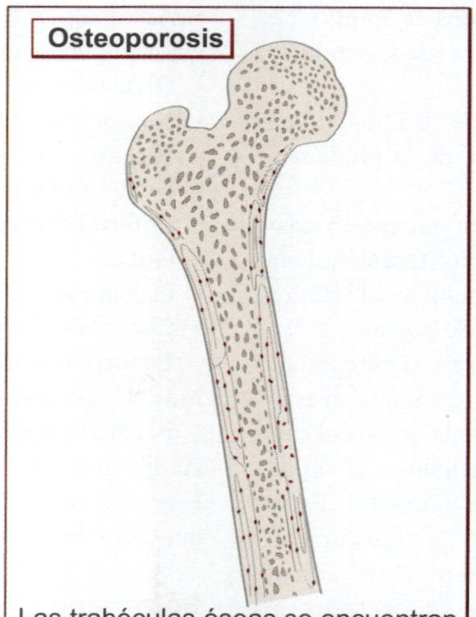

Las trabéculas óseas se encuentran correctamente mineralizadas, pero presentan disminución de densidad y tamaño

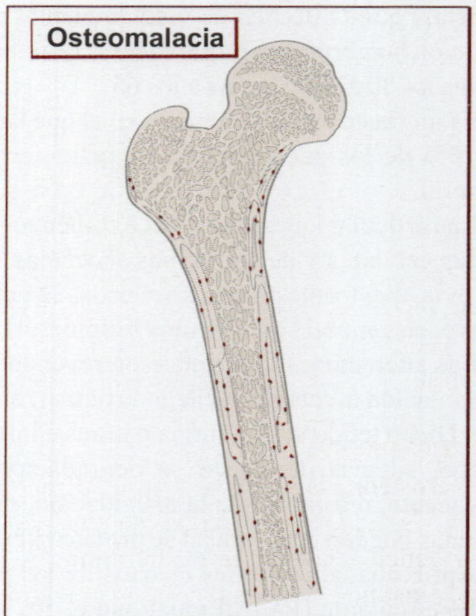

La densidad de la trabécula ósea es normal, pero su mineralización es deficiente

Cuadro clínico de la enfermedad de Paget

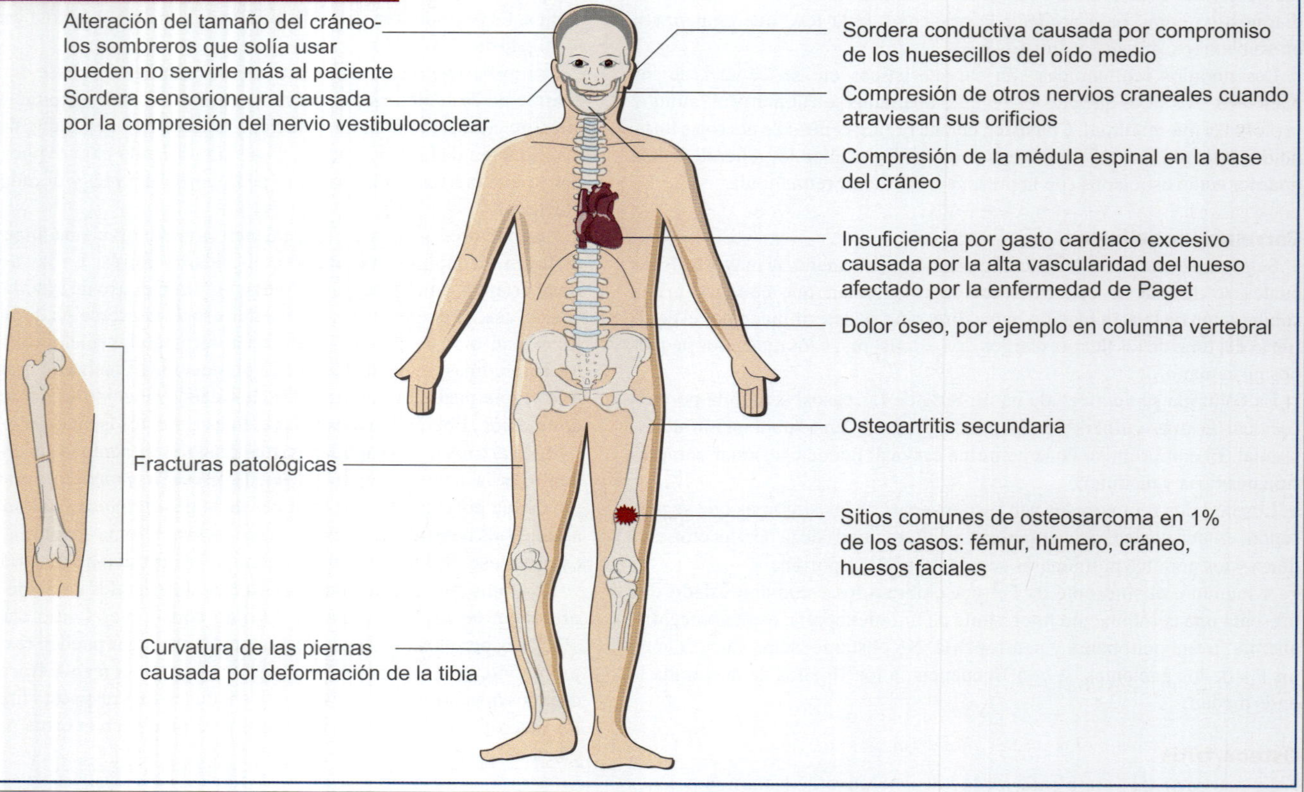

Osteoporosis

La osteoporosis es una reducción de la masa ósea por unidad de volumen. La composición y mineralización de lo que queda del hueso son normales La enfermedad es considerablemente más común en mujeres, en especial durante el período postmenopáusico. Otros factores de riesgo incluyen:

- Origen caucásico
- Delgadez
- Antecedentes familiares
- Actividad física reducida
- Tabaco
- Abuso de alcohol
- Síndrome de Cushing
- Hipertiroidismo
- Acromegalia
- Hipogonadismo

La velocidad de la pérdida ósea varía entre los distintos huesos y también entre las regiones de un mismo hueso. La columna vertebral y el fémur son los más propensos a padecer osteoporosis, en especial la cabeza femoral. Dicha pérdida ósea puede observarse como un adelgazamiento de la corteza y la trabécula. La enfermedad se diagnostica mejor mediante herramientas radiológicas que histopatológicas convencionales.

Osteomalacia

La osteomalacia es una mineralización inadecuada de la estructura osteoide del hueso. En niños, se denomina raquitismo. Las causas incluyen: deficiencia de vitamina D, raquitismo dependiente de vitamina D tipo I y 2, insuficiencia renal crónica, trastornos tubulares renales, malabsorción y pérdida de fosfato.

Enfermedad de Paget

La enfermedad de Paget es un trastorno en el que existe un volumen óseo excesivo, que resulta en una desorganización de la estructura ósea. Esta enfermedad es común en anglosajones y rara en japoneses y escandinavos. Al igual que sucede con la osteoartritis, la prevalencia aumenta con la edad, alcanzando un 10% después de los 80 años.

Patología

Este trastorno puede afectar a uno, varios o muchos huesos, y a parte o la totalidad de un mismo hueso. El cráneo y la tibia son los sitios más comúnmente comprometidos.

Durante las etapas iniciales de la enfermedad, existe una intensa actividad ósea de los osteoclastos que reabsorben hueso, que se agrandan más de lo habitual. Esto provoca un incremento de la actividad de los osteoblastos, con una rápida formación de hueso nuevo, el cual posee una estructura defectuosa. La médula ósea desarrolla tejido fibroso altamente vascularizado. Más adelante, la actividad de los osteoclastos disminuye, dejando un legado de hueso denso y duro, menos vascularizado. La frenética actividad previa puede verse como un patrón desordenado e irregular de líneas cementicias dentro del hueso, el que padece debilidad.

Secuelas clínicas

Los huesos afectados son propensos a fracturas patológicas. El hueso debilitado puede deformarse bajo una carga mecánica repetida (típicamente, curvatura tibial). Además, puede aparecer una osteoartritis secundaria. El gran volumen óseo eleva el nivel de fosfatasa alcalina. En la ilustración, se muestran otro tipo de complicaciones.

Osteomielitis

Definición y epidemiología

La osteomielitis es una infección del hueso y la médula ósea. En general, afecta a niños, y su incidencia ha caído considerablemente en los países desarrollados.

Microbiología

Tres cuartos de los casos son causados por Staphylococcus aureus. También se debe mencionar especialmente a las cepas de la Salmonella en la enfermedad de células falciformes, y a la Pseudomonas aureginosa en los drogadictos por vía endovenosa. Otros microorganismos incluyen: Streptococcus pneumonaie S. pyogenes, Haemophilus influenzae, Escherichia colli, Mycobacterium tuberculosis y Brucella.

Patología

Por lo general, la infección se propaga hematógenamente desde otro foco. Las fracturas, cirugías, y los implantes metálicos constituyen factores de riesgo. La diseminación directa es quizás, asombrosamente, menos común como causa.

Ningún hueso es invulnerable, aunque las metáfisis de los huesos largos corren mayor riesgo, en especial el fémur distal, la tibia proximal y el húmero. La ventaja de esta distribución es que es similar a la del osteosarcoma, lo cual facilita, de esta forma, la tarea de memorizar. La columna vertebral también es uno de los sitios más afectados. La propensión de las metáfisis puede deberse la lentitud del flujo sanguíneo en sus sinusoides dilatadas.

Tal como se espera en cualquier infección bacteriana, el resultado consiste en una inflamación aguda. El exudado eleva la presión dentro del hueso, y puede llegar a provocar infarto venoso en primer lugar, y luego arterial. Ya sin barreras que impidan su propagación dentro de la cavidad medular, la infección se extiende rápidamente a través de este compartimento óseo, de forma tal que la médula se llena de pus. Este último ingresa en el sistema harvesiano y se acumula por debajo del periostio, para formar un absceso que lo eleva, erigiéndose así en un rasgo radiológico de suma utilidad.

Si el absceso rodea a gran parte de la diáfisis, las arterias penetrantes pueden sufrir una trombosis, exacerbando cualquier infarto. El volumen resultante del hueso muerto se denomina secuestro, y alrededor del mismo se forma una caparazón de tejido subperiostial nuevo, el involucro. En general, éste es irregular y presenta perforaciones, lo que permite que el pus ingrese en los tejidos blandos vecinos, o que llegue a la superficie de la piel, como por ejemplo un seno.

Correlaciones clínicas

- La propagación de la enfermedad dentro de una articulación produce artritis séptica, en especial en las articulaciones de la cadera y los hombros, en donde la metáfisis se encuentra dentro de la cápsula.
- En niños, la infección puede lesionar la placa de crecimiento, alterando el mismo.
- Se puede desarrollar una osteomielitis crónica, acompañada por amiloidosis.

Artritis séptica

La artritis séptica es una infección de una articulación. A diferencia de la osteomielitis, no suele afectar a jóvenes. La infección articular puede deberse a una propagación desde un hueso afectado, una herida penetrante, una cirugía o una diseminación hematógena. Los factores de riesgo incluyen:

- Lesión articular atrítica.
- Articulación prostésica.
- Enfermedades crónicas, tales como diabetes mellitus, lupus eritematoso sistémico o insuficiencia renal crónica.
- Inmunosupresión
- Alcoholismo
- Drogadicción por vía endovenosa.

Los agentes causantes son similares a los de la osteomielitis, si bien se deben considerar también ciertas infecciones virales.

La evolución patológica corresponde a la de una inflamación aguda. Las molestias específicas que se relacionan con esta enfermedad incluyen la destrucción del cartílago por las enzimas proteolíticas liberadas por los neutrófilos, y fibrosis durante la fase de curación. Si no se la trata, la infección puede dañar gravemente a la articulación, ocasionando, de este modo, un deterioro funcional permanente.

101 Tumores óseos

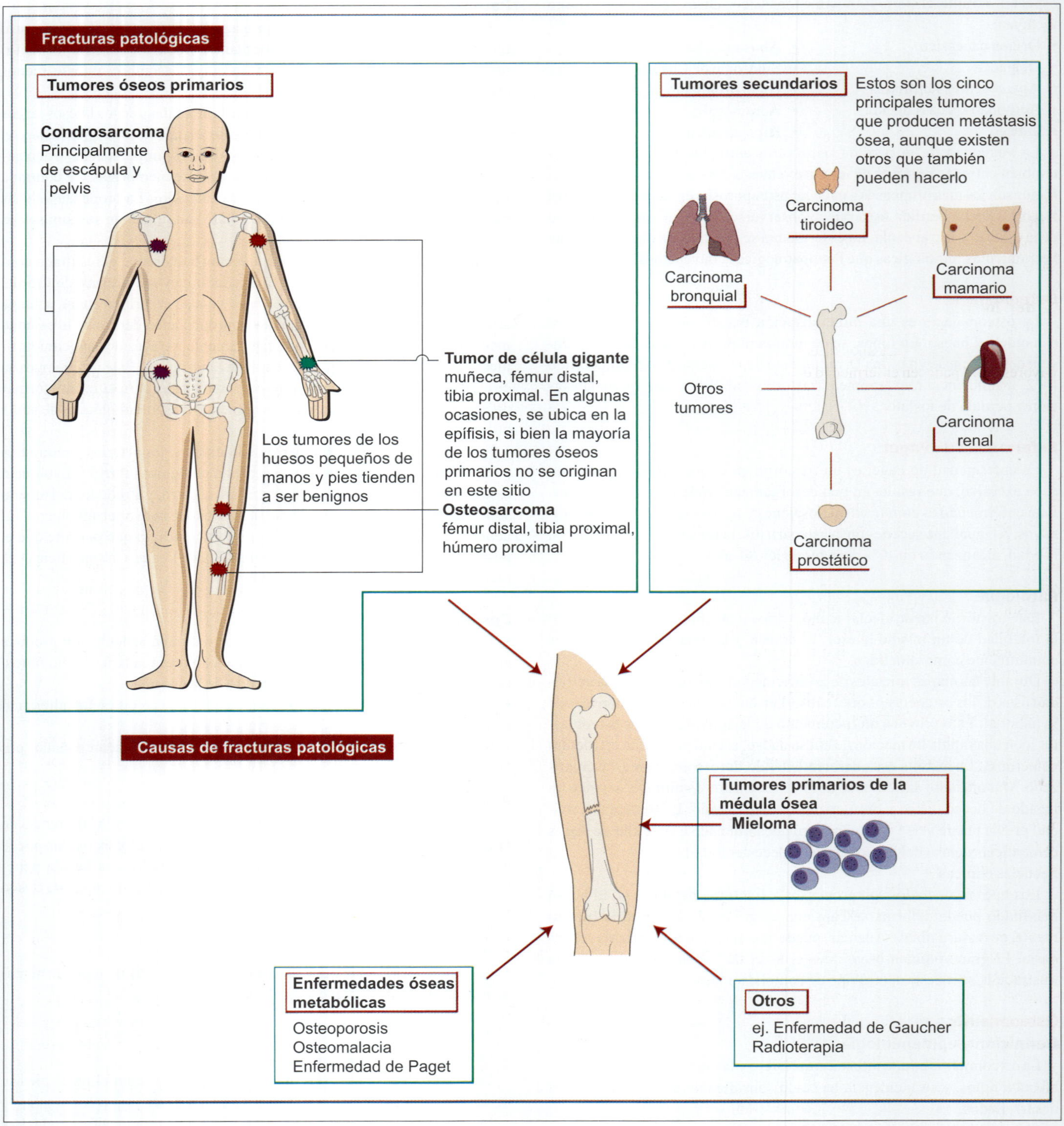

Tumores secundarios

En general, en este libro, la discusión de los tumores secundarios en un capítulo sobre neoplasmas de un órgano en particular se deja para el final. No obstante, los tumores óseos secundarios son notablemente más comunes que los primarios, y, por consiguiente, debemos mencionarlos primero.

Existen cinco tipos de malignidades primarias que tienden a producir metástasis ósea: carcinomas de tiroides, bronquios, mamas, riñones y próstata. Todos ellos, salvo el último, son osteolíticos, el adenocarcinoma prostático es osteoesclerótico. Es interesante la utilidad de este quinteto en las preguntas de multiple choice. Cabe señalar que otros tumores cancerígenos no están exentos de presentar metástasis óseas.

Osteosarcoma

Definición

Un osteosarcoma es un tumor maligno de tejido conectivo que produce osteoide.

Epidemiología

Su incidencia es de 3 por 1.000.000 por año. Tres cuartos de los casos se producen entre los 10 y 25 años de edad. Más de la mitad de los pacientes mayores de 40 padecen enfermedad de Paget. Este tumor es más común en hombres.

Patología

La mayoría de los osteosarcomas afectan a la metáfisis de un hueso largo. Con frecuencia, el fémur distal, la tibia proximal y el húmero proximal constituyen los sitios más afectados.

El tumor consiste en una masa irregular, destructiva, de apariencia esclerótica, carnosa o telangiectásica. Se esparce a lo largo de la cavidad medular, destruyendo a la corteza para invadirla, y también a través del periostio hacia el interior del tejido blando adyacente. El tumor eleva al periostio, produciendo nuevas espículas óseas, perpendiculares a la superficie cortical del hueso. En una radiografía, esto puede observarse como una espiculación (en rayo de sol). El triángulo de Codman es otro término clave en radiología. Está formado por el nuevo periostio elevado sobre ambos lados del triángulo, y el viejo periostio sobre la base, en tanto que el nuevo hueso reactivo se encuentra en el centro.

Las células de origen son células primitivas formadoras de hueso. La cantidad de hueso y osteoide producidos por el tumor puede variar de considerable a limitada, sin embargo, la presencia de osteoide constituye la característica definitoria del neoplasma. Las células pueden ser fusiformes y son atípicas desde el punto de vista citológico. Se puede observar formación de cartílago.

En niños, se puede demorar temporariamente la propagación directa a lo largo del hueso, mediante una placa epifisaria, aunque su diseminación hematógena se produce precozmente, y los pulmones constituyen el sitio principal.

La tasa de supervivencia a los 5 años es de aproximadamente 30%.

El osteosarcoma paraosteal es una variante menos agresiva, que aparece entre los 30 y 60 años de edad. Su rasgo característico es que el tumor se encuentra situado por fuera del hueso, constituyendo una masa bien definida y lobulada.

Sarcoma de Ewing

El sarcoma de Ewing debería ser considerado junto con el denominado tumor neuroectodérmico primitivo (PNET). De hecho, posee las mismas propiedades histológicas, aunque se distingue por su localización primaria. El primero afecta al hueso, en tanto que un PNET compromete a otros sitios, incluyendo el cerebro.

Ambos constituyen tumores muy agresivos que tienden a aparecer en individuos jóvenes, de 5 a 20 años.

Patología

El sarcoma de Ewing puede originarse en cualquier lugar a lo largo de la diáfisis o metáfisis de un hueso largo. A diferencia del osteosarcoma, afecta principalmente a pelvis, escápulas y costillas.

El tumor está compuesto por células empaquetadas, relativamente pequeñas e hipercromáticas, que poseen una relación núcleo-citoplasmática elevada. Este tipo de tumores se denominan tumores de células pequeñas redondas y azules. El diagnóstico diferencial incluye sarcoma de Ewing/PNET, nefroblastoma, linfoma/leucemia, retinoblastoma y rabdomiosarcoma. La determinación de la naturaleza del tumor requiere de paneles inmunohistoquímicos complejos, complementados con análisis citogenéticos. En el caso del sarcoma de Ewing/PNET, existe una translocación t característica (11;22)(q24;q12) que incluye al oncogen c-myc (CD99).

La tasa de supervivencia a los 5 años es de aproximadamente 25%.

Condrosarcoma

El condrosarcoma es un tumor maligno que forma cartílago. A diferencia del osteosarcoma y del sarcoma de Ewing, se trata de un tumor que afecta a ancianos e individuos de edad mediana, y que compromete principalmente a la pelvis y los hombros, por lo que se lo considera un tumor del esqueleto axial. La mayoría de dichos tumores se origina sin una lesión precursora, aunque en el 10% de los casos se puede hallar un tumor benigno de cartílago preexistente.

El tumor puede ser central, generándose dentro de la cavidad medular, o periférico, creciendo sobre la superficie del hueso.

Desde el punto de vista microscópico, produce lóbulos de cartílago, e invade los espacios medulares. En general, las lesiones de bajo grado carecen de las características citológicas habituales de un cáncer, por lo que su diagnóstico requiere la integración de datos clínicos, radiológicos, macroscópicos y microscópicos.

Su crecimiento suele ser lento y causa morbilidad por recurrencia local, más que por metástasis.

Tumor de células gigantes

Esta lesión se denomina también osteoclastoma. Si bien es benigna, resulta localmente agresiva. Aparece entre los 20 y 40 años. Su localización anatómica incluye al fémur distal, la tibia proximal y la muñeca. A diferencia del osteosarcoma, suele originarse en el extremo del hueso más que en la metáfisis.

Los osteoclastomas son osteolíticos y provocan expansión del extremo del hueso afectado, generando un tumor blando, rojizo y hemorrágico rodeado por una delgada caparazón ósea. El tumor está compuesto por numerosos ovoides y células fusiformes, con una pequeña cantidad de células gigantes multinucleadas.

Osteoma osteoide

Se trata de un tumor benigno de huesos largos, que se origina en adolescentes y adultos jóvenes. Posee un nido central de trabécula irregular o tejido fibroso y osteoide, dispuesto en un estroma altamente vascularizado, rodeado por una masa de hueso esclerótico.

No se puede distinguir microscópicamente a un osteoblastoma. Sólo difiere de un osteoma osteoide por su tamaño (es más grande, con un corte histológico de 1 cm) y por su tendencia a hallarse en la columna vertebral.

102 Dermatosis inflamatoria

Enfermedades bullosas

Pénfigo foliáceo

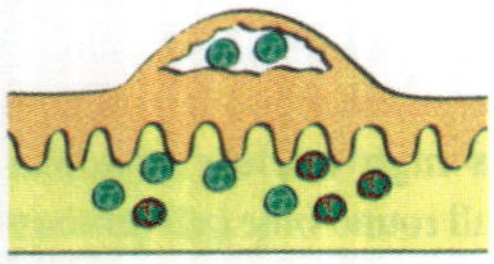

Ampolla subcorneal, IgG y C3 intercelulares

Pénfigo vulgar

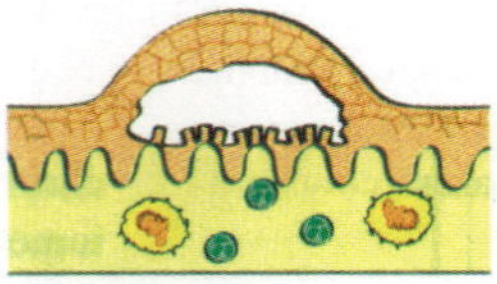

Ampolla suprabasal con acantolisis, IgG intercelular

Penfigoide bulloso

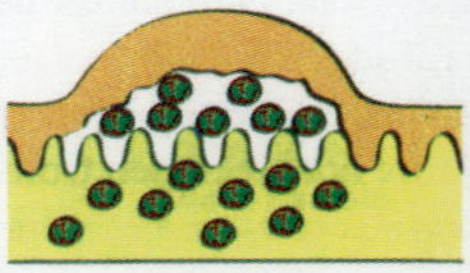

Ampolla subepidérmica, eosinófilos numerosos, IgG lineal en unión dermoepidérmica

Penfigoide gestacional (herpes gestacional)

Se produce durante el embarazo y puede afectar al feto debido a la trasferencia de autoanticuerpos a través de la placenta

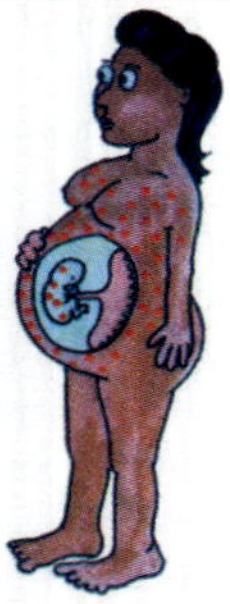

Dermatitis herpetiforme

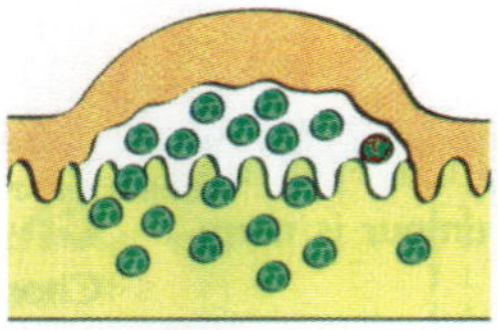

Ampolla subepidérmica, neutrófilos, IgA granular en la unión dermoepidérmica

Penfigoide cicatricial

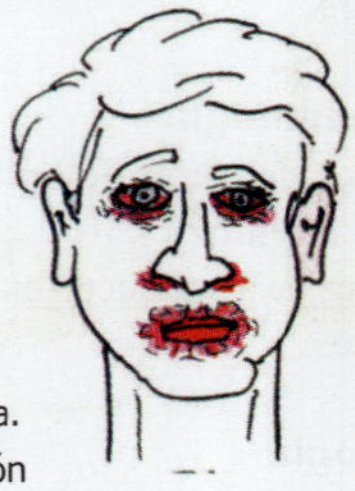

Penfigoide que afecta a la membrana mucosa. Se produce cicatrización

Las dermatosis inflamatorias comprenden una amplia variedad de enfermedades, de modo tal que los manuales sobre dermopatología suelen contener más de 1000 páginas. Por lo tanto, y teniendo en cuenta el formato de este libro, sólo podemos brindar una introducción de los patrones inflamatorios básicos.

Terminología

En dermopatología, existen diversos términos específicos que se utilizan para describir alteraciones de la piel. Algunos de los más comunes son:

- **Acantólisis:** ruptura de la adherencia entre las células epidérmicas, que, a menudo, da la apariencia microscópica de una epidermis desintegrada.
- **Acantosis:** engrosamiento de la epidermis.
- **Bulla:** una ampolla de más de 5 mm.
- **Eritematoso:** rojo
- **Hiperqueratosis:** engrosamiento de la capa de queratina. El grosor normal de la misma varía en los distintos sitios. Por ejemplo, la piel de las palmas de las manos y de las plantas de los pies posee queratina en abundancia.
- **Mácula:** un mancha plana y pequeña.
- **Nódulo:** un bulto grande (más de 5 mm).
- **Pápula:** un bulto pequeño (menos de 5 mm)
- **Paraqueratosis:** persistencia de material nuclear basofílico dentro de la capa de queratina.
- **Placa:** lesión plana de más de 20 mm de ancho, pero hueca.
- **Espongiosis:** edema dentro de la epidermis.
- **Vesícula:** ampolla de menos de 5 mm.

Categorías básicas

Enfermedades espongióticas

Este grupo de enfermedades incluye a los eczemas. El edema dentro de la epidermis constituye su marca distintiva. La acumulación de líquido dentro de los espacios intercelulares aparenta alejar a los queratinocitos entre sí, con acentuación, a menudo, de los puentes intercelulares. Dicho edema suele estar acompañado por un infiltrado inflamatorio dentro de la dermis, junto con un desplazamiento de las células inflamatorias, por lo general linfocitos, dentro de la epidermis, proceso denominado exocitosis.

Enfermedades liquenoides

El liquen plano constituye la enfermedad liquenoide más conocida. El eritema multiforme también está incluido dentro de esta categoría, al igual que el espectro cutáneo del lupus eritematoso y la enfermedad cutánea de injerto contra huésped. Se trata de una patología centrada en la unión dermoepidérmica. Existe un infiltrado celular inflamatorio en la dermis superior, que tiene una configuración similar a una banda, generalmente rica en linfocitos. La inflamación produce degeneración de la capa basal de la epidermis, de modo tal que ésta se torna irregular y pierde su definición. Los queratinocitos se inflaman (degeneración vacuolar) y los queratinocitos necróticos pueden formar cuerpos eosinofílicos denominados cuerpos de Civatte.

Enfermedades psoriasiformes

Tal como lo indica su nombre, la psoriasis constituye el modelo de los trastornos psoriasiformes. El proceso patológico consiste en un incremento del volumen de la epidermis. Esto puede observarse como una elongación de las crestas interpapilares. Con frecuencia, esta acantosis es acompañada por hiperqueratosis, y, a menudo, paraqueratosis. Hay presencia de inflamación crónica de la dermis.

En la psoriasis, la paraqueratosis es habitual y está asociada con una pérdida de la capa granular subyacente. Se produce un adelgazamiento de la epidermis, en donde se superpone con las proyecciones de la dermis papilar (adelgazamiento suprapapilar).

Tabla 102.1 Tipos y propiedades de los trastornos bullosos

Enfermedad	Localización ampolla	Proteína blanco	Inmunofluorescencia	Células inflamatorias	Otros
Pénfigo foliáceo	Intra o subcorneal	Desmogleina 1	IgG y C3 A través de toda la epidermis, pero dejando libre a la lámina basal	Pocos neutrófilos en la ampolla Neutrófilos y eosinófilos en dermis	Queratinocitos basales supervivientes con aspecto de lápida.
Pénfigo vulgar	Suprabasal	Desmogleina 3	IgC: regiones intercelulares de la epidermis, dejando libre a la porción superior	Pocas células en la ampolla. Infiltrado leve combinado en dermis	Algunas células acantolíticas en la ampolla
Penfigoide bulloso	Subepidérmica	Penfigoide bulloso, antígenos 1 y 2	IgG y C3 Membrana basal, tinción uniforme y lineal.	Eosinófilos en las ampollas Eosinófilos en la dermis	Se produce sólo durante el embarazo.
Penfigoide gestacional (herpes gestacional)	Subepidérmica	Penfigoide bulloso, antígeno 2	C3, en ocasiones IgG. Membrana basal, tinción uniforme y lineal	Eosinófilos, linfocitos e histiocitos en ampollas y dermis	Puede afectar al feto.
Dermatitis herpetiforme	Subepidérmica	Incierta	IgA Patrón granular en papila dérmica	En principio, los neutrófilos predominan sobre los eosinófilos. Los neutrófilos son característicos en la papila dérmica edematosa.	Asociado con enfermedad celíaca. Pican mucho, y, por ende, las ampollas revientan al rascarse el paciente
Penfigoide cicatricial	Subepidérmica	Penfigoide bulloso, antígeno 2 Epiligrina	Similar a penfigoide bulloso	Al comienzo neutrófilos, luego eosinófilos y linfocitos	Cicatrización Afecta a las membranas mucosas, en especial de de ojos y boca

Enfermedades bullosas

Las enfermedades bullosas son aquellas que producen ampollas. Los ejemplos incluyen penfigoide bulloso, dermatitis herpetiforme y pénfigo vulgar (y sus otras variantes). Las ampollas son causadas por adherencias intercelulares defectuosas en distintos niveles de la epidermis y de la unión dermoepidérmica, que, a su vez, son, por lo general, secundarias a una respuesta autoinmune dirigida contra las proteínas relevantes. Las distintas afecciones son causadas por anomalías en partes específicas de esta red, y, por lo tanto, producen patrones diferentes. Esto puede verse claramente según el nivel de epidermis en el que se forma la ampolla. El cuadro 102.1 proporciona la ubicación de la ampolla en los diversos trastornos bullosos y también la proteína contra la que está dirigida la respuesta y el patrón de inmunofluorescencia. Las ampollas superficiales son más propensas a reventar que las profundas.

La clasificación de los trastornos bullosos se basa en la localización de la ampolla, el infiltrado celular inflamatorio que los acompaña y el patrón de inmunofluorescencia. Esta última técnica estudia los depósitos de las diversas inmunoglobulinas, complemento y fibrinógeno en la epidermis, en términos de su ubicación y sus patrones correspondientes.

Enfermedades granulomatosas

Además de enfermedades sistémicas tales como sarcoidosis, e infecciones como tuberculosis, lepra y leishmaniasis, existen también enfermedades dermatológicas específicas que presentan granulomas cutáneos. Estas incluyen necrobiosis lipoidica y granuloma anular, si bien, en este último caso, los granulomas no suelen estar bien formados.

Vasculopatías

Las enfermedades de los vasos sanguíneos pueden producir afecciones de la piel. Pueden ser causadas por una vasculitis sistémica u otro tipo de etiología vascular, como por ejemplo, una urticaria.

Correlaciones clínicas

Las enfermedades dermatológicas que afectan a una amplia zona de la piel, tales como eritema multiforme/epidermonecrólisis tóxica y psoriasis severa, pueden producir complicaciones sistémicas ocasionadas por la interrupción de la función normal de la piel. Dentro de esta categoría, se puede incluir a las quemaduras.

- La termorregulación se deteriora al perder la piel su efecto aislante.
- El equilibrio de líquidos se ve comprometido. La piel es impermeable y resistente a la pérdida pasiva de líquido cuando está expuesta al aire. No obstante, los tejidos subyacentes no tienen la capacidad de recuperarse de dicha pérdida si quedan expuestos al aire. Por ende, en aquellas enfermedades en las que se pierden zonas extensas de piel, se producen aumentos sustanciales del volumen de agua perdido a través de la superficie cutánea del cuerpo.
- La piel forma parte del sistema inmune innato como barrera. Al alterarse dicha barrera, los microorganismos infecciosos pueden acceder al organismo con facilidad.

103 Tumores benignos de la piel

Tumores benignos de piel

Pólipo fibroepitelial

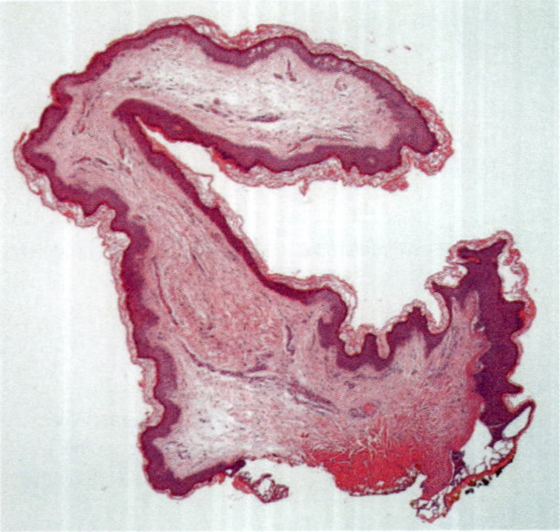

Queratosis seborreica

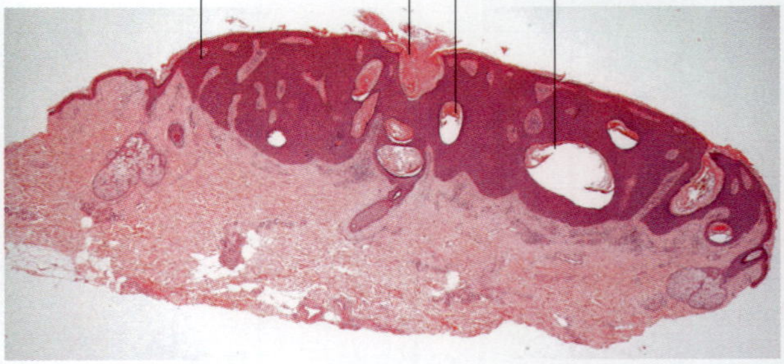

Pared de quiste epidermoide

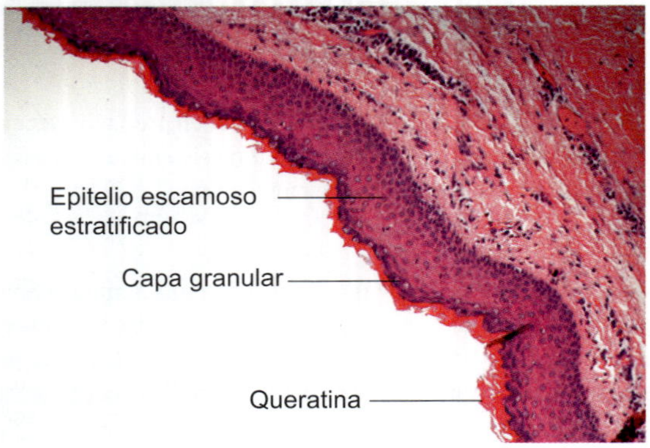

Pared del quiste pilar

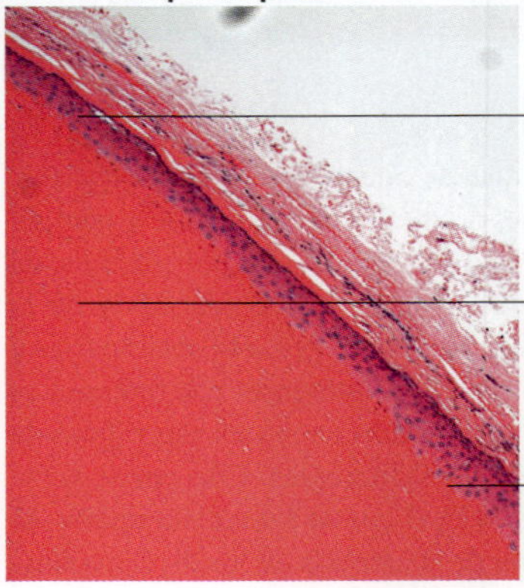

Dermatofibroma

Tumor dérmico de células fusiformes, compuesto por células estoriformes dispuestas entre paquetes de colágeno

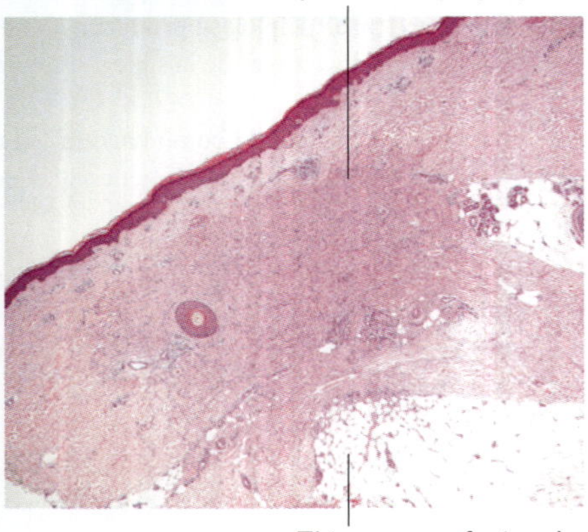

Nevus intradérmico benigno

Población intradérmica de melanocitos, que carece de características atípicas

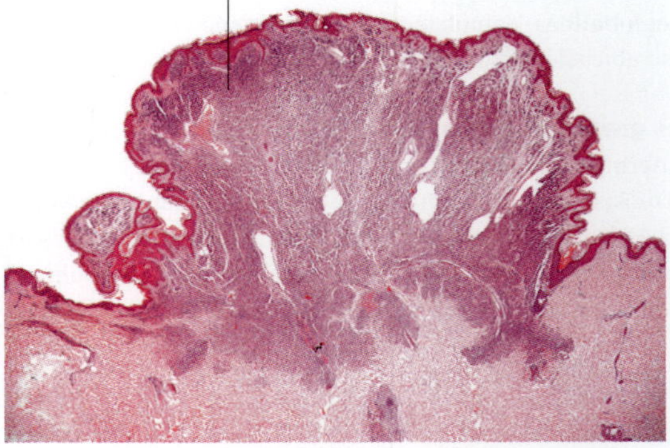

En la piel, se puede desarrollar una amplia variedad de tumores benignos, cuya descripción ocupan hojas y hojas de manuales especializados. Por consiguiente, teniendo en cuenta el tamaño de este libro, sólo podemos ofrecer una breve discusión de unas pocas enfermedades, si bien se trata de lesiones que suelen encontrarse en la práctica diaria.

Pólipos fibroepiteliales

Estas son lesiones pequeñas y comunes, también denominadas acrocordones. Sus características microscópicas son simples y consisten en un pólipo epidérmico con un centro fibroso.

Queratosis seborreica

La queratosis seborreica, también llamada papiloma celular basal o dermatitis seborreica, es un tumor benigno de los queratinocitos epidérmicos. Puede originarse en cualquier lugar del cuerpo, y es más comunes en individuos de edad mediana y ancianos.

Normalmente, las queratosis son marrones, bien definidas, relativamente pequeñas y de aspecto verrugoso. Parecen estar "adheridas". Estos tumores están compuestos por queratinocitos, generalmente dispuestos como proyecciones acantósicas y papilomatosas, con hiperqueratosis subyacente, o como nódulos más invasivos, sin proyecciones papilomatos. Las invaginaciones tumorales producen quistes córneos o pseudocórneos.

Quiste epidermoide

A diferencia de lo que se cree habitualmente, el término quiste sebáceo no es adecuado para designar a esta entidad. Los quistes epidermoides pueden originarse en diversos sitios, y se piensa que son causados por un atrapamiento de una pequeña cantidad de epidermis en la dermis. Esto forma un quiste, recubierto por epitelio escamoso estratificado epidérmico, que posee una capa granular de piel normal y que fabrica queratina. Por ello, su contenido suele ser blando y cremoso.

Quiste pilar

En general, los quistes pilares se encuentran ubicados sobre el cuero cabelludo. Con frecuencia, son múltiples, y quienes los padecen son propensos a la formación de más quistes de esta clase. Son similares a los epidermoides, excepto que su epitelio escamoso estratificado muestra una diferenciación tipo pilar tal (folículo piloso) que no posee una capa granular, y produce queratina muy densa y compacta, en una transición abrupta desde las células escamosas.

Dermatofibromas

Los dermatofibromas son tumores dérmicos que pueden hallarse en distintos sitios, aunque, con mayor frecuencia, en los miembros. Se desconoce su célula de origen precisa, si bien se piensa que pueden derivar de histiocitomas fibrosos.

Son bastante pequeños y pueden producir un nódulo. Están formados por células fusiformes, con núcleos blandos dispuestos entre paquetes engrosados de colágeno. El tumor está separado de la epidermis por una zona delgada de dermis no afectada. La epidermis subyacente suele ser acantósica. A diferencia del dermatofibrosarcoma protuberans, no afecta a la grasa subcutánea.

Nevus melanocítico

Los nevus melanocíticos son más conocidos como lunares. Si bien el término nevus implica que el tumor está presente desde el nacimiento, a menudo, esto no es así, dado que existe una variante específica, el nevus congénito.

Nevus melanocíticos NOS

Estos nevus pueden ser junturales (de la unión), compuestos e intradérmicos. Las distinciones entre esta triada son de poca o ninguna relevancia clínica, aunque se puede mencionar que el nevus juntural tiende a ser chato, en tanto que los otros dos son nodulares. En los tres casos, son pequeños, con bordes regulares y están pigmentados.

Las tres denominaciones reflejan la localización de los melanocitos, ya sea en la unión dermoepidérmica, en la unión dermoepidérmica y la dermis o sólo en la dermis. Supuestamente, tras originarse en la cresta neural, los melanocitos cutáneos generalmente migran hacia la unión dermoepidérmica. En el caso del nevus melanocítico, a medida que algunos de los melanocitos maduran, descienden a la dermis. Con el transcurso del tiempo, el componente juntural desciende, dejando sólo melanocitos intradérmicos. Este fenómeno es relevante para los histopatólogos, ya que la extensión y naturaleza límites de una población melanocítica juntural puede variar con la edad del paciente.

Nevus azul

Los nevus azules son nevus melanocíticos dérmicos en los que los melanocitos son, en general, células fusiformes que producen grandes cantidades de pigmento. No obstante, debido a la naturaleza profunda de dicho pigmento y a la refracción diferencial de las distintas longitudes de onda de la luz, los nevus se ven azules (efecto Tindall).

Halo nevus

El halo nevus está rodeado por una zona pálida. Esto se debe a la respuesta linfocítica al mismo, que causa regresión de la lesión. Las características microscópicas del componente melanocítico son similares a la del nevus común, aunque presentan un infiltrado muy denso de linfocitos.

Nevus congénitos

Estos nevus están presentes en el nacimiento. Muchas de sus características básicas son similares a las de los nevus estándar, si bien pueden presentar ciertas particularidades. A menudo, los nevus congénitos poseen pelos, y pueden ser de mayor tamaño que los adquiridos. En algunos casos, pueden ser tan grandes que ocupan la mitad o más de la mitad del tronco, lo que puede resultar problemático, dado que los nevus congénitos de grandes dimensiones corren el riesgo de sufrir transformaciones malignas, y su escisión no es sencilla.

Nevus de Spitz

Esta denominación antigua ha sido reemplazada por melanoma juvenil. No obstante, el término es inadecuado, dado que la lesión no es maligna (a pesar de que existen variantes malignas). Se produce principalmente en niños y adultos jóvenes, y suele constituir un nódulo rojo. El reconocimiento microscópico de la lesión excede los objetivos de este texto, aunque se debe señalar que, dada la apariencia de este nevus, se lo puede confundir con un melanoma genuino.

104 Tumores malignos de la piel

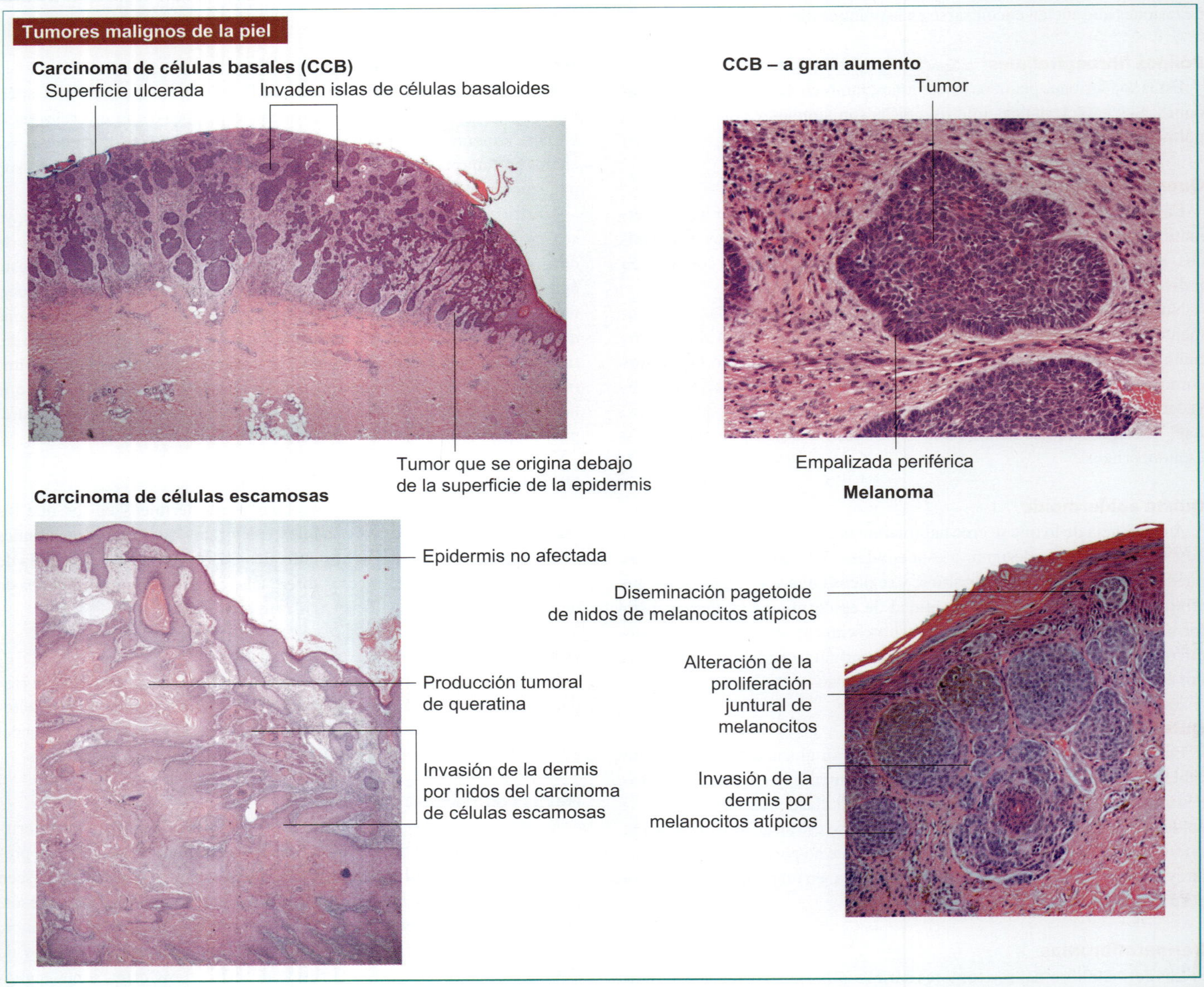

Carcinoma de células basales (CCB)

Epidemiología

El carcinoma de célula basal constituye el cáncer de piel más común. Su incidencia aumenta con la edad, afectando a ancianos e individuos de edad mediana.

Factores de riesgo

Los rayos ultravioletas del sol constituyen el principal factor etiológico. Los rayos X, el arsénico y la inmunosupresión son causas menos significativas. Los carcinomas de células basales son comunes en casos de síndrome de Gorlin y xeroderma pigmentoso. En ambas afecciones, se desarrollan durante la juventud.

Patología

La mayoría (80%) de los BCCs se originan en cabeza y rostro, y el 20% restante se localiza en hombros, espalda y tórax. En general, forman un nódulo, con bordes elevados y aspecto nacarado. El tumor puede estar ulcerado. El subtipo superficial puede asemejarse más a una placa, con bordes poco definidos.

Si bien existen diversos subtipos histológicos de BCC, todos están compuestos por células basaloides relativamente uniformes, que se parecen a las de la capa basal de la epidermis. Las células tienden a formar islas, algunas de las cuales estarán conectadas a la parte inferior de la epidermis. Dichas células se alinean alrededor de los bordes de la isla para crear una empalizada. La separación de las islas de la dermis constituye un artefacto habitual, y tiene utilidad diagnóstica.

La mayoría de las subclasificaciones histológicas son de poca importancia clínica, si bien las variantes superficiales, morfeicas (invasivas) y micronodulares presentan mayor tendencia a recurrencia local.

Patrón de diseminación

A pesar de su denominación como carcinoma, un BCC es notablemente incapaz de producir metástasis, por lo que su propagación distante se produce sólo en 1 de 2000 casos. No obstante, el tumor es despiadada y localmente agresivo y antes de la institución de los tratamientos modernos, podía destrozar grandes porciones del rostro.

Carcinoma de células escamosas (CCE)

Epidemiología

Al igual que los BCCs, los CCE derivan de los queratinocitos, y comparten un rango de edad similar.

Factores de riesgo

Nuevamente, la exposición a los rayos solares constituye el principal factor de riesgo. La infección con el virus del papiloma humano también puede causar CCE. En este cáncer, la importancia de la inmunosupresión, en la mayoría de los pacientes inmunosuprimidos, es mayor que en CCB. Los pacientes trasplantados con tumores de piel tienden a padecer CCE más que CCB. El carcinoma de células escamosas puede complicar el cuadro de una úlcera crónica.

Patología

Un CCE cutáneo tiene características similares a los CCE de otros sitios.

Patrón de diseminación

En general, la propagación es hacia los ganglios linfáticos regionales, si bien la frecuencia con la que ésto ocurre varía según la localización del tumor primario. Los CCE en áreas perineales y peneanas se diseminan a los ganglios linfáticos en un 30-80% de los casos. Aquellos que se originan en úlceras crónicas producen metástasis en un 10-30% de los enfermos, en tanto que los que se originan en regiones expuestas al sol se propagan en sólo un 1-5% de los casos.

Melanoma

Definición

Un melanoma es un tumor maligno derivado de los melanocitos.

Epidemiología

Su incidencia mundial es de aproximadamente 2.7 por 100.000 por año, y el rango de edad es menos específico que en el carcinoma de células basales.

Factores de riesgo

La exposición al sol configura el agente etiológico fundamental. A diferencia de los que sucede en los carcinomas de células basales y escamosas, en los que dicha exposición tiende a ser crónica, en el melanoma es intermitente, y está asociada, especialmente, con las quemaduras. Otros factores incluyen nevus displásicos, xeroderma pigmentoso y antecedentes familiares.

Patología

La variedad de sitios que pueden resultar afectados es amplia. Un melanoma puede originarse en numerosos órganos. En general, estos tumores son marrones, si bien la variante amelanótica poco frecuente carece de melanina. Los melanomas suelen ser más grandes que los nevus, su pigmentación, delineado y bordes son irregulares, pueden causar picazón o sangrar y cambiar de tamaño. En la ilustración, se brinda un resumen de sus características microscópicas.

Si los melanocitos atípicos están confinados a la epidermis, el tumor es una lesión in situ. No obstante, si invaden la dermis, entonces se trata de un melanoma invasivo, del cual existen dos patrones:

- Durante la fase de crecimiento radial, se considera que el tumor aún se está propagando principalmente de modo horizontal.
- Durante la fase de crecimiento vertical, la invasión desciende a la dermis. El pronóstico empeora, debido al acceso a una estructura linfovascular más profunda, que permite su diseminación.

Los criterios para distinguir ambas etapas escapan a los objetivos de este libro.

Tanto el melanoma de crecimiento radial como vertical pueden ser caracterizados según el espesor de Breslow, el cual constituye un parámetro de pronóstico muy importante y representa la distancia entre el melanoma invasor más profundo y la capa granulosa de la epidermis. El nivel de Clarke está relacionado con dicho espesor, si bien es una técnica más cualitativa, que vincula al melanoma con una de las cinco capas estructurales de la piel.

Existen subtipos diversos de melanoma. El más común es el melanoma de propagación superficial. Los melanomas nodulares se encuentran en la fase de crecimiento vertical y tienden a ser densos. El léntigo maligno se desarrolla sobre el rostro de ancianos. El melanoma lentiginoso acral se localiza en palmas de las manos y plantas de los pies, y es el único que se produce, con una cierta frecuencia, en afrocaribeños.

Patrón de diseminación

El melanoma puede invadir ganglios linfáticos locales y regionales, otros sitios de la piel y numerosos órganos internos. Es uno de los tumores con mayores probabilidades de diseminarse hacia el corazón y los riñones.

Pronóstico

El pronóstico está estrechamente relacionado con el espesor de Breslow. Los melanomas que miden menos de 0,75 mm de grosor presentan una tasa de sobrevida a los 5 años del 98%, y en aquellos que miden más de 1,5 mm dicha tasa asciende a aproximadamente 40-60%. La escisión completa del melanoma primario también es fundamental, dado que este tipo de tumor puede reaparecer varios años después que el original.

Queratosis actínica y enfermedad de Bowen

Estas son dos lesiones precancerosas de los queratinocitos, que tienen en común el hecho de presentar displasia dentro de la epidermis, sin invasión de la dermis.

- La queratosis actínica tiende a producirse sobre cabeza y cuello, como lesiones pequeñas e incrustadas. Su grado de alteración de la maduración epidérmica es variable, y está asociada con hiper y paraqueratosis.
- La enfermedad de Bowen, en el sentido más estricto de la palabra, se refiere a parches rojos y escamosos sobre la cara y piernas de ancianos, en general mujeres. Dichos parches ocupan todo el espesor, habitualmente con displasia epidérmica muy marcada. En ocasiones, esta denominación se utiliza para designar a cualquier lesión que presente estas características histopatológicas, aunque algunos pueden argumentar que se la debe reservar para aquellas entidades que posean además las mismas características clínicas. Para obviar este problema, se recurrió al término queratosis bowenoide, que indica una displasia que afecta a todo el espesor epidérmico.

105 Enfermedades mamarias benignas

Enfermedades mamarias benignas

Adenosis esclerosante

Las estructuras glandulares invaden el estroma mamario, y pueden asemejarse a un CDI. No obstante, son UTDL atrapadas y benignas, revestidas por epitelio y mioepitelio. Probablemente, son consecuencia de una inflamación previa, seguida por cicatrización alrededor de dichas UTDL.
Véase capítulo 106.

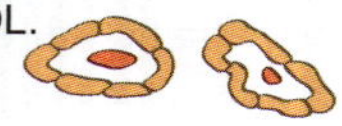

Hiperplasia epitelial

Proliferan células de revestimiento epitelial, junto con células mioepiteliales, que agrandan al conducto. A menudo, ésto obstruye el flujo de las secreciones, causando dilatación quística de UTDL. Se considera que la **"hiperplasia epitelial atípica"** constituye una lesión precursora de la neoplasia lobular y ductal in situ, que será tratada en el capítulo 106

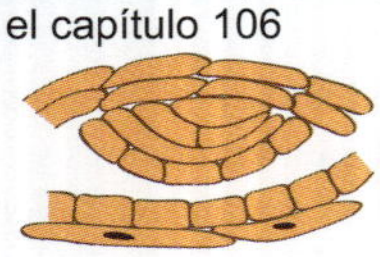

Tumor filodes:

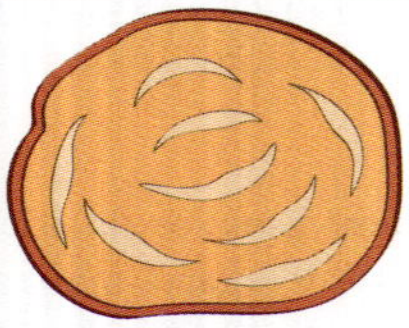

Este tumor excepcionalmente raro es la contraparte maligna del fibroadenoma benigno, y, con frecuencia, mide 5 cm de diámetro o más. El elemento glandular es benigno. El elemento estromal celular es el que se comporta de modo maligno, aunque, a menudo, se trata de un tumor grado bajo, y crecimiento local progresivo muy lento.

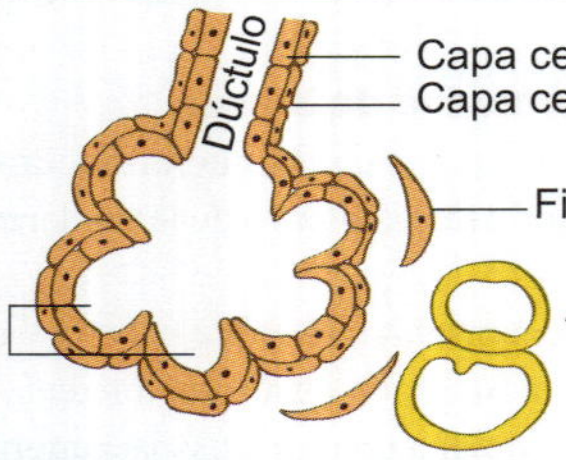

Unidad terminal ductal lobular (UTDL) que comprende primero a un conducto terminal extralobular y luego a uno intralobular, que se abre dentro de los múltiples acinos que forman el lóbulo. Se piensa que la mayoría de los carcinomas se originan en los UTDL

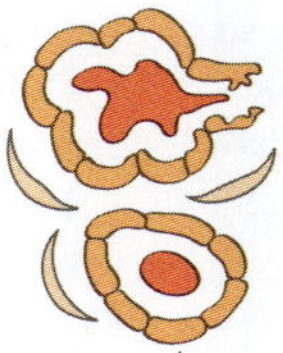

Alteraciones fibroquísticas

Probablemente, los lóbulos y conductos quísticamente dilatados, rodeados por un estroma hialino generalmente denso, representan el resultado final de episodios reiterados de inflamación y reparación. La mama posee nódulos difusos y sólidos al tacto, aunque sin los bultos concisos y de bordes duros que suelen palparse en cáncer

Cicatriz radial

Variante estrellada de una enfermedad fibroquística que puede asemejarse a un cáncer (véase texto)

Pezón

Pezón: los 15 a 20 conductos colectores reciben secreciones de todo el sistema lobular y ductal, y se abren sobre la superficie

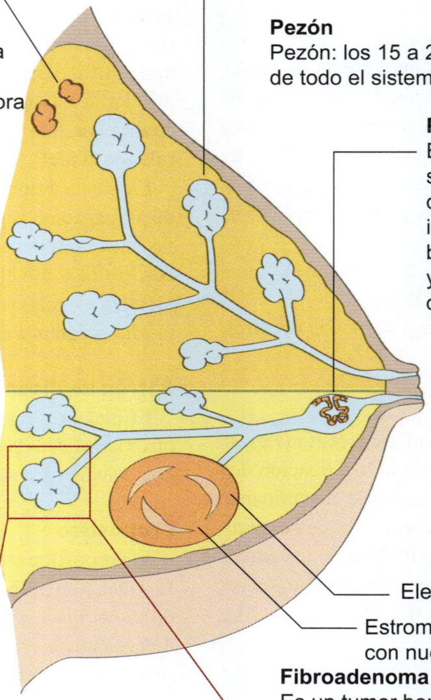

Papilomas intraductales

Estos tumores benignos presentan un exudado sanguinolento del pezón. El diagnóstico diferencial parte de un carcinoma papilar intraductal. Los papilomas intraductales benignos poseen un centro de tejido conectivo, y están revestidos por una capa celular doble de epitelio y mioepitelio

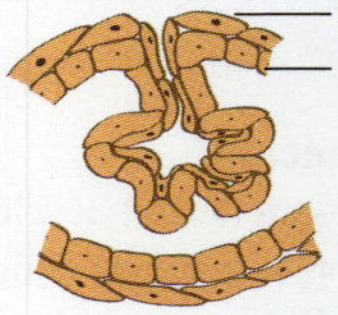

Elementos epiteliales y mioepiteliales

Estroma de tejido conectivo denso con nuevos fibroblastos

Fibroadenoma

Es un tumor benigno mamario muy común, que suele ser suave y puede palparse con facilidad. Por lo general, mide entre 2 y 3 cm de diámetro. Está bien circunscripto y consiste de dos elementos: epitelio y estroma. El primero está formado por epitelio glandular y mioepitelio de la UTDL. El tejido conectivo blando es segregado por células estromales asociadas con el lóbulo mamario. En contadas ocasiones, se pueden hallar fibroadenomas gigantes (benignos), de entre 5 y 10 cm de diámetro, en especial en jóvenes afrocaribeñas.

Hamartoma

Masa circunscripta de tejido mamario dispuesto de manera fortuita. Puede asemejarse a un fibroadenoma

Fibroadenomas

Definición

Un fibroadenoma es un tumor benigno del epitelio y estroma mamarios.

Epidemiología

Los fibroadenomas son tumores comunes, que tienden a producirse en mujeres menores de 30 años.

Patología

Con frecuencia, son masas pequeñas (menos de 3 cm), sólidas y circunscriptas. Tienen movilidad dentro de la mama y crecen con lentitud. El corte histológico presenta un patrón ligeramente lobulado, y, en general, es de color grisáceo.

Posee elementos tanto estromales como epiteliales, si bien no se suele observar mezcla de tejido adiposo maduro. El epitelio configura estructuras elongadas, similares a conductos, que, con frecuencia, aparentan estar comprimidas por el estroma, el cual tiene unas pocas células y presenta, a menudo, regiones de degeneración mixoide. Además, puede exhibir también otras peculiaridades, tales como hialinización, calcificación o alteraciones osteocondroides.

El epitelio puede presentar anomalías hiperplásicas o metaplásicas. Si bien también se puede desarrollar un carcinoma in situ, esto no ocurre habitualmente.

Hamartoma

Definición

Un hamartoma mamario es una masa benigna compuesta por todos los componentes de la mama normal.

Epidemiología

Aunque los hamartomas pueden producirse a distintas edades, tienden a aparecer en mujeres perimenopáusicas.

Patología

Los hamartomas son lesiones bien demarcadas, por lo general encapsuladas, cuyo tamaño puede variar de 1 a 20 cm. La superficie de corte puede asemejarse a una mama normal o a un lipoma o fibroadenoma, dependiendo de la composición precisa de la lesión.

Estas masas muestran los elementos normales de la mama en la forma de conductos mamarios benignos y unidades lobulares, estroma fibroso y tejido adiposo maduro. Las proporciones de cada uno de dichos elementos pueden variar. A fin de distinguirla de una mama normal, la lesión debe ser diferenciada, y, por lo tanto, se deben efectuar estudios radiológicos para obtener datos adicionales, en especial en el caso de una punción con aguja gruesa.

Alteraciones fibroquísticas benignas de la mama

Definición

Las alteraciones fibroquísticas y benignas de la mama incluyen una variedad de procesos benignos no neoplásicos, que afectan a las estructuras epiteliales mamarias.

Epidemiología

Las anomalías fibroquísticas son comunes y, si bien afectan a las mujeres durante sus años reproductivos, los fibroadenomas suelen aparecer entre los 30 y 50 años.

Patología

El proceso puede localizarse dentro de la mama, o ser más difuso. Se pueden hallar distintos grados de circunscripción. La lesión puede estar dominada por un componente quístico o una fibrosis; en este último caso, su aspecto es sólido y color gris blanquecino. Se pueden encontrar diversos elementos microscópicos.

- Las alteraciones quísticas simples se deben a la dilatación de las unidades lobulares del conducto terminal, y producen quistes recubiertos por una capa interna de epitelio mamario, y otra externa de células mioepiteliales.
- Con frecuencia, la metaplasia apocrina está asociada con la formación de quistes. Las células epiteliales poseen abundante citoplasma eosinofílico granuloso, núcleos más grandes, y pueden presentar secreción por decapitación, en la que vesículas de su citoplasma adluminal circulan dentro del lumen.
- La adenosis esclerosante consiste en una proliferación del ácino mamario dentro de un estroma fibroso. En gran medida, la adenosis preserva la arquitectura lobular de la mama normal y de la bicapa epitelial normal. Esta distinción es fundamental a la hora de diferenciar a esta lesión de los carcinomas de bajo grado.
- Una cicatriz radial es una lesión importante, que puede asemejarse a un carcinoma en los estudios por imágenes, debido a su forma estrellada. La lesión conserva su configuración microscópica debido a una densa fibrosis que le imparte una morfología estrellada. La adenosis se encuentra dentro de la cicatriz radial, pero preserva, nuevamente, la bicapa epitelial.
- En el caso de la cicatriz radial, una enfermedad mamaria benigna puede mostrar una hiperplasia coexistente, e incluso, aunque más raro, un carcinoma in situ.

Papilomas

Los papilomas mamarios son lesiones benignas que tienden a encontrarse en los conductos más grandes, y que, por lo general, aparecen después de los 40 y antes de los 60 años. Los papilomas obstruyen dichos conductos, lo que puede provocar exudado por el pezón. Al igual que sucede con los papilomas en el resto del organismo, el papiloma mamario tiene un centro con ramificaciones fibrovasculares, recubierto por estructuras epiteliales, en este caso tejido epitelial-mioepitelial bicapa normal de la mama. Se debe ser cuidadoso a la hora de realizar una valoración histopatológica de las biopsias, a fin de no confundir a estas lesiones benignas con carcinomas papilares. También se pueden originar papilomas de localización más periférica.

Hiperplasia epitelial

La hiperplasia es una proliferación epitelial benigna. También se denomina hiperplasia de tipo usual o hiperplasia sin atipia. La hiperplasia epitelial ductal es benigna, si bien el riesgo de carcinoma posterior se ha incrementado aproximadamente 1,5 veces.

La unidad terminal ductal lobular (UTDL) afectada contiene mayor cantidad de células epiteliales, mezcladas con células mioepiteliales. Aunque dichas células pueden constituir una sólida proliferación que ocupa el lumen, normalmente están dispuestas de modo tal de formar múltiples luces pequeñas y secundarias dentro del contorno del conducto. La disposición celular es fortuita. La distinción entre hiperplasia y carcinoma in situ no es siempre sencilla. Lamentablemente, en este libro, no se presenta una discusión detallada del proceso de diagnóstico, quedando relegada la misma a los estudios de postgrado.

Otros

Existen otras entidades no malignas que pueden producirse dentro de la mama, por ejemplo, proliferaciones de células mioepiteliales. Además, se pueden desarrollar tumores benignos mesenquimales, tales como hemangiomas y lipomas. En mujeres lactantes, se puede observar la formación de abscesos. Resulta bastante útil conocer la diversidad de las lesiones mamarias que pueden existir. Se debe tener cuidado con el "carcinoma inflamatorio", el que, desde el punto de vista clínico, presenta el mismo enrojecimiento, induración y calor de la inflamación aguda.

106 Carcinoma mamario

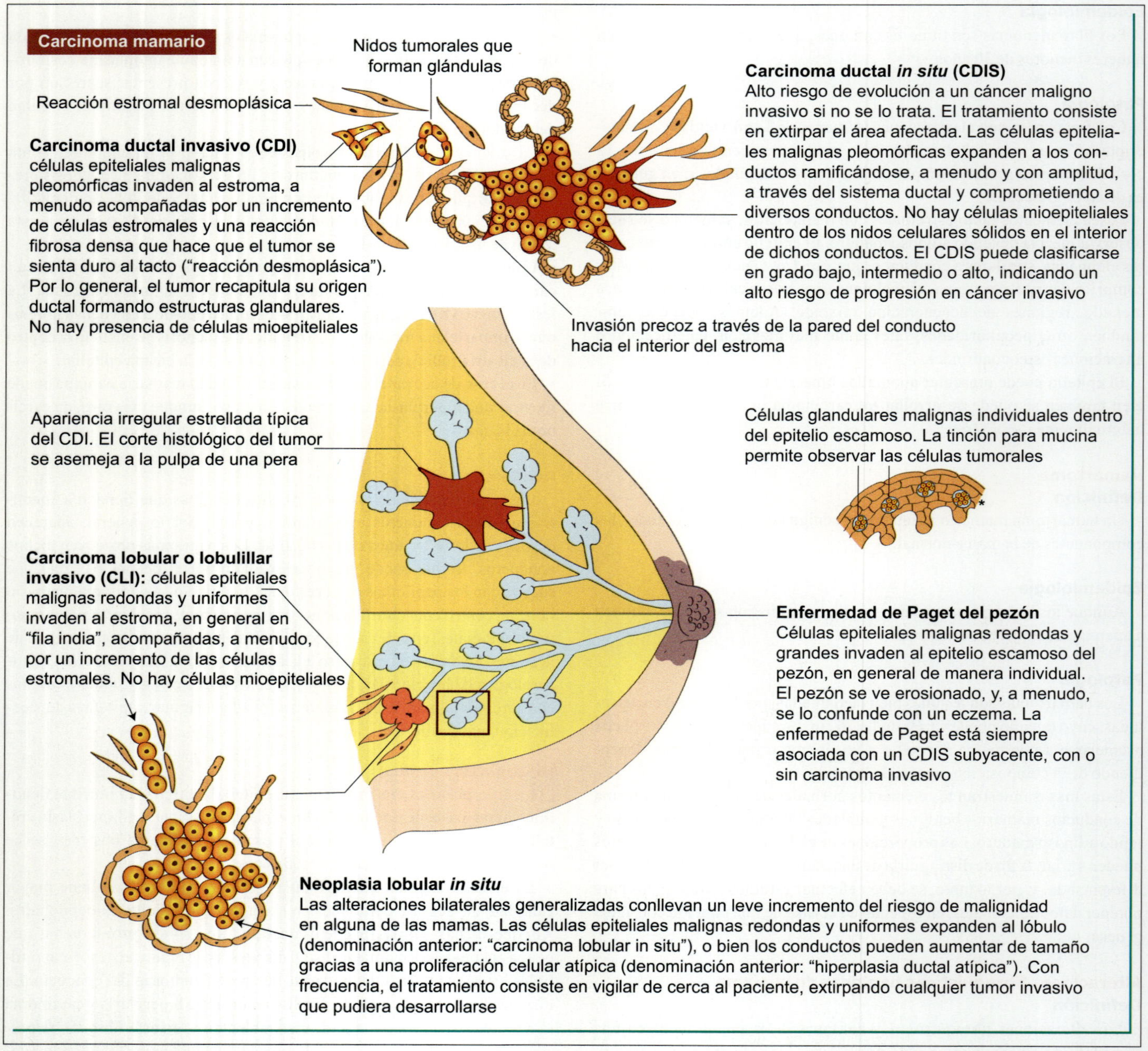

Definición

Un carcinoma mamario es un tumor epitelial maligno de la mama.

Epidemiología

El carcinoma mamario es el cáncer más común en mujeres. La incidencia mundial es de casi 40 por 100.000 mujeres por año. En la Argentina es de 70 por 100.000. La enfermedad no se produce en hombres, si bien el cáncer mamario masculino representa sólo un 1% de los casos. En general, el carcinoma mamario aparece después de los 50, en especial entre los 50 y 65 años.

Factores de riesgo

Se han descripto numerosos factores de riesgo, muchos de los cuales se relacionan con la exposición de la mama a estrógenos endógenos. Así, la menarca temprana, la menopausia tardía, la nuliparidad, y el primer nacimiento en término a una edad materna tardía aumentan las probabilidades. Las hormonas exógenas, bajo la forma de píldoras anticonceptivas, también incrementan el peligro de desarrollar cáncer mamario.

Además, los distintos hábitos dietarios también han sido incluidos dentro de los posibles factores de riesgo, como por ejemplo, las dietas occidentalizadas.. El incremento de peso puede relacionarse con mayores niveles de estrógenos en mujeres más pesadas. El alcohol no implica un peligro tan grande. A diferencia de otros cánceres, no se ha demostrado que el tabaquismo aumente las probabilidades de contraer cáncer mamario.

Otras diversas enfermedades mamarias, como la hiperplasia, están asociadas con un pequeño incremento (1,5-2 veces) del riesgo de cáncer.

El cáncer mamario hereditario representa el 10% de los casos, y está ligado a los genes BRCA1 y BRCA2.

Patología

Existen dos clasificaciones separadas para cáncer mamario: ductal y lobular, o enfermedad in situ o invasiva.

La división en ductal y lobular refleja la derivación de ambos subtipos de los componentes ductales y lobulares de la **unidad terminal lobular ductal (UTDL)**. En la práctica, la distinción se realizó en base a las diferentes morfologías exhibidas por ambas subclases. Algunos trabajos recientes han dejado sin cubrir al menos una diferencia molecular, en el sentido de que la mayoría de los casos de carcinoma ductal expresan e-cadherina, en tanto que esta molécula de adhesión a la superficie celular se pierde en un 80% de los carcinomas lobulares.

Carcinoma ductal in situ (CDIS)

Se cree que el carcinoma ductal in situ es una lesión precursora de un carcinoma invasivo, si bien la progresión de un carcinoma in situ a carcinoma no es obligatoria. El CDIS constituye un factor de riesgo carcinoma invasivo posterior, de 8-11 veces más alto. La enfermedad está centrada en los conductos, pero puede diseminarse a los lóbulos. Los conductos afectados son expandidos por una proliferación de células que muestran diversos grados de atipia citológica, lo que forma la base de la categorización en tres grados. Las células tienen una disposición más ordenada que en la hiperplasia, y no hay células mioepiteliales mezcladas. Se reconocen diversos grados de CDIS: bajo, intermedio y alto. Cuanto más alto es el grado, mayor es el riesgo de evolución en carcinoma ductal invasivo.

Enfermedad de Paget del pezón: esta es una variante de CDIS en la que las células atípicas se extienden hacia el sistema ductal hasta llegar a la piel del pezón, en donde se dispersan dentro del epitelio.

Neoplasia lobular in situ (NLIS)

Este término incluye lesiones previamente denominadas "hiperplasia lobular atípica" y "carcinoma lobular in situ". Este último afecta a los lóbulos terminales, los cuales se ven expandidos por una población monótona de células que, a menudo, pueden parecer bastante blandas. En la "hiperplasia ductal atípica", se observan células similares que agrandan a los conductos terminales. Si bien existe un incremento del riesgo de desarrollar carcinoma invasivo, éste es bastante bajo e insuficiente como para justificar una mastectomía profiláctica, en especial dado que, teniendo en cuenta la localización de la NLIS, no se pueden predecir ni el lado ni el sitio de formación de dicho carcinoma.

Carcinoma invasivo

Tanto los carcinomas ductales como los lobulares son adenocarcinomas asociados, con frecuencia, con enfermedades in situ coexistentes,

Carcinoma ductal invasivo (CDI): representa aproximadamente un 75% de todas las malignidades mamarias. Existe una amplia variación en cuanto a sus propiedades macroscópicas, en términos de su tamaño y forma, aunque el tumor suele oscilar entre firme y duro. Además, existe una considerable diversidad en lo referente a las características microscópicas. Hay presencia de formación tubular en mayor o menos grado, pero las células pueden estar dispuestas también en nidos, láminas, cordones e islas. El grado de pleomorfismo y de actividad mitótica varía, y, con la formación de túbulos, constituyen la base del sistema de grados en tres niveles de Nottingham.

Las variantes importantes de CDI con mejor pronóstico son:

- CDI medular, en el que laminillas sincitiales de células se establecen dentro de un ámbito linfoide denso, en ausencia de CDIS,
- CDI mucinoso, en el que el tumor fabrica abundante mucina extracelular.
- CDI tubular, en el que existen numerosos túbulos revestidos por células que son sólo levemente atípicas.

Carcinoma lobulillar invasivo: representa el 5-15% de las malignidades mamarias. Macroscópicamente, se trata de un tumor poco definido. La formación de túbulos es rara, y las células están organizadas en filas o cordones únicos que se infiltran a través del estroma. La concentración de células alrededor de las estructuras preexistentes, en una disposición targetoide, es característica. Por lo general, las células son pequeñas y sólo exhiben pleomorfismo de leve a moderado. Su grado se determina utilizando el sistema de Nottingham.

Patrón de diseminación

La diseminación directa es hacia la piel y la pared torácica. La propagación linfática local es hacia los ganglios axilares, pero también hacia los ganglios linfáticos mamarios y supraclaviculares internos. Se puede producir metástasis hematógena distante hacia numerosos sitios, si bien los huesos, pulmones y el hígado constituyen los lugares más habituales.

Clasificación en etapas

Se utiliza el sistema TNM (véase capítulo 28). El tamaño del tumor y su adhesión a la piel constituyen parámetros importantes.

Pronóstico

La tasa de supervivencia de 5 años asciende aproximadamente a un 80%, con una sobrevida de 20 años del orden del 60%. No obstante, el cáncer mamario es un tumor que suele recurrir tras intervalos prolongados. La expresión de la proteína c-erb2 y los receptores de estrógeno y progesterona pueden afectar el pronóstico y el tratamiento.

Glosario

Agudo: adjetivo que indica una rápida aparición e implica una duración limitada (en comparación a crónico).

Adenocarcinoma: tumor maligno de epitelio glandular

Adenoma: tumor benigno de epitelio glandular.

Alelo: copia de un gen (ya sea paterno o materno). A excepción de los genes que se encuentran sobre los cromosomas sexuales masculinos, todas las células con núcleo del organismo poseen dos alelos para cada gen. Unos pocos genes, como aquellos para la cadena alfa de globina, se duplican sobre un cromosoma.

Aneuploide: adjetivo asignado a una célula que posee una cantidad de cromosomas que no es un múltiplo entero de 23 (en humanos).

Angiosarcoma: tumor maligno derivado de células endoteliales.

Apoptosis: forma de muerte celular en la que la célula activa mecanismos para destruirse a sí misma. También se denomina muerte autoprogramada. A menudo, la apoptosis no está asociada con una respuesta inflamatoria a la muerte celular (en comparación a necrosis). No obstante, las células inflamatorias, en especial las T, pueden inducir apoptosis.

Atrofia: reducción del tamaño de un tejido u órgano. Con frecuencia, se debe a la eliminación de un estímulo que preserva el tamaño de dicho tejido u órgano (por ej., el uso preserva la masa muscular, y la falta de uso conduce a atrofia; la eliminación de la hormona adenocorticotrópica resulta en atrofia de la corteza suprarrenal).

Autosoma: cualquiera de los 22 cromosomas no sexuales.

Carcinoma: tumor maligno del epitelio

Necrosis caseosa: un tipo especial de necrosis que indica la presencia de tuberculosis. El término se relaciona a la semejanza macroscópica de la necrosis a un queso crema.

Condroma: tumor benigno de células que producen cartílago.

Condrosarcoma: tumor maligno de células que producen cartílago.

Crónico: adjetivo que indica una aparición relativamente lenta e implica una enfermedad persistente y duradera (en comparación a agudo)

Coagulativa: adjetivo relacionado con la necrosis. La necrosis coagulativa es el proceso que se produce en la mayoría de los órganos sólidos, y que se caracteriza por la presencia de "células fantasma", que tienen citoplasma pero han perdido sus núcleos. Suele ser seguida por fibrosis.

Quiste: cavidad revestida por epitelio. Adjetivo: quístico, tumor que tiene la configuración de un quiste.

Cistoadenocarcinoma: tumor quístico maligno del epitelio glandular.

Cistoadenoma: tumor quístico benigno del epitelio glandular.

Diploide: adjetivo que especifica que una célula posee 23 pares de cromosomas (46 cromosomas en total). La mayoría de las células humanas normales, a excepción de los gametos, son diploides.

Divertículo: invaginación de la mucosa de un órgano muscular hueco dentro de la pared de dicho órgano, con protrusión a través del músculo liso. Plural: divertículos.

Displasia: 1) crecimiento y maduración anómalos de un tejido epitelial, en el que las células anormales quedan confinadas al epitelio y no invaden más allá del mismo. En este contexto, la displasia indica las primeras etapas del desarrollo de un neoplasma, y constituye un proceso neoplásico. 2) Históricamente, la displasia podía referirse a trastornos de crecimiento más generales, sin implicaciones neoplásicas, y, en ocasiones, todavía se utiliza este término en dicho contexto (por ej., riñones malformados, displásicos).

Eritropoyiesis: es la síntesis de eritrocitos llevada a cabo por la médula ósea.

Exon: segmento de ADN codificado (expresado) en ARNm.

Fístula: comunicación anormal entre dos superficies epiteliales.

Gen: segmento de ADN que codifica una proteína.

Expresión de genes: transcripción de exones de ADN en ARNm, a fin de ser traducidos en una proteína por los ribosomas dentro del citoplasma.

Genotipo: composición genética completa de un individuo, incluyendo ambos sets de cromosomas.

Tejido de granulación: es una respuesta reparadora temprana, que consiste de nuevos capilares con fibroblastos y tejido fibroso.

Granuloma: conjunto de macrófagos activados. Los granulomas constituyen un hallazgo característico en una variedad de enfermedades.

Hemangioma: tumor benigno de vasos sanguíneos.

Hematopoyesis: proceso por el cual la médula ósea genera las células de la sangre periférica. Adjetivo: hematopoyético.

Haploide: adjetivo que indica que una célula posee un juego de 23 cromosomas. El término se utiliza más comúnmente en relación a los gametos humanos.

Hiperplasia: incremento de la cantidad de células endógenas dentro de un tejido u órgano.

Hipertrofia: incremento del tamaño de células endógenas individuales dentro de un tejido u órgano, que, a menudo, conduce a un agrandamiento macroscópico del órgano. Por ejemplo, un músculo esquelético puede hipertrofiarse tras ejercicios repetidos. La cantidad de células no se altera.

Intron: fragmento de ADN que no es transcripto en ARNm. Una gran parte de la secuencia de ADN está compuesta por intrones.

Cariotipo: constitución cromosómica de un individuo.

Leiomioma: tumor benigno de un músculo liso.

Leiomiosarcoma: tumor maligno de un músculo liso.

Leucemia: tumor maligno derivado de otras lesiones precancerosas linfoides o hematopoyéticas, en las que las células malignas se encuentran en la médula ósea y la sangre periférica.

Licuefactiva: adjetivo utilizado para describir a la necrosis cerebral.

Locus: posición de un gen sobre un cromosoma.

Linfoma: tumor maligno de los linfocitos.

Maligno: adjetivo que se relaciona con tumores, e indica que pueden invadir y producir metástasis. Sustantivo: malignidad.

Megacariopoyesis: síntesis de plaquetas, vía la producción medular de megacariocitos.

Melanoma: tumor maligno de melanocitos.

Metaplasia: transformación de un tipo de célula en otro.

Metástasis: depósito de un tumor maligno que se encuentra distante del sitio del tumor original, y que no constituye una continuidad anatómica del mismo. Además, este término se utiliza para indicar el concepto de diseminación tumoral distante. Verbo: metastatizar.

Mutación: alteración de una secuencia genética que puede producirse al nivel de un cromosoma o del ADN. Estas últimas puede afectar a diversos genes, a un fragmento de un gen, o tan sólo a una única base. La mayoría de las mutaciones son nocivas, aunque pueden resultar benéficas en raras ocasiones.

Mieloide: 1) término colectivo utilizado para designar a las células de la médula ósea que dan origen a eritrocitos, plaquetas y leucocitos sanguíneos periféricos. 2) Adjetivo utilizado como sinónimo de mielopoyético.

Mieloma: tumor maligno sistémico de células plasmáticas en el que éstas se encuentran dentro de la médula ósea.

Mielopoyesis: síntesis de leucocitos de la sangre periférica (neutrófilos, eosinófilos, basófilos y monocitos/macrófagos) realizada por la médula ósea.

Necrosis: muerte celular causada por la destrucción de la célula debido a alguna causa externa. Por lo general, está asociada con una inflamación (en comparación a la apoptosis).

Neoplasma: denominación alternativa para tumor.

Osteosarcoma: tumor maligno de células que forman hueso (específicamente, células que sintetizan osteoides).

Papiloma: sustantivo que describe diversos tipos de tumores. Un papiloma tiene un contorno suave, y protruye desde la superficie del tejido de origen. Esto puede incluir una proyección dentro de la luz de un órgano huego. Adjetivo: papilomatoso.

Fenotipo: aspectos y funciones resultantes de la expresión de un genoma. El término está estrechamente relacionado con el genotipo. Por ejemplo, una persona puede tener un genotipo en el que posee un alelo para ojos azules y otro para ojos marrones. Su fenotipo será de ojos marrones.

Plasmocitoma: tumor solitario formado por células plasmáticas.

Pólipo: sustantivo que describe una protuberancia por encima de la superficie epitelial. Adjetivo: polipoide.

Poliploide: adjetivo que describe a una célula que posee una cantidad de cromosomas que es múltiplo entero de 23 (en humanos).

Primario: sustantivo utilizado para describir la masa tumoral inicial de un tumor maligno en su sitio de origen (en comparación a secundario).

Sarcoma: tumor maligno de tejido mesenquimal blando.

Secundario: sustantivo utilizado para describir un depósito metastásico de un tumor maligno (en comparación a primario).

Cromosoma sexual: cromosoma X o Y.

Seno: invaginación con extremo ciego, a menudo dilatada, de una superficie epitelial.

Carcinoma de células pequeñas: tumor maligno derivado de células epiteliales neuroendocrinas.

Carcinoma de células escamosas: tumor maligno del epitelio escamoso estratificado.

Telómero: secuencia repetida de ADN que se encuentra en los extremos de los brazos de los cromosomas, y que es importante para la reproducción y envejecimiento, dado que proporciona un sitio de unión para las enzimas reproductoras de ADN, a fin de que inicien la duplicación del cromosoma.

Teratoma: tumor que contiene elementos derivados de las tres capas embriológicas.

Transcripción: proceso por el cual el ADN es convertido en ARNm.

Traducción: mecanismo por el cual la secuencia de base del ARNm es convertida en una aminosecuencia por los ribosomas.

Tumor: masa formada por una proliferación anormal de células. Es una denominación alternativa para neoplasma.

Indice analítico

Nota: los números de páginas en bastardilla se refieren a esquemas y cuadros

---

Este libro se terminó de imprimir en el mes de Enero de 2013 en:
Pausa Impresores S.R.L.
Tilcara 3475, C1437CYM, Ciudad de Buenos Aires, Argentina